Entwicklung von Sprechfertigkeiten

Gewidmet dem Andenken an meinen Sohn
Diethard Lindner
verunglückt November 1992

Gerhart Lindner

Entwicklung von Sprechfertigkeiten

bei gehörlosen, schwerhörigen, stammelnden, geistig behinderten und Spaltkindern

2. bearbeitete und erweiterte Auflage

Luchterhand

Die Deutsche Bibliothek – CIP-Einheitsaufnahme
Lindner, Gerhart:
Entwicklung von Sprechfertigkeiten / Gerhart Lindner. –
Neuwied ; Kriftel ; Berlin : Luchterhand, 1994
ISBN 3-472-00978-0

Alle Rechte vorbehalten.
© 1994 by Hermann Luchterhand Verlag
Neuwied, Kriftel, Berlin.
Das Werk einschließlich aller seiner Teile ist urheberrechtlich
geschützt. Jede Verwertung außerhalb der engen Grenzen des
Urheberrechtsgesetzes ist ohne Zustimmung des Verlages unzulässig
und strafbar. Das gilt insbesondere für Vervielfältigungen,
Übersetzungen, Mikroverfilmungen und die Einspeicherung und
Verarbeitung in elektronischen Systemen.
Einband: Gerhard Medoch, Berlin.
Satz, Druck und Bindung: Offizin Andersen Nexö Leipzig GmbH
Printed in Germany, März 1994

Vorwort

Die Erkenntnis, daß wir die Sprechorgane bewegen müssen, wenn wir sprechen, ist unbestritten. Daß sie sich beim Normalsinnigen richtig bewegen, ist so selbstverständlich, daß kaum Versuche unternommen worden sind, diese Bewegungen zu beschreiben.
Auch die Hör- und Sprachbehinderten müssen diese Bewegungen ihrer Sprechorgane beherrschen, wenn sie verständlich sprechen wollen. Sollen sie dahin geführt werden, muß der Pädagoge über das entsprechende Wissen verfügen. Aber gerade da klafft in der Literatur eine Lücke. Diese Lücke durch Forschungen zu schließen, war unser Bemühen seit Ende der 60er Jahre. Dazu dienten Untersuchungen mit dem Röntgen-Zeitlupen-Film. Um die Ergebnisse beschreibbar zu machen, war ein eigenes Begriffssystem zu schaffen. Dann konnten in einem zweiten Schritt umfangreiche Inventare sprachlichen Materials untersucht werden, die schließlich zur Fixierung allgemeiner Gesetzmäßigkeiten der notwendigen Bewegungen bei der deutschen Standardaussprache führten.
Damit die neuen Erkenntnisse in die Praxis aufgenommen werden können, sind sie in diesem Buch mit der herkömmlichen Denkweise verbunden worden, um damit vor allem die Denkbarriere zu überwinden, die sich beim Normalhörenden und -sprechenden herausbildet, der gelernt hat, Lautsprache in Schrift umzusetzen. Um die Bildung dieser neuen, dynamischen Vorstellungen zu unterstützen, war es notwendig, eine neue Klasse von Abbildungen zu entwickeln. Dabei hat mich Herr M. Trauzettel in dankenswerter Weise unterstützt.
In den letzten Jahren ist es möglich geworden, durch computergrafische Programme diese dynamischen Vorstellungen anschaulich werden zu lassen, um sie zu verinnerlichen. Die Bewegungsabläufe lassen sich sowohl mit dem von S. Bähr und mir entwickelten COMOS-Programm als auch mit dem Programm UK DYNAMO von G. Heike demonstrieren. Diese Möglichkeiten zur Veranschaulichung lassen es aussichtsreich erscheinen, die Systematik der Sprechbewegungen auch auf andere Sprechbehinderungen auszuweiten.

Nach einem umfangreichen Arbeitsabschnitt ist es mir ein Bedürfnis, den vielen zu danken, die mich dabei unterstützt haben. Dazu gehören die Diplomanden der Rehabilitationspädagogik, deren Diplomarbeiten im Literaturverzeichnis aufgeführt sind. Um die Umsetzung der Erkenntnisse in die Praxis haben sich Frau J. Karlson in Berlin und Frau H. Reinelt in Leipzig besonderen Dank verdient. Es war eine große Tragik, daß nach dem methodisch voll entwickelten Lehrgang dann nicht in Bildungseinrichtungen der DDR gearbeitet werden durfte, weil er angeblich nicht in das System der Bildung hineinpaßte. Frau Reinelt war die einzige, die sich diesem Verbot widersetzt und den Lehrgang erfolgreich praktiziert hat.
Für die Textfassung der 2. Auflage haben mich wiederum Frau Dr. E. M. Reuß sowie Frau Dr. A. Städtler, Frau C. Retznik und Frau U. Mikolajetz unterstützt. Auch meiner Frau schulde ich Dank, hat sie mir doch viel geholfen, nach schwerem Schicksalsschlag durch Arbeit wieder zum Leben zurückzufinden. Schließlich sei Frau H. Plenzdorf von der Redaktion für die umsichtige und so wichtige Verlagsarbeit gedankt.

Berlin, im Februar 1994 *Gerhart Lindner*

Inhalt

1.	*Sprechen als Kommunikationshandlung*	17
1.1	Soziale Zielstellung der Kommunikation	17
1.1.1	Evolutionsbiologische Wurzeln der menschlichen Kommunikation	17
1.1.2	Kennzeichen der Alltagskommunikation	18
1.1.3	Bedingungen für die Entwicklung individueller Kommunikationsleistungen	19
1.1.4	Schichtenstruktur kommunikativer Fähigkeiten	20
1.2	Steuerung des Handlungskonzepts	21
1.2.1	Kommunikation als Bestandteil der sozialen Interaktion	21
1.2.2	Der Merkmalsreichtum kommunikativer Äußerungen	22
1.2.3	Zielstellung einer Kommunikationshandlung	22
1.2.4	Automatismen als Basis einer Kommunikationshandlung	23
1.3	Aufgliederung des Gesamtkonzepts	25
1.3.1	Zerlegung in Partialaktionen	25
1.3.2	Glieder des Kommunikationsvorgangs	26
1.3.2.1	Sprecher und Hörer als Kommunikationspartner	26
1.3.2.2	Der Kanal und seine Bedingungen	27
1.3.2.3	Vorbedingungen für die Kommunikation	28
1.4	Vielzahl der sprachlichen Mittel	30
1.4.1	Die Schrift als Kommunikationsmittel	31
1.4.2	Unterschiede zwischen Lautsprache und Schrift	31
1.4.3	Zur historischen Entwicklung der Schrift	32
1.4.4	Schwierigkeiten bei der Umsetzung von Lautsprache in Schrift	32
1.4.5	Die Rolle der Automatismen beim Gebrauch eines Kommunikationsmittels	33
1.5	Die Enge des Bewußtseins	35
1.5.1	Abschätzungen der Informationstheorie	35
1.5.2	Steuerung der Aufmerksamkeit	36
1.5.3	Fluktuierende Aufmerksamkeit bei der Perzeption	37
1.6	Die Problematik des therapeutischen Eingriffs	37
1.6.1	Das funktionelle Hören	38
1.6.2	Schwierigkeiten des therapeutischen Eingreifens	39

2.	*Das sprachfunktionale System*	41
2.1	Wesen des sprachfunktionalen Systems – seine Glieder	43
2.1.1	Zusammenschluß der Glieder zu einem einheitlichen Ganzen	43
2.1.2	Effektoren – ausführende Organe der Sprechhandlung	43
2.1.3	Analysatoren – signalaufnehmende Organe	45
2.1.4	Zentrale Informationsaufnahme und -verarbeitung	46
2.1.5	Das Gedächtnis für sprachliche Funktionen	47
2.1.6	Glieder des sprachfunktionalen Systems zur Kontrolle	49
2.1.7	Individuelle Herausbildung des sprachfunktionalen Systems	50
2.2	Aufgaben des sprachfunktionalen Systems	51
2.2.1	Abhängigkeit vom Kommunikationsziel	51
2.2.2	Motivation zur lautsprachlichen Kommunikation	52
2.2.3	Emotionale Färbung der lautsprachlichen Äußerungen	52
2.2.4	Grad der Bewußtheit bei sprachlichen Äußerungen	53
2.2.5	Koordinierte Steuerung der Teilprozesse	54
2.2.6	Parallelverläufe im sprachfunktionalen System	55
2.3	Entwicklung der Leistungen des sprachfunktionalen Systems	56
2.3.1	Bedingungen für den Aufbau von Teilfunktionen	56
2.3.2	Ungleichheit bei der Beherrschung von Teilfunktionen	57
2.3.3	Besondere therapeutische Aufgaben beim Erwerb kommunikativer Leistungen	58
2.3.4	Ursachen einiger Störungen	59
2.3.5	Zielstellung kommunikativer Sprachtherapie	60
2.4	Automatismen im sprachfunktionalen System	61
2.4.1	Herausbildung von Automatismen	61
2.4.2	Automatismen in der Perzeption	62
2.4.3	Automatismen der perzeptiven Verarbeitung	63
2.4.4	Automatismen in der Gedächtnisleistung	64
2.4.5	Automatismen in der sprachlichen Produktion	64
2.4.6	Automatismen im motorischen Programm	65
2.5	Unabhängigkeit von Parallelaktivitäten	65
2.5.1	Zeitweiliger Zusammenschluß unter spezifischer Zielstellung	65
2.5.2	Parallelaktivitäten im sprachfunktionalen System	66
3.	*Sprechen im Verband sprachlicher Mittel*	68
3.0.1	Vorteile der Lautsprache als Kommunikationsmittel	68
3.0.2	Vergänglichkeit der Lautsprache	69
3.0.3	Beherrschung von Lautsprache und Schrift	70
3.1	Orientierung an Vorbild und Norm	70
3.1.1	Die Rolle der Umgebung bei der Aneignung der Lautsprache	70
3.1.2	Die Rolle einer uneinheitlichen Umgebung	71
3.1.3	Die Rolle der Norm in großen Gemeinschaften	72

3.1.4	Entstehung der Regeln für die Aussprache	72
3.1.5	Die Norm im Sprachgebrauch	73
3.1.6	Schwierigkeiten bei der Aneignung der Norm	74
3.1.7	Normen bei außersprachlichen Kommunikationsmitteln	75
3.1.8	Fragen des Normerwerbs bei Kindern	75
3.2	Unterschiede von Lautsprache und Schrift	76
3.2.1	Beziehungen zwischen Lautsprache und Schrift im Deutschen	76
3.2.2	Besonderheiten des Analyseprozesses	77
3.2.3	Diskrepanzen zwischen Lautsprache und Schrift	78
3.2.3.1	Hilfsbezeichnungen für die Quantität der Vokale	78
3.2.3.2	Bezeichnungen für Konsonanten	79
3.2.4	Die Rolle der Doppeleinprägungen	80
3.2.5	Beeinflussungen zwischen Lautsprache und Schrift	80
3.2.6	Unterschiede im Gebrauch von Lautsprache und Schrift	81
3.2.7	Kommunikative Zielstellungen bei Lautsprache und Schrift	81
3.2.8	Kürzungsformen in Lautsprache und Schrift	83
3.3	Schichtenaufbau der Lautsprache	84
3.3.1	Kompliziertheit der Schichtenstruktur	84
3.3.2	Schichtenstruktur aus der Sicht des Perzipienten	85
3.3.3	Schichtenstruktur aus der Sicht des externen Beobachters	86
3.3.4	Schichtenstruktur aus der Sicht der Produktion	87
3.3.4.1	Schicht der Lautfolge	89
3.3.4.2	Schicht der artikulatorischen Differenzierung	89
3.3.4.3	Auswirkung auf die Reduzierungen	89
3.3.4.4	Schicht der Gestaltung von Sinnganzen	90
4.	*Sprechen als feinmotorischer Prozeß*	92
4.0.1	Leistungen der Körpermotorik	92
4.0.2	Feinmotorische Prozesse beim Sprechen	93
4.1	Sprechen als individuelle Leistung	93
4.1.1	Individualität der anatomischen Ausstattung	93
4.1.2	Entwicklung der feinmotorischen Steuerung	94
4.1.3	Sprechen als individuelle feinmotorische Leistung	95
4.1.4	Schwierigkeiten des therapeutischen Eingriffs	96
4.2	Sprechorgane und Sprechleistung	96
4.2.1	Geräuscherzeugung als Ergebnis der Artikulation	96
4.2.2	Vokalbildung als Hohlraumgestaltung	97
4.2.2.1	Organe, die den Ansatzraum begrenzen	97
4.2.2.2	Der Hohlraum als akustisch wirksamer Resonanzkörper	98
4.3	Bedeutung und Rolle der Sprechbewegungen	98
4.3.1	Kennzeichnung feinmotorischer Bewegungen	98
4.3.2	Die Ansteuerung einer Zielposition	99
4.3.3	Komplexe Ansteuerung im sprechmotorischen Gesamtprozeß	99

4.3.4	Gegenläufige Steuerung	100
4.3.5	Komplexe Ansteuerung der Sprechorgane	101
4.3.6	Erlernen komplexer Ansteuerungen	102
4.3.7	Klangveränderungen als Folge artikulatorischer Bewegungen	102
4.3.8	Widerspruch zwischen objektiver Analyse und subjektivem Eindruck	103
4.3.9	Schichten der Feinmotorik beim Sprechen	105
4.3.10	Gestaltungsprinzipien des feinmotorischen Vollzugs	105
4.4	Besonderheiten der Sprechbewegungen	106
4.4.1	Einordnung der einzelnen Bewegungen ins Gesamtkonzept	106
4.4.2	Notwendigkeit der vorausgreifenden Steuerung	107
4.4.3	Notwendigkeit der Ganzheitlichkeit der Steuerung	107
4.5	Die Rolle der motorischen Muster beim Sprechen	108
4.5.1	Einspeicherung motorischer Muster ins Gedächtnis	108
4.5.2	Beziehungen zwischen Hör- und motorischen Mustern	109
4.5.3	Flexibilität der motorischen Muster beim Kind	109
4.6	Kontrollkreise des Sprechens und ihre Aufgaben	110
4.6.1	Notwendigkeit der Kontrolle automatisierter Abläufe	110
4.6.2	Analyse des Kontrollsystems beim Sprechen	111
4.6.3	Komponenten des Systems der Kontrollkreise	112
4.6.3.1	Auditive Kontrolle	112
4.6.3.2	Motorische Kontrolle	113
4.6.3.3	Visuelle Kontrolle	115
4.6.3.4	Kontrolle über den Partner	115
4.6.4	Wechselwirkungen der Kontrollkreise	116
5.	*Entwicklung des Sprechens als Fertigkeitsentwicklung*	118
5.1	Begriff der Fertigkeit und seine Bedeutung für das Sprechen	118
5.1.1	Begriff der Fertigkeit in der Psychologie	118
5.1.2	Merkmale der Fertigkeit	110
5.1.3	Entwicklung von Fertigkeiten	120
5.1.4	Einordnung der erlernten Fertigkeiten in größere Handlungsabläufe	121
5.1.5	Entwicklung von Sprechfertigkeiten bei Behinderten	122
5.2	Automatisierung als Bestandteil von Fertigkeiten	124
5.2.1	Begriff der Automatisierung	124
5.2.2	Verhältnis von Fertigkeit und Automatisierung	125
5.2.3	Automatisierung der Sprechbewegungen	126
5.3	Rolle des Gedächtnisses für die Automatisierung	127
5.3.1	Wesen des Gedächtnisses	127
5.3.2	Gedächtnis als Voraussetzung für die sprachliche Tätigkeit	128
5.3.3	Engrammbildung im Großhirn	129

5.3.4	Organisation des Gedächtnisses	130
5.3.4.1	Langzeit- und Kurzzeitgedächtnis	131
5.3.4.2	Motorisches Gedächtnis	132
5.3.5	Tätigkeiten des Gedächtnisses	133
5.3.5.1	Einprägen	134
5.3.5.2	Behalten	135
5.3.5.3	Wiederbewußtmachen (Reproduzieren)	136
5.3.6	Voraussetzung des Gedächtnisses für die sprachliche Tätigkeit	137
5.3.7	Entwicklung von Gedächtnisinhalten	138
5.3.8	Lernen und Gedächtnis	139
5.4	Einbeziehung von Hilfsmitteln in die Fertigkeitsentwicklung	142
5.4.1	Elektro-akustische Hilfsmittel	142
5.4.2	Visuelle Hilfsmittel	143
5.4.3	Hilfen durch markierte Schrift	144
5.4.4	Parallelgeführte Körpermotorik	145
5.4.5	Lustbetonte Aktivität	146
6.	*Struktur der artikulatorischen Bewegungen im Deutschen*	147
6.1	Bewegungen der Sprechorgane	147
6.1.1	Natürliche Bewegungen der Sprechorgane	147
6.1.1.1	Funktion der Atmung	147
6.1.1.2	Funktion der Stimmgebung	148
6.1.1.3	Funktionen der Artikulationsorgane	148
6.1.2	Bewegungen der Artikulationsorgane bei der Lautbildung	150
6.2	Ermittlung der Bewegungen beim Sprechen	152
6.2.1	Ausgangsposition für die Untersuchungen	152
6.2.2	Unterteilung in zweigliedrige Lautfolgen	155
6.2.3	Positionen der Organe bei der Bildung der Laute	156
6.2.4	Arten der Bewegungen der Sprechorgane	157
6.2.5	Darstellungsweise für das Bewegungsinventar	159
6.2.6	Zur Ermittlung des Bewegungsinventars verwendete Texte	161
6.3	Bewegungsinventar der Artikulationsorgane	163
6.3.1	Kieferwinkel	163
6.3.2	Lippen	165
6.3.3	Zungenspitze	168
6.3.4	Gaumensegel	172
6.3.5	Glottis	174
6.3.6	Zungenrücken	176
6.3.7	Medianfläche	180
6.3.8	Zungenrücken und Medianfläche als Einheit	183
6.3.9	Zungenrand	186
6.4	Veränderungen des Bewegungsinventars in Abhängigkeit von der Akzentuierung	188

6.4.1	Untersuchungsmethode	188
6.4.2	Untersuchungsergebnisse	189
6.4.3	Folgerungen	191
7.	*Natürliche Entwicklung sprechmotorischer Fertigkeiten*	192
7.0.1	Kontroverse Theorien zur individuellen Sprachentwicklung	192
7.0.2	Bedingungsgefüge für die individuelle Sprachentwicklung	193
7.1	Körperbewegungen und ihre Kontrolle	194
7.1.1	Körperbewegungen in der Säuglingsphase	194
7.1.2	Orientierung als Grundlage für das Verhalten	195
7.1.3	Erkundung der Umwelt	196
7.1.4	Körpermotorik in der Kleinkindphase	197
7.2	Sprechbewegungen und die Besonderheiten ihrer Kontrolle	197
7.2.1	Der Tätigkeitsaspekt als Entwicklungsstimulans	197
7.2.2	Unterschiede zwischen materieller und sprachlicher Tätigkeit	198
7.2.3	Auditive Eigenkontrolle des Sprechens	199
7.2.4	Rolle der Mängel im Bedingungsgefüge	200
7.3	Erwerb von komplexen Bewegungsmustern	201
7.3.1	Soziale Zielstellung lautlicher Äußerungen	201
7.3.2	Phasen für die Entwicklung kommunikativer Fähigkeiten	201
7.3.3	Schwierigkeiten bei der Beschreibung kindlicher Äußerungen	202
7.4	Stufen der Entwicklung der Sprechmotorik beim Säugling	203
7.4.1	Das Schreien und seine soziale Funktion	204
7.4.1.1	Schreien als reflektorisch-physiologische Leistung	204
7.4.1.2	Schreien als Mittel des sozialen Kontaktes	205
7.4.2	Spielerische Organbewegungen und die Selbstnachahmung	206
7.4.2.1	Natürlich-reflektorische sprachähnliche Effekte im ersten Lebensvierteljahr	206
7.4.2.2	Das Lallen	207
7.4.2.3	Beim Lallen entstehende Organempfindungen	207
7.4.3	Fremdnachahmung und Invariantenbildung	208
7.4.3.1	Die Aufnahme fester Nahrung als Entwicklungsschub	208
7.4.3.2	Die Phase der Selbstnachahmung	209
7.4.3.3	Unmöglichkeit der direkten Kopie von Fremdsignalen	210
7.4.3.4	Nachahmung von akustischen Unterschieden als Ausgangspunkt	210
7.4.3.5	Stufen der Fremdnachahmung	211
7.4.4	Sozial-kommunikativer Kontakt mit grobdifferenzierten sprachlichen Ganzheiten	212

7.4.4.1	Übergang von der Signal- zur Zeichenstufe	212
7.4.4.2	Mehrwortsätze als einheitliches Zeichen	213
7.4.5	Angleichung an ein Vorbild mit steigender Differenzierung	213
8.	*Störungen der feinmotorischen Verläufe*	215
8.1	Ausgewogenheit und Stetigkeit im Bedingungsgefüge	215
8.1.1	Individualität des sprachfunktionalen Systems	215
8.1.2	Notwendige Bedingungen für die Herausbildung des sprachfunktionalen Systems	215
8.1.3	Unausgewogenheit der Bedingungen als Störungsursache	217
8.1.4	Normale Analysatoren und Effektoren als Vorbedingungen	218
8.2	Komplexität der Störungen	219
8.2.1	Erkennbare und verdeckte Störungen	219
8.2.2	Kommunikation mit einem unvollkommenen sprachfunktionalen System	221
8.2.3	Dynamik des Gedächtnisses im sprachfunktionalen System	222
8.2.4	Automatismen im Gedächtnisbesitz	222
8.2.5	Verfestigte Normabweichungen im sprachfunktionalen System	223
8.3	Diagnosemöglichkeiten und -grenzen	224
8.3.1	Ermittlung des Zustandsbildes	225
8.3.1.1	Überprüfung der allgemeinen Hörfähigkeit	225
8.3.1.2	Überprüfung der Hörfähigkeit für Sprache	226
8.3.1.3	Beweglichkeit der Artikulationsorgane	227
8.3.1.4	Sprechprüfungen	228
8.3.1.5	Zentralbedingte Störungen	229
8.3.2	Erfassung der äußeren Bedingungen	230
8.4	Ursachen und Folgen bei Gehörlosen	230
8.4.1	Kommunikation mit Gebärden	230
8.4.2	Andersartigkeit des sprachfunktionalen Systems bei Gehörlosen	231
8.4.3	Mechanismen der Kompensation	232
8.4.4	Mechanische Hilfsmittel	234
8.4.5	Rolle des Spiegels	234
8.4.6	Zielstellung der Sprecherziehung bei Gehörlosen	235
8.5	Erscheinungsbild bei Schwerhörigen	236
8.5.1	Unvollkommenes Eingangsglied des sprachfunktionalen Systems	236
8.5.2	Apparative Korrektur der auditiven Perzeption	237
8.5.2.1	Hörerziehung	238
8.5.2.2	Entwicklung der Selbstkontrolle	238
8.5.3	Kompensationsverfahren durch Absehen	239

8.5.4	Nutzung der Schrift	240
8.5.5	Integration der Hilfen	241
8.6	Störungen der Sprechfertigkeiten bei geistig Behinderten	242
8.6.1	Vorhandene Potenzen des sprachfunktionalen Systems	242
8.6.2	Mängel in der Sprechweise geistig Behinderter	243
8.6.3	Das Tempo als Zentralfaktor der Störungen	244
8.6.4	Aktivierung von Gedächtnisbesitz	244
8.6.5	Mängel der Schriftbeherrschung	245
8.6.6	Emotionalität als Brücke zum geistig Behinderten	245
8.6.7	Allgemeine Grundsätze für einen Übungsaufbau	246
8.7	Störungen der Sprechfertigkeiten bei Stammlern	247
8.7.1	Differenzierung der Bewegungen beim Sprechen	247
8.7.2	Vorhandene Potenzen des sprachfunktionalen Systems	248
8.7.3	Überwindung unvollkommener Bewegungen im Normalfall	249
8.7.4	Vorgehen bei der eingehenden Diagnose	249
8.7.5	Verhältnis von Eigenproduktion und Angleichung	250
8.7.6	Grundsätze für die Therapie bei Stammlern	251
8.8	Störungen des Sprechens bei Lippen-Kiefer-Gaumenspalten	252
8.8.1	Die organische Grundlage der Störung	252
8.8.2	Aneignung von kompensatorischen Bewegungen	253
8.8.3	Verfestigung neuer Automatismen	253
8.8.4	Vorgehensweise bei der Therapie	255
9.	*Allgemeine Verfahren zur Beseitigung von Sprechstörungen*	257
9.1	Die Lautfolge als Kernstück des Sprechens	257
9.2	Dem Sprechen untergeordnete Fertigkeiten	258
9.2.1	Ansatz für die Therapie	258
9.2.2	Die Sprechatmung als Voraussetzung für die Anbildung von Sprechbewegungen	258
9.2.3	Stimmbildung als Voraussetzung für die Automatisierung	260
9.2.4	Automatisierung von Atmung und Stimmbildung	261
9.3	Dem Sprechen übergeordnete Fertigkeiten	262
9.3.1	Gestaltung lautsprachlicher Äußerungen	262
9.3.2	Differenzierung der Vokale in der Quantität	262
9.3.3	Einordnung der Vokale in die Sprechdynamik	263
9.3.4	Sinnentsprechende Akzentuierung	264
9.3.5	Pausen als Mittel der Gestaltung von Texten	265
9.4	Prinzip des stufenweisen Aufsteigens	266
9.4.1	Sprachformeln im alltäglichen kommunikativen Gebrauch	266
9.4.2	Beispiel für ein stufenweises Aufsteigen	267
9.4.2.1	Der ach-Laut als besondere artikulatorische Bewegung	267

9.4.2.2	Ansteuerung der Enge aus verschiedenen Ausgangslagen	268
9.4.2.3	Einfache Weiterführung der Bewegungen	268
9.4.2.4	Schwierige Weiterführung der Bewegungen	269
9.4.2.5	Höchstschwierigkeiten der Bewegungs-Weiterführung	270
9.5	Einschluß des gesamten sprachfunktionalen Systems	270
9.5.1	Unterordnung des Sprechens unter kommunikative Ziele	270
9.5.2	Möglichkeiten einer Fehlentwicklung	271
9.5.3	Anregungen zur echten Kommunikation	271
9.6	Entwicklung des Störungsbewußtseins und der Eigenkontrolle	272
9.6.1	Alte Automatismen als Störungsursache	272
9.6.2	Selbsterkennung von Störungen	273
9.6.3	Motivation zur Eigenkontrolle	274

10. *Übungen für die Entwicklung, Erhaltung und Korrektur von Sprechfertigkeiten* 275

10.1	Grundlagen und Voraussetzungen	275
10.2	Grundsätzlich-systematischer Aufbau von Sprechfertigkeiten	277
10.2.1	Grundkurs	279
10.2.2	Erweiterungskurs	290
10.2.3	Differenzierungskurs	299
10.3	Weiterentwicklung von Sprechfertigkeiten im Schulalter	313
10.3.1	Sprechphysiologische Ausgangspositionen	313
10.3.2	Methodische Ausgangspositionen	315
10.3.3	Übungsmaterial für die Lippen-, Zungen- und Medianflächenbewegung	318
10.3.4	Übungsmaterial für Stigmatiker	321
10.4	Erhaltung entwickelter Sprechfertigkeiten	322
10.4.1	Bewegungsanalytische und methodische Voraussetzungen	322
10.4.2	Lautsprachliche Besonderheiten des Fachwortschatzes	324
10.4.3	Bedeutung des Wortakzents für die Aussprache des Fachwortschatzes	325
10.5	Korrektur und Beseitigung typischer Sprechfehler	327
10.5.1	Ursachen von Verfallserscheinungen	327
10.5.1.1	Ursachen der spezifischen sprechmotorischen Ungeschicklichkeit	328
10.5.1.2	Ursachen fehlender Rückkopplungskreise	329
10.5.1.3	Dominanz anderer Kommunikationsmittel	330
10.5.1.4	Ursachen in der nicht genügend automatisierten Sprachaneignung	332
10.5.2	Fehler des komplexen Bewegungsablaufs	333
10.5.2.1	Fehlende Gesamtbetrachtung des Sprechens	333
10.5.2.2	Fehler im rhythmisch-dynamischen Sprechen	334
10.5.2.3	Fehler der Atmung	337

10.5.3	Sprechfehler des artikulatorischen Ablaufs	338
10.5.3.1	Übertriebene Kieferbewegungen	338
10.5.3.2	Ungenügende Zungenbewegungen	340
10.5.3.3	Ungenügende Koordination	341
10.5.3.4	Ungenügende Quantitätsdifferenzierung der Vokale	342
10.5.3.5	Ungenügende Kraftdifferenzierung	343
	Literatur	345

1. Sprechen als Kommunikationshandlung

1.1 Soziale Zielstellung der Kommunikation

Die Kommunikation gehört notwendig zur menschlichen Gemeinschaft. Der einzelne Mensch ist im Prinzip, zumindest für eine gewisse Zeit, ohne Kommunikation denkbar, obwohl er unter diesem Zustand leiden würde. Die menschliche Gemeinschaft aber ist ohne Kommunikation undenkbar, so klein diese Gemeinschaft auch sein mag; denn die Gemeinschaft braucht die *Gemeinsamkeit der Tätigkeit* und *gemeinsame Zielvorstellungen*, die das Handeln aller bestimmen.

Unter dem Aspekt der Anwendung von technischen Kommunikationsmitteln ist die Kommunikation definiert worden als »wechselseitiger Austausch von Informationen zwischen dynamischen Systemen« (Philosophisches Wörterbuch, 1969, S. 585). Damit war es möglich, die Kommunikation von dem ursprünglichen Bereich des Biologischen, in dem sie sich in einer jahrmillionen langen Evolution herausgebildet hat, auf den Bereich technischer Systeme auszuweiten. So können Gemeinsamkeiten zwischen diesen beiden Bereichen betont und ausgenutzt werden.

In einer solch abstrakten Form der Definition fehlt aber ein wichtiges Merkmal, das die Kommunikation im Bereich des Biologischen von Anbeginn auszeichnet: der *Zielaspekt*. Gerade er ist ein wichtiges Merkmal, um Formen der Kommunikation zu unterscheiden. Eine Maschine, die Informationen produziert, verarbeitet, aufnimmt oder mit einem anderen System austauscht, verfolgt damit kein eigenes Ziel, sondern dieses wird ihr von dem Menschen, der sie bedient, gestellt.

1.1.1 Evolutionsbiologische Wurzeln der menschlichen Kommunikation

Im Bereich des Biologischen dient die Kommunikation einem *Grundbedürfnis* (TEMBROCK, 1987, S. 284). Daher ist die menschliche Kommunikation auch besser zu verstehen, wenn man sie als das *Endglied einer langen Entwicklungsgeschichte* auffaßt, die sich als die zweck-

mäßigste Form herausgebildet hat. So hat die lautsprachliche Kommunikation, wie sie die Menschen heute praktizieren, ihre Quellen in einer langen Entwicklungsgeschichte.
Wir verwenden für die Kommunikation als *Medium* der Schallübertragung die *Luft*, die den zum Stoffwechsel notwendigen Sauerstoff enthält. Die *Schallwellen* breiten sich im Gegensatz zu chemischen (Geruchs-) Signalen sehr schnell aus. Im Gegensatz zu optischen Signalen können sie Hindernisse umgehen und lockere Materialien durchdringen, und verglichen mit dem Körperkontakt sind sie weitreichend. Die Schallwellen breiten sich *nach allen Richtungen* aus, und mit entsprechenden Organen für die Aufnahme können sie aus allen Richtungen empfangen werden. Auch ist die Ausbreitung der Schallwellen nicht an den Lichtrhythmus von Tag und Nacht gebunden. Diese Vorteile haben in der Evolution dazu geführt, daß die höheren Wirbeltiere den Schall für die Kommunikation benutzen.
Beim Menschen hat sich, verglichen mit der der Tiere, eine noch höhere Form des Gebrauchs lautlicher Signale herausgebildet. Unter normalen Bedingungen ist bei Tieren die Verwendung eigenerzeugter akustischer Signale immer *Bestandteil* der gesamten *Umwelt* (KLAUS, 1966, S. 66). Die Zeichen der menschlichen Kommunikation sind zwar unter natürlichen Bedingungen, vor allem in der Alltagskommunikation, auch in die Umgebungssituation einbezogen; aber sie können von dieser *Situation abstrahiert* werden und behalten trotzdem ihre Bedeutung. Diese Fähigkeit, mit Hilfe der Sprache Abstraktionsleistungen zu vollziehen, ist nur dem Menschen eigen, bedarf aber eines langen *Lernvorganges*.
In der erreichten Form ist die sprachliche, insbesondere die lautsprachliche, Kommunikation eine typisch menschliche Eigenheit. Infolge der außerordentlichen Reichhaltigkeit ihres Inventars war es der Menschheit in ihrer Entwicklung möglich, eine Vielzahl von Nationalsprachen und Dialekten zu entwickeln.

1.1.2 Kennzeichen der Alltagskommunikation

Die Beobachtung der Kommunikation im Alltag zeigt, daß vielfach die Lautsprache in ihrer ursprünglichen Einbettung gebraucht und verwendet wird: als Bestandteil der Situation, in der die Kommunikation geschieht. *Die Alltagskommunikation* braucht die Abstraktion nur in geringem Maße, weil sie die Umgebungssituation in den Kommunikationsvorgang mit einbezieht. Dies ist vor allem dort gut zu beobachten, wo die Kommunikationsfähigkeit noch nicht voll entwickelt ist: in den Frühstadien der individuellen Sprachentwicklung beim Säugling sowie

beim Klein- und Vorschulkind. Und wenn eine Fremdsprache nur unvollkommen beherrscht wird, greift auch der Erwachsene auf diese Form zurück.
Die Beobachtung der Alltagskommunikation zeigt aber noch mehr: daß die Lautsprache nicht das einzige Kommunikationsmittel ist, das wir benutzen, so wie es auch in der Evolution der Fall war. Neben der Lautsprache spielen *Stimmausdruck, Mimik, Gestik* und *Körperreaktionen* eine große Rolle, und in der intimen, vertrauten Kommunikation kommen Signale des unmittelbaren Körperkontaktes noch hinzu. Dann können auch Geruchskomponenten eine Rolle spielen.
Für den gebildeten Menschen sind weitere Signale, unter denen die *Schrift* den ersten Platz einnimmt, von Bedeutung. Alle diese Mittel werden eingesetzt, um das Bedürfnis nach Kommunikation, das dem Menschen eigen ist und das als eines seiner Grundbedürfnisse gelten kann, zu befriedigen (KLIX, 1980, S. 98; SIMONOV, 1982, S. 42). Mangelerscheinungen rufen Störungen hervor, so wie es auch Störungen gibt, wenn anderen Grundbedürfnissen wie nach Nahrung oder nach Zuwendung nicht entsprochen wird.

1.1.3 Bedingungen für die Entwicklung individueller Kommunikationsleistungen

Das Kind wird in eine Gemeinschaft hineingeboren, die eine *hochentwickelte Sprache* verwendet. Diese ist in ihrer langen Entwicklung zu einem mächtigen Instrument auch des Denkens geworden und durchdringt alle Bereiche des Lebens.
Dem einzelnen gegenüber ist die Sprache eine *objektive Erscheinung*; denn sie existiert unabhängig vom Individuum. Aber sie ist an die Gemeinschaft als Ganzes gebunden. Außerhalb der menschlichen Gemeinschaft existiert keine lebendige Sprache.
Die Fähigkeit, die Sprache zu verwenden, kommt aber nur dem einzelnen zu. Die Gesellschaft spricht nicht. Nur der einzelne eignet sich die Sprache an, gebraucht sie, ist mir ihr und durch sie tätig, nimmt mit ihrer Hilfe Einfluß auf andere und befriedigt mit der Ausübung der Kommunikation das bereits oben angesprochene Grundbedürfnis.
Das *Neugeborene* hat zwar dieses *Grundbedürfnis*, verfügt aber noch nicht über die Fähigkeiten und Fertigkeiten, dieses in angemessener Weise zu befriedigen. An Hand der sprachlichen Entwicklung eines Kindes, welche Merkmale es auswählt und welche Stufenfolgen der Säugling und später das Kleinkind durchläuft, läßt sich zeigen und belegen, daß die lautsprachliche Kommunikation nicht nur von ihrer

höchsten und abstraktesten Seite aus betrachtet werden darf. Es ist im Gegenteil notwendig, die ganze Stufenleiter, die mit *emotionalen Äußerungen* beginnt (SIMONOV, 1982, S. 30), mit in die Betrachtung einzubeziehen, auf der ein Kind zu den höchsten Leistungen der lautsprachlichen Kommunikation gelangt.
An der Sprachentwicklung des Kindes läßt sich recht gut demonstrieren, wie es, unter der Zielstellung des *sozialen Kontaktes*, zunächst elementare und emotional stark geladene Schichten der Kommunikation auswählt und verwendet und dann zu immer höheren und *abstrakteren Leistungen aufsteigt*, aber immer unter der Zielstellung, den sozialen Kontakt mit seiner Umgebung zu halten.
Aus diesem Gedankengang läßt sich zweierlei ableiten: Erstens, daß die Kommunikation nicht nur auf der obersten, der abstrakt-logischen Ebene, den Kontakt zum Partner herzustellen gestattet, sondern daß es *mehrere Ebenen* gibt. Zweitens, daß auch die Kommunikation des Individuums sich auf mehreren Ebenen vollzieht und sich im Verlauf der individuellen Entwicklung mehr und mehr auf die höheren Ebenen verlagert, aber ohne daß die niederen je wieder völlig verlassen werden (KLIX, 1971, S. 745). Vielmehr ist es so, daß die Fertigkeiten der niederen Ebenen *von den höheren überschichtet* werden. Sie funktionieren, ohne daß sie uns bewußt werden, können jedoch im Bedarfsfall unter die Kontrolle des Bewußtseins gelangen.

1.1.4 Schichtenstruktur kommunikativer Fähigkeiten

Bei voll ausgebildeten Fertigkeiten für die Kommunikation ist der Zustand erreicht, daß uns *nur die Vorgänge in der obersten Schicht*, die mit der sozialen Zielstellung verbunden ist, bewußt werden. Damit dieses Ziel erreicht werden kann, muß sich die Kommunikation auf einen Fundus von Komponenten stützen, die *ohne Bewußtwerden ablaufen* (ARNOLD, 1985, S. 42). Sie sind zu *automatisierten Komponenten* einer bewußt ausgeführten Handlung geworden.
Solche Schichtenstrukturen bei der Durchführung komplizierter Handlungen gibt es im menschlichen Leben viele, nicht nur bei der Kommunikation. Als Beispiel sei nur das Laufen genannt. Gehen wir auf einem nicht ganz ebenen Boden oder rennen wir sogar, beispielsweise nach einer Straßenbahn, so ist uns das Handlungsziel wohl bewußt, die Einstellung auf die Unebenheiten des Weges aber erfolgt völlig automatisch.
Die Kommunikation, die sich der Lautsprache bedient, stellt sich demnach als eine Handlung dar, die aus der *Motivation zum sozialen Handeln* erwächst und dieses Ziel bewußt verfolgt. Um dieses Ziel aber

erreichen zu können, muß sie sich auf *erworbene Automatismen* stützen.
Der Mensch verwendet dazu die Zeichen, die die Gemeinschaft, in der er aufgewachsen ist, in generationenlanger Entwicklung aufgebaut, bewahrt und weiterentwickelt hat.
Der Heranwachsende muß sich, um an der Kommunikation teilhaben zu können, die Zeichen, die in der Sprachgemeinschaft verwendet werden, genau in der Form *aneignen*, wie sie gebraucht werden. Das, was zunächst die Älteren in der Kommunikation gebrauchen, dient dem Heranwachsenden als Richtwert und Norm. Und indem sich der Mensch diesen Fundus an Zeichen angeeignet hat, ihn pflegt und verwendet, wird er für die, die in der Geschlechterfolge nach ihm kommen, selbst zum Vorbild.
Je genauer und detailreicher ein Mensch die sprachlichen Zeichen seiner Gemeinschaft beherrscht, desto besser ist er befähigt, seine Erkenntnisse und Gedanken anderen mitzuteilen und mit anderen zu kooperieren.

1.2 Steuerung des Handlungskonzepts

1.2.1 Kommunikation als Bestandteil der sozialen Interaktion

Wenn auch die Kommunikation selbständig werden kann, so ist sie doch in den meisten Situationen des Alltags in eine soziale Interaktion eingebettet. Sie ist dadurch gekennzeichnet, daß ein Partner das Bedürfnis hat, mit einem oder mit mehreren anderen eine *gemeinsame Handlung* zu vollziehen. Diese gemeinsame Tätigkeit kann zwar auch gänzlich ohne sprachliche Mittel ablaufen. Das wäre bei einer gemeinsamen Arbeitstätigkeit der Fall.
In den meisten Fällen aber ist die sprachliche Kommunikation ein Teil, sehr oft sogar ein wesentlicher Teil, der gemeinsamen Handlung. In jedem Fall aber wird das Ziel zur sprachlichen Realisierung dadurch bestimmt, dem Partner etwas mitzuteilen, was aus dem Handlungskonzept entspringt. Der sich äußernde Partner hat ein Motiv, das auf die Realisierung der gemeinsamen Handlung gerichtet ist. Die sprachliche Komponente wird in diesem Fall zu einem *Bestandteil des gesamten Handlungskonzepts*.
Würde man die Worte aufschreiben, die in dieser Situation gesprochen werden, so hätte man nur ein dürftiges Gerippe all der Ereignisse, die die Interaktion und die Kommunikation in dieser Situation ausmachen.
Bei der Beschränkung auf die lautsprachlichen Zeichen, die vom Spre-

cher geäußert und vom Hörer aufgenommen werden, gehen zunächst alle *situativen Merkmale* verloren, die die gemeinsame Handlung bestimmen. Aus diesen ergeben sich zwangsläufig Ansatzpunkte für die Gemeinsamkeit, und es entfällt in der konkreten Situation die Notwendigkeit, all die kleinen Handgriffe zu beschreiben, deren Beobachtung dem Partner genügend Hinweise gibt, sein eigenes Handeln danach einzurichten. In einem gut eingespielten Team sind solche Handgriffe Ansätze für das eigene Handeln, ohne daß dies von Worten begleitet werden müßte.

Wenn aber, weil die Situation keine genügenden Hinweise für eine zielgerichtete Weiterführung erbringt, die Lautsprache hinzutreten muß, dann sind oft nicht die *Worte* wesentlich, die geäußert werden, sondern wichtiger ist es, *wer* sie spricht und *in welcher emotionalen Färbung*.

1.2.2 Der Merkmalsreichtum kommunikativer Äußerungen

In einem schriftlichen Protokoll einer Situation, in der eine Kommunikation stattgefunden hat, sind oftmals alle diese zusätzlichen Merkmale nicht mit angegeben; sie bleiben unberücksichtigt.
Bei einer solchen Beschränkung ausschließlich nur auf den Wortlaut bleiben neben den situativen noch andere Merkmale unberücksichtigt, die für eine Äußerung wichtig sind: Der *Gesichtsausdruck*, die *Körperhaltung* und die gesamten *Merkmale des stimmlichen Ausdrucks*. Daher wird es später notwendig sein, die sprachliche Äußerung noch in ihre möglichen Komponenten aufzugliedern.
Wer sich in einer Situation einer intensiven gemeinsamen Arbeit äußert, verwendet die Lautsprache nicht als hoch abstraktes Kommunikationsmittel, sondern als ein Mittel, das in die *Gesamtsituation einbezogen* ist mit dem Ziel, die gemeinsame Arbeit voranzubringen. Diese sprachliche Äußerung geht von einem Handlungsmotiv aus.

1.2.3 Zielstellung einer Kommunikationshandlung

In dem Augenblick, wo sich der Sprecher äußert, ist ihm nur bewußt, *was* er sagen will. Das ist die Zielstellung für die Äußerung, und sie ist in das gesamte Handlungskonzept eingeordnet. Damit er aber die ihm bewußte Zielvorstellung verwirklichen kann, muß er sprechen und damit alles das realisieren, was zu einer lautsprachlichen Äußerung gehört: Er muß seine Sprechorgane so bewegen und deren *Bewegungen so koordinieren*, daß das in seiner Vorstellung schon vorhandene

lautsprachliche Zeichen entsteht, und zwar angepaßt an die augenblickliche Situation, in der es beim Partner eine bestimmte Wirkung auslösen soll.
Die komplizierten Vorgänge, die in seinen zentralen und peripheren Sprechorganen ablaufen, sind dem Sprecher in dem Augenblick nicht bewußt, wo er an einer gemeinsamen Arbeitshandlung teilnimmt. Sie gehen als *unbewußte Komponenten* in die Realisierung mit ein. Da solcherart das lautsprachliche Zeichen auf der Basis von unbewußten Komponenten erzeugt wird, muß es kontrolliert werden. Auch dieser *Kontrollvorgang*, der ständig mit abläuft, erfolgt meist unbewußt; er ist aber einer möglichen Bewußtwerdung nicht vollkommen entzogen. Er wird uns sofort bewußt, wenn die Vorstellung von dem, was lautsprachlich erzeugt werden sollte, *nicht* mit der tatsächlichen Realisierung *übereinstimmt*.

1.2.4 Automatismen als Basis einer Kommunikationshandlung

Bei einer spontanen lautsprachlichen Äußerung ist dem Sprecher nur das Ziel bewußt. In der tatsächlichen Äußerung steckt aber viel mehr. Das bedeutet auf der anderen Seite, daß der Hörer, der die lautsprachliche Mitteilung aufnimmt, *mehr mitgeteilt bekommt*, als in den Worten, die ein Protokoll beschreiben würde, enthalten ist.
Der Sprecher muß sich, wenn er sich äußert, auf unbewußt ablaufende, aber der bewußten Zielstellung für die Kommunikation untergeordnete Vorgänge für die Realisierung stützen können. Sie müssen den jeweiligen Bedingungen der Kommunikationssituation entsprechen und in dem Augenblick voll zur Verfügung stehen, wo sie gebraucht werden. Man nennt solche unbewußt ablaufenden Teilprozesse einer bewußten Handlung *Automatismen*. Auf diese stützt sich der Sprecher.
Obwohl das lautsprachliche Zeichen als ein unteilbares Ganzes entsteht und mit allen seinen Eigenschaften den Weg vom Sprecher zum Hörer antritt, ist es möglich, verschiedene Ebenen zu unterscheiden, die bei der Realisierung zusammenwirken.
Die unterste Ebene ist dabei die Einpassung der lautlichen Äußerung in die augenblickliche Situation. Von daher werden die *Lautstärke* und eventuell die Merkmale der *artikulatorischen Präzision* festgelegt. Wenn in einer realen Situation Störlärm übertönt werden muß, dann wird, ohne daß sich der Sprecher dessen deutlich bewußt wird, eben lauter gesprochen.
Die Ebene darüber kann als emotionale charakterisiert werden. In ihr werden die augenblickliche Stimmung und auch die *emotionale Bezie-*

hung zum Partner zum Ausdruck gebracht. Gewiß ist es möglich, bis auf diese Ebene mit dem Bewußtsein abzusteigen, um ein Gefühl vorzutäuschen, das gar nicht vorhanden ist. Aber Gefühle lassen sich nur sehr schwer so gestalten, daß sie echt wirken. Dazu bedarf es schon des Könnens eines großen Schauspielers.
Beim *Spontansprechen* ist es notwendig, den sprachlichen Inhalt so in Worte zu fassen, daß er beim Partner die *beabsichtigte Wirkung* erzielt. Dazu müssen aus dem Reservoir an Wörtern und Wendungen diejenigen, die genau der Zielstellung entsprechen, ausgewählt und mit dem verfügbaren Schatz an grammatischen Regeln zu einem sinnvollen Ganzen gefügt werden. Das alles geschieht im *innersprachlichen Konzept* unmittelbar vor der Realisierung. Bei dieser Auswahl hat auch schon die emotionale Ebene einen gewissen Einfluß.
Was im innersprachlichen Konzept entworfen ist, muß dann in der Form, wie es der Entwurf vorsieht, realisiert werden. Dazu muß der Sprecher eine Vielzahl von Organen, seine Sprechorgane, genau *koordiniert so bewegen*, daß das beabsichtigte Endprodukt als akustisches Signal erzeugt wird. Dabei müssen die intendierten Bewegungen so ausgeführt werden, daß jedes der beteiligten Organe seinen Beitrag zum Gesamtklang beisteuert. Auch diese Bewegungen, die die Sprechorgane ausführen, sind uns in den allermeisten Fällen nicht bewußt und sind als Automatismen zu bezeichnen.
Die soeben erläuterte Schichtenstruktur des Unbewußten, auf die sich die auf ein Ziel gerichtete Kommunikationshandlung stützt, ist noch in manchen Einzelheiten hypothetisch. Aber die einzelnen Schichten, die hier aufgeführt worden sind, lassen sich logisch begründen und sich auch in der Form, wie sie hier entwickelt worden sind, als Arbeitsinstrument benutzen.
Wenn auch die Aufeinanderfolge der Ebenen mit Unsicherheiten behaftet ist, so steht doch zweierlei unumstößlich fest,
- daß die bewußt ausgeführte *Kommunikationshandlung durch Automatismen* getragen und durch diese in ihrer Kompliziertheit erst ermöglicht wird,
- daß diese Automatismen nicht angeboren sind, sondern daß sie im Verlauf der individuellen Entwicklung *erworben* werden müssen. Jeder erwachsene Mensch, der die Lautsprache zur Kommunikation verwendet, hat diesen Lernprozeß durchlaufen und sich diese Automatismen angeeignet, die ihm die lautsprachliche Kommunikation ermöglichen.

1.3 Aufgliederung des Gesamtkonzepts

1.3.1 Zerlegung in Partialaktionen

Wenn auch die lautsprachliche Kommunikation unter dem Aspekt der sozialen Handlung nur ein Teilprozeß und in diese eingebunden ist, so ist sie doch ein einheitliches Ganzes. Sie entspringt einem Motiv und wird unter dem Zielaspekt realisiert, dem Partner etwas mitzuteilen oder ihn zu einer gemeinsamen Handlung zu veranlassen, ganz allgemein gesagt: den Partner zu beeinflussen.

Will man aber, wie es in der Therapie notwendig ist, *korrigierend* in diesen einheitlichen Prozeß eingreifen, so reicht es nicht aus, ihn als in sich geschlossenen, einheitlichen Prozeß zu begreifen. Schon bei oberflächlicher Betrachtung lassen sich mehrere Partialaktionen erkennen: Akustische Zeichen sind *hörbar*, gleichzeitig sind die Bewegungen der äußeren Sprechbewegungen *sichtbar*, ebenso wie die Mimik und Gestik, und im intimen, vertrauten Bereich können *taktile Komponenten* hinzutreten.

Das aber bedeutet, daß der in der Ausübung der Kommunikation einheitliche Prozeß in Teilkomponenten zerlegt werden kann. Wenn dann noch in Betracht gezogen wird, daß die Kommunikation in unbegrenzt viele Handlungssituationen einbezogen werden und die Motivation recht unterschiedlich sein kann, dann ist es vorteilhaft, wenn diese Einheitlichkeit zum Zweck der genauen Beschreibung in *Teilaktionen* aufgelöst wird. Dabei kann allerdings sehr leicht der Blick für das Ganze verlorengehen, und das ist eine Gefahr. Deshalb erscheint es wichtig zu betonen, daß der Vorgang der lautsprachlichen *Kommunikation immer ein Ganzes* ist, von einem Motiv ausgeht und ein Ziel verfolgt. In der wissenschaftlichen Betrachtung kann über der Fülle von Einzelheiten, die bei der Aufgliederung des Gesamtkonzeptes erörtert werden können und auch müssen, dieser Anspruch der Einheitlichkeit, der aus der Praxis der Kommunikation abgeleitet wird, verloren gehen.

Wenn aber in solch einen reibungslos funktionierenden Prozeß, wie ihn eine lautsprachliche Äußerung darstellt, *vom Therapeuten eingegriffen* werden muß, weil dieser Prozeß nicht der gewohnten Norm entsprechend abläuft, dann ist es notwendig, möglichst *viele Einzelheiten zu kennen*, die sich in diesem Prozeß zu einer einheitlichen Handlung verbinden, um an der wirksamsten Stelle eingreifen zu können.

1.3.2 Glieder des Kommunikationsvorgangs

Wahrscheinlich ist es am leichtesten möglich, den ganzheitlichen Vorgang der Kommunikation in Teilaktionen aufzulösen, wenn man sich vorstellt, es geschähe aus der Sicht eines *externen Beobachters*. Damit wird es möglich, aus der Sicht von außen das zu beschreiben, was sich bei der Kommunikation abspielt.

1.3.2.1 Sprecher und Hörer als Kommunikationspartner

Wenn Kommunikation stattfindet, dann sind zumindest zwei Personen vorhanden, die miteinander in Kontakt treten wollen; es können auch mehr sein. Meist wird diese Kommunikation in mündlicher Form stattfinden. Es ist aber sehr wohl möglich, daß auch andere Kommunikationsmittel, wie Schrift, Gesten, Gebärden oder grafische Symbole, verwendet werden.

Wenn nur die Lautsprache als Kommunikationsmittel dient, dann wird man den in einem *Momentanausschnitt* des Kommunikationsvorgangs aktiven Partner als *Sprecher*, denjenigen aber, der die Lautsprache aufnimmt, als *Hörer* bezeichnen. Wie schon erwähnt, sollte es bei einem regulären Vorgang der Kommunikation innerhalb eines Momentanausschnitts nur einen Sprecher geben. Die Zahl der Hörer ist praktisch unbegrenzt und in dem Fall, daß technische Hilfsmittel einbezogen werden, möglicherweise sehr groß. Damit aber der Vorgang vollständig bleibt, sollte mindestens ein Hörer vorhanden sein. Für den Fall, daß nicht nur die Lautsprache als Kommunikationsmittel verwendet wird, sondern auch andere, vor allem optische, mit einbezogen werden, dann wäre mit der Beschränkung auf das Akustische der Vorgang der Kommunikation unvollständig beschrieben. In diesem Fall, daß *beliebige* Kommunikationsmittel verwendet werden, bezeichnet man den Partner, der die Zeichen produziert, als den *Expedienten* und denjenigen (oder diejenigen), der sie aufnimmt, verarbeitet und verinnerlicht, als den *Perzipienten*.

Beobachtet man die Praxis, wenn unter mehreren Personen Kommunikation betrieben wird, vor allem die »ganz gewöhnliche« Unterhaltung im Alltag, dann wird deutlich, daß die Rollen von Sprecher und Hörer nicht streng und endgültig verteilt sind, sondern daß die Partner *ständig ihre Rollen tauschen*. Wenn man folglich den lebendigen Vorgang beschreiben will, muß man einen kleinen Ausschnitt wählen. In einem solchen Momentanausschnitt sind die Rollen eindeutig zugeordnet. Gleichzeitig aber wird erkennbar, daß echte Kommunikation, wie sie im Alltag praktiziert wird, an diesen Rollentausch gebunden ist.

Daraus lassen sich zwei Konsequenzen ableiten:
- Wer an der praktischen Kommunikation teilnehmen will, muß sowohl die Fähigkeiten des Sprechers (bzw. Expedienten) als auch des Hörers (bzw. Perzipienten) besitzen.
- Es muß in Frage gestellt werden, daß die heute vielfach praktizierte Form der *Massenkommunikation*, vor allem bei Fernsehen und Rundfunk, überhaupt eine echte Form der Kommunikation ist; denn ein Rollentausch ist nicht möglich. Die Zuschriften, die zu manchen Sendungen erbeten werden, sind ein notdürftiger, längst kein vollwertiger Ersatz.

1.3.2.2 Der Kanal und seine Bedingungen

Der externe Beobachter wird weiterhin feststellen, daß zwischen den Partnern eine Verbindung existieren muß, die in der Lage ist, die Zeichen von dem einen zu den anderen zu übermitteln. Dafür wurde von der Kommunikationswissenschaft der Ausdruck *Kanal* geprägt. Durch diesen Kanal werden die vom Sprecher erzeugten Zeichen so transportiert, daß sie der Hörer aufnehmen und verarbeiten kann.
In der Alltagskommunikation ist dieser Kanal die uns umgebende *Luft*, die mit ihrem Sauerstoffgehalt das Leben der Menschen ermöglicht. Deshalb ist überall, wo Menschen leben, auch der Kanal für die Übermittlung lautsprachlicher Zeichen vorhanden.
Der Kanal für den Transport optischer Signale, zum Beispiel auch der sichtbaren Bewegungen der Sprechorgane, ist nur dann vorhanden und funktionsbereit, wenn es hell ist und der Weg der Lichtstrahlen nicht durch Hindernisse versperrt ist.
Auch die Schallwellen haben ihre Grenzen. Zwar steht das Medium Luft überall zur Verfügung, wo sich lebende Menschen aufhalten, aber die *Reichweite* der Schallwellen ist begrenzt. Aus Erfahrung wissen wir, daß die Entfernung einer Unterhaltung Grenzen setzt, wissen aber auch, daß die Schallwellen viele *Vorteile für die Alltagskommunikation* haben: Sie übertragen Signale auch im Dunkeln; sie können kleinere Hindernisse umgehen oder nicht ganz kompakte durchdringen. Gerade diese Eigenschaften können andererseits auch lästig sein; denn störende Signale werden von dem für alle Signale offenen Kanal ebenso übertragen wie die, die wir hören wollen.
In dem Augenblick, wo ein gesprochenes Wort den Mund des Sprechers verlassen hat und den Weg zum Hörer antritt, ist es vom Menschen unabhängig geworden. Es ist nun ein *physikalisches Objekt*, und als solches unterliegt es allein physikalischen Gesetzen. Deshalb kann es technisch weiterverarbeitet werden, indem es in eine andere Ener-

gieform, beispielsweise in elektrische Energie, umgewandelt wird. Dann läßt es sich auch verstärken, speichern, über weite Strecken übertragen und auch wieder in Schall umwandeln. Das alles wird in der *Nachrichtenübermittlung*, bei der Heimelektronik und auch bei der Massenkommunikation in Rundfunk und Fernsehen ausgenutzt.

Diese technischen Möglichkeiten sind uns so vertraut und stehen wegen ihrer vielfältigen Möglichkeiten so im Vordergrund, daß man darüber oft gänzlich zu vergessen scheint, daß nur ein ganz winziger Bruchteil der täglich weltweit lautsprachlich formulierten Signale technisch weiterverarbeitet wird.

In der Alltagssituation wird ein lautsprachliches Zeichen erzeugt, damit es dem Partner übermittelt wird. Dann aber ist es ein Signal, das nur für *ganz kurze Zeit* objektiv existiert, nur so lange, bis die Schallwellen den Hörer erreichen. Das ist unter normalen Kommunikationsbedingungen der Bruchteil einer Sekunde.

Vom Mund des Sprechers breiten sich die erzeugten Schallwellen nach allen Richtungen aus, und nur die Anteile, die auf das Ohr des Hörers treffen, werden dort wirksam. Alle anderen Anteile werden entweder an den Wänden oder der Decke ein- oder mehrmals reflektiert, aber letztlich von der Umgebung aufgesogen, absorbiert.

In der Zeit, wo das erzeugte lautsprachliche Zeichen objektiv existiert, ist es natürlich auch *störenden akustischen Einflüssen* ausgesetzt, die manchmal die Kommunikation erheblich behindern oder vollkommen unmöglich machen können.

1.3.2.3 Vorbedingungen für die Kommunikation

Auch dem externen Beobachter sind die erzeugten lautsprachlichen Zeichen zugänglich; besitzt er ein Mikrophon in günstiger Position, so könnte er sie aufzeichnen. Somit kann er feststellen, daß es zwei Partner gibt, die lautsprachlich miteinander im Kontakt stehen und objektiv existierende Signale austauschen.

Damit sich dieser Vorgang, der zunächst so einfach erscheint, reibungslos vollziehen kann, müssen *Vorbedingungen* erfüllt sein, die sich nicht von außen beobachten lassen. Sie müssen als Voraussetzungen für den Kommunikationsprozeß vorhanden sein, damit er überhaupt stattfinden kann. Sowohl der Sprecher wie der Hörer müssen über eine Reihe von *Fähigkeiten und Fertigkeiten* verfügen.

Der Sprecher muß fähig sein, seine Erfahrungen und Erkenntnisse entsprechend dem Motiv für die Kommunikation in eine mitteilenswerte Nachricht umzuwandeln. Er muß also fähig sein, seinen Bewußtseinsinhalt so zu formulieren, daß sich daraus ein lautsprachliches

Zeichen ergibt. Dazu wählt er aus der Sprache, die beide Partner beherrschen, die entsprechenden Wörter aus und stellt mit den Fügungsregeln die Beziehungen zwischen ihnen her. Diesen Vorgang nennt man gemeinhin *Kodierung*.
Dieser Kodierungsvorgang findet seinen Abschluß, indem der Sprecher seine gesamten Sprechorgane (für die Atmung, Stimmgebung und Artikulation) koordiniert so bewegt, daß das entworfene innersprachliche Kodierungskonzept umgesetzt wird und so ein sinnvolles, genügend merkmalsreiches und situativ entsprechendes Zeichen entsteht, das in der Lage ist, den kodierten Bewußtseinsinhalt zum Hörer zu übermitteln.
Der Hörer muß über die Fähigkeit verfügen, das akustische Signal aufzufassen und so zu verarbeiten, daß er es als *sinnvolles Ganzes erkennen* und in die entsprechenden sinntragenden Einheiten zerlegen kann. Dazu gehört die Fähigkeit, die kontinuierliche Klangfolge in Teile zu zerlegen und Fixpunkte auszusondern. Gewöhnlich meint man, diese Höhepunkte entsprächen der Folge der Laute; doch ist es nicht so, daß alle Laute klar aufgefaßt werden müssen. Wenn genügend markante Ansatzpunkte gewonnen sind, können die Lücken *aus der Erinnerung* aufgefüllt werden, vorausgesetzt, der Hörer verfügt über einen genügend großen Schatz an vollständigen Klangmustern. Die Zerlegung des kontinuierlichen Signalstromes ist insofern nicht leicht, als sich der Hörer nach dem Tempo, mit dem der Sprecher die Zeichen produziert hat, richten muß. Je schneller dieser spricht und je undeutlicher er die Einzelheiten ausprägt, desto intensivere geistige Arbeit muß der Hörer beim Erkennen leisten.
Die Zerlegung des kontinuierlichen Signalstromes in erkennbare und deutbare Laute ist die erste Stufe der *Dekodierung*. Sie ist der Kodierung entgegengesetzt und hat das Ziel, in dem kontinuierlichen Signalstrom Wörter oder Wortgruppen zu erkennen, die ihrerseits eine *Bedeutung tragen*. Gewöhnlich ist die Bedeutung mit einem Wort verbunden, aber es gibt auch Wendungen, wo die Bedeutung einer ganzen Wortgruppe zugeordnet ist (z. B. schwedische Gardinen).
Die *Sinnzuordnung* kann nur geschehen, wenn es gelingt, den kontinuierlichen Signalstrom in die bedeutungstragenden Einheiten zu zerlegen. Das ist beim Lesen einfacher. Dort sind die Wörter durch den Wortabstand getrennt. In der mündlichen Rede geht der Signalstrom von einem Wort zum anderen über. Dem Leser werden die Sinneinheiten getrennt zugeführt; der Hörer muß diese *Trennung aktiv bewältigen*, was noch dadurch kompliziert wird, daß diese Zerlegung in dem Tempo bewältigt werden muß, in dem gesprochen wird.
Die abschließende Phase der Dekodierung besteht darin, die ermittelten Bedeutungseinheiten gemäß den Regeln für die Beziehungen zwi-

schen ihnen zu einem sinnvollen Ganzen zusammenzufügen und damit den *Gedankeninhalt*, den der Sprecher bei der Kommunikation hatte, zu *rekonstruieren*, ihn zu *bewerten* und, wenn dies möglich ist, mit den eigenen Bewußtseinsinhalten in Beziehung zu bringen.

Wenn der lautsprachliche Kommunikationsvorgang solcherart in seine Phasen aufgegliedert wird, zeigt sich, daß es sich um einen vielgliedrigen, komplexen Vorgang handelt. Er wird noch dadurch ergänzt, daß neben den sprachlich gebundenen Anteilen auch solche übermittelt werden, die außersprachlich sind und als *emotionaler Gehalt* im lautsprachlichen Zeichen enthalten sind.

Auch diese emotionalen Merkmale werden perzipiert und können, vor allem, wenn die sprachlich-rationale Information nicht ausreicht, den Hörer beeinflussen. Unter den Bedingungen des Sichtkontaktes wird die Aktion des Sprechers immer von optischen Signalen begleitet; denn die Bewegungen der Sprechorgane sind zu einem Teil von außen sichtbar, und der emotionale Anteil äußert sich auch in Mimik und Gestik. Alles dies erhöht die *Komplexität* des Vorgangs der lautsprachlichen Kommunikation.

Sieht man einmal von der Phase der Übermittlung ab, die ein objektiver Vorgang ist, besteht die Kommunikation aus einer Folge von Aktivitäten sowohl beim Sprecher als auch beim Hörer, die aufeinander bezogen sind, die *beherrscht* werden müssen und die *erlernt* werden mußten. Sie müssen bei der Kommunikation so selbstverständlich, reibungslos und schnell ablaufen, daß es schwierig ist, sie zu trennen und zu beschreiben.

Für das Kind ist normalerweise die Lautsprache das zuerst erlernte und allein gebrauchte Kommunikationsmittel. Im Bildungsprozeß kommen weitere Kommunikationsmittel hinzu, die den hier aufgezeigten Vorgang der Kommunikation noch weiter komplizieren, weil dann die verschiedenen Kommunikationsmittel untereinander in Verbindung treten, sich gegenseitig beeinflussen und damit die menschlichen Kommunikationsmöglichkeiten ungeheuer erweitern.

1.4 Vielzahl der sprachlichen Mittel

Für die Übermittlung von Gedanken vom Expedienten zum Perzipienten muß ein Kommunikationsmittel verwendet werden, daß im Prinzip vom Inhalt vollkommen unabhängig ist. Das am häufigsten gebrauchte Kommunikationsmittel ist zweifellos die *Lautsprache*, aber es muß nicht unbedingt die Lautsprache sein. In der Tierwelt sind neben den akustischen Signalen auch taktile, optische und Geruchssignale üblich.

In der menschlichen Kommunikation wird neben der Lautsprache vor allem die *Schrift* als Kommunikationsmittel verwendet. Es gibt aber weitere, die meist für spezielle Zwecke entwickelt oder von der Schrift abgeleitet sind: Flaggen- und Fingerzeichen, den Morse- und Fernschreibercode, oder Zeichen, die die allgemeine Situation ergänzen, wie Rauch- oder Feuerzeichen.

1.4.1 Die Schrift als Kommunikationsmittel

Für die Kommunikation im Alltag hat neben der Lautsprache die Schrift die größte Bedeutung, und gerade im Alltag kann man oft die Meinung antreffen, daß die Schrift die lautsprachlichen Zeichen vollkommen widerspiegele. Diese Meinung aber ist falsch. Gewiß gibt es eine Fülle von *Gemeinsamkeiten* zwischen diesen beiden Kommunikationsmitteln, und es ist schon richtig, daß sich mit beiden komplizierte gedankliche Inhalte ausdrücken lassen. Aber es gibt auch eine Reihe grundsätzlicher und gravierender Unterschiede.
Historisch hat die Menschheit die Schrift entwickelt, um die Vergänglichkeit und *Flüchtigkeit* der geäußerten Gedanken zu überwinden. Damit wird bereits ein wesentlicher Unterschied deutlich: Lautsprache ist, wenn sie nicht mit technischen Mitteln aufgezeichnet wird, flüchtig; wenn ein Wort verklungen ist, so ist es unwiederbringlich verloren. Vollkommen exakt kann es in der gleichen Form nicht ein zweites Mal produziert werden. Ein schriftliches Zeugnis dagegen *ist dauerhaft*; es kann, wenn das Material, auf dem es fixiert ist, beständig genug ist, sogar Jahrtausende überdauern.

1.4.2 Unterschiede zwischen Lautsprache und Schrift

Wenn wir einen schriftlich fixierten Text von unterschiedlichen Personen laut vorlesen lassen, treten deutlich die Unterschiede zwischen beiden Kommunikationsmitteln hervor (FELDTKELLER, 1959, S. 609). Durch verschiedene Sprecher wird der Text zwangsläufig auf *unterschiedliche Weise* realisiert; denn man erkennt deutlich, *wer* den Text vorgelesen hat: Lautsprache trägt *Individualmerkmale*, die der Schrift, vor allem in gedruckter Form, fehlen. Gewiß trägt die Handschrift auch Individualmerkmale. Insofern ist das gesprochene Wort eher einem handschriftlichen Produkt vergleichbar.
Wenn ein Text vorgelesen wird, zeigen sich noch weitere Unterschiede: Das Vorgelesene repräsentiert nicht nur Individualmerkmale des Sprechers, wie seine Stimmlage und seine persönliche Lautfärbung,

sondern es wird auch deutlich, wie er den Text aufgefaßt hat und nun *interpretiert*. Das kommt im Sprechtempo, den Pausen und der Intonation zum Ausdruck. Wenn der Sprecher den Text vorliest, dann muß er ihn *gestalten*. Lautsprache ist eine persönliche Mitteilung. Eine schriftliche Information kann sehr unpersönlich sein.

1.4.3 Zur historischen Entwicklung der Schrift

Die Entwicklung der Schrift in der Menschheitsgeschichte zeigt, daß man zuerst versucht hat, Zeichen für gedankliche Inhalte aufzuzeichnen. Die Anzahl der Zeichen wird dabei recht groß. Aber dies ist ein möglicher Weg, der heute noch in der chinesischen Schrift begangen wird. Später wurde der Weg beschritten, das akustische Zeichen selbst als Ansatzpunkt zu benutzen. Dazu war es notwendig, aus dem kontinuierlichen Signalstrom der Lautsprache markante Höhepunkte herauszuheben, die als Ansätze für eine Fixierung dienen konnten. Das waren zunächst *Silben*, und später ging der Differenzierungsprozeß weiter bis zu den Lauten. Historisch umfaßt dieses »später« einen Zeitraum von mehr als tausend Jahren.
Dieser Zustand ist heute erreicht. Die meisten Sprachen verwenden die Buchstabenschrift. Mit einem *sehr kleinen Inventar* von nur einigen Dutzend Buchstaben ist es möglich, die ganze Reichhaltigkeit gedanklicher Inhalte darzustellen (KLIX, 1985, S. 184).

1.4.4 Schwierigkeiten bei der Umsetzung von Lautsprache in Schrift

Jeder gebildete Mensch beherrscht die Schrift. Er hat sich die Fähigkeit, Lautsprache in Schrift umzusetzen, angeeignet. Dabei bewältigt er folgendes: Die lautsprachliche Äußerung ist ein Kontinuum, in dem der Hörer die klanglichen Höhepunkte erfassen und den Lauten zuordnen muß. Dazu muß er die Äußerung ihrer *Individualität und Emotionalität* entkleiden und muß sie in ein von der jeweiligen Sprache vorgegebenes System einpassen. Aber er darf die Buchstabenfolge nicht so wählen, wie ihm das in der augenblicklichen Situation günstig erscheint, sondern für ein bestimmtes Wort muß er sich genau an die vorgeschriebene Buchstabenfolge halten, die für das Deutsche im »Duden«, dem umfassenden Lexikon für die Schreibweise der Wörter, festgehalten ist. Jedes gängige Wort, das in der sprachlichen Kommunikation verwendet wird, ist darin festgehalten und festgelegt.

Eigentlich erwartet man von einem gebildeten Menschen, daß er eine große Anzahl dieser Festlegungen beherrscht – die anderen kann er nachschlagen. Diese Fähigkeit, Gehörtes in die Existenzform eines anderen Kommunikationsmittels umzusetzen, das aus einem begrenzten und im Grunde starren System von diskreten Einheiten, *den Buchstaben*, besteht, wird vom Schulkind erlernt und durch den Erwachsenen dann weiter als ein zuverlässig funktionierender Automatismus gebraucht (WEIGL, 1972, S. 49). Die meisten Erwachsenen sind sich der komplizierten Zusammenhänge nicht bewußt; sie machen es einfach mehr oder weniger richtig.

So können wir ein bekanntes Wort sofort aufschreiben, bei einem unbekannten bedarf es schon eines genaueren Hinhörens, und nur bei manchen Fremdwörtern tritt Unsicherheit auf. Umgekehrt ist es ohne Schwierigkeiten möglich, ein gedrucktes Wort in Lautsprache umzusetzen. Wir Erwachsenen haben so viel Schriftkenntnis, daß es uns möglich ist, auch ein uns völlig unbekanntes einfacheres Wort richtig auszusprechen.

In beiden Fällen, sowohl beim Aufschreiben als auch beim Vorlesen, wird nicht der gesamte Vorgang bewußt, sondern nur die Prozesse an der Oberfläche. Das Geschehen in der Tiefe wird von erworbenen Automatismen bewältigt, die einst erlernt worden sind und nun uneingeschränkt zur Verfügung stehen.

1.4.5 Die Rolle der Automatismen beim Gebrauch eines Kommunikationsmittels

Beim Vorlesen eines unbekannten Wortes muß dieses zunächst in Silben zerlegt werden, wodurch sich bereits eine gegliederte hierarchische Struktur mit artikulatorischen Höhepunkten und untergeordneten Abschnitten ergibt. Davon ausgehend erfolgt die Steuerung der kontinuierlichen Bewegungen der Sprechorgane nach den gewohnten und eingespielten Automatismen. Die beim Sprechakt *zusammenwirkenden Organe* werden durch *zentrale Steuerung koordiniert*, die sich wiederum an den Lautmustern orientiert.

Dieser komplizierte Vorgang geschieht im Bereich der Muttersprache so reibungs- und komplikationslos, daß man fast glauben möchte, dieser Umsetzungsprozeß sei allumfassend automatisiert. Daß er dies nicht ist, kann man dann gut erkennen, wenn in einer Fremdsprache Lautfolgen gefordert werden, die es in der Muttersprache nicht gibt. Im Russischen gibt es das Wort »Tkani«, was die Bedeutung von »Stoff, Gewebe« hat und im Stadtbild nicht

selten anzutreffen ist, weil es zur Kennzeichnung von Textilgeschäften dient.
Die Lautfolge »tk« im Wort- oder Silbenanlaut gibt es im Deutschen nicht. Daher gibt es anfangs Schwierigkeiten, dieses Wort auszusprechen. Macht man sich allerdings klar, daß diese Lautfolge im Deutschen an der Silbengrenze vorkommt (z. B. ›hat kein – mitkommen‹) und der Bewegungsablauf folglich von zwei Steuerungsimpulsen bewältigt wird, dann gelingt es im nächsten Schritt diese beiden Impulse zu vereinigen.
An diesem Beispiel wird deutlich, daß Automatismen gewöhnlich ohne Bewußtwerden funktionieren und daß es oft nur gelingt, nähere Einblicke in dieses Geschehen zu erlangen, wenn an irgendeiner Stelle *Schwierigkeiten oder Störungen* auftreten.
Sicher ist es gewagt, bereits jetzt zu verallgemeinern; aber die Beispiele von Lautsprache und Schrift legen nahe, anzunehmen, daß jede Form des Kommunikationsvorgangs nur an der Oberfläche bewußt gesteuert wird und *in der Tiefe auf automatisierten Komponenten* ruht. Das gilt unabhängig davon, welches Kommunikationsmittel verwendet wird. Für Laut- und Schriftsprache wurde es erörtert. Aber sicher ist es nicht schwer einzusehen, daß dies auch für andere Kommunikationsmittel gilt.
Wer morsen gelernt hat, weiß, daß intensive Übung dazu gehört, die Morsezeichen zu verwenden. Entsprechendes gilt für die Flaggensignale. Auch das Fingeralphabet oder ein anderes Manualzeichensystem muß *systematisch erlernt* werden, und wenn es als Kommunikationsmittel verwendet werden soll, genügt es nicht, das eine oder das andere Zeichen einmal zu bilden, sondern sie müssen dann in dem gleichen Tempo produziert oder perzipiert werden können, wie es die synchrone Begleitung der Lautsprache erfordert.
Wenn man dies alles bedenkt, dann kann mit Recht verallgemeinert werden: Jedes Kommunikationsmittel bedarf zu seiner Verwendung eines *Unterbaus aus automatisierten Komponenten*. Dies gilt für den gebildeten Menschen vor allem für die Verwendung von Lautsprache und Schrift. Beherrscht er beide, dann kann er in einer konkreten Situation entscheiden, welches er seiner kommunikativen Zielstellung entsprechend einsetzt. Meist wird dies die Lautsprache sein, aber es gibt auch Situationen, wo eine schriftliche Mitteilung mehr Wirkung verspricht.

1.5 Die Enge des Bewußtseins

1.5.1 Abschätzungen der Informationstheorie

In jedem Fall, ob lautsprachlich oder mit Hilfe der Schrift, ist die Kommunikation ein Vorgang, der bewußt vollzogen wird. Aber nicht alles, was der Expedient tut, ist ihm in dem Augenblick bewußt. Ebenso ergeht es dem Hörer. Sein Bewußtsein ist darauf gerichtet, den Inhalt der übermittelten Nachricht zu verstehen. Die untergeordneten Teiltätigkeiten, die vollzogen werden müssen, um den komplizierten Vorgang der Informationsübermittlung zu bewältigen, werden weder dem Expedienten noch dem Perzipienten bewußt.

Die Aussichtslosigkeit, alles, was dabei an komplizierten Teiltätigkeiten vollzogen werden muß, bewußt zu verfolgen, ist dadurch anschaulich zu machen, daß es gelungen ist, die Anteile, die dabei ins Spiel kommen, zahlenmäßig zu bestimmen.

Mit Hilfe der Informationstheorie ist es möglich geworden, *Informationsmengen abzuschätzen*. Gewiß sind das keine Meß-, sondern nur Schätzwerte. Aber sie reichen aus, um Größenvorstellungen zu vermitteln.

Die Informationsmenge, die bei der Perzeption von Lautsprache auf das Ohr zukommt, liegt in der Größenordnung von 300000 bit pro Sekunde. Das bit ist ein Maß, das von der Informationstheorie entwickelt worden ist, um Informationsmengen exakt zu beschreiben und zu messen. Dies geschieht dadurch, daß man sich vorstellt, man könnte einen unbekannten Sachverhalt durch Fragen ermitteln, wobei aber als Antworten nur Ja oder Nein zugelassen sind. Nur durch intelligentes Fragen ist ein Minimum zu erreichen. Um einen Ausschnitt aus einem lautsprachlichen Zeichen von genau einer Sekunde mit allen seinen Einzelheiten zu erfragen, wären folglich 300000 Fragen, entsprechend intelligent gestellt, notwendig. Natürlich geht es dabei nicht nur um den Inhalt dessen, was gesagt worden ist, sondern auch um alle *Merkmale* der Realisation und Qualität des lautsprachlichen Zeichens (KALLENBACH, 1964, S. 103; KLAUS, 1966, S. 173).

Auf der anderen Seite läßt sich durch Versuche feststellen, wie groß die Informationsmenge ist, die vom menschlichen Bewußtsein in einer Sekunde verarbeitet werden kann. Verglichen mit dem, was im lautsprachlichen Zeichen Sekunde für Sekunde auf uns zukommt, wenn wir uns unterhalten, ist diese Informationsmenge sehr gering. Es sind nur 50 bit pro Sekunde, die vom menschlichen Bewußtsein verarbeitet werden können.

Bei der Perzeption von Lautsprache muß also der ankommende Informationsstrom um einige Größenordnungen (in der Art von Zeh-

nerpotenzen) *reduziert* werden, damit genau das, was die Information an Neuem und Wesentlichem enthält, bewußt verarbeitet werden kann (KEIDEL, 1968, S. 9).
Gewöhnlich wird uns von dieser ungeheuer großen Reduzierung der Informationsmenge nichts bewußt, weil wir gelernt haben, das *Wesentliche und Neue* aus der Nachricht zu entnehmen.
In bezug auf die *Erzeugung* lautsprachlicher Zeichen sind die Größenverhältnisse analog. Auch hierbei ist die Kapazität des Bewußtseins begrenzt, und der Sprecher muß alles, was er mit seinem Bewußtsein überblicken kann, auf die Bewältigung dessen konzentrieren, was mit der *Einpassung in die Situation* und der *Formulierung der Äußerung* zusammenhängt. Bei der Realisierung ist aber sehr viel mehr nötig. Doch dazu bedient sich der Sprecher seiner erworbenen *automatisierten Komponenten*. Im eingespielten Zustand kann er sich voll auf deren Wirksamkeit verlassen.

1.5.2 Steuerung der Aufmerksamkeit

Man kann die Wirksamkeit des Bewußtseins sehr anschaulich mit dem Lichtkegel eines Scheinwerfers in der Dunkelheit vergleichen. Nur das ist hell erleuchtet, was von den Lichtstrahlen getroffen wird. Das andere ist zwar nicht verschwunden, aber nicht sichtbar; doch auch das im Moment Unsichtbare trägt zum Ganzen bei.
Dieses Bild kann gut dazu dienen, sich klar zu machen, daß der Ausschnitt, der uns beim Sprechen zu Bewußtsein kommt, nicht starr festgelegt ist, sondern *wandern* kann (ARNOLD, 1985, S. 34). Worauf die bewußte Aufmerksamkeit beim Sprechen gerichtet ist, ist von der Zielstellung abhängig. Sicher wird das in der Praxis meistens der Inhalt der Nachricht und dessen Formulierung sein. Es braucht aber nicht unbedingt so zu sein. Die Aufmerksamkeit kann sich auch auf andere Komponenten erstrecken: auf den schonenden Einsatz der Stimme, wenn diese überbeansprucht gewesen ist, oder auf die Vermeidung bestimmter Zungenbewegungen, wenn ein abgebrochener Zahn eine scharfe Kante aufweist. Die Liste der Beispiele ließe sich beliebig verlängern.
Dieses *Fluktuieren der Aufmerksamkeit* kann bei alltäglichen Handlungen weit besser verfolgt werden als beim Sprechen, werden doch viele der Handlungen, die wir im Alltag verrichten, so durchgeführt, daß wir uns dabei auf eingespielte Automatismen stützen. Als ein mögliches Beispiel sei hier auf das Treppensteigen verwiesen. Gewöhnlich achten wir nicht auf die Treppenstufen, vor allem dann nicht, wenn sie die üblichen Maße aufweisen. Dann kann die Aufmerksamkeit ganz

anderen Dingen zugewandt werden; denn die Beine bewegen sich ganz automatisch. Gehört aber die Treppe zu einem Bauwerk aus einem anderen Kulturkreis oder sind die Stufen unregelmäßig, dann muß die Aufmerksamkeit voll auf den nächsten Tritt konzentriert werden, sei es mit den Augen oder auch mit dem Tastsinn der Beine.

1.5.3 Fluktuierende Aufmerksamkeit bei der Perzeption

Die Fluktuation der Aufmerksamkeit ist nicht nur für das Sprechen zu konstatieren, sondern auch für die *Perzeption von Sprache* (ARNOLD, 1985, S. 39). Sicher ist es richtig, festzustellen, daß in der Regel die Aufmerksamkeit darauf gerichtet ist, den *Inhalt der Information* zu erfassen. Darin besteht ja das Ziel der lautsprachlichen Kommunikation, und der Hörer kommt dem Sprecher insofern entgegen, als er sich um das Erkennen des Inhalts bemüht.
Aber das muß nicht zwangsläufig so sein. Der Hörer ist völlig frei, auf welche Merkmale des lautsprachlichen Zeichens er seine Aufmerksamkeit richtet. Gewiß kann er sich auf den Inhalt konzentrieren; er braucht es aber nicht, sondern er kann sich ganz anderen Merkmalen zuwenden: Individuellen Merkmalen der Sprechweise, dem Stimmanteil, dem emotionalen Ausdruck oder einzelnen artikulatorischen Fehlern. Die gerichtete Zuwendung zu qualitativen Merkmalen lautsprachlicher Zeichen gelingt dann recht gut, wenn der Inhalt schon bekannt ist und nicht mehr die Hauptsache der Kommunikation ausmacht.

1.6 Die Problematik des therapeutischen Eingriffs

Die Sprache entwickelt sich beim Kind in den meisten Fällen normal; es wächst in einer Umgebung auf, die kommuniziert, und eignet sich *in der Beteiligung an der Kommunikation* die dazu notwendigen Fertigkeiten an.
Wenn aber diese Entwicklung nicht normal verläuft und es sich als notwendig erweist einzugreifen, besteht die erste Aufgabe darin, zu erkennen, wo in dem System von Bedingungen, die sonst die normale Entwicklung ermöglichen, die Mängel und Schwächen liegen und *auf welchen Ursachen* sie beruhen. Die zweite Aufgabe ist es dann, ein Konzept für die Therapie zu entwickeln, das möglichst rasch dazu führt, die Mängel auszugleichen.

1.6.1 Das funktionelle Hören

Zunächst muß sich der Therapeut ein möglichst umfassendes Bild von dem verschaffen, *was* das Kind an Lautsprache produziert und *wie* es dies macht. Dabei ist der Therapeut mit der Enge, dem auch sein Bewußtsein unterliegt, dem gesamten Merkmalsreichtum der Sprechweise seines Patienten gegenübergestellt. Deshalb muß er seine bewußte Aufmerksamkeit *nacheinander auf die verschiedenen Merkmale* der Sprechweise lenken. Das ist nicht einfach, weil es nicht der gewohnten Art und Weise, Sprache aufzunehmen und zu verarbeiten, entspricht. Er muß gelernt haben, *funktionell* zu hören (LINDNER, 1977a, S. 163).

Der Therapeut muß sich die Fähigkeit, funktionell zu hören, im Verlauf seiner Tätigkeit erst aneignen. Sie ist von der Art und Weise, wie der Mensch normalerweise Sprache aufnimmt und verarbeitet, verschieden; denn gewöhnlich ist im Kommunikationsprozeß das Bestreben darauf ausgerichtet, aus der Information den mitgeteilten Inhalt zu entnehmen. Das funktionelle Hören ist aber darauf ausgerichtet, die *physiologische Funktion der Erzeugung* zu erkennen, die notwendig ist, um das akustische Produkt genau in der Weise zu erzeugen, wie es realisiert wurde. Und natürlich besteht das vordergründige Ziel darin, die falschen physiologischen Prozesse zu erkennen, aber auch das herauszuheben, was vollkommen richtig ist.

Um sich die Fähigkeiten zum funktionellen Hören anzueignen, kann folgender Weg eingeschlagen werden, zu dem heute alle technischen Voraussetzungen vorhanden sind. Von sprachlichen Äußerungen, möglichst von spontanen Äußerungen, lassen sich heute problemlos *gute Tonbandaufzeichnungen* machen. Wenn man sich die Aufzeichnungen später wieder anhört, sind sie sich unverändert gleich.

Dadurch ist die Möglichkeit gegeben, die aufgezeichneten akustischen Signale wiederholt abzuhören. Die akustischen Signale sind dann *von allen optischen getrennt*, was Vorteile, aber auch Nachteile mit sich bringt. Es ist dann nicht mehr zu erkennen, in welchem Maße beispielsweise Unterkiefer oder Lippen in das Sprechen einbezogen sind. Beim wiederholten Abhören der akustischen Aufzeichnungen kann nun ganz bewußt der Schwerpunkt der Aufmerksamkeit *auf unterschiedliche Merkmale* gelenkt werden. Es ist möglich, den einheitlichen Komplex im Zusammenwirken von Atmung, Stimmgebung und Artikulation zu trennen und sich zunächst einem dieser Teilgebiete zuzuwenden, um es später weiter in Einzelheiten zu zerlegen und gesondert zu verfolgen. Dieser Gedanke soll hier nicht weiter verfolgt werden; er wird im 8. Kapitel weiter ausgeführt.

Mit dem funktionellen Hören stellt der Therapeut zunächst fest, was bei der lautsprachlichen Äußerung *falsch oder mangelhaft* ist. Der nächste Schritt aber muß in die Tiefe führen und die Ursachen ergründen. Dieser Schritt geht über die reine Beobachtung hinaus und muß sich auf alles stützen, was über den Sprechvorgang an wissenschaftlichen Erkenntnissen zusammengetragen worden ist. Dazu gehören auch Erkenntnisse über die Bewegungen der Sprechorgane, die gewöhnlich unbewußt ablaufen, die aber beim Sprechen – zumindest im Experiment – objektiviert werden können.

An einem ganz einfachen Beispiel soll diese Ursachenfeststellung aufgezeigt werden. Wenn beobachtet wird, daß bei den drei Nasallauten m, n, ng ein Fehler im Sprechen auftritt, dann läßt sich dies auf *eine einzige falsche Bewegung*, nämlich die des Gaumensegels zurückführen. Alle drei Fehler können dann gemeinsam angegangen werden, und es ist nicht notwendig, die Therapie nur auf das Sprechen zu beschränken. Der Ansatz, diese falsche Bewegung zu korrigieren, kann von einer ganz anderen Quelle aus, auch durch das Aufpusten eines Luftballons, erfolgen.

1.6.2 Schwierigkeiten des therapeutischen Eingreifens

Wie diese Bewegungsvorgänge der Sprechorgane, die gewöhnlich als automatisierte Bestandteile der Sprechhandlung ablaufen, untersucht worden sind, soll in den Kapiteln 5–7 dargestellt werden. Hier nur so viel: Für den Therapeuten muß die *Struktur dieses Bewegungsvorgangs*, bei dem die Bewegungen der Sprechorgane, gut miteinander koordiniert, ineinandergreifen, einsichtig gemacht werden, damit er *an der wichtigsten Stelle* in diesen komplizierten Bewegungsprozeß eingreifen kann.

Die besondere Schwierigkeit des therapeutischen Vorgehens besteht darin, daß sowohl bei der Beseitigung von Sprechfehlern als auch bei der Entwicklung von Sprechfertigkeiten ein Eingriff an der Stelle erfolgen muß, wo das Sprechen des Patienten von Automatismen getragen wird. Sprechen ist – außer in der Übungssituation – nie Selbstzweck, sondern Teil einer Kommunikationshandlung, ja sogar Teil einer sozialen Interaktion. Das muß der Therapeut wissen und berücksichtigen.

Gewiß ist es möglich, die Aufmerksamkeit des Patienten in einzelnen Fällen oder mit besonderen Hilfsmitteln, wie mit einem Spiegel, auf Bewegungen besonderer Sprechorgane zu lenken und diese seinem Bewußtsein verfügbar zu machen. Das wird bei vielen lautbezogenen Korrekturverfahren mit Erfolg angewandt (WEINERT, 1982). Die Problematik liegt aber tiefer: In dem Augenblick, wo sich die Aufmerksamkeit von der Verfolgung der Bewegung ab- und dem Ziel des Kommunikationsvorgangs zuwendet, ist der *alte Automatismus* wieder wirksam, und der ursprüngliche Sprechfehler wird wieder produziert.

Wenn aber der Therapeut weiß und voraussetzt, daß er in einen gut *eingespielten Automatismus eingreift*, den er im Gegensatz zum Patienten in seinem Stufenaufbau und seiner Struktur durchschaut, dann ist es ihm möglich, zunächst einen neuen, richtigen Bewegungsablauf einzuüben und diesen zu einem neuen Automatismus zu entwickeln, der den alten ablöst.

2. Das sprachfunktionale System

Für den Menschen ist es eine ganz wichtige Aufgabe, sprachlichen Kontakt mit anderen Mitgliedern der Gesellschaft aufzunehmen, aufrechtzuerhalten und so am Leben der Gemeinschaft teilzunehmen. Diese Aufgabe hat sich im Verlauf der Evolution erst nach und nach in den Vordergrund geschoben. Deshalb gibt es dafür auch nicht, wie für andere biologisch wichtige Funktionen, ein einzelnes, anatomisch abtrennbares Organ.
Die phylogenetische Entwicklung hat sich vielmehr so vollzogen, daß Organe, die schon im Körper vorhanden waren, *zusätzlich* mit der neuen Aufgabe, die Kommunikation zu gewährleisten, betraut wurden, wobei ihre ältere, biologisch notwendige und lebenserhaltende Aufgabe beibehalten werden mußte.
Auf diese Weise hat sich beim Menschen ein *Zusammenschluß von Organen* mit einer einheitlichen Steuerung herausgebildet, mit dem die komplizierte Aufgabe der Kommunikation bewältigt werden kann. Alle die Kommunikationshandlung ausführenden Organe haben ursprüngliche Aufgaben und müssen diese auch neben der Kommunikation weiterführen oder in diese einbeziehen.
Man hat für den Zusammenschluß der dezentralisiert im Organismus gelegenen Organe zur Lösung einer gemeinsamen, koordinierten und zentral gesteuerten Aufgabe den Begriff des *Funktionalsystems* geprägt. Darin steckt der Begriff der *Funktion*, der hier nicht im mathematischen, sondern im physiologischen Sprachgebrauch verstanden wird (LURIJA, 1970, S. 40/41). Darunter versteht man, daß eine *komplizierte* und *komplexe Handlung* unter einem *Zielaspekt* ausgeführt wird, aber je nach den Bedingungen *variiert* werden kann.
Jedes Funktionalsystem besteht aus Gliedern, die zum Zweck der auszuführenden Handlung zusammengeschlossen werden (LEONTJEW, 1975, S. 34). Wenn das Ziel eine Kommunikationshandlung ist, so nennt man den Zusammenschluß *sprachfunktionales System*. Die wesentlichsten Glieder des sprachfunktionalen Systems sind in Abbildung 1 dargestellt. Die Organe, die im Augenblick der Kommunikationshandlung mit anderen zusammenwirken, können aber in *andere*

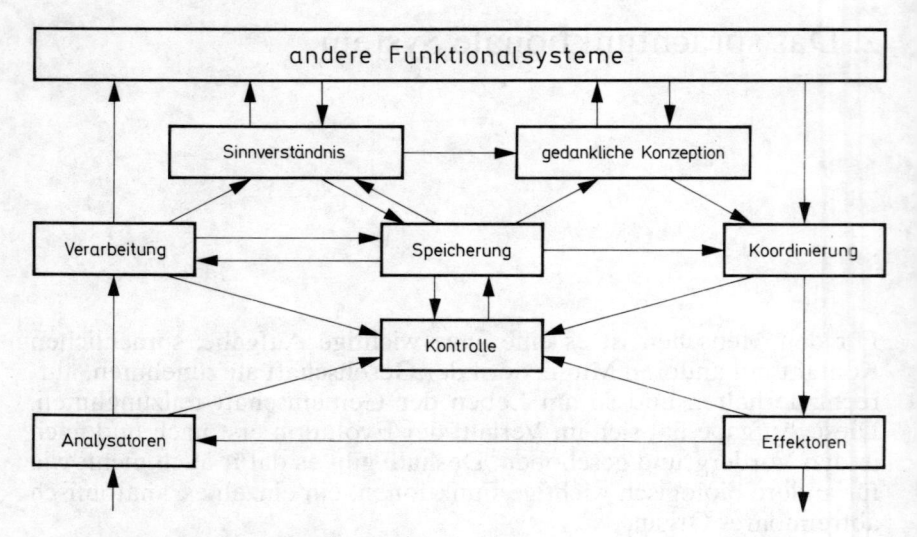

Abb. 1 Das sprachfunktionale System

Funktionalsysteme einbezogen werden, wenn der Mensch eine andere Aufgabe lösen muß: In das Funktionalsystem für die Orientierung, die Spieltätigkeit oder die berufliche Arbeit.

Alle vier Begriffsmerkmale für eine Funktion treffen auf die Kommunikationshandlung zu. Die Ausübung der Kommunikation ist erstens eine *komplizierte Handlung*, weil viele Bedingungen, den Partner, die Situation und die Sprache betreffend, berücksichtigt werden müssen. Man kann sie zweitens als *komplex* bezeichnen, weil in jedem Fall eine größere Anzahl von Teilhandlungen miteinander koordiniert und aufeinander abgestimmt werden müssen. Drittens bestimmt der *Zielaspekt*, unter dem die Kommunikation durchgeführt wird, die Handlung. Dem Partner soll ja ein Inhalt mitgeteilt werden. Und je nach den Bedingungen, unter denen die Kommunikation stattfindet, ist deren Ausführung *modifizierbar*.

Ein drastisches Beispiel soll den letzteren Gedanken veranschaulichen. Wenn jemand während eines Pausengesprächs gerade von seinem Frühstücksbrot abgebissen hat, dann ist es notwendig, daß er die Bewegungen seiner Artikulationsorgane eben in einer anderen Weise ausführt, als wenn er diesen Bissen nicht im Munde hätte.

2.1 Wesen des sprachfunktionalen Systems – seine Glieder

2.1.1 Zusammenschluß der Glieder zu einem einheitlichen Ganzen

Die Organe, die bei der Kommunikation, sowohl der lautsprachlichen wie auch der schriftlichen, zusammenwirken, sind *im Organismus dezentralisiert*. In dem Moment, wo eine Kommunikationshandlung ausgeführt werden soll, werden sie zu einer zentral gesteuerten, sicher und gut funktionierenden Einheit *zusammengeschlossen*. Wie später noch gezeigt werden wird, betrifft der Zusammenschluß nicht in jedem Fall alle Organe, die prinzipiell oder in einem anderen Zusammenhang zum sprachfunktionalen System gehören können (KLAUS/LIEBSCHER, 1974, S. 75).

Man kann diesen Aspekt sehr gut mit einem Orchester vergleichen. Während es spielt, sind auch nicht in jedem Augenblick alle Musiker und Instrumente beteiligt, aber sie können, wenn es die Partitur verlangt, jederzeit in das Gesamt mit einbezogen werden. Aber, auch das macht dieses Beispiel deutlich, es muß eine Zentrale vorhanden sein, die den *Zusammenschluß koordiniert*, die Gesamthandlung steuert und das gemeinsame Tun aller Orchestermitglieder der Zielstellung unterordnet. Im Falle des Orchesters ist dies der Dirigent, im Falle des sprachfunktionalen Systems ist es das Großhirn, wobei eine genauere Lokalisation für einzelne Teiltätigkeiten der Sprachhandlung wohl möglich ist, aber für die Kommunikationshandlung als Ganzes auf Schwierigkeiten stößt. Aber es kann logisch gefolgert werden, daß eine zentrale Steuerung vorhanden sein muß.

Die Glieder, die notwendigerweise zum sprachfunktionalen System gehören, können am besten beschrieben werden, wenn man einzelne kommunikative Handlungen oder Teilhandlungen konkret analysiert und beobachtet, welche Organe daran beteiligt sind und in welcher Weise sie zum Erfolg der Zielstellung beitragen.

2.1.2 Effektoren – ausführende Organe der Sprechhandlung

Am einfachsten ist solch ein Einblick zu erreichen, wenn man die Organe bei der Ausführung der lautsprachlichen Kommunikation beobachtet, weil sich die beteiligten Organe bewegen, zu einem Teil auch, weil die Effekte, die dabei entstehen, auf ganz bestimmte, isolierbare Organe zurückgeführt werden können. Solche Organe, die einen wahrnehmbaren Effekt bewirken, nennt man *Effektoren*.

Dabei kann man zunächst die *Atmungsorgane* nennen, die die Lunge zur Vergrößerung oder Verkleinerung ihres Volumens veranlassen, die Zwischenrippenmuskulatur und das Zwerchfell. Durch die Tätigkeit der Atmung wird die Rohenergie zur Verfügung gestellt, mit deren Hilfe im Kehlkopf die *Stimme* und mittels der Artikulationsorgane die hörbaren Effekte der *Sprachlaute* erzeugt werden.

Im Normalfall dient die Atmung dazu, den *Organismus mit Sauerstoff zu versorgen*, und in dem Augenblick, wo der Kommunikationspartner vom aktiven Sprechen zum Zuhören übergeht, übernimmt die Atmung ganz automatisch wieder ihre biologische Grundaufgabe. Beim Sprechen aber wird sie in das Gesamtkonzept einbezogen und automatisch so variiert, daß genügend Luft zur Erzeugung des Gesamtklangproduktes zur Verfügung steht. Es handelt sich bei der Sprechatmung um eine *vorausgreifende Steuerung*.

Im *Kehlkopf* wird durch die Schwingungen der Stimmlippen der primäre Stimmklang erzeugt, die wesentliche Grundlage für das weitreichende, hörbare akustische Signal, das durch die artikulatorische Überformung nach dem Willen des Sprechers zum Zeichen wird.

Auch der Kehlkopf hat biologisch eine andere Grundfunktion. Er dient dazu, *Atmungs- und Speiseweg zu trennen*. Deshalb kann es während des Sprechens zu unliebsamen Unterbrechungen kommen, wenn Fremdkörper in den Atemweg eingedrungen sind. Dann bekommt die biologische Grundfunktion unbedingten Vorrang. Das Sprechen kann erst dann fortgesetzt werden, wenn durch Räuspern oder Husten der Fremdkörper nicht mehr in der Luftröhre sitzt.

Bei der Ausformung des hörbaren lautsprachlichen Zeichens wirken die *Artikulationsorgane* zusammen. In einem gut koordinierten Zusammenspiel bewegen sich der Unterkiefer, die Lippen, die Wangen, die Zunge, das Gaumensegel und die hintere Rachenwand gleichzeitig und wohl aufeinander abgestimmt, um dem *Stimmklang alle die Merkmale zu verleihen* sowie Geräusch- und Modifizierungseffekte hinzuzufügen, die das lautsprachliche Zeichen als Träger einer Bedeutung haben muß.

Die an der artikulatorischen Gestaltung beteiligten Organe dienen mit ihrer biologischen Grundfunktion der *Nahrungsaufnahme*. Auch dabei bewegen sie sich, auch dabei sind sie in ihren Bewegungen koordiniert, aber Koordination, Kraftaufwand und Steuerung sind dabei völlig anders als beim Sprechen.

Die genannten drei peripheren Organgruppen zur Atmung, Stimmgebung und Artikulation werden als ausführende Organe oder *Effektoren für das Sprechen* zusammengefaßt. Wenn man bedenkt, daß die sprachliche Kommunikation auch die schriftsprachliche Form mit umfaßt, dann gehört in diesem umfassenderen Sinn auch die *Hand*, die *zum Schreiben verwendet* wird, mit zu den Effektoren. In den meisten Fällen wird es die rechte Hand sein. Im weitesten Sinne gehören aber zu den Effektoren des sprachfunktionalen Systems alle Organe, die den Ausdruck, der die Kommunikation begleitet, verdeutlichen, also die Gesichtsmuskulatur für die Mimik, und die gesamte Körpermuskulatur, deren Effekte in der Gestik ihren Ausdruck finden.

Die Aufzählung all dessen, was zu den Effektoren gehören kann, zeigt, daß bei einer konkreten Kommunikationshandlung nicht zwangsläufig *alle* möglichen Effektoren einbezogen werden.

2.1.3 Analysatoren – signalaufnehmende Organe

Wie schon in Kapitel 1 dargelegt, besteht die Kommunikation nicht nur darin, daß sprachliche Zeichen produziert werden. Ontogenetisch fängt die Kommunikation eigentlich damit an, daß sprachliche Zeichen *aufgenommen, verarbeitet und verstanden* werden. Die Perzeptionsseite ist die ursprüngliche, durch die in der sprachlichen Ontogenese die Kommunikation erst ermöglicht wird. Nur sind die Tätigkeiten, die dabei ausgeführt werden und dazu nötig sind, nicht so leicht zu beobachten.

Doch die Analysatoren, die für die Ausübung der Kommunikation nötig sind, lassen sich leicht erkennen. Wenn die Kommunikation lautsprachlich erfolgt, so ist zweifellos der *auditive Analysator* Bestandteil des sprachfunktionalen Systems, wird er in dieses einbezogen. Er ist aktiv und hat die Aufgabe, aus dem ungeheuer großen ankommenden Signalstrom diejenigen Anteile *auszuwählen* (KEIDEL, 1961, S. 234; KLAUS, 1966, S. 29), die für die spätere Sinnentnahme wichtig, und, wenn auch als untergeordnete Aufgabe, diejenigen zu unterdrücken, die für die Kommunikation unwichtig sind (KLIX, 1971, S. 80). Dabei wird der ankommende Schall nach zwei Gesichtspunkten analysiert. Einmal nach dem *Klang*prinzip, ein zweites Mal in bezug auf *Zeitstrukturen* (KLINKE, 1987, S. 28).

Wie die Effektoren auch, so lassen sich bei den Analysatoren Tätigkeiten feststellen, die mit der Kommunikation nichts zu tun haben. So ist es üblich, daß der auditive Analysator auch in *andere Funktionalsysteme* eingeordnet wird, weil der Mensch nie in völliger Stille lebt (PÖHLE, 1972, S. 287). Die phylogenetisch ältesten Wurzeln des Hörens liegen in der Aufgabe der Erkundung und der *Orientierung* (BREINER, 1987, S. 40). Dabei spielt die Fähigkeit zum *Richtungshören* eine bedeutende Rolle (KEIDEL, 1985, S. 84). Die Einbeziehung des Hörens erfolgt auch in eine Vielzahl anderer Tätigkeiten, von denen hier nur die Steuerung der Bewegungen beim Tanz, zum Musikgenuß oder zur Kontrolle der Arbeitstätigkeit genannt werden sollen.

Unter bestimmten Bedingungen wird auch der *visuelle Analysator* in die Kommunikation einbezogen, so vor allem bei der Kommunikation mit Hilfe der Schrift, aber auch, wenn sich bei der unmittelbaren lautsprachlichen Kommunikation die akustischen Übermittlungsbedingungen drastisch verschlechtern.

Zu den zeitweilig in die Kommunikation einbezogenen Analysatoren können auch der *Tastsinn* und die *Kinästhetik* (die Empfindung der eigenen Bewegungen) gerechnet werden, vor allem, wenn durch ganzkörperliche Bewegungen starke emotionale Regungen zum Ausdruck gebracht werden sollen.

2.1.4 Zentrale Informationsaufnahme und -verarbeitung

Bei der auditiven Perzeption lautsprachlicher Zeichen kommt es nicht nur darauf an, daß sie gehört, sondern daß sie *in einer solchen Weise analysiert* werden, daß später die Sinnentnahme erfolgen kann. Dazu ist eine spezielle Verarbeitung des Gehörten ebenso notwendig, wie sie es auch beim Lesen einer schriftlichen Vorlage ist, was man sich leichter vorstellen kann. »Die Einstellung auf sprachliche Kommunikation schaltet im Hörer sozusagen ein spezielles Wahrnehmungsprogramm ein« (HÖRMANN, 1977, S. 24). Dabei kommt es bei dieser speziellen Form der Wahrnehmung, dem *Sprachgehör* (ANANJEW, 1963, S. 34), darauf an, dominierende Laute (KROISS, 1903, S. 80) zu erkennen und zu identifizieren. Dazu ist es notwendig, die Lautäußerungen auf ihre *Invarianten* zurückzuführen und trotz der individuellen, situativen und textabhängigen Variationen richtig als gleiche Lautäußerungen zu erkennen (HÖRMANN, 1977, S. 174). Dabei gehen frühere Wahrnehmungserlebnisse und Zuordnungsresultate mit in den Erkennungsprozeß ein (KLAUS, 1965, S. 115).

Bevor also die Sinnentnahme aus dem sprachlichen Zeichen erfolgen kann, ist eine auf Erfahrung beruhende *spezielle Verarbeitung* des unmittelbaren Sinneseindrucks notwendig. Diese Verarbeitung erfolgt bereits in einem zentralen Prozeß, ist also von außen nicht zu beobachten. Ihre Verarbeitungsstufen (LINDNER, 1969, S. 122) werden dann gut erkennbar und uns bewußt, wenn der Verarbeitungsprozeß auf irgendeiner Stufe abbricht, unvollständig bleibt und nicht bis zur Sinnerfassung gelangt. Er ist aber so *vollkommen eingeübt und automatisiert*, daß dies, zumindest in der muttersprachlichen Kommunikation, nur selten vorkommt und erlebbar wird.

Die auditive Verarbeitung lautsprachlicher Zeichen ist ein Glied des

sprachfunktionalen Systems, das dem kommunikativen Ziel der Perzeption, dem Sinnverständnis, vorausgehen muß.
Auch die anderen inneren Glieder des sprachfunktionalen Systems lassen sich von außen nicht beobachten und auch nicht so leicht isolieren wie die Glieder an der Peripherie. Auf der Seite der Produktion läßt sich aber *erschließen*, daß dem gut koordinierten Zusammenwirken der ausführenden Sprechorgane ebenso zentrale Glieder vorgelagert sein müssen, wie sie auf der Seite der Perzeption den aufnehmenden Organen folgen.
Ehe der Sprecher seine peripheren Organe bewegt, muß die *Motivation* zum Sprechen vorhanden und in der gedanklichen Konzeption all das formuliert sein, was dem Kommunikationsziel dient. Es ist dann ein *innersprachliches Konzept* entstanden.
Bevor dieses aber zu einem lautsprachlichen Zeichen gestaltet werden kann, das die gedankliche Konzeption zum Hörer übermittelt, muß eine gute Koordinierung der Impulse erfolgen, die an die peripheren Sprechorgane gelangen. Die *Koordination* dieser Bewegungen ist beim Sprechen mit einer Genauigkeit bis zu Hundertsteln einer Sekunde notwendig, wobei das unterschiedliche Tempo, mit dem sich die Sprechorgane bewegen können, mit berücksichtigt werden muß, damit die Organe genau zu dem Zeitpunkt an der Selle sind, wo der akustische Effekt entstehen soll.
Auch beim Schreiben ist diese genaue Koordination notwendig, um die Bewegungen der Hand zu steuern.

2.1.5. Das Gedächtnis für sprachliche Funktionen

In beiden Fällen, sowohl bei der Perzeption als auch bei der Produktion sprachlicher Zeichen, muß sich der Partner, der in die Kommunikation einbezogen wird, auf einen sehr *umfangreichen Gedächtnisbesitz* stützen. Das gilt nicht nur für die Sprache, sondern für alle Sinneswahrnehmungen (SINZ, 1978, S. 186). Wie groß dieser Gedächtnisbesitz ist, weiß jeder, der ihn im Fremdsprachenunterricht bewußt hat aufbauen müssen. Im Bereich der Muttersprache geschieht dieses Erwerben zwar auch über eine lange Zeit hinweg, fällt aber in eine Periode des Lebens, in die die Erinnerung nur in Bruchstücken zurückreicht und in der die Lernfähigkeit besonders groß ist. Außerdem erfolgt der Aufbau dieses riesigen Gedächtnisreservoirs so allmählich im Verlauf immer neuer Erlebnisse, daß er uns nicht als Mühsal ins Bewußtsein kommt.
Gerade aber die fremdsprachliche Kommunikation zeigt uns Erwachsenen, wie groß der *Gedächtnisbesitz* sein muß, der als Grundlage für

die sprachliche Kommunikation notwendig ist. Dabei lassen sich noch eine ganze Reihe von Besonderheiten ausgliedern, die aber erst als solche erkennbar und im einzelnen faßbar werden, wenn es zu Störungen kommt.

Wenn ein Partner einen gedanklichen Inhalt ausdrücken will, so ist es offensichtlich, daß ihm die einzelnen begrifflichen Elemente, in die er sein gedankliches Konzept zerlegt, als Wörter zur Verfügung stehen müssen. Sein *Wortschatz* muß also genügend umfangreich und gut geordnet sein.

Damit die Wörter hörbar erzeugt werden können, müssen sie auch als *motorische Muster* im Gedächtnis vorhanden sein. Für den Fall, daß der Expedient die schriftliche Form der Kommunikation wählt, ist eine Transformation der Wörter in eine *graphemische Repräsentation* notwendig. Es braucht aber keine Transformation zu sein, die vom Klang oder vom motorischen Programm ausgeht, sondern das zugehörige Schriftbild kann auch mit Hilfe einer *Doppeleinprägung* gespeichert sein.

Ein großes und variabel angelegtes Gedächtnis wird auch für die sprachliche Perzeption gebraucht, wobei der aktuelle Zugang zu diesem Gedächtnisbesitz sowohl über die akustischen als auch über die optischen Signale für die Sprache erfolgen kann. In jedem Fall muß vor dem Einbeziehen des Gedächtnisbesitzes erst einmal die analysierende, einengende und zuordnende Auflösung des Signalstromes stehen.

Auch für diese primäre Auflösung ist schon Gedächtnisbesitz notwendig, für die schriftliche Kommunikation die Form der Buchstaben und ihrer Fügungsregeln zu sinnrepräsentierenden Gruppen (Wem gelingt das schon auf Anhieb mit arabischen Schriftzeichen?), in der lautsprachlichen Form die Erkennung *sinntragender Laute und Lautgruppen*, und, als etwas ganz Wesentliches, die Abgrenzung sinntragender Einheiten voneinander.

In beiden Fällen, sowohl bei der Produktion als auch bei der Perzeption ist erkennbar, daß die *verschiedenen Arten des Gedächtnisbesitzes* in einzelne Teile untergliedert werden können, je nachdem, wozu sie gebraucht werden. Aber diese einzelnen »Abteilungen« des sprachlichen Gedächtnisbesitzes dürfen nicht starr und nicht voneinander getrennt sein, sondern sie müssen gut koordiniert miteinander zusammenhängen, aufeinander bezogen sein, und sie sind in erkennbaren Bereichen hierarchisch übereinandergeschichtet.

Dieser große und differenzierte, aber für die Ausübung der Kommunikation unerläßliche *Gedächtnisbesitz* ist nicht angeboren, sondern er *muß erworben werden.* Dies geschieht in der Ausübung der sprachlichen Kommunikation. Dazu ist es notwendig, daß der Zugang zu diesem Gedächtnissitz, der die Kommunikation erst ermöglicht, *von allen Teilfunktionen her* aufgebaut wird, also sowohl von der Perzeptions- als auch von der Produktionsseite her, und auch für alle Stufen, die von der zentralen Verarbeitung bis hin zum Kommunikationsprodukt, durchlaufen werden müssen. Und es ist notwendig, daß dieser Besitz auch für alle notwendigen Teilfunktionen *unmittelbar abrufbar* ist, damit er in den sehr rasch verlaufenden Prozessen der sprachlichen Perzeption und der Produktion unverzögert zur Verfügung steht.

2.1.6 Glieder des sprachfunktionalen Systems zur Kontrolle

Das letzte Glied des sprachfunktionalen Systems, das hier noch herausgehoben werden soll, ist das für die *Kontrolle*. Wie jedes komplizierte System, auch des Organismus, bedarf die Funktion der Kontrolle, um im Falle einer Störung oder einer Veränderung der Bedingungen sofort nachregulieren oder nachbessern zu können. Für den Stoffwechsel des Organismus gibt es eine ganze Reihe solcher Kontrollmechanismen. An der Atmung kann man sehr gut beobachten, wie die Sauerstoffversorgung des Körpers, ohne daß wir uns dessen oft bewußt werden, dem jeweiligen Belastungszustand angepaßt wird. Da sich die Atmung leicht verfolgen läßt, kann man beobachten, wie sie in der körperlichen Ruhe, kurz vor dem Einschlafen, ganz flach wird, nach dem Aufwachen sich vertieft und bei körperlicher Anstrengung, beim Treppensteigen beispielsweise, sowohl die Tiefe der einzelnen Atemzüge als auch deren Anzahl ansteigt.
Aus diesem Beispiel ist zweierlei zu ersehen: Erstens, daß die Kontrolle ein kompliziertes Geschehen *ständig begleitet* und dafür sorgt, daß Optimalbedingungen eingehalten werden. Zweitens, daß die Kontrolle tief *ins Unbewußte eingreift* und nur ein geringer Teil der bei der Kontrolle ablaufenden Vorgänge bewußt verläuft oder überhaupt bewußt gemacht werden kann.
Bei der kommunikativen Tätigkeit lassen sich *mehrere Kontrollkreise* unterscheiden, was schon deshalb nicht überraschen dürfte, weil an dem sprachfunktionalen System viele Glieder beteiligt sind und weil auch die Reihe der Organe, die je nach der kommunikativen Aufgabe zu einer einheitlichen Funktion zusammengeschlossen werden, von Fall zu Fall wechselt.
Bei der schriftlichen Form der Kommunikation erfolgt die Kontrolle in erster Linie über den visuellen, bei der lautsprachlichen über den auditiven Analysator und die Kinästhetik. Auf die Rolle dieser Rückkopplungskreise, ihren Aufbau und ihr Zusammenwirken wird im Abschnitt 3.7 noch genauer einzugehen sein.

2.1.7 Individuelle Herausbildung des sprachfunktionalen Systems

Wenn man versucht, das sprachfunktionale System als wohlfunktionierendes Ganzes zu überblicken, so müßte deutlich geworden sein, daß sich beim kommunikationsfähigen Menschen ein kompliziertes System im Zusammenschluß von Organen herausgebildet hat, die bei der Ausübung der Kommunikation, und nur dabei, gut und *reibungslos koordiniert zusammenwirken*.

Wenn hier der Versuch unternommen worden ist, einerseits das System als Ganzes und andererseits seine Teilfunktionen zu beschreiben, zusammenzufassen und zu systematisieren, so ist damit sicher ein Einblick in die Kompliziertheit dieses sowohl für den einzelnen als auch für die Gesellschaft wichtigen Systems möglich geworden. Aber es dürfte auch klar geworden sein, daß eine solche Beschreibung nur einen *systematisierenden Überblick* geben konnte und daß jede der Teilfunktionen, die in der Abbildung 1 dargestellt ist, noch weiter aufgelöst werden kann, wenn einzelne der vielen möglichen kommunikativen Leistungen gesondert betrachtet und dargestellt werden.

Es dürfte aber auch klar geworden sein, daß das sprachfunktionale System dem Menschen nicht in die Wiege gelegt wird. *Jeder Mensch muß es für sich aufbauen*, indem er sich die einzelnen kommunikativen Leistungen *aneignet*. Insofern kann man feststellen, daß das sprachfunktionale System eines jeden Menschen sein *individueller Besitz* ist, und es müßte, wenn man die Einzelheiten ebenso leicht erkennen könnte, wie die Einzelmerkmale eines Gesichtes, von Mensch zu Mensch ebenso verschieden sein.

Gibt es an irgendeiner Stelle der organischen Voraussetzungen, beispielsweise bei einer Hörschädigung oder bei einer Gaumenspalte, grundlegende Abweichungen vom Normalen, so entwickelt sich auf der Grundlage der anomalen individuellen Bedingungen ein *anders gestaltetes* sprachfunktionales System, und zwar ist das ganze System anders organisiert, nicht nur ein Teil davon.

Individuelle Besonderheiten zeigen sich auch darin, wie das sprachfunktionale System mit den anderen Funktionalsystemen eines Menschen verbunden ist, mit dem für die Orientierung oder die Spieltätigkeit. Die Beziehungen zu den anderen Funktionalsystemen sind sehr stark davon abhängig, welche Tätigkeiten der Mensch ausübt oder wo er sich zurechtfinden muß. Diese Beziehung zu seiner *praktischen Erfahrung* kommt auch in seinen Kommunikationszielen und den bevorzugten Kommunikationsinhalten zum Ausdruck.

2.2 Aufgaben des sprachfunktionalen Systems

Die Aufgaben, die der Mensch in der Kommunikation bewältigen muß, sind sehr vielfältig. Nicht nur, daß es Aufgaben sind, die zum Erzeugen und Auffassen sprachlicher Zeichen notwendig werden, sondern auch, daß verschiedene sprachliche *Kommunikationsmittel*, wie Lautsprache, Schrift, abstrakte Zeichensysteme, oder außersprachliche Mittel verwendet werden. Es ist auch zu berücksichtigen, daß die Sprache in unmittelbare Handlungen der verschiedensten Art einbezogen wird oder mit ihrer Hilfe in der Abstraktion Aufgaben gelöst werden können. Deswegen sind auch die Kommunikationsziele recht unterschiedlich und vielgestaltig.
Deshalb wird es notwendig zu differenzieren, und dafür bietet sich die *kommunikative Zielstellung* an. Denn die Ziele sind dem Expedienten *bewußt*. Für den Perzipienten ist es etwas schwieriger; er muß diese Zielstellung *erkennen*. Für die Betrachtung aber ist offensichtlich, daß alle diese Aufgaben mit Hilfe es sprachfunktionalen Systems bewältigt werden müssen, aber auch gelöst werden können, wenn es genügend entwickelt ist.

2.2.1 Abhängigkeit vom Kommunikationsziel

Da es nicht leicht ist, die komplizierte und differenzierte Problematik sogleich in der Abstraktion darzulegen, soll sie zunächst am Beispiel einer konkreten Kommunikationssituation, in der die Lautsprache als Mittel dient, dargestellt werden.
Im *Dialog* sind Sprecher und Hörer in die äußeren Bedingungen der gleichen Situation einbezogen. Dabei verfolgt der Sprecher bestimmte Zielvorstellungen, was er beim Hörer erreichen möchte. Er muß also sowohl die Bedingungen der Umweltsituation als auch das Bild, das er sich vom Hörer macht, bei seiner Zielstellung berücksichtigen.
Im unmittelbaren Dialog ist es möglich, zweckmäßig und nötig, die *Umgebung*, in der ja vieles unmittelbar sinnlich wahrnehmbar ist, in die Kommunikation *einzubeziehen*; denn in unterschiedlichen Situationen können ganz unterschiedliche Merkmale sprachlicher Äußerungen wesentlich werden. Im Unterrichtsgespräch muß der Lehrer auf Reaktionen der Schüler eingehen. Bei einem öffentlichen Vortrag ist das in den meisten Fällen nicht möglich.
Schon diese Beispiele zeigen, daß selbst unter der Bedingung, daß der Expedient spricht, auch *perzeptive Teilfunktionen* des sprachfunktionalen Systems aktiv sein können. Ein Redner, der nur spricht, ohne auf die Reaktionen seiner Partner zu achten, verliert sehr leicht den Kon-

takt zu seinem Publikum, und eine echte Kommunikation, die das Ziel haben sollte, Gedanken zu übermitteln, kommt nicht zustande (KURKA, 1970, S. 16).

2.2.2 Motivation zur lautsprachlichen Kommunikation

Die Prozesse, die sich bei der lautsprachlichen Kommunikation im sprachfunktionalen System vollziehen, sind kompliziert und auf jeden Fall umfangreicher, als dies äußerlich beobachtet werden kann. Der akustische Effekt, der als lautsprachliches Zeichen den Weg zum Hörer antritt, ist nur das letzte und erfolgreich abgeschlossene Glied einer mehrgliedrigen Kette.

Das erste Glied, das am Anfang stehen muß, ist die *Motivation zum Sprechen* (die nicht immer aus eigenem Antrieb resultieren muß), aus der sich eine Idee herausschält, die in einer gedanklichen Formulierung weiterentwickelt und für die Realisierung vorbereitet wird. Für das *Entstehen eines Motivs* gibt es wieder verschiedene Varianten.

Ein Motiv, dem Partner etwas mitzuteilen, kann spontan sein; es kann aber auch aus einem Auftrag herrühren, daß etwas gesagt werden soll oder muß. Vielfach entsteht das Motiv erst im Verlauf eines Dialogs als Antwort oder Einwurf. Wenn der Dialog spontan geführt wird, wie in den meisten Gesprächen des Alltags, dann ist am Entstehen des Motivs die *Emotion* ganz stark beteiligt. Eine starke emotionale Erregung beeinflußt in erkennbarer Weise die Formierung einer lautsprachlichen Äußerung (ANOCHIN, 1973, S. 56). Das kann schon bei der *Wortwahl* beginnen, setzt sich bei der Auswahl der syntaktischen Strukturen fort und kommt deutlich in der *stimmlich-lautlichen Realisation* zum Ausdruck. Dann allerdings lassen sich die einzelnen Komponenten nicht mehr trennen. Emotionalität, Individualität und Einflüsse der Umgebungssituation verschmelzen mit dem Inhaltlich-Rationalen zu einer unlösbaren Einheit; denn die lautsprachliche Äußerung ist auf jeden Fall ein unteilbares, *einheitliches Ganzes*.

2.2.3 Emotionale Färbung der lautsprachlichen Äußerungen

Wenn eine lautsprachliche Äußerung *emotional sehr stark* geladen ist, dann ist es möglich, daß sie als Komponente isoliert wird und auf den Hörer unmittelbar wirkt. So geschieht es auch in der Kommunikation zwischen dem *Erwachsenen* und dem *Säugling*. Das Kind erkennt den emotionalen Gehalt einer Äußerung und reagiert auf ihn entsprechend, auch wenn es den Sinn der lautsprachlichen Zeichen nicht oder noch nicht verstehen kann. Das zeigt zweierlei: Erstens braucht das sprachfunktionale System nicht in allen Belangen vollständig entwickelt zu sein, um einfache Formen der Kommunikation bereits zu ermöglichen. Zweitens ruht es beim Erwachsenen auf einem Fundament von Prozessen, die dem Bewußtsein nicht zugänglich sind und als Automatismen in die Gesamtfunktion einbezogen werden (ARNOLD, 1985, S. 33).

2.2.4 Grad der Bewußtheit bei sprachlichen Äußerungen

Bei einer spontansprachlichen Äußerung muß angenommen werden, daß der gedankliche Inhalt in begriffliche Einheiten zerlegt wird, die untereinander durch grammatisch-syntaktische Beziehungen verbunden sind. Der Inhalt muß in ausdrückbare Einheiten, die Wörter, übertragen werden. Das ist eine Aufgabe, die bei einer spontansprachlichen Äußerung zu lösen ist; ohne *Aktivierung des Gedächtnisbesitzes* ist sie nicht realisierbar. Je reicher der Gedächtnisbesitz ist und je vollständiger der Sprecher gedankenschnell über ihn verfügen kann, desto besser wird es ihm auch gelingen, seine augenblickliche Intention sprachlich in Worte umzusetzen. Je mehr es ihm dabei gelingt, sich *auf den Hörer* und dessen Hintergrundwissen *einzustellen*, desto leichter wird es diesem, die Informationen aufzunehmen und in seine Erfahrungen einzuordnen.

Aber längst nicht jede sprachliche Äußerung ist spontan. In manchen Fällen, vor allem in der Sprachtherapie, wird verlangt, *daß* gesprochen wird, manchmal auch, wenn der Patient dies nicht mag. Bei der Aufforderung, *nachzusprechen*, ist praktisch alles, was der lautsprachlichen Äußerung zukommt, *vorgegeben*. Nachsprechen kann auch ohne Sinnerfassung geschehen. Bei der Antwort auf eine Frage ist ein Teil vorgeben, vor allem, wenn verlangt wird, daß der Patient »im ganzen Satz« antwortet. Dann müssen *Bestandteile der Frage wiederholt* werden. In der Umgangssprache des Alltags wird allerdings zumeist auf die Wiederholung des bereits Bekannten verzichtet; dann ist die Antwort zwar kein grammatisch vollständiger Satz mehr, aber immer noch *kommunikativ vollständig*.

Nur für den Fall einer spontanen Unterhaltung wird das sprachfunktionale System in seiner ganzen Leistungsfähigkeit gefordert. Beim Nachsprechen, bei der Beantwortung von Fragen oder beim Aufsagen eines Gedichtes kann es zu Äußerungsformen kommen, wo die Sinnerfassung ausgeschlossen bleibt.

Wenn eine lautsprachliche Äußerung vom Sprecher *korrekt reproduziert* wird, kann nicht mit Sicherheit festgestellt werden, auf welcher

Stufe der kommunikativen Beteiligung diese ihren Ausgangspunkt hatte. Das ist auch einer der Gründe, weshalb in der Übungstherapie manche Patienten fehlerfreie Leistungen vollbringen, dann aber in der freien Diskussion wieder die gleichen Fehler machen. Deshalb muß es das Ziel der Sprachtherapie sein, Situationen zu schaffen, in denen *alle Leistungen des sprachfunktionalen Systems* beansprucht werden.
Die Sprechhandlung schließt in jedem Fall damit ab, daß das innersprachliche Konzept, gleichgültig, ob selbst entworfen, nachgestaltet oder ergänzt, in koordinierte, kontinuierliche Bewegungen der Sprechorgane umgesetzt werden muß. Dadurch entsteht ein einheitliches Gesamtklangprodukt, das die Merkmale enthält, aus denen der Hörer den gedanklichen Inhalt entnehmen kann. Für den Sprecher ist es notwendig, daß er sich dabei auf ein *verfügbares Inventar an Bewegungsmustern* stützen kann, das für die Realisierung notwendig ist.

2.2.5 Koordinierte Steuerung der Teilprozesse

Wenn ein Text mit der Schreibmaschine geschrieben wird, dann wird jeder Buchstabe durch einen Anschlag des Schreibhebels produziert. Beim Sprechen ist es nicht so, daß die Steuerung für die Bewegungen der Sprechorgane Laut für Laut vorgeht, sondern es werden größere Komplexe, d. h. Silben, Wörter, Syntagmen, die häufig gebraucht werden, *sprechtechnisch als Ganzes* realisiert. Man kann dies aus den Bewegungsabläufen häufig gebrauchter Wörter, Formeln und Wendungen erschließen, wenn sie in ihrem Bewegungsablauf objektiv untersucht werden.
Man kann diese *Ganzheitlichkeit der Steuerung* vor allem in der Unterordnung der unbetonten Silben unter die Kernsilbe erkennen. Dabei werden die unbetonten Silben oft bis zur völligen Weglassung reduziert, aber ohne daß dies im eingespielten Prozeß der Kommunikation eine Einbuße an Wirkung zur Folge hätte.
Auch das ist eine Leistung des sprachfunktionalen Systems: die Gesamtsituation, in der die Kommunikation stattfindet, einzuschätzen und die Erzeugung der Einzelheiten in der Gestaltung lautsprachlicher Zeichen mit der Präzision vorzunehmen, die in der gegebenen Situation notwendig ist, nicht mehr. Diese richtige *Dosierung der Steuerungsimpulse* ist ein wichtiges Kennzeichen für *situationsgerechtes Sprechen*. Den Mittelweg zwischen den beiden möglichen Extremen zu finden ist wichtig. Es wird als unpassend empfunden, wenn eine Grußformel bei der morgendlichen Begrüßung in bühnenreifer Fassung produziert wird, ebenso eine Ansprache an eine große Zuhörerschar in familiärer Umgangssprache.

2.2.6 Parallelverläufe im sprachfunktionalen System

Wenn ein Dialog oder gar eine kontroverse Diskussion geführt werden, sind die Anforderungen an die Leistungen des sprachfunktionalen Systems besonders hoch. Ein Dialog kann als die *gemeinsame Arbeit an einem geistigen Produkt* aufgefaßt werden. Dieses wird von beiden oder von mehreren Partnern in Rede und Gegenrede gemeinsam weiterentwickelt. Die gemeinsame geistige Arbeit schließt die Partner zusammen.
Dabei ist das sprachfunktionale System eines jeden Partners ausgiebig damit beschäftigt, die ursprünglich fremden Bestandteile mit dem eigenen Bestand an Erfahrungen, Ein- und Ansichten in Beziehung zu bringen. Der Schwerpunkt liegt dabei eigentlich beim Zuhören. Aber während dessen werden in der Weiterführung der Gedanken, in der Entgegnung oder einer begrenzten Zustimmung schon die *eigenen Gedanken* festgehalten und *vorformuliert*, um sie im geeigneten Zeitpunkt in das Gespräch einzubringen.
Das für das sprachfunktionale System Bedeutsame ist dabei, daß Prozesse, die zum Sprachverstehen gehören und solche, die, streng genommen, der expressiven Seite zugerechnet werden müssen, *gleichzeitig*, sozusagen *parallel ablaufen*.
Diese *Parallelaktivität*, hier Vorgänge der expressiven und perzeptiven Seite betreffend, ist in dem Zustand, in dem das sprachfunktionale System über seine *volle Leistungsfähigkeit* verfügt, nichts Außergewöhnliches, sondern etwas ganz Typisches. Allerdings setzt es das vollständige, automatisierte Eingeübtsein der beteiligten Teilprozesse voraus.
Eine solche Parallelverarbeitung wird dann gut erkennbar und faßbar, wenn die Kommunikation gleichzeitig zwei Kommunikationsmittel, Lautsprache und Schrift, verwendet. Dann ist es möglich, auf allen Stufen und in allen Bereichen des sprachfunktionalen Systems von dem einen auf das andere Kommunikationsmittel *überzuwechseln*: Das Verlesen einer schriftlich vorliegenden Mitteilung ist dafür ebenso ein Beispiel wie das schnelle Notieren eines soeben gehörten Sachverhalts oder das Halten eines Vortrags nach einem Stichwortmanuskript (KAINZ, 1959, S. 289).
Die Parallelverarbeitung zeigt sich deutlich vordergründig, wo man bei einem Vortrag das, was man eben gehört hat, *aufschreibt*, gleichzeitig aber zuhört, was als nächstes gesagt wird. Bei diesem Nachschreiben darf aber die Menge des Inhalts, der auf der einen wie der anderen Seite behalten werden muß, nicht zu groß werden.
Der Übergang von der Schrift zur Lautsprache und umgekehrt braucht allerdings nicht in jedem Fall bis zum Sinnverständnis aufzusteigen.

Auch unterhalb der Sinnebene ist dieser Übergang möglich: Wenn wir die Ausspracheregeln einer Fremdsprache beherrschen, können wir Wörter auch dann vorlesen, wenn uns die Inhaltskenntnis fehlt. Auch wenn man in einem Vortrag ein Wort hört, das man noch nicht kennt, kann man es notieren, um es später nachzuschlagen.

Alle hier aufgezeigten Leistungen, die der Mensch im Verlauf der Kommunikation vollbringt, sind solche, die er *erwerben* muß. Die Leistungen sind nicht angeboren. Die dabei verarbeitete Informationsmenge ist dabei so groß, daß das menschliche Bewußtsein für dessen Bewältigung weit überfordert wäre. Deshalb müssen sich alle Leistungen auf ein *Fundament von gut eingespielten Automatismen* stützen, und diese müssen so eingeübt sein, daß sie vollständig, unmittelbar und umfassend in dem Augenblick genutzt werden können, wo sie gebraucht werden.

2.3 Entwicklung der Leistungen des sprachfunktionalen Systems

2.3.1 Bedingungen für den Aufbau von Teilfunktionen

Das erstaunliche Leistungsinventar des sprachfunktionalen Systems, über das der Erwachsene verfügt, muß zuerst *aufgebaut* und *eingeübt* werden. Das geschieht *in* der Kommunikation und durch diese.

Deshalb spiegelt auch die besondere Struktur des individuellen sprachfunktionalen Systems die Kommunikationstätigkeit wider, die der Mensch in seiner persönlichen Vergangenheit ausgeübt hat. Wenn die notwendigen Kommunikationshandlungen nicht ausgeübt und die Prozesse nicht eingeübt worden sind, dann ist es nicht möglich, daß sie *wirkungsvoll* beherrscht werden. Jemand, der im Umgang mit Schriftsprache wenig Erfahrung hat, muß Schwierigkeiten überwinden, wenn ihm ein detaillierter Bericht abverlangt wird, und an manchen Aufgaben muß er scheitern, weil ihm die Materie nicht genügend bekannt und geläufig ist. Und jemand, der noch nie vor einer großen Zuhörerschaft gesprochen hat, steht vor einer fast unlösbaren Aufgabe, wenn er öffentlich sprechen soll.

Solche Beispiele zeigen die ausgesprochene *Individualität in der Struktur* des sprachfunktionalen Systems, das jeder einzelne in sich aufbauen muß, um am Kommunikationsgeschehen der Gemeinschaft teilzunehmen. Wenn es aber schon bei Erwachsenen Unterschiede und Besonderheiten gibt, die vorhandene Ungleichheiten im sprachfunktionalen System erkennen lassen, dann ist dies bei Kindern noch viel mehr der Fall.

Der Normalfall ist, daß das Kind schon in der Frühphase seiner Entwicklung optimale äußere Bedingungen für die Befriedigung seines Kommunikationsbedürfnisses vorfindet und auch selbst über die inneren Bedingungen verfügt, mit seiner Umwelt in Kontakt zu treten. Gewöhnlich wird das Kind auch mit oder gerade wegen seiner *kommunikativen Unvollkommenheiten voll akzeptiert*, in das Leben der kleinen Gemeinschaft, der Familie, voll einbezogen und erhält so Gelegenheit, bei der Befriedigung der Bedürfnisse nach Kontakt, nach Geborgenheit, nach Zuwendung und nach Kommunikation seine sprachlichen Fähigkeiten immer weiter zu entwickeln und zu vervollkommnen.

Da erst der Erwachsene über ein relativ vollständig eingeübtes sprachfunktionales System verfügt, muß man davon ausgehen, daß sich bei einem Kind, gleich welchen Alters, dieses System erst im Aufbau befindet. Das aber bedeutet, daß *einzelne Teilfunktionen* schon beherrscht, sogar *so gut beherrscht* werden, daß sie sich auf automatisierte Grundlagen stützen können, daß aber andere Teilfunktionen überhaupt noch nicht entwickelt sind oder nur unter besonderen Bedingungen störungsfrei verlaufen.

2.3.2 Ungleichheit bei der Beherrschung von Teilfunktionen

Wenn einzelne Funktionen innerhalb des sprachfunktionalen Systems in bestimmten Situationen der Kommunikation eingeübt sind, dann ist es nicht ohne weiteres möglich, sie auf alle anderen Situationen zu übertragen. Dazu ist eine *Transferleistung* notwendig. Sie muß, wie jede andere Teilleistung im sprachfunktionalen System auch, eingeübt sein. Nur wo der *automatisierte Unterbau* vorhanden ist, wird eine Transferleistung möglich sein. Solange die neue Teilfunktion mit voller Begleitung durch das Bewußtsein ausgeführt werden muß, was durchaus möglich ist, wird es in der ungehinderten Kommunikation *Hemmungen* oder gar *Störungen* geben, weil die ungeteilte Aufmerksamkeit eigentlich für die Verfolgung der kommunikativen Zielstellung gebraucht wird.

Daher ist es notwendig, in der Therapie konkrete Situationen für die *sprachliche Anwendung* zu schaffen, die die Einbeziehung echter Kommunikation fordern. Nur diejenigen Teilfunktionen entwickeln sich ausreichend, die vollständig in die Kommunikation einbezogen und einer kommunikativen Zielstellung untergeordnet sind.

Normalerweise gibt es bei einem Kind, das im gesellschaftlichen Kontakt mit seiner Umgebung steht, keine Probleme, daß es nach und nach die Leistungen seines sprachfunktionalen Systems entwickelt, erweitert und immer mehr vervollkommnet, weil es sich an immer neue und

kompliziertere kommunikative Aufgaben heranwagt und diese meistert. Weder für das Kind noch für seine Umgebung ist es notwendig, daß die Kompliziertheit dieses Entwicklungsprozesses durchschaut und berücksichtigt wird. Die vielfältig wechselnden Bedingungen der Praxis reichen dazu aus.
Die Hauptstufen lassen sich dabei gut nachvollziehen. Zunächst gelingt der Kommunikationsprozeß mit ganz einfachen Formen, die sich dann Schritt für Schritt ausweiten, wenn kompliziertere äußere Situationen kommunikativ bewältigt werden sollen (SCHMIDT/SCHNEEWEISS, 1985, S. 144). In der Geschichte der Entwicklung der Menschheit hat sich dieser Prozeß, daß die heranwachsende Generation Schritt für Schritt die Befähigung für die Ausübung der Kommunikation und anderer gesellschaftlich wichtiger Tätigkeiten erwirbt, Jahrtausende lang vollzogen, ohne daß er bekannt war.
Aber es gibt eben auch Kinder, bei denen dieser Prozeß des spontanen Erwerbs der Kommunikationsbefähigung stockt, sich verlangsamt oder *ganz andersartig verläuft*. In diesen Fällen muß das Kind so unterstützt werden, daß es sich der normalen Entwicklung annähert. Für eine solche Hilfe aber ist es notwendig, daß der Therapeut diesen komplizierten Prozeß durchschaut, damit er ihn optimal lenken und steuern kann.

2.3.3 Besondere therapeutische Aufgaben beim Erwerb kommunikativer Leistungen

Besondere Schwierigkeiten sind darin gegeben, daß nur die *äußeren, abschließenden Leistungen der Sprachhandlung* unmittelbar beobachtbar sind und damit erfaßbar werden, wie Sprechen, Schreiben, Sprache verstehen oder Lesen. Das Kind ist in der Lage, kommunikativ tätig zu sein, und letztlich muß es auch das Ziel der Therapie sein, nicht *einzelne* äußere Funktionen zu korrigieren oder zu verbessern, sondern die Fähigkeiten zur Kommunikation zu erweitern.
Eine Besonderheit, die Kinder auf diesem Weg zu führen, liegt darin, daß sie nicht nur die äußere Form der sprachlichen Tätigkeit beherrschen lernen, sondern ein sprachfunktionales System insgesamt aufbauen, damit sie die »Endprodukte«, wie korrektes, fehlerloses Sprechen, die sie im Unterricht oder in der Therapie erlernen, vor allem dazu verwenden können, ihr Bedürfnis nach Kommunikation zu befriedigen.
Auch der Behinderte, gleichgültig ob es sich um einen Hörgeschädigten, Sprach- oder geistig Behinderten handelt, ist ein gesellschaftliches Wesen mit einem *Bedürfnis nach Kommunikation* und Anerkennung.

Deshalb muß er auch die Mittel zur Verfügung haben oder zur Verfügung bekommen, um dieses Grundbedürfnis zu befriedigen. Das bedeutet, er muß in der Lage sein, das, was er denkt, fühlt oder veranlassen möchte, *in eigene Gedanken zu fassen* und diese, die teilweise auch Ausdruck eines *emotional stark bestimmten inneren Geschehens* sind, so zu äußern, daß sie vom Partner aufgenommen, bewertet, verstanden oder im Sinne einer zielgerichteten Tätigkeit beantwortet werden können.

2.3.4 Ursachen einiger Störungen

Beim normalentwickelten Kind baut sich im Verlauf der Entwicklung kommunikativer Fähigkeiten ein *sozialer Rückkopplungskreis* auf, der durch positive Erlebnisse und Ergebnisse bei der Kommunikation bekräftigt wird. Negative Erlebnisse werden schnell vergessen und tragen nicht zur Stabilisierung bei. Das Bedürfnis nach Kommunikation und seine Befriedigung bedingen sich gegenseitig, ergänzen sich und treiben die wechselseitig bedingte Entwicklung vorwärts.

Beim gehörlosen Kind, wenn wir diesen Fall der extremsten Störung in den Mittelpunkt der Betrachtung rücken, ist zwar das *Bedürfnis, sich kommunikativ mitzuteilen*, vorhanden, ihm fehlen aber die adäquaten Mittel, es zu befriedigen. Daher sucht das gehörlose Kind nach *Ersatzlösungen* und findet sie in den sichtbaren Handlungen und im Mienenspiel seiner Umgebung, weil ihm alles, was akustisch geschieht, verschlossen bleibt. Diese sichtbaren Handlungen macht es nach, so weit ihm das möglich ist. Diese spontanen Gebärden können von seiner Umgebung aufgegriffen werden; dann entsteht spontan ein Kommunikationsmittel auf der Basis sichtbarer Zeichen. Für die Eltern ist dies ein *ungewohntes Kommunikationsmittel*, und der Kreis der Personen, der in den Gebrauch dieses besonderen Mittels eingeweiht ist und es verwenden kann, bleibt klein.

Deshalb wird es immer wieder Situationen geben, wo wegen der Inadäquatheit der Kommunikationsmittel ein konkretes Bedürfnis nach kommunikativem Kontakt ungestillt bleibt. *Frustration* ist die Folge. Ähnlich verläuft die Entwicklung auch bei anderen Behinderungen.

Das Ziel, die Sprachfähigkeit bei Behinderten so weit zu entwickeln, daß sie sowohl die Laut- als auch die Schriftsprache als Kommunikationsmittel einsetzen können, bestimmt den Inhalt der Hörgeschädigten- und Sprachbehinderten-Pädagogik der letzten zwei Jahrhunderte. Doch ist dieses Ziel in erster Linie am *Endprodukt*, dem Sprechen, dem Lesen, dem Schreiben, orientiert gewesen. Das aber ist für die Ausbildung der Kommunikationsfähigkeit zu wenig.

2.3.5 Zielstellung kommunikativer Sprachtherapie

Wenn wir bei der Sprachtherapie Hörgeschädigter und Sprachbehinderter ein gutes Endprodukt erreichen, also daß die Kinder gut sprechen, lesen oder schreiben können, so ist das zwar ein wichtiges Ergebnis, doch noch keine *echte Kommunikation*.

Gelingt es einem Kind, ein Wort, eine Wortgruppe oder einen Satz verständlich und völlig korrekt *nachzuproduzieren*, so ist das *Motiv* ein völlig anderes als bei der natürlichen Kommunikation. Zwar spricht das Kind wohl korrekt; für den Therapeuten ist dies ein gutes Ergebnis, ein Erfolg, der auch für Außenstehende wahrnehmbar ist, gut zum Vorzeigen und hervorragend geeignet für eine Dokumentation.

Das Motiv, das aber das Kind beim Nachsprechen hat, besteht darin, pflichtgemäß eine Übung zu absolvieren, die es nicht einmal bis zum Ende zu durchschauen braucht. Aber dieses *Pflichtmotiv* ist mit dem Kommunikationsinhalt nicht zwangsläufig verbunden. Das Ziel, das das Kind verfolgt, ist günstigstenfalls, dem Lehrer eine Freude zu machen. Auch daraus kann sich das Gefühl der Befriedigung entwickeln, kann sogar zu einem Erfolgsergebnis für das Kind werden. Aber ein kommunikatives Ergebnis ist es nicht.

Wenn man bedenkt, daß der Mensch sein sprachfunktionales System entwickelt und alle Teilfunktionen darin zusammenschließt, um kommunikativ Wirkung auf den Partner auszuüben, dann wird offenbar, daß die Pädagogik heute noch zu sehr an der Erzielung *äußerer Ergebnisse* solcher Produkte orientiert ist, die zweifellos auch für die Kommunikation verwendet werden können. Sicher ist es im Einzelfall sehr schwer zu entscheiden, welche *Bedeutung* eine Äußerung hat und welches Motiv dahintersteht.

Gewiß ist die Übung eine unumgänglich *notwendige Vorstufe*, um das Material und die Fertigkeiten zu erarbeiten, die für die Kommunikation gebraucht werden. Und für solche Übungen müssen auch Ziele gesetzt werden, die sich aus dem Material ergeben. Das ist schon richtig. Aber dabei darf es *nicht bleiben*.

Die eigentliche Hauptaufgabe einer gelenkten Sprachentwicklung muß es sein, die erarbeiteten Sprachformen *kommunikativ anzuwenden*. Das ist nicht einfach, und es ergibt sich vor allem nicht von allein, sozusagen im Selbstlauf.

Aus diesen Grundgedanken lassen sich die Aufgaben für die Übungen nach zwei Richtungen hin ableiten:
– Die Ergebnisse sprachlicher Tätigkeit müssen für die Kinder *realisierbar sein*.
– Die Auswahl von Übungsinhalten muß so erfolgen, daß sich das von den Kindern in den Übungen Erlernte unter von ihnen *selbstge-*

wählter kommunikativer Zielstellung anwenden läßt. Und die Kinder müssen erleben können, daß sie mit dem, was sie erlernt haben und anwenden wollen, tatsächlich ihr Bedürfnis nach Kommunikation befriedigen können.

2.4 Automatismen im sprachfunktionalen System

Die begrenzte Kapazität des Bewußtseins muß sich bei der Kommunikation in allen Formen voll der Zielstellung und der Berücksichtigung der Situation zuwenden. Damit dies geschehen kann und trotzdem ein so komplizierter und gut koordinierter Prozeß ablaufen kann, muß sich der Kommunikationspartner voll *auf die eingespielten Automatismen verlassen* können.
Diese Automatismen müssen genau in dem Augenblick, in dem sie gebraucht werden, zur Verfügung stehen. Das bedeutet aber auch, daß nicht alle Automatismen zur gleichen Zeit gebraucht werden. Sie bilden eine ausgedehnte Basis, aus der die notwendigen jeweils zum aktuellen Zeitpunkt aktiviert werden.

2.4.1 Herausbildung von Automatismen

Wie alles, was zur Kommunikation gebraucht wird, müssen auch die *Automatismen durch Lernen erworben* werden. Die Aneignung der notwendigen Fertigkeiten erfolgt in den meisten Fällen bewußt, bis die Fertigkeit so weit eingespielt ist, daß sie auch ohne Kontrolle durch das Bewußtsein ablaufen kann (WEIGL, 1972, S. 50).
Da die Automatismen nicht ständig gebraucht werden, unterliegen sie, wie andere Fähigkeiten auch, der durch den Gebrauch bestimmten Dynamik. Werden sie lange Zeit nicht verwendet, so verlieren sie an Aktualität und Wirksamkeit. Dies ist an einem Erwachsenen, der eine Fremdsprache beherrscht, sie aber längere Zeit nicht gesprochen hat, gut zu beobachten. Wird er plötzlich mit der Notwendigkeit, die Fremdsprache zu gebrauchen, konfrontiert, gibt es Schwierigkeiten, schon allein, den Partner überhaupt zu verstehen. In einem rein fremdsprachlichen Milieu werden aber die früher beherrschten Fertigkeiten schnell wieder aktiviert.
In der *muttersprachlichen Kommunikation* ist von dem möglichen Absinken der Aktualität und Verfügbarkeit der Automatismen nichts zu spüren; denn sie werden durch ständigen Gebrauch *immer wieder neu aktualisiert*. Sie werden hier sogar durch die Kommunikation mit ständig wechselnden Partnern, von denen jeder seine individuellen Be-

sonderheiten des Sprachgebrauchs in die Kommunikation einbringt, noch *ausgebaut* und *erweitert*, ohne daß dies auf einem bewußten Lernvorgang beruhen muß.
Gerade in der Umgangssprache werden viele Laute sorglos ausgesprochen, manchmal nur angedeutet, so daß nicht alle Merkmale, die sie bei vollständiger Realisierung haben müßten, dem Partner übermittelt werden (MEYER-EPPLER, 1962, S. 833).

2.4.2 Automatismen in der Perzeption

An vereinzelten Stellen wurde bereits dargelegt, daß die Automatismen das *gesamte* sprachfunktionale System unterbauen, daß sie also in *allen Teilfunktionen* dieses Systems vorhanden sind und die bewußte Ausübung der Kommunikation ermöglichen. Als summarische Aussage läßt sich dies leicht formulieren. Die Problematik einer solchen Feststellung läßt sich aber erst dann richtig erkennen, wenn die Details aufgezeigt werden, die dieses »alle« ausmachen.
Automatismen unterbauen und tragen die Perzeption von Sprache ebenso wie deren Produktion. Dabei ist die *Perzeption lautsprachlicher Zeichen* ontogenetisch die Seite, die der Produktion voraufgeht und über die die Angleichung an ein Vorbild, das in der gesellschaftlichen Umgebung gebraucht wird, erfolgt.
Die erste Leistung ist die Grobsegmentierung des ankommenden Signalstromes. Diesen erlebt der Perzipient als ein Kontinuum, und er hat die Aufgabe, ihn *in Sinneinheiten zu zerlegen*, an denen später die Sinnerfassung anschließen kann. Die Sinnerschließung aus einer schriftlichen Vorlage ist da viel einfacher, weil die Wörter, die sinntragenden Einheiten, durch den Wortabstand getrennt sind. Bei der Lautsprache müssen diese Grenzen durch den Perzipienten *gesetzt* werden.
Bei der Grobanalyse spielen zunächst *natürliche Grenzen* von Sinneinheiten größeren Umfangs eine große Rolle. Sie sind durch Pausen, Dynamiktäler oder rhythmische Variationen markiert.
Die Zerlegung in Sinneinheiten ist weiterhin eng verbunden mit der Erkennung der *klanglichen Eigenart* von *Schlüssellauten* (LURIJA, 1970, S. 132; HÖRMANN, 1977, S. 23), die oft im Zentrum der Sinneinheiten lokalisiert sind und durch *größere Intensität* und *höhere artikulatorische Präzision* aus dem übrigen akustischen Signal herausragen. Die beiden Stufen sind eng miteinander verbunden und stützen sich wechselseitig. In beiden, sowohl in der Grobanalyse als auch der Suche nach Schlüssellauten, sind Automatismen enthalten, die sich auf den verwendeten Wortschatz und die sprecherbezogene individuelle Ausprägung der Lautmerkmale beziehen. »Das Hauptproblem bei der Informations-

aufnahme ist also nicht die Bewältigung eines möglichst großen Informationsstromes, sondern die Informationsauswahl« (KLAUS, 1966, S. 74). Daß die Automatismen noch nicht voll entwickelt sind, kann man bei Kindern daran erkennen, daß sie *manche Sprecher gut verstehen*, während sie bei anderen Schwierigkeiten haben. Bei ihnen sind die Automatismen, *individuelle Lautausprägungen*, die manchmal auch dialektal überformt sein können, zu erfassen und diese den phonematischen Normen zuzuordnen, noch nicht weit genug entwickelt. Daneben kann auch der *verwendete Wortschatz*, der noch nicht geläufig genug ist, zu Schwierigkeiten führen.

Bei der Perzeption braucht nicht jede Einzelheit des Signalstromes erfaßt zu werden. Es genügt, wenn die wichtigsten Bestandteile erfaßt sind, so daß die *Ergänzung* angreifen kann (KLAUS, 1966, S. 62). Auch die Ergänzung erfolgt im Vollzug eines Automatismus. Sie kann sich allerdings nur auf Wörter beziehen, die als *Ganzheit im Gedächtnis* vorhanden sind. Aber auch die Fertigkeit, das unvollkommen Aufgefaßte ergänzen zu können, muß erworben sein, damit sie wirksam zur Verfügung steht. Die Ergänzung ist für die *Alltagskommunikation* besonders wichtig, weil die *unbetonten Bestandteile* lautsprachlicher Zeichen oft ganz oder teilweise im *Störlärm untergehen*.

2.4.3 Automatismen der perzeptiven Verarbeitung

Aus dem Störschall müssen aber, damit das lautsprachliche Zeichen überhaupt dekodiert werden kann, die *Akzentgipfel* herausragen. Gehen auch sie im Störlärm unter, so ist die Verständigung nicht mehr möglich. Durch die Erkennung der Akzentgipfel erfolgt eine *Zentrierung der Strukturen*, die die Zuordnung von Sinneinheiten ermöglicht. Sowohl bei der Ergänzung als auch bei der Herausarbeitung der Akzentgipfel handelt es sich um Leistungen, die eigentlich erst dadurch in den Blick der wissenschaftlichen Analyse gerückt sind, daß die *automatische Spracherkennung* auf unüberwindliche Schwierigkeiten stieß. Schon wesentlich geringere Störschallanteile, als sie die menschliche Kommunikation gewöhnlich begleiten, lassen die automatische Spracherkennung zu einem schwierig oder nicht mehr zu lösenden Problem werden (ZLATOUSTOVA et al., 1986, S. 275). Wenn die menschliche Kommunikation unter den normalen Bedingungen des Alltags so ganz ohne Schwierigkeiten abläuft, so ist das ein Zeichen dafür, wie hervorragend sie durch Automatismen unterbaut ist und gestützt wird. Dazu gehören auch solche, die wir zur Zeit noch nicht ganz exakt beschreiben können.

2.4.4 Automatismen in der Gedächtnisleistung

Die Zuordnung der Sinnbezüge und ihre Bewertung verlangt ein großes Gedächtnis. Der *Gedächtnisbesitz* muß, angesichts der großen Menge an Informationen, gut automatisiert sein. Bei langem Überlegen oder bei dem *bewußten Suchen* nach einem Gedächtnisinhalt geht unweigerlich der Zusammenhang beim Zuhören verloren. Es ist dann nicht mehr möglich, die nächste Sinneinheit zu verfolgen. Beim Lesen kann an schwierigen Stellen viel mehr Zeit für die Sinnerfassung aufgewendet werden; denn *beim Lesen bestimmt der Leser das Tempo*, während es bei der Lautsprache der Sprecher festlegt.

Die höchste Stufe der Sinnerfassung ist die Einordnung eines kommunikativen Inhalts in die reale Situation, der *Wirklichkeitsbezug*. Hierzu sind Erfahrungen, Kenntnisse und ein sicheres Wissen um den eigenen Standpunkt vonnöten, damit eine Bewertung des aufgefaßten Kommunikationsinhalts erfolgen kann.

2.4.5 Automatismen in der sprachlichen Produktion

Auch auf der Seite der Produktion sprachlicher Zeichen sind Automatismen notwendig, wobei diejenigen der Formierung der gedanklichen Konzeption in vielfacher Beziehung mit denen korrespondieren, die das sprachliche Verstehen tragen. Wenn ein Gedanke sprachlich geäußert werden soll, ist es notwendig, ihn in Sinneinheiten zu zerlegen und diejenigen Wörter auszuwählen, die zu der beabsichtigten Mitteilung gebraucht werden. Die dazu ausgewählten sinntragenden Einheiten müssen im Gedächtnis gespeichert sein. Darüber, daß sie uns in dem geeigneten Augenblick uneingeschränkt zur Verfügung stehen, beginnen wir erst dann nachzudenken, wenn uns ein bestimmter Ausdruck, den wir suchen, nicht einfällt, obwohl er uns gleichsam »auf der Zunge liegt«.

Die typischen Eigenheiten der Produktionsseite werden dann faßbar, wenn sich das lautsprachliche Zeichen unmittelbar in der Umsetzung befindet, wenn also die *motorischen Muster* verfügbar werden müssen, oder bei der Ausführung des motorischen Programms (WEIGL, 1972, S. 49).

Im Bereich der Muttersprache ist es so selbstverständlich, daß die Automatismen zum Ausformulieren eines Sprechbewegungskonzeptes *uneingeschränkt zur Verfügung stehen*, daß der Erwachsene nur selten zum Nachdenken über diese Fertigkeit kommt. Die Bewegungen werden mit großer Geschwindigkeit, hervorragender Koordination und einer guten *Einordnung in übergeordnete Gestaltungsprinzipien* des lautsprachlichen Zeichens realisiert (DATHE, 1966, S. 17). Nur wenn unmittelbar hintereinander Bewegungsvollzüge erforderlich werden, die zwar den gleichen Anfangsverlauf haben, aber in anderer Weise fortgesetzt werden müssen, kann es zu Störungen, Fehlern oder zu Verhaspelungen kommen. Dieses Ziel verfolgen die bekannten *Zungenbrecher*, die leicht zu sprechen sind, wenn sie langsam aufgesagt werden, bei hohem Tempo aber leicht zu Versprechern Anlaß geben. (Fischers Fritze fischt frische Fische. – Rotkraut bleibt Rotkraut und Brautkleid bleibt Brautkleid.)

2.4.6 Automatismen im motorischen Programm

Daß gerade bei der Umsetzung des motorischen Programms Automatismen notwendig sind, ist leicht einzusehen, weil die an der Realisierung beteiligten Organe zu einer sehr gut koordinierten Handlung zusammengeschlossen werden müssen. An dieser Stelle soll nur festgehalten werden, *daß diese motorischen Automatismen vorhanden sein müssen*, um das lautsprachliche Zeichen als Mittel der Kommunikation zu erzeugen. Der Anteil der Kontrolle ist sehr gering (FISCHEL, 1970, S. 13). Wie sie im einzelnen entstehen, bewußt angebildet und weiterentwickelt werden können, sowie zum tragenden Automatismus des Sprechens werden, soll uns ausführlich noch im 5. Kapitel beschäftigen. Dazu gehört auch die Frage, wie die elementaren Automatismen artikulatorischer Verläufe in höhere Gestaltungsprinzipien sprachlicher Äußerungen einbezogen und diesen untergeordnet werden.

2.5 Unabhängigkeit von Parallelaktivitäten

2.5.1 Zeitweiliger Zusammenschluß unter spezifischer Zielstellung

Im sprachfunktionalen System werden, je nach der kommunikativen Aufgabe, die zu lösen ist, die notwendigen Organe zu einer gut funktionierenden Einheit zusammengeschlossen. Es handelt sich um einen *zielbestimmten und zeitweiligen Verbund*. Andere Organe, die in anderen kommunikativen Situationen mit zum sprachfunktionalen System gehören können, sind möglicherweise zum gleichen Zeitpunkt Glieder eines anderen Funktionalsystems (WEIGL, 1972, S. 50). Von den vielen Beispielen, an denen dieses Prinzip erläutert werden kann, sollen hier nur zwei angeführt werden.

Wenn jemand während des *Autofahrens* spricht, sind Augen und Hände voll in die Fahrtätigkeit integriert, und sogar der auditive Analysator kann, wenn es die Fahrsituation erfordert, dort mit einbezogen werden, beispielsweise, um ein Laufgeräusch oder ein Notsignal zu erfassen. Trotzdem ist es noch möglich, dem Beifahrer etwas Wichtiges (oder auch Beiläufiges) zu sagen.

Während des *Schreibens* sind die rechte Hand und der visuelle Analysator voll beschäftigt. Gleichzeitig aber ist es möglich, daß die Sprechorgane mit intensiven Kaubewegungen beschäftigt werden, um einen Kaugummi kräftig durchzuwalken, und es wäre zudem noch denkbar, daß sich der Schreiber durch Musik im Arbeitsraum gegen unliebsame Umweltgeräusche abzuschotten sucht.

Gewiß sind beides Extremsituationen, aber im Alltag nicht unmöglich.

Solche *Parallelaktivitäten* sind daran gebunden, daß die Tätigkeiten, die zur gleichen Zeit ausgeübt werden, *schon automatisiert sind*. Bei einem Fahrschüler ist die gleichzeitige Unterhaltung noch nicht gut möglich, und auch bei einem routinierten Autofahrer macht die gleichzeitige Unterhaltung in einer nur unsicher beherrschten Fremdsprache Schwierigkeiten.

Solche Beispiele zeigen, daß Parallelaktivitäten nur dann reibungslos und störungsfrei ablaufen können, wenn die Teilfunktionen, die dazu notwendig sind, gut von Automatismen unterbaut sind.

2.5.2 Parallelaktivitäten im sprachfunktionalen System

Sind die Automatismen erst ausgebildet, dann ist es auch möglich, sprachliche *Parallelaktivitäten zu bewältigen*, also zwei sprachliche Tätigkeiten zur gleichen Zeit zu leisten. Auch das soll wieder an Beispielen demonstriert werden.

Das Mitschreiben während der Vorlesung verlangt, das eben Gehörte, wenigstens in Stichworten, zu Papier zu bringen, während die perzeptive Aktivität schon dem nächsten Inhaltskomplex zugewandt ist. Hierbei sind also Niederschreiben und Weiterhören mit verschiedenen sprachlichen Inhalten befaßt. Der Umfang dieser sprachlichen Komplexe darf nicht zu groß werden, sonst wird die Kapazität des Gedächtnisses überladen, und es bleibt überhaupt keine Erinnerung. Auch das kommt vor, und wer je das Mitschreiben versucht hat, wird sich an solche Ereignisse erinnern können.

Die Teilfunktionen, die hierbei im sprachfunktionalen System ablaufen, können als *autonome Leistungen* charakterisiert werden. Sie beruhen auf einem *Verbund von Automatismen*. Schüler, die sich diese

Automatismen noch nicht in genügendem Maße angeeignet haben, müssen die perzeptive und die expressive Seite des sprachfunktionalen Systems noch mit *großer Bewußtheit* verfolgen, und der Lehrer muß sich daran gewöhnen, beim Diktat ganz langsam zu sprechen und die Sinnblöcke gut voneinander zu trennen. Erst wenn die Teilfunktionen genügend automatisiert sind, können sie zu autonomen Leistungen werden.

Ein voll auf Automatismen beruhendes sprachfunktionales System ermöglicht es auch, daß bei einem Gespräch, noch während man zuhört, schon das innersprachliche Konzept für eine treffende Entgegnung entworfen wird. Auch beim Niederschreiben eines Satzes ist es nichts Außergewöhnliches, bereits über dessen Fortsetzung nachzudenken. Gerade die letzten beiden Beispiele zeigen, daß Parallelaktivitäten auch bei den höchsten, *sinnverarbeitenden Stufen* möglich sind und daß die Autonomie von Teilfunktionen nicht zwangsläufig an periphere Glieder gebunden sein muß. Die Unabhängigkeit läßt sich aber in der Selbstbeobachtung wesentlich leichter miterleben, wenn periphere Glieder beteiligt sind.

3. Sprechen im Verband sprachlicher Mittel

Kommunikation wird – das wurde bereits dargelegt – mit dem Ziel betrieben, Kontakt zum Parner aufzunehmen und ihn zu beeinflussen. Daß dabei die Lautsprache das wichtigste Mittel, nicht aber das einzige ist, wurde auch bereits betont. Sie neben die anderen Mittel, vor allem die Schrift zu stellen, ihre spezifischen Eigenheiten und gegenseitigen Beeinflussungen herauszustellen, ist die Aufgabe dieses Kapitels.

3.0.1 Vorteile der Lautsprache als Kommunikationsmittel

Die Lautsprache weist eine ganze Reihe von *Vorzügen* auf, die dazu beigetragen haben, daß sie sich zum tragenden Kommunikationsmittel der menschlichen Gesellschaft entwickelt hat:
Mit den Schallwellen steht ein *schnelles Medium* zur Verfügung, zwar nicht so schnell wie die elektromagnetischen Wellen des Lichtes, aber schnell im Vergleich mit biologischen Bewegungen. Auch die anderen Vorteile der Schallwellen werden für die Kommunikation genutzt, daß sie lockere Hindernisse durchdringen, kleine umgehen, an großen und massiven reflektiert werden. Und sie lassen sich mit den Sprechorganen *leicht erzeugen*, wo und wann dies notwendig ist.
Diese Vorteile für ein Kommunikationsmittel sowie die Eigenschaft, daß die Kommunikation nicht an den Tag- und Nacht-Rhythmus gebunden ist, haben sich auch die Tiere zunutze gemacht. Beim Menschen kommt hinzu, daß er beim Sprechen und beim Hören die Hände, die er für die Arbeit und die Organe, die er für die Fortbewegung braucht, frei behält. Die Organe für die Ausübung der Kommunikation und der manuellen, produktiven Tätigkeit sind getrennt.
Mit der Ausnutzung und Bewertung der Resonanz des Schalles in den Hohlräumen von Rachen-, Mund- und Nasenhöhle hat sich die Menschheit in ihrer Entwicklung ein Kommunikationsmittel geschaffen, das akustisch leicht und *mehrdimensional strukturierbar ist*, das vor allem gleichzeitig mehrere Strukturen zum Ausdruck bingen kann und eine fast *unbegrenzte Reichhaltigkeit der Nuancen* enthält. Damit

ist es nicht nur möglich, solche Strukturen zu übermitteln, die im gemeinschaftlichen Gebrauch entwickelten und festgelegten Inhalten entsprechen, sondern auch gleichzeitig Merkmale der Individualität und der augenblicklichen emotionalen Befindlichkeit des Sprechers. Gewiß wird es damit schwer, solche Anteile im real erzeugten lautsprachlichen Zeichen nachzuweisen und voneinander zu trennen, um sie lehrbar zu machen. Dies ist aber hier nicht das Problem. Wichtig ist, daß mit der Lautsprache ein mehrschichtiges Kommunikationsmittel von fast universeller Potenz zur Verfügung steht.

3.0.2 Vergänglichkeit der Lautsprache

Unbestreitbar nimmt die Lautsprache unter den Kommunikationsmitteln, die die Menschheit benutzt, den ersten Platz ein. Ein wesentlicher Nachteil aber ist ihre *Flüchtigkeit*; sie ist nicht beständig. Um besonders Absprachen Beständigkeit zu verleihen, hat sich die Menschheit seit vielen Generationen bemüht, ein Kommunikationsmittel zu schaffen, das die Zeit und die *Vergänglichkeit überdauert: die Schrift*. Dieses Bemühen ist seit etwa 400 Generationen von Erfolg gekrönt. In Mitteleuropa liegen schriftliche Zeugnisse etwa 100 Generationen zurück. Das alles ist angesichts der Herausbildungsdauer der Lautsprache nicht viel, deren erste Anfänge, je nachdem, wo der Übergang zum Menschen angesetzt wird, einige Zehntausende von Generationen beträgt.
Heute aber nimmt die Schrift einen wichtigen Platz unter den Kommunikationsmitteln ein, weil mit ihrer Hilfe ebensogut wie mit der Lautsprache auch die *kompliziertesten Inhalte ausgedrückt* werden können.
Andere Kommunikationsmittel, wie Mimik, Gestik, Gebärden, vereinbarte Wink-, manuelle oder technische Zeichen oder grafische Symbole, haben nur einen speziellen, eingeschränkten Einsatzbereich. Teilweise reichen sie in ihrer Entwicklung weit zurück und sind ursprünglich mit der Lautsprache verbunden und auch in der Lage das emotionale Geschehen zu übermitteln, aber im Reichtum der Ausdrucksfähigkeit begrenzt (Hartung, 1974, S. 245). Mimik, Gestik und Gebärden haben die Lautsprache immer begleitet, sind aber von ihr immer mehr in den Hintergrund gedrängt worden.
Sie haben ihren Wert trotz ihrer Beschränkung im Inhaltlich-Rationalen vor allem dort, wo die Kommunikation mit Laut- oder Schriftsprache *eingeschränkt* ist: in der frühen Kindheit, bei Behinderten und dort, wo die Kommunikation nicht im muttersprachlichen Bereich verlaufen kann (Schmidt, 1967, S. 20).

3.0.3 Beherrschung von Lautsprache und Schrift

Die Gebildeten unserer Gesellschaft beherrschen die beiden hauptsächlichen Kommunikationsmittel unseres Kulturkreises. Man sollte aber nicht vergessen, daß die Zahl der Menschen, die nur über das Kommunikationsmittel Lautsprache verfügen und deshalb *Analphabeten* genannt werden, mehrere hundert Millionen beträgt und daß diese Zahl unter den gegenwärtigen Bedingungen noch ansteigt.
Zwischen den hauptsächlichen Kommunikationsmitteln Lautsprache und Schrift bestehen eigentümliche *Beziehungen* und *Beeinflussungen*, denen im zweiten Abschnitt dieses Kapitels weiter nachgegangen werden soll, aber auch zwischen dem Bestand an Zeichen und ihrer Realisierung durch den einzelnen.
Die im Bestand der Sprache enthaltenen Zeichen, sowohl der Lautsprache als auch der Schrift, werden vom einzelnen genutzt, sind aber letztlich Allgemeingut, gemeinsamer Besitz der Gesellschaft.
Dieser gemeinsame Besitz existiert jedoch nur deshalb, weil er ständig von den einzelnen *produziert* und *reproduziert* wird. Die Sprache ist Allgemeingut der Gesellschaft, aber nur der einzelne kann sie verwenden; doch er muß sich des gesellschaftlichen Allgemeingutes bedienen, um seinen Partner zu erreichen.

3.1 Orientierung an Vorbild und Norm

3.1.1 Die Rolle der Umgebung bei der Aneignung der Lautsprache

Um Kommunikationsmittel verwenden zu können, muß sich der einzelne das von der Gemeinschaft bewahrte und ständig reproduzierte *Gemeingut aneignen*. Das ist bei jedem Kind hervorragend zu beobachten, das ja in eine die Sprache gebrauchende Gemeinschaft hineinwächst, die zunächst in der Familie einen sehr begrenzten Umfang hat und sich später durch den Kreis der Bekannten und Spielkameraden immer mehr erweitert.
Der Heranwachsende findet in seiner Umgebung ständig Kundige vor, die die Laut- (und später auch die Schrift-) Sprache kennen und verwenden, nicht nur im Kontakt mit dem Heranwachsenden, sondern auch untereinander. Dadurch ist er in bezug auf die Kommunikation sowohl *Hörer* und *Sprecher* als auch eifriger *Beobachter*.
Dabei orientiert sich das Kind an den Vorbildern seiner Umgebung, macht sie zunächst unvollkommen, später aber immer vollkommener

nach, bis es das, was es braucht, beherrscht und auf diese Weise zum *Mitträger der Sprachgemeinschaft*, aber auch schon zum Vorbild und zur Orientierungsgröße für andere wird, die noch jünger sind als es: für jüngere Geschwister oder für Spielkameraden.

Ein solcher Gedanke zeigt, daß in dem Prozeß, da in der Gesellschaft immer neue Mitglieder nachwachsen, auch das noch Unvollkommene, Unausgereifte, bereits als Vorbild dienen kann. Es trägt, wie letztlich jedes Produkt, das von einem Sprecher erzeugt wird, *individuelle Züge*.

In jedem lautsprachlichen Zeichen sind die individuellen Merkmale untrennbar mit dem Allgemeingültigen verbunden, und eine Aufgabe des Hörers besteht darin, das Allgemeingültige durch *Invariantenbildung* zu extrahieren (KLAUS, 1966, S. 67).

Eignet sich also der Heranwachsende durch Nachahmung das Kulturgut Sprache an, muß er bereits einen Abstraktionsprozeß bewältigen; denn mit seinen Sprechorganen klingt das Nachahmungsprodukt zwangsläufig anders als das Vorbild. Schon das Kind muß aus den Vorbildern, die es in seiner Umgebung hat, eine Invariante bilden und eine Auswahl treffen, wobei auf dieser Stufe noch Sympathie oder Antipathie eine große Rolle spielen.

Daß das Kind bei der Nachahmung lautsprachlicher Vorbilder wegen der geringeren Dimensionen der Hohlräume seiner Artikulationsorgane vor eigentlich unlösbaren Problemen steht und sie trotzdem bewältigt, soll am Ende des 4. Kapitels noch näher betrachtet werden. Hier geht es um die Frage, wie das Kind den *Anschluß* an konkrete Vorbilder erreicht.

3.1.2 Die Rolle einer uneinheitlichen Umgebung

Wenn die Eltern nicht ganz die gleichen Kommunikationsformeln gebrauchen, ist es häufig so, daß sich das Kind an der Form orientiert, die den größeren Effekt bewirkt. Das kann im einzelnen dazu führen, daß das Kind ein Konglomerat auswählt und gebraucht, je nachdem, mit welcher Person es sich unterhält. Das ist gut an solchen Kindern zu beobachten, die *zweisprachig* aufwachsen (WENDLANDT, 1992, S. 78).

So ist es auch möglich, daß im Familienkreis bestimmte, eventuell sogar vom Kind geprägte und von der Umgebung übernommene, Wörter und Formeln gebraucht werden, die außerhalb dieses Kreises nicht üblich sind. Sie werden dann andernorts nicht verstanden. Nur was allgemein gebraucht wird, wird allgemein verstanden. Wo, wie im Bereich der Muttersprache, die Mitglieder einer Gemeinschaft ständig miteinander Kontakt haben, ist das *Gemeinsame durch den ständigen Gebrauch* festgelegt.

3.1.3 Die Rolle der Norm in großen Gemeinschaften

Werden aber die Gemeinschaften größer, so muß der kommunikative Kontakt untereinander spärlicher werden, und es gibt Mitglieder, die überhaupt keinen Kontakt miteinander haben. So bilden sich bodenständige Unterschiede im Sprachgebrauch heraus (SCHMIDT, 1967, S. 29). Noch im vorigen Jahrhundert, als die Mobilität der Menschen noch wesentlich geringer war als heute, waren die bodenständigen Eigentümlichkeiten einer *Mundart* stärker ausgeprägt und an die dörfliche oder kleinregionale Gemeinschaft gebunden. Ein Gebirgszug oder ein Strom ohne Furt oder Brücke konnte schon eine Mundarten-, Dialekt- oder gar Sprachgrenze darstellen, was unter Umständen noch durch die religiöse oder politische Zugehörigkeit unterstützt wurde. Aus dieser historischen Entwicklung sind die zahlreichen *Mundarten* und *Dialekte* auf deutschem Boden erklärbar.

Die Vereinigung immer größerer Gemeinschaften zu einer politischen, ökonomischen, durch Ortswechsel vermischten und durch Verkehrsmittel stark verbundenen *Großgemeinschaft* ließ es notwendig werden, den kleinräumig bedingten Sprachgebrauch zu vereinheitlichen und eine *allgemeingültige Sprachnorm* für das gesamte Sprachgebiet zu schaffen.

Dies geschah, historisch gesehen, zuerst für das Kommunikationsmittel mit der größeren Beständigkeit, die *Schrift*. Die ersten Ansätze dazu stammen bereits aus dem Altertum. Sie erhielten durch die Erfindung und weiträumige Anwendung der *Buchdruckerkunst* einen neuen und entscheidenden Anstoß. Das Bedürfnis, eine verbindliche Festlegung für die Schreibweise zu schaffen, orientierte sich am Flugblatt-, Buch- und Zeitungsdruck, der diesen Erzeugnissen eine weite Verbreitung sicherte, also an einer Form der *Massenkommunikation*, bei der das Erzeugnis *viele* Interessenten erreichte.

3.1.4 Entstehung der Regeln für die Aussprache

Auf einem vergleichbaren Weg wurden *vereinheitlichte Regeln* auch für die *Aussprache* geschaffen. Auch hier wurde die Norm zunächst für die Massenkommunikation festgelegt. Das war zur Zeit der letzten Jahrhundertwende der *Vortragssaal*, die *Bühne* (STÖTZER, 1969, S. 9). Es war der Ort, wo *ein* Sprecher gleichzeitig *viele* Zuhörer erreichen konnte. Die Vereinheitlichung hatte auch handfeste ökonomische Gründe, weil umherziehende Schauspielertruppen Schwierigkeiten hatten, mit mundartlicher Lautung ihr Publikum zu erreichen.

Daher wurde in einer alle deutschen Mundarten einbeziehenden »ausgleichenden Regelung« (SIEBS, 1898) eine *einheitliche Aussprachenorm* zunächst für die Bühne, eben als *»Bühnenaussprache«*, geschaffen, die wegen ihrer Zweckmäßigkeit dann auch für andere Formen des Sprachgebrauchs angewendet wurde. Sie wurde zunächst in der Massenkommunikation, verbreitet durch Radio und Fernsehen, benutzt und später auch auf andere Formen übertragen. Sie wurde auch als die Aussprache der Gebildeten stark propagiert und für den Schulunterricht, zumindest teilweise, akzeptiert. (STÖTZER, 1969, S. 10)

3.1.5 Die Norm im Sprachgebrauch

Wenn hier überhaupt von einer Norm gesprochen wird, so darf man sich das nicht so vorstellen, als ob *jede Einzelheit des Sprachgebrauchs* festgelegt wäre. Bei der Schrift ist durch eine solche Vorschrift alles das festgehalten, was mit der Herstellung von Druckerzeugnissen im Zusammenhang steht: Die *Buchstabenfolge* aller Wörter, die *Groß- und Kleinschreibung*, *die Zeichensetzung*, und intern die Formen und Größen der Lettern. Dagegen gibt es für die Anwendung grammatischer Regeln nur Empfehlungen, und es ist dem Briefschreiber oder dem Autor völlig überlassen, wie lang und wie kompliziert er seine Sätze macht und vor allem, welche Wörter und Wendungen er auswählt, um seine Gedanken adäquat ausdrücken zu können. Für die Wortwahl gibt es keine Vorschriften, und in einem gewissen Umfang gibt es auch ein freies Feld für Neuprägungen.

Auch bei der Lautsprache ist längst nicht alles einbezogen und in der *Standardaussprache* festgehalten, besser: festgeschrieben. Die Fixierung der Norm für die Aussprache, die als Standardaussprache bezeichnet wird, ist natürlich in der dauerhaften Form, in der Schriftsprache, niedergelegt. Dazu wird eine besondere Form der Schrift, die *phonetische Schrift*, verwendet. Das ist notwendig, weil es in der normalen Buchstabenschrift nicht genügend Möglichkeiten gibt, die unterschiedlichen Klangformen der Laute differenziert auszudrücken. In diesem Zusammenhang sei hier nur erwähnt, daß es für die im Deutschen wortunterscheidenden langen und kurzen Vokale keine besonderen Buchstaben gibt.

Mit Hilfe der phonetischen Schrift wird aber in der Standardaussprache nur die *Lautfolge* der Wörter und die *Betonung* mehrsilbiger exakt ausgewiesen. Dagegen werden alle Gestaltungsmerkmale für Äußerungen nicht mit in die Regelungen für die Standardaussprache einbezogen. Für sie gibt es nur Empfehlungen, die aber je nach den Be-

dingungen, unter denen die Kommunikation stattfindet, modifiziert und speziell angepaßt werden müssen.
So gibt es keine Regelungen für das *Sprechtempo*, die Sprechtonhöhe *(Stimmlage)*, die *Lautstärke*, für den *Sprechrhythmus*, die *Pausensetzung*, die Länge der Sinnabschnitte, die Akzentuierung und deren hierarchische Ordnung in längeren Aussprüchen. Alles dies, wobei wichtige Merkmale unter der Bezeichnung *Intonation* zusammengeschlossen werden (GABKA, 1974, S. 175), ist dem Sprecher überlassen, und oftmals ist er sich beim Sprechen nicht bewußt, welche Gestaltungsmittel und in welcher Weise er sie einsetzt. Auch dem Hörer ist oft nicht bewußt, daß er lautsprachliche Zeichen auffaßt, die in einer bestimmten Weise *vorstrukturiert* sind. Wenn der Hörer bei der Perzeption diesen Strukturmustern folgt, gelangt er wesentlich leichter zu den Gedanken, die der Sprecher zum Ausdruck bringen wollte. Viel schwieriger ist es, unstrukturierte oder sogar *falsch strukturierte* Äußerungen aufzufassen, weil dann statt des gedanklichen Nachgestaltens ein *Neugestalten* notwendig wird.
Aber alle diese lautsprachlichen Gestaltungsmittel sind durch die Regelungen der Standardaussprache nicht erfaßt. Die strengen Regeln zur Aussprache gelten nur auf der Ebene der *Wörter*, wie auch bei der Schrift.
Damit ist es möglich, eine Norm zu fixieren. »Der Normverstoß – verschiedenen Grades vom leichten bis zum gravierenden – wird ... vom Hörer als Störung mehr oder weniger großen Ausmaßes erlebt. Im Augenblick des Normverstoßes wird dem Hörer extrakommunikatives Verhalten aufgenötigt, und zwar unwillkürlich.« (MEINHOLD, 1973, S. 66)

3.1.6 Schwierigkeiten bei der Aneignung der Norm

Für einen Heranwachsenden ist es mit großen Anstrengungen verbunden, sich die verbindlichen Normen für Schrift und Aussprache *anzueignen*. Dabei spielt das Vorbild eine Rolle, die nicht hoch genug eingeschätzt werden kann. Was durch Vorbildwirkung und dessen *unbewußte Nachahmung* erreicht werden kann, braucht nicht auf dem Weg über das bewußte Lernen eingeübt zu werden, damit es dann durch den Gebrauch automatisiert wird. Die korrekten Vorbilder für die lautsprachliche Norm werden heute durch die Massenkommunikationsmittel Radio und Fernsehen verbreitet, vor allem in den *Nachrichtensendungen* (STÖTZER, 1969, S. 11), so daß alle in einem sprachlichen Großraum Lebenden in der Lage sind, die Standardaussprache aufzufassen und *zu verstehen*. Und es wird allen die Möglichkeit gegeben, diese Norm auch für den eigenen Gebrauch als Orientierung anzunehmen. In diesem Großraum ist die Umgangssprache ein *Ausgleichsprodukt* zwischen Mundart und Hochsprache (SCHMIDT, 1967, S. 30).

3.1.7 Normen bei außersprachlichen Kommunikationsmitteln

Für die anderen Kommunikationsmittel, die das Sprechen begleiten, gibt es keine Festlegungen. Inwieweit der einzelne die Mimik einsetzt, ist ihm überlassen, und es gibt keine Verbote, daß Äußerung und Mimik in völligem Gegensatz zueinander stehen. In bestimmten Bereichen der Interaktion gibt es für die Gestik bestimmte Zeichen mit festliegender Bedeutung, vor allem dort, wo die Lautsprache wegen ihrer begrenzten Reichweite und ihrer Störlärmanfälligkeit nicht angewandt werden kann. Für diese Spezialformen der Arbeitswelt gibt es interne Festlegungen, die sehr genau eingehalten werden müssen, um Unfälle zu vermeiden.
Die ganz korrekte Einhaltung der Norm ist auch dort geboten, wo technische Signalsysteme von der Schriftsprache *abgeleitet* sind, wie z. B. beim Morsen. Für solche abgeleiteten Systeme ist es natürlich viel einfacher und unmißverständlicher, wenn sie sich auf eine fixierte Form, wie die Schrift, beziehen.
Wenn man die Frage der Norm über die Landes- und Sprachgrenzen hinweg verfolgt, dann ist zunächst festzustellen, daß bei anderen Sprachen die Fixierung der Norm in erster Linie für die *Schrift* erfolgt ist. Für die Lautsprache gilt oftmals die *Sprechweise einer Region* als die vorbildliche, an der sich die Öffentlichkeit und die Gebildeten orientieren. Das gilt für das Englische mit dem *Oxford-English*, für das Französische mit der *Pariser Aussprache*, während es aber für das Russische schon zwei Zentren gibt, die miteinander konkurrieren: die Moskauer Aussprache und die von St. Petersburg. Sie unterscheiden sich in Einzelheiten voneinander.

3.1.8 Fragen des Normerwerbs bei Kindern

Für das Kind ist die Orientierung an einem verbindlichen *Vorbild* mit mehreren Erweiterungen verbunden, die dadurch bedingt sind, daß sich der Bezugsrahmen ausdehnt, in den sich das Kind einordnen muß, und sich immer mehr dem größeren Umfang in der Sprachgemeinschaft angleicht. Zuerst ist dieser Rahmen auf die Familie beschränkt, erweitert sich dann auf die Wohngemeinschaft und wird beim Schul-

besuch ganz stark auf die für den Schriftgebrauch notwendigen Normen konzentriert; denn mit der Schrift muß ein Kommunikationsmittel bewußt und nicht immer leicht erworben werden, das sehr stark von normativen Festlegungen bestimmt ist und eine für das Kind ganz neue motorische Komponente, die *Graphomotorik*, hat (WEIGL, 1972, S. 66).
So kommt es in dieser Lernphase zu ersten *Widersprüchen* zwischen den beiden Kommunikationsmitteln, der Lautsprache, die das Kind kommunikativ voll beherrscht, und der Schrift, deren Eigenarten sich das Kind im bewußten Lernen aneignen muß.

3.2 Unterschiede von Lautsprache und Schrift

Im Grunde ist die Schrift, das jüngere Kommunikationsmittel, von dem älteren, der Lautsprache, abgeleitet. Aber selbst diese Ableitung ist ein langer, historisch Generationen übergreifender und widersprüchlicher Prozeß gewesen, wobei sich beide Kommunikationsmittel sowohl in *gegenseitiger Beeinflussung* als auch nach eigenen Gesetzen *weiterentwickelt* haben.
Erst als die Entwicklung der Schrift so weit gediehen war, daß die kleinsten lautlich unterscheidbaren Einheiten, die *Laute*, mit einfachsten Schriftsymbolen, den *Buchstaben*, bezeichnet werden konnten, trat die Schrift weltweit ihren Siegeszug als *gleichberechtigtes Kommunikationsmittel* an; denn jetzt konnte sie auf *alle* so verschiedenen Sprachen angewandt werden. Jetzt konnten ganz allgemein ihre Vorteile ausgenutzt werden: Beständigkeit, Dauerhaftigkeit, unbegrenzte Reichweite, Universalität der Anwendung.

3.2.1 Beziehungen zwischen Lautsprache und Schrift im Deutschen

Schriften, die sich in einem Kulturkreis entwickelt hatten, wurden in der Geschichte im Zuge einer *kulturellen* oder *religiösen* Expansion oder auch nach einer militärischen Eroberung auf andere Sprachen, die noch keine eigene Schrift mit allgemeiner Verbreitung hatten, ausgedehnt. So ist es auch der deutschen Sprache ergangen. Die Schrift, die sich *im römischen Weltreich* herausgebildet hatte, wurde im Zuge der kulturellen Kontakte und der Christianisierung auf das Deutsche übertragen, wie auf viele andere europäische Sprachen übrigens auch.
In der Schrift werden im Idealfall die kleinsten lautsprachlich verwendeten Einheiten, die in einem Verallgemeinerungsprozeß gewonnenen

Laute, durch die Buchstaben bezeichnet (LURIJA, 1970, S. 131). Eine adäquate Entsprechung ist also zwischen den beiden Kommunikationsmitteln auf der Ebene der kleinsten Einheiten gefordert. Diese Adäquatheit ist aber dann aufgehoben, wenn ein Buchstabensystem auf eine Sprache mit einem *abweichenden Lautsystem* übertragen wird. Und gerade das ist mit der deutschen Sprache – wie auch mit anderen europäischen Sprachen – geschehen.
Dadurch kommt es zu einer Reihe gravierender *Diskrepanzen* zwischen Buchstaben und Lauten, die die Schulkinder jeder heranwachsenden Generation immer wieder vor die gleichen Probleme stellen und die sie von neuem überwinden müssen.
Der Erwachsene, der mit diesen Diskrepanzen konfrontiert war, sie überwunden und die *Korrespondenzen automatisiert* hat, kann hervorragend mit beiden Kommunikationsmitteln umgehen. Eine große Zahl von *Doppeleinprägungen*, die sowohl von der lautlich-sprechmotorischen als auch von der schriftsprachlichen Seite zugänglich und abrufbar sind, bewahrt ihn vor Komplikationen.
Das Schulkind ist in einer viel schwierigeren Lage. Es beherrscht die Lautsprache als Kommunikationsmittel, wenn es in die Schule kommt. Es ist in der Lage, sowohl seine Gedanken und Gefühle mit Hilfe der Lautsprache auszudrücken, als auch zu hören und zu verstehen, was andere sagen, mit ihnen ein Gespräch zu führen und sich mit Hilfe der Sprache in eine gemeinsame Spiel- oder Arbeitstätigkeit einzuordnen.

3.2.2 Besonderheiten des Analyseprozesses

Anfangs verfügt das Schulkind noch nicht über die Fähigkeit, lautsprachliche Zeichen, die es bisher *ganzheitlich* und rein *inhaltlich orientiert* für die Sinneinheiten verwendet hat, phonematisch zu analysieren. So weit sind weder seine Abstraktionsfähigkeit noch sein differenzierendes Hören entwickelt. Die Laute als die *elementaren unterscheidbaren Qualitäten* eines lautsprachlichen Zeichens sind ja selbst keine Bedeutungsträger; sie tragen nur dazu bei, Wörter mit einer bestimmten Lautfolge als Träger einer Bedeutung zu identifizieren.
Die Verwendung der Schrift setzt aber an diesen *kleinsten Einheiten* an. Daher ist die Fähigkeit zur phonematischen Analyse der Wörter notwendig, um den Übergang von der Lautsprache zu dem anderen Kommunikationsmittel, der Schrift, zu erreichen.
Es ist also notwendig, das Schulkind an die Fähigkeit der phonematischen Analyse lautsprachlicher Einheiten heranzuführen. Die Zielstellung ist, daß das Kind die Fähigkeit erwirbt, *die Schrift anzuwen-*

den. Das führt dazu, daß es lernt, solche Eigenheiten, die für die *Darstellung in der Schrift wichtig* sind, zu beachten und zu berücksichtigen und solche, die für die schriftliche Darstellung keine Bedeutung haben, zu ignorieren.

Dieser auf der Umsetzung in die Schrift ausgerichtete Analyseprozeß lautsprachlicher Zeichen bestimmt seit Generationen die Entwicklung und auch die *Hörgewohnheiten* der heranwachsenden Mitglieder der Sprachgemeinschaft. Auch die Erwachsenen machen sich über die *lautlichen Eigenschaften* der deutschen Sprache keine Gedanken, sofern sie nur mit beiden Kommunikationsmitteln, mit Lautsprache und Schrift, kommunikativ erfolgreich sind.

3.2.3 Diskrepanzen zwischen Lautsprache und Schrift

Da für Kinder mit Sprech-, vor allem aber mit Hörfehlern, die Schrift eine wichtige *Orientierungshilfe* ist, manchmal aber die notwendige Hilfe nicht geben kann, ist es notwendig, diese auf die Diskrepanzen hinzuweisen. Daher ist es sehr wichtig, daß der Sprachtherapeut diese Diskrepanzen *sehr genau kennt* und bei seiner Arbeit *berücksichtigt*.

3.2.3.1 Hilfsbezeichnungen für die Quantität der Vokale

Das Deutsche kennt und benutzt *lange und kurze Vokale*; sie unterscheiden sich voneinander nicht nur durch ihre Dauer, sondern auch durch ihre *Klangqualität*. In der Schrift wird diese Differenzierung nur ungenügend gekennzeichnet oder vollständig ignoriert. Da es im römischen Schriftsystem *keine Kennzeichnung der Vokaldauer* gab, hat man versucht, dort, wo es im Deutschen zu Verwechslungen kommen könnte, an Einzelfällen mit Hilfszeichen einerseits die Kürze oder andererseits die Länge kenntlich zu machen. Ein geschlossenes System aber gibt es für diese Kennzeichnung nicht. So kann man, wenn auch mit einer Fülle von Ausnahmen, die Regel formulieren, daß Vokale dann kurz zu sprechen sind, wenn in der Silbe zwei oder mehr Konsonanten folgen. Wo keiner oder nur einer folgt, der Vokal aber trotzdem als kurzer gesprochen werden soll, wird der Konsonant verdoppelt (›kam – Kamm‹). Man kann die Regel so formulieren: *Verdoppelung* des *nachfolgenden* Konsonanten bedeutet Kürze des vorausgehenden Vokals. Die Verdoppelung, die die Schulanfänger natürlich bemerken, hat hierbei überhaupt *nichts mit dem Konsonanten* zu tun, sondern ist eine Hilfsbezeichnung für den voranstehenden Vokal.

Für die Kennzeichnung, daß ein Vokal *lang* zu sprechen ist, gibt es mehrere Möglichkeiten: Die erste besteht darin, daß der Vokal verdoppelt wird *(Aal)*, die zweite, daß ein *h* nachgesetzt wird *(Wahl)*, das aber nicht zu sprechen ist, die dritte daß die Länge eines Vokals *i* oder *o* durch ein nachgestelltes *e* dargestellt wird *(Lied, Soest)*, in Ausnahmefällen auch eines *w* zur Kennzeichnung eines langen *o* in Eigennamen (Pankow).
Würde eines dieser Prinzipien *konsequent angewandt*, so gäbe es wesentlich weniger Schwierigkeiten in der Korrespondenz zwischen Laut- und Schriftsprache. Die meisten Unklarheiten ergeben sich für den Unkundigen dadurch, daß in vielen Fällen die Dauer des Vokals *überhaupt nicht bezeichnet* ist (z. B. *Lid – mit*). Der unbezeichnete Vokal ist das eine Mal lang, das andere Mal kurz.

3.2.3.2 Bezeichnungen für Konsonanten

Die Vokale sind das eine Problemfeld, die Konsonanten das andere. Ein bekanntes Beispiel ist der Konsonant *sch*, den es im lateinischen Alphabet nicht als eigenen Konsonanten gab und der daher durch eine dreigliedrige Buchstabenfolge dargestellt wird. Ein weiteres Beispiel ist die Buchstabenfolge *ch*, die einmal als vorderes *ch*, zum anderen auch als hinteres *ch* zwei von der Bildung her unterschiedliche Laute repräsentiert.
Die gesamten Korrespondenzen sind im Großen Wörterbuch der deutschen Aussprache (STÖTZER, 1982, S. 30–68) ausführlich dargestellt. Hier geht es um *prinzipielle Schwierigkeiten*, die ein Schulkind beim Erlernen der Umsetzung von Lautsprache in Schrift überwinden muß, weil es *keine direkte Entsprechung* zwischen den Lauten und den Buchstaben im Deutschen gibt; sie sind über ein kompliziertes Netz von Regeln mit jeweils vielen Ausnahmen miteinander verbunden.
Dabei kann ein Buchstabe unterschiedliche Funktionen erfüllen: Er kann einen *Laut direkt repräsentieren* (z. B. *h* im Wort- oder Silbenanlaut: *(Haus, daher)*, er kann ein *Hilfszeichen* sein (z. B. *h* nach einem Vokal als Dehnungszeichen: *Wahl*), er kann Teil einer *Buchstabengruppe* sein, die als Ganzes einen Laut repräsentiert (z. B. nachgestelltes *h* in *Macht*), oder er kann völlig stumm sein und nur der Klarheit der Gliederung des Schriftbildes dienen (*h* in *gehen*).
Umgekehrt kann ein Laut in verschiedener Weise in der Schrift zur Darstellung kommen: Ein langes *e* kann in der Schrift *unbezeichnet* sein (z. B. in *den*), durch *Verdoppelung* dargestellt werden (z. B. *Beet*), durch eh (z. B. *geht*), bei Wörtern aus dem Französischen durch *et* (z. B. *Filet*) oder bei anderen Wörtern durch *er* (z. B. *Premier*).

Für alle diese Möglichkeiten lassen sich Regeln formulieren, wobei allerdings auch sicher ist, daß kein noch so sorgfältig ausgeklügeltes System von Regeln alle möglichen Ausnahmen enthalten kann. Dazu ist die Sprache zu vielgestaltig.

3.2.4 Die Rolle der Doppeleinprägungen

Der Schüler, der die Zuordnungen zwischen dem Lautsystem und seiner Repräsentation in der Schrift, wie auch umgekehrt, erlernen muß, kommt um eine große Menge von Doppeleinprägungen nicht herum. Das ist mit einer intensiven Lernphase verbunden. Solche Doppel- oder Mehrfacheinprägungen werden aber auch deshalb notwendig, weil es im Deutschen, wie in anderen Sprachen auch, Wörter mit *mehrfacher Bedeutung* gibt, die sich in der Schreibung unterscheiden (z. B. *Ahle – Aale*; *Wal – Wahl*). Schon wegen der Inhaltsbindung ist eine Doppeleinprägung notwendig.

Andererseits gibt es einige wenige Beispiele, wo die Aussprache eines schriftlich vorgegebenen Wortes erst nach der Sinnerschließung möglich wird, weil die Buchstabenfolge mehrere Deutungen zuläßt (z. B. *Wachstube* als *Wachs-Tube* oder als *Wach-Stube*).

Die Schwierigkeiten ergeben sich vor allem daraus, daß sowohl das System der Laut- als auch das der Schriftsprache in dem gleichen sprachfunktionalen System des Kommunikationspartners angewandt, erweitert, aktualisiert und aufeinander bezogen werden müssen. Daher sind auch die *gegenseitigen Beeinflussungen* recht groß.

3.2.5 Beeinflussungen zwischen Lautsprache und Schrift

Eine grundsätzliche Art der Beeinflussung ergibt sich daraus, daß der Heranwachsende die auditive Analyse sprachlicher Zeichen zusammen mit dem Erwerb der Schrift erlernt und infolgedessen diese Analyse nur zu dem Zweck betreiben kann, um sich über die schriftliche Form eines Wortes Klarheit zu verschaffen. Das führt in manchen Fällen dann auch dazu, daß er einen Lautungsunterschied zu hören glaubt, wenn Wörter *verschieden geschrieben*, aber völlig *gleich gesprochen* werden (z. B. *Feld – fällt*).

Ein weiterer Bereich gegenseitiger Beeinflussung ergibt sich daraus, daß Lautsprache und Schrift in der Regel in unterschiedlicher Form in der Kommunikation gebraucht werden, zwar mit dem gleichen sprachfunktionalen System, aber in unterschiedlichen Kommunikationssituationen und auch mit unterschiedlicher kommunikativer Zielstellung.

3.2.6 Unterschiede im Gebrauch von Lautsprache und Schrift

Aus der Sicht, wie die Mittel im Prozeß der Kommunikation verwendet werden, lassen sich deutliche Unterschiede erkennen und darstellen.
Lautsprachliche Zeichen bilden ein Kontinuum. Wir glauben zwar, die einzelnen Laute oder die einzelnen Wörter *deutlich voneinander abgesetzt* zu hören (FIUKOWSKI, 1967, S. 78); eine genaue Analyse des akustischen Signals zeigt aber, daß die Klanganteile, die eindeutig zu einem Laut gehören, *kontinuierlich in den nächsten übergehen* (FANT, 1970, S. 270). Diesen objektiv nachweisbaren Verlaufsstrukturen kann gewöhnlich der auditive Analysator des Menschen nicht folgen. Perzeptive Automatismen sorgen aber dafür, daß wir das Wesentliche, das einen Laut ausmacht, erkennen und das Unwesentliche und Störende unterdrücken. Das kann bei der Umstellung des Hörens, wie es beim Erlernen einer Fremdsprache (oder auch bei der Korrektur eines Sprechfehlers) notwendig wird, erhebliche Schwierigkeiten bereiten.
Ein *Kontinuum* bildet die Lautsprache auch bei der Verbindung der Wörter innerhalb einer Sinneinheit. Während bei der Schrift, vor allem bei Druckschrift, sowohl die Buchstaben als auch die Wörter deutlich und gut erkennbar *voneinander getrennt* sind, geht der klingende Tonstrom in der Lautsprache kontinuierlich durch. Deshalb ist es notwendig, die Diskontinuität, die in der Schrift durch Trennungen und Wortabstände vorgegeben ist (in der Handschrift nur für die Wörter), in der Lautsprache zu schaffen. Bei der Perzeption müssen die einzelnen Wörter, die eine Sinneinheit bezeichnen, voneinander abgetrennt werden. Das ist ein Vorgang, der *Aktivität* verlangt. Deshalb ist langes Zuhören eine anstrengende Tätigkeit.
Daß Kinder mit der *Aufgliederung des lautsprachlichen Kontinuums*, vor allem in der Anfangsphase, ihre Schwierigkeiten haben können, zeigen die Lese-Rechtschreib-Schwachen (BECKER/SOVÁK, 1983, S. 90). Aber solche Schwierigkeiten kann auch der ganz normale Erwachsene haben, zum Beispiel, wenn er eine Fremdsprache nur von der Schrift her erlernt hat und sich dann plötzlich mit der lautsprachlichen Realität konfrontiert sieht.

3.2.7 Kommunikative Zielstellungen bei Lautsprache und Schrift

Daß die Lautsprache flüchtig, die Schrift dauerhaft und beständig ist, wurde bereits dargelegt. Es gibt aber noch weitere Unterschiede, vor allem unter kommunikativem Aspekt. Bei lautsprachlicher Kommunikation ist *dauernde ungeteilte Aufmerksamkeit* vonnöten; sonst geht ein Teil der Information unwiederholbar verloren. Um eine schriftliche Vorlage lesend zu verstehen, ist es möglich, den *Perzeptionsvorgang zu unterbrechen*, nachzudenken, in einer Pause praktische Handlungen durchzuführen und später an der gleichen Stelle weiterzulesen. Und man kann auch eine Information ein zweites oder weiteres Mal aufnehmen, beispielsweise einen Brief, einen Behördentext oder einen schwierigen Abschnitt eines Buches am nächsten Tag noch einmal lesen.

Im Gespräch ist die lautsprachliche Kommunikation in die *Umgebungssituation* einbezogen, und es ist sicher bedeutsam, daß es für beide Kommunikationspartner die gleiche Situation ist. Daher kann im Gespräch (im Gegensatz zum Ferngespräch am Telefon) die Situation gleichsam *in das Gespräch einbezogen* werden. Das macht die Verwendung des Hinzeigens an Stelle manchmal schwieriger Beschreibungen möglich.

Dadurch, daß schriftliche Zeugnisse dauerhaft sind, ist eine Trennung des entstandenen Produkts vom Akt der Erzeugung möglich. Bei sehr alten Schriftdokumenten ist es manchmal sehr schwer, die *Beziehungen zum Urheber* oder zur damaligen gesellschaftlichen Umgebung zu rekonstruieren. Bei Schriftstücken aus der Gegenwart ist dem Empfänger manchmal der Absender, der Schreiber, bekannt. Aber auch viele schriftliche Informationen, die wir im Alltag bekommen, *bleiben anonym*, vor allem amtliches Material oder Informationen in der Zeitung. Wer weiß schon, wer eine Information ausgewählt, redigiert, gekürzt, erweitert oder umformuliert hat? An der *Gestaltung eines Textes*, den wir vorgesetzt bekommen, können viele beteiligt sein.

Bei der Kommunikation im Gespräch entsteht das lautsprachliche Zeichen *unmittelbar*. Es ist konkret und individuell. Daher sind in ihm neben den sprachlich-logischen Informationen stets individuelle, sprecher- und situationsbezogene Merkmale enthalten. Was im Gespräch erzeugt wird, trägt zwangsläufig neben den sachlichen auch emotionale Merkmale. Somit schlägt es zwischen Sprecher und Hörer eine doppelte Brücke, sowohl auf rationaler als auch auf emotionaler Basis. Die schriftliche Kommunikation ist dagegen *emotionsneutral*, wenn nicht durch besondere Wörter und Wendungen die emotionale Komponente, die eine schriftliche Information auch haben kann, zum Ausdruck gebracht wird.

Das lautsprachliche Zeichen trägt Züge der Unmittelbarkeit; die schriftlichen Informationen müssen auf Abstraktheit ausgerichtet sein und sind daher vom Erzeugungsakt abgehoben, abstrahiert. Sowohl bei der lautsprachlichen wie auch der schriftlichen Kommunikation ist es möglich, auf die Fähigkeiten des Perzipienten zu vertrauen und die Information zu reduzieren (LEONTJEW, 1975, S. 138). Man kann weglassen und ganz bewußt unvollständig bleiben, ohne daß das Kommunikationsziel dadurch gefährdet wird.

3.2.8 Kürzungsformen in Lautsprache und Schrift

Das Kürzen in schriftlichen Mitteilungen ist vom Telegrammstil her bekannt. Weggelassen werden vor allem Artikel, Hilfsverben, Pronomen, Präpositionen. Die Kürzungs- oder Reduzierungsregeln in der Lautsprache folgen anderen Prinzipien. Hier muß alles erhalten bleiben, was den Akzent trägt. *Reduzierungen* können vor allem in den *unbetonten Silben*, vor allem in stehenden Redewendungen und umgangssprachlichen Formeln erfolgen (MEINHOLD, 1973, S. 67).
Das ist sehr anschaulich an *Grußformeln* zu beobachten und zu demonstrieren. Zum Beispiel wird *Guten Abend* gekürzt auf *nAmd*. Dabei bleibt von dem ersten Wort nur noch der unmittelbar vor dem Akzent gesprochene Konsonant übrig, und nach dem Akzentvokal, der als langes *a* vollständig erhalten bleibt, werden *b* und *n* ineinandergeschoben, so daß ein labialer Nasallaut entsteht. Die vier Silben der Grußformel werden auf *eine* zusammengezogen, die aber immerhin noch Merkmale von *drei* Silben enthält.
Für sich genommen ist *nAmd* eigentlich ein neues Wort. Es wird aber nicht so empfunden und ist auch nur in der *entsprechenden Situation*, eben der Begrüßung, eindeutig, dann aber eine vollständige Information.
Mit den gerade in der Umgangssprache häufigen Reduzierungen haben die Schulkinder ihre Schwierigkeiten, weil die konkrete und eigentlich vollkommen *korrekte Analyse* der lautlichen Form nie zu einer *korrekten Schriftform* führen kann. Nur mit Hilfe einer Doppeleinprägung ist diese Diskrepanz zu überwinden. Wenn auf der anderen Seite versucht wird, die Schriftform völlig korrekt auszusprechen, so führt dies zu Verstößen gegenüber der *Natürlichkeit der Sprechweise*.
Damit wird ein weiteres differenzierendes Merkmal deutlich: Die Lautsprache berücksichtigt die augenblickliche Situation und kann, wenn es diese erlaubt, unvollständig sein (HÖRMANN, 1977, S. 178). Die Schrift muß, außer in den Situationen, wo es um das Geld geht, wie beim Telegramm, *Vollständigkeit anstreben*.
Die Lautsprache ist immer *individualisiert*, die Schrift ist es nur als Handschrift, dann allerdings so stark, daß Echtheit oder Fälschung von Experten nachgewiesen werden können. Bei der Lautsprache ist der

Nachweis der authentischen Erzeugung heute noch schwierig und mit großem technischen Aufwand verbunden.
Ein wichtiger Unterschied zwischen Lautsprache und Schrift soll abschließend erwähnt werden. Lautsprachliche Kommunikation ist in bezug auf das Tempo immer *sprecherbestimmt*. Der Hörer muß sich dem vorgelegten Sprechtempo anpassen; er muß ihm folgen. Das wird von manchen Rednern, vor allem bei ungünstigen (halligen) Bedingungen für die Übermittlung, nicht beachtet. Manchmal wird es aber auch bewußt angewendet, um jemand, vor allem zum Kauf von etwas Überflüssigem, zu *überreden*. Das Sprechtempo ist dann so hoch, und die Pausen sind so gering, daß der Partner überhaupt *nicht zum Nachdenken* kommen kann. Beim Lesen, wenn also das Kommunikationsprodukt schon fertig vorliegt, *bestimmt der Leser das Tempo*, und er kann es seinem Verstehensprozeß anpassen.
Beide Kommunikationsmittel, Lautsprache und Schrift, haben gemeinsam, daß sie strukturiert sind, wenn auch ihre Struktur im einzelnen unterschiedlich ist. Die Eigentümlichkeiten der Strukturiertheit werden bei beiden Kommunikationsmitteln auf unterschiedliche Weise ausgenutzt.

3.3 Schichtenaufbau der Lautsprache

Die Lautsprache ist – im Gegensatz zur Schrift – immer unmittelbar wirksam und wird auch immer in individueller Form produziert, um so übermittelt und perzipiert zu werden. Die Merkmale des Erzeugers haften ihr an und werden mit übertragen; gerade beim spontanen Sprechen ist es das Ziel, daß ein beabsichtigter Inhalt zum Ausdruck kommt und übermittelt wird.

3.3.1 Kompliziertheit der Schichtenstruktur

Wenn der Sprecher seine Intention verwirklichen will, so geht er von einer gedanklichen Konzeption aus, die im *innersprachlichen Konzept strukturiert* und dann in einem motorischen Akt umgesetzt und realisiert wird. Dabei wirken die peripheren Sprechorgane für Atmung, Stimmgebung und Artikulation zusammen. Die Steuerung für ihr koordiniertes Zusammenwirken erfolgt zentral, und man kann sich gut vorstellen, daß sie nicht vom einzelnen Laut ausgeht, sondern von einem *intendierten Ganzen*, das als Verwirklichung der Kommunikationsabsicht realisiert werden soll (LEONTJEW, 1975, S. 34).

Das lautsprachliche Zeichen, das am Ende als einheitliches akustisches Produkt entsteht, ist reich an Merkmalen. Man kann diese Reichhaltigkeit besser verstehen, wenn man sich vorstellt, daß diese komplizierte Struktur aus übereinandergelegten Schichten besteht, die nacheinander so aufgetragen werden, daß jede Schicht ihre Besonderheiten dazugibt, aber die Eigentümlichkeiten der unteren erhalten bleiben und die Oberfläche mitbestimmen (RUBINSTEIN, 1962, S. 237).
Es wäre instruktiv, wenn es möglich wäre, für die Lautsprache insgesamt solch ein Schichtenmodell zu entwickeln. Aber ganz so einfach ist dies nicht. Die übereinander geschichteten Strukturen sind *verschieden*, je nachdem, von welchem Aspekt der Kommunikation diese betrachtet werden: aus der Sicht des *Hörers*, der ein lautsprachliches Zeichen auffaßt und verarbeitet, wobei immer die stärker inhaltsbezogene Analyse im Vordergrund steht, aus der Sicht des *externen Beobachters*, dem nur das akustische Signal zur Verfügung steht, oder aus der Sicht des *Sprechers*, der einen gedanklichen Inhalt so zum Ausdruck bringen will, daß ihn der Partner versteht.

3.3.2 Schichtenstruktur aus der Sicht des Perzipienten

Wenn der Schichtenaufbau unter dem *perzeptiven Aspekt* an die erste Stelle gerückt wird, so deshalb, weil es der Aspekt ist, mit dem das Kind zuerst in Kontakt kommt und weil er für dessen Hineinwachsen in die Sprachgemeinschaft Leitfunktion besitzt.
Durch eine Äußerung, die lang oder kurz sein kann, wird der Gedankeninhalt übermittelt. Er trägt gleichzeitig einen emotionalen Gehalt und ist mit den Merkmalen des Sprechers versehen. Oberstes Ziel einer Äußerung ist es aber, einen gedanklichen Inhalt zu übermitteln.
Deshalb muß, um zu diesem gedanklichen Inhalt vorzustoßen, der Komplex des Ausspruchs zerlegt werden. Die kleineren Einheiten, in die er aufgeteilt werden kann, *sind die Sätze*. In der Reflexion der Menschheit über sprachliche Erscheinungen hat es erhebliche Zeit gedauert, bis der Begriff des Satzes als grammatische Einheit in der Form herausgearbeitet worden ist, wie wir ihn heute ansehen, und mit Sicherheit hat dazu auch der Gebrauch der Schrift wesentlich beigetragen. Durch einen Satz wird eine Struktur mit in sich abgeschlossenen grammatisch-logischen und begrifflichen Beziehungen zum Ausdruck gebracht.
Innerhalb eines Satzes lassen sich *Wortgruppen* aussondern, in die sich die Rede zerlegen läßt. Während die Sätze meist auch durch das Gestaltungsmerkmal der *Atempausen voneinander getrennt* sind, lassen

sich die Wortgruppen durch *Staupausen* voneinander absetzen, was aber nicht zwangsläufig und nicht immer geschehen muß.
Die *Wörter* sind die wichtigsten Einheiten, die perzeptiv gesucht werden. An sie schließt sich die *Sinnerfassung* an, bei stehenden Redewendungen kann dieser Sinnbezug aber auch schon mit der Wortgruppe, dem Syntagma, verbunden sein.
Damit ein Wort aber erkannt und von ähnlich klingenden unterschieden werden kann, muß die perzeptive Analyse zu den noch kleineren Einheiten aufsteigen, den *Silben* (GABKA, 1974, S. 103) und den *Lauten*, wenn das nötig sein sollte. Wenn die Analyse voll auf die Sinnerfassung ausgerichtet ist, wird sie oft gar nicht bis zur Lauterkennung und -identifizierung vorangetrieben. Sind *genügend Merkmale* für die Sinnerfassung ermittelt, bricht die Analyse in Richtung auf die Erkennung von Einzelheiten ab.
Das kann für die begleitende Beobachtung während der Therapie ein gravierender Mangel sein, weil Fehler, die ein Patient macht, auf diese Weise überhört werden.

3.3.3 Schichtenstruktur aus der Sicht des externen Beobachters

Aus der Sicht des externen Beobachters, der mehr an der Erkennung der Besonderheiten der akustischen Struktur als an der Erfassung des Inhalts interessiert ist, wird die folgende Schichtung der Strukturen erkennbar:
Die kleinsten akustischen Strukturen können den *Lauten* zugeordnet werden, wobei allerdings auch erkennbar wird, daß die konstanten Anteile gering sind und die umfangreicheren Anteile von *Ausgleichsvorgängen* eingenommen werden. Sie lassen deutlich werden, wie sich der Klang von einem Laut zum folgenden hin verändert.
Daneben lassen sich aber schon *lautübergreifende Strukturen* erkennen, die mehrere Laute, gruppiert um ein Dynamikzentrum, zu einer mehrere Laute umfassenden Struktur zusammenschließen. Diese akustischen Strukturen entsprechen perzeptiv den Silben, die einen deutlich erkennbaren Kern haben, um den herum die Peripherie gelagert ist.
Mehrere Silben werden zu einer *Akzentgruppe* zusammengeschlossen, die durch einen Akzentgipfel bestimmt und um diesen zentriert ist. Dieser Gipfel ist durch die Intensität, bewirkt durch die Stimme, besonders gekennzeichnet. Die Akzentgruppe entspricht etwa dem Syntagma.
Sowohl bei der Silbe als auch bei der Akzentgruppe ist das Merkmal, das die Struktur zusammenschließt, die *Intensität*. Bei der Silbe wird

die Intensitätsdifferenzierung einfach mit den Abstrahlungsbedingungen für den Schall verändert. Wenn das Ansatzrohr geöffnet ist, dringt einfach mehr Schall nach außen, und es wird damit lauter. Im Zentrum einer Silbe haben wir gewöhnlich einen *Vokal*, einen Laut, der mit Öffnung des Ansatzraumes gesprochen wird.

Bei der Akzentgruppe werden die Silben dadurch differenziert, daß die *Stimmintensität variiert* wird und im Zentrum der Akzentgruppe höher ist als an deren Peripherie. Der Akzent ist weiterhin dadurch gekennzeichnet, daß die Lautmerkmale deutlich ausgeprägt sind, während sie an der Peripherie einer Akzentgruppe reduziert und stärker mit den Nachbarlauten verschränkt sind.

Die umfassendste Struktur, die im akustischen Signal gefunden werden kann, ist der *Sprechtakt*; er ist eingeschlossen von zwei Atempausen. Seine Struktur wird vor allem durch die Intonation bestimmt (GABKA, 1974, S. 175). Darunter versteht man das Zusammenwirken von *Grundfrequenzverlauf, Intensitätsverlauf* und *Variation des Sprechtempos*. unter diesen drei Merkmalen des Verlaufs ist der Grundfrequenzverlauf, die Melodie, das bedeutsamste.

Die hier genannten, größere sprachliche Einheiten umfassenden Strukturen können je nach dem Blickpunkt, unter dem sie betrachtet werden, unterschiedliche Namen tragen. Was objektiv als Grundfrequenzverlauf bezeichnet wird oder als Folge von Tönen dargestellt werden kann, erzeugt subjektiv den Eindruck einer Melodie (RUBINSTEIN, 1962, S. 272) und was objektiv als Intensitätsverlauf festgestellt werden kann, bewirkt subjektiv den Eindruck der Dynamik des Sprechens.

Vielleicht ist dem Leser dieser Analyse aufgefallen, daß in keiner Schicht der rein akustischen Struktur das *Wort* erscheint. Aber es hat keine rein akustischen Eigenschaften, durch die es von anderen Einheiten abtrennbar und unterscheidbar wäre. Deshalb ist in einem lautsprachlichen Zeichen ein Wort nur durch die Kenntnis des Inhalts zu ermitteln.

3.3.4 Schichtenstruktur aus der Sicht der Produktion

Von der *genetisch-motorischen* Seite her, wie also der Sprecher das entstehende Zeichen gestaltet, ist die Struktur der Schichten wieder etwas anders. Dies soll durch die Abbildung 2 verdeutlicht werden.

Wenn beschrieben werden soll, wie der Sprecher vorgeht, muß man zunächst voraussetzen, daß er in jedem Fall an die *Merkmale seiner Individualität* gebunden ist. Er muß mit den Hohlräumen des Ansatzrohres sprechen, die durch den Bau seiner Schädelknochen lebenslang

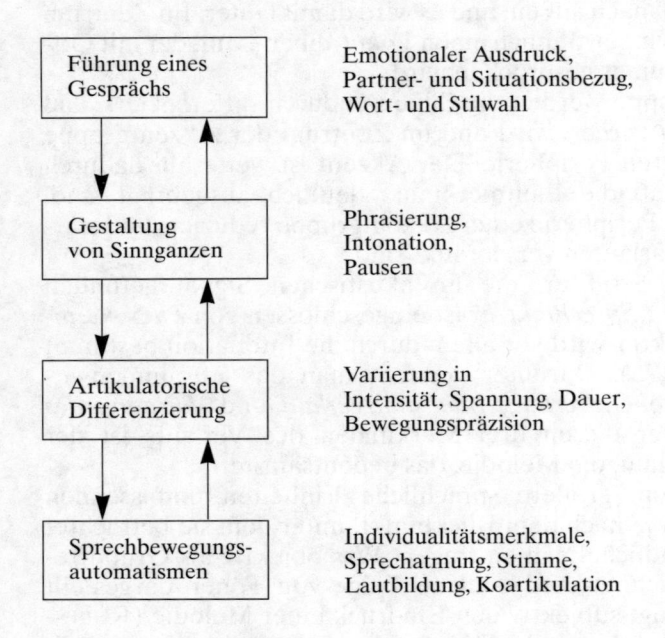

Inhalte	Merkmale
Führung eines Gesprächs	Emotionaler Ausdruck, Partner- und Situationsbezug, Wort- und Stilwahl
Gestaltung von Sinnganzen	Phrasierung, Intonation, Pausen
Artikulatorische Differenzierung	Variierung in Intensität, Spannung, Dauer, Bewegungspräzision
Sprechbewegungsautomatismen	Individualitätsmerkmale, Sprechatmung, Stimme, Lautbildung, Koartikulation

Abb. 2 Die Schichtenstruktur lautsprachlicher Äußerungen

festgelegt sind, er muß mit dem ihm zur Verfügung stehenden Luftvolumen auskommen, und auch seine *Stimme* ist an die *individuell* gegebenen Bedingungen gebunden.

Wenn ein innersprachlich gegebenes Konzept vorliegt (vielleicht ist es sogar leichter, sich vorzustellen, daß dieses sprachliche Konzept durch eine Textvorlage festgelegt ist), dann müssen Atmung, Stimme und Artikulationsorgane zu einem abgestimmten, zentral gesteuerten, *einheitlichen motorischen Programm* vereinigt werden (LINDNER, 1992, S. 27; LEONTJEW, 1975, S. 250).

Bei einem schriftlich vorgegebenen Text ist es besonders klar, daß zwei Eckvorgaben existieren: auf der einen Seite die *Reihenfolge der Laute*, durch die die Reihenfolge von Einstellungen der Sprechorgane, die durchlaufen werden müssen, festgelegt ist, und auf der anderen der *Sinngehalt*, der durch den motorischen Prozeß zum Ausdruck gebracht werden soll (LEONTJEW, 1975, S. 198).

Die Schichten, die sich dabei übereinander lagern, werden uns zum allergrößten Teil nicht bewußt. Sie beruhen zu einem großen Teil auf Automatismen und sind aus dem hörbaren Endergebnis nur dann herauszufiltern, wenn dieses Mängel aufweist.

3.3.4.1 Schicht der Lautfolge

Die unterste Schicht wird durch die *Folge der Laute* bestimmt. Sie müssen als hörbare Folge charakteristischer Klänge entstehen und werden durch ein ineinandergreifendes Gefüge harmonisch ablaufender Bewegungen erzeugt (MENZERATH, 1936, S. 252). Durch die Öffnungs- und Schließbewegungen des Artikulationstraktes werden gleichzeitig die *Abstrahlungsbedingungen* für den Schall verändert, so daß allein dadurch eine Gliederung des akustischen Signals entsteht, die perzeptiv dazu führt, daß wir *Silben* hören. (Wie diese linguistisch definiert und mit Hilfe von Regeln exakte Grenzen zwischen ihnen gezogen werden können, sind Fragen auf einer ganz anderen Ebene.)

3.3.4.2 Schicht der artikulatorischen Differenzierung

Mehrsilbige Wörter haben einen *festliegenden Akzent*. Er muß in einer übergeordneten Steuerung der harmonischen Dauerbewegung der Artikulationsorgane aufgeprägt werden. Dadurch werden die betonten Silben eines Wortes herausgehoben und besonders deutlich gekennzeichnet. Dieser höhere Steuerungsimpuls wirkt nicht auf ein einzelnes Organ allein, sondern auf die Bewegungen insgesamt, so daß die Akzente zunächst durch einen *größeren Kraftaufwand* gekennzeichnet sind. Die Folgen sind von der Atmung her in einer größeren *Stimmintensität* und im Stimmorgan als größere *Spannung der Stimmlippen* bemerkbar, die sich wiederum in einer Erhöhung der Grundfrequenz kundtut. In den Artikulationsorganen führt der erhöhte Kraftaufwand zu einer *größeren Exaktheit der Bewegungen*, und sie gebrauchen dazu in der Regel auch etwas mehr Zeit.
Ähnliche Prinzipien werden auch bei der Herausarbeitung der Schwerpunkte in Syntagmen angewendet.

3.3.4.3 Auswirkung auf die Reduzierungen

Die gleichen Verfahren, die zur Heraushebung einzelner Teile der Rede verwendet werden, lassen sich natürlich auch von der Gegenseite aus betrachten. Dann dienen diese Prinzipien dazu, im Verlauf der differenzierten Gestaltung lautsprachlicher Zeichen Teile in den Hintergrund zu rücken. Dieser Gesichtspunkt ist insofern wichtig, als die Akzente ohnehin im Blickpunkt der Aufmerksamkeit liegen. Die *nicht-akzentuierten Stellen der Rede* sind eigentlich die, die es verdienten, voll in das Licht des Bewußtseins gerückt zu werden, weil sie gewöhnlich zwar vorhanden, aber so selbstverständlich sind, daß sie oft übersehen werden und leider auch von der Forschung vielfach nicht genügend beachtet worden sind.

Gegenüber den Akzenten sind die *unbetonten Silben* durch *schwächere Intensität* gekennzeichnet, die manchmal so gering sein kann, daß sie kommunikativ völlig unwichtig und deshalb ganz weggelassen werden.

Sie haben keinen besonderen melodischen Verlauf, sondern werden in größere Strukturen *einbezogen*, so daß sie völlig unauffällig bleiben. Die Bewegungen der Artikulationsorgane werden zwar in Richtung auf die Stelle, wo der artikulatorisch-akustische Effekt erzeugt werden soll, in Gang gesetzt; aber wenn ein neuer Steuerungsimpuls kommt, so wird diese Bewegung nicht voll ausgeführt, *nur angedeutet* und zeitgleich mit anderen artikulatorischen Bewegungen *ineinandergeschoben* (LINDNER, 1992, S. 42).

Dieses Fehlen von präzisen und das Vorherrschen von nur *angedeuteten Bewegungen* ist typisch für solche Stellen der Rede, die weder einen Wortakzent noch den Akzent eines Syntagmas tragen.

Daß sie in der phonetischen Lehre so wenig Beachtung gefunden haben liegt daran, daß sie sich ohne Hilfsmittel, wie ein Tonbandgerät, nur *schwer selbst beobachten* lassen, da in dem Augenblick, wo sich die Aufmerksamkeit auf sie richtet, sofort die Exaktheit der Bewegungsvollzüge zunimmt.

3.3.4.4 Schicht der Gestaltung von Sinnganzen

Sinnganze werden durch die umfassenden Merkmale der *Intonation* bestimmt. Hierbei wirken Grundfrequenzverlauf, Intensitätsverlauf und Variation des Tempos zusammen.

Die Steuerung der Intonation geht von zwei Hauptmerkmalen aus: Dem *Sinnschwerpunkt* und dem *Ende* des Sinnganzen. Der Sinnschwerpunkt wird meist durch die folgenden Merkmale hervorgehoben: Starke Intensität, Kennzeichnung durch einen Melodiegipfel und Tempoverzögerung. Für die Kennzeichnung des Sinnganzen ist in bezug auf den Melodieverlauf die Art und Weise maßgebend, wie die nächste Sinneinheit kommunikativ angeschlossen werden soll. Das Tempo wird *gegen das Ende hin verzögert*, und die Intensität wird vermindert.

Die Sinnganzen sind – zumindest bei wohlgesetzter Rede – durch *Atempausen* voneinander getrennt, vor denen sich ganz allgemein das Sprechtempo verlangsamt.
Letztlich wird das lautsprachliche Zeichen als Ganzes und langfristig von der *Emotionalität* überlagert. Sie kommt vor allem in der Führung eines Gesprächs zum Ausdruck. Die Emotionalität äußert sich in erster Linie in Merkmalen der *Intonation*, aber auch im *Stimmklang* und im *Tempo*.
Durch eine solche Struktur von Schichten, die über die Folge von Lauten quasi darübergelegt werden, entsteht ein hochkomplexes akustisches Signal, das eben wesentlich mehr an Informationen vom Sprecher zum Hörer übermittelt, als durch die reine Folge von Lauten zum Ausdruck gebracht werden kann. Ohne die Berücksichtigung der übergeordneten Strukturen läßt sich ein lautsprachliches Zeichen nicht *kommunikativ hochwirksam* produzieren. Aus diesem Grund unterscheidet sich heute noch die natürliche, spontane Sprechweise von künstlichen Produkten, die mit Computern produziert werden.

4. Sprechen als feinmotorischer Prozeß

4.0.1 Leistungen der Körpermotorik

Wenn der Sprecher das innersprachliche Konzept entworfen hat, muß er es realisieren. Es kann nur Wirklichkeit werden, indem es über einen *motorischen Vorgang umgesetzt* wird.
Wie jedes Lebewesen vollbringt der Mensch eine Menge motorischer Leistungen, schon allein dadurch, daß er sich aufrecht hält oder seine Position im Raum verändert. Mit Hilfe seiner Motorik leistet er Arbeit, manchmal sogar schwere Arbeit (LURIJA, 1970, S. 213).
Im allgemeinen hat die Motorik das Ziel, Widerstände zu überwinden oder gegen Kräfte der Natur, wie die Schwerkraft, anzugehen. Deshalb ist das Muskelsystem des Menschen darauf ausgerichtet, mit Körperkraft die Verhältnisse in der Umgebung *umzugestalten*.
Je mehr Körperkraft einerseits und Geschicklichkeit andererseits dem Menschen zur Verfügung stehen, desto leichter fällt es ihm, eine kraftaufwendige Leistung zu vollbringen, vor allem bei der Arbeit (RUBINSTEIN, 1958, S. 677). Das war in früherer Zeit besonders wichtig; heute stehen für die Umgestaltung der Natur Maschinen mit so großen Kräften zur Verfügung, daß der Mensch dagegen als Zwerg erscheinen muß. Für den Alltag haben wir Situationen geschaffen, die einen auf einen normalen Menschen abgestimmten Kraftaufwand erfordern. Das Gehen und das Treppensteigen gehören dazu (LEONTJEW, 1975, S. 29).
Auch das *Sprechen* ist eine *motorische* Leistung, und es wird, wenigstens zu einem Teil, mit Organen vollbracht, die zu der Körpermuskulatur gehören, deren Aufgabe es ist, natürliche Widerstände zu überwinden. Die Organe des *Mundraumes* gehören ursprünglich zu den Organen für die *Nahrungsaufnahme*. Dabei müssen manchmal erhebliche Kräfte aufgewendet werden; es sei hier nur an die Zerkleinerung von altbackenem Brot gedacht.
Auch mit der Atmungsmuskulatur kann ein erheblicher Druck erzeugt werden. Das Aufblasen einer Luftmatratze beispielsweise erfordert ihn.
Wenn wir sprechen, so ist das zwar auch ein motorischer Vorgang. Und er wird von Muskeln mit dem Ziel vollzogen, einen Effekt zu errei-

chen. Das hat die Sprechmotorik mit der Körpermotorik gemeinsam. Der große Unterschied zwischen beiden liegt darin, daß die *Sprechmotorik nur ganz geringe Kräfte* braucht, um die Organe in Spannung zu halten und deren Lage zu verändern.

4.0.2 Feinmotorische Prozesse beim Sprechen

Im Gegensatz zur Körper- ist die Sprechmotorik darauf ausgerichtet, *Einstellungen* der Sprechorgane mit *hoher Präzision* und *genauer Koordinierung* nach dem *Prinzip des geringsten Kraftaufwandes* zu erreichen. Wird der Unterkiefer, der bei der Nahrungsaufnahme mit hohem Kraftaufwand gefordert wird, in die Sprechbewegungen einbezogen, so darf er sein Kraftpotential nicht ausnutzen, sondern er muß sich mit geschmeidigen Bewegungen in den koordinierten Gesamtprozeß einfügen.

Daher rechnet man im Gegensatz zur kraftaufwendigen Körpermotorik die Sprechmotorik auch zu den *feinmotorischen Prozessen*. Dazu gehören auch die schnellen Augenbewegungen oder die komplizierten Bewegungen der schreibenden Hand, die *Graphomotorik* (WEIGL, 1972, S. 66).

Mit der Muskulatur, durch die die Sprechorgane bewegt werden, kann man viel mehr Kraft aufwenden, als dies für das Sprechen notwendig ist. Das kann unter Umständen bei einer therapeutischen Maßnahme hinderlich sein, wenn der Patient versucht, seine Organe bewußt einzusetzen, und glaubt, mit erhöhtem Kraftaufwand, dieses Ziel erreichen zu können. Sowohl bei der Atmung, in der Stimmbildung als auch in der Artikulation ist ein überhöhter Kraftaufwand störend.

4.1 Sprechen als individuelle Leistung

4.1.1 Individualität der anatomischen Ausstattung

Das Sprechen entsteht in einer *mehrstufigen Synkinese* (s. Kap. 3), wobei ein an der Lautfolge orientiertes Konzept in bezug auf die Herausarbeitung inhaltlicher Schwerpunkte profiliert wird. In diesen Prozeß geht auch die emotionale Überformung mit ein.

Was als lautsprachliches Zeichen, als akustisches Gesamtprodukt dabei entsteht, ist an die individuellen anatomischen und physiologischen Bedingungen gebunden, mit denen der Sprecher ausgestattet ist. Die Sprechorgane jedes einzelnen Menschen sind zwar untereinander ähnlich, aber nicht vollkommen gleich. Auch die Gesichter sind sich nur ähnlich und weisen, sowohl im Aussehen, d. h. in ihren Proportionen, als auch in ihrer Beweglichkeit, charakteristische *individuelle Besonderheiten* auf.

Wenn wir Gesichter als durchaus eigentümlich akzeptieren, so muß man sich erst zu dem Analogieschluß durchringen, daß die individuelle Eigenart auch für die Sprechorgane vorhanden ist und sich in typischen *Individualmerkmalen* beim Sprechen äußert (LEONTJEW, 1975, S. 253). Die äußerlich sichtbare Individualität setzt sich innen fort. Gewiß sind diese Unterschiede nicht groß, aber sie sind konstatierbar, und jeder Sprecher muß mit der ihm zur Verfügung stehenden anatomischen Grundausstattung zurechtkommen.

Und jeder Sprecher muß auch den *Wandel* akzeptieren, den seine Sprechorgane im Laufe seines Lebens durchmachen. Das Kind wird mit wesentlich kleineren Sprechorganen geboren, als sie der Erwachsene hat. Sie wachsen, wie der gesamte Körper, und im Greisenalter setzt ein Abbau ein: Die Knorpel verlieren ihre Elastizität, die Bänder werden schlaff.

Gewöhnlich erfolgen diese entwicklungsbedingten Veränderungen sehr langsam, für den einzelnen unmerklich, so daß sich die Vorstellungen für die Aufgabenbewältigung diesen anpassen können. Die durch die Schädelform vorgegebenen *Hohlraumkonturen* bleiben konstant, sobald die Wachstumsphase abgeschlossen ist. Aber auch sie tragen individuelle Merkmale: Manche haben einen hohen Gaumen, manche einen breiten.

4.1.2 Entwicklung der feinmotorischen Steuerung

Das Kleinkind bewegt seine Sprechorgane *zunächst spielend* und später, um etwas Hörbares zu erzeugen. Man kann davon ausgehen, daß sich die ganz frühen Stadien auf *angeborene Verhaltensweisen* stützen (KLIX, 1980, S. 108). Die Willkürbewegungen, die dabei vollzogen werden, brauchen kein Vorbild, und sie müssen auch nicht als Bewegungen einzelner Organe vollzogen werden. Die Bewegung jedes einzelnen Sprechorgans geht in den *koordinierten Bewegungsvollzug* ein. Diese Bewegungen sind das Ergebnis eines umfassenden Lernprozesses (SCHMIDT-KOLMER, 1986, S. 224), der sich an dem Klang, der dabei entsteht, orientiert.

Wie es im einzelnen die Sprechorgane *bewegt*, wie es sie miteinander *koordiniert* und wo es in seinem individuellen Bewegungsvollzug deutlich gegenüber einem anderen abweichen könnte, das wird weder dem Kind noch später dem Erwachsenen bewußt. Der Sprecher entwickelt ein *motorisches Programm*, das nur auf seine ihm indivi-

duell zur Verfügung stehenden Sprechorgane zugeschnitten ist. Dabei muß er die Bewegungen in die vorgegebenen Hohlraumkonturen einpassen. Wenn das Gaumendach sehr hoch ist, muß die *Zunge große Wege* zurücklegen. Und wenn das Gaumensegel kurz ist, muß es sich mit größerer Spannung heben, um einen vollständigen Abschluß zu erreichen, als wenn es ausreichende oder überschießende Länge hätte.
Auf diese Weise eignet sich der Sprecher einen individuellen Vollzug von Sprechbewegungen an, der für seine Sprechorgane typisch ist und der *am akustischen Gesamteffekt* orientiert ist. Er entwickelt individuelle Bewegungsmuster.
Was als lautsprachliches Zeichen erzeugt wird, ist gleichzeitig für viele hörbar. Es wird, da es vom eigenen Körper unabhängig geworden ist, auch fixier- und registrierbar; es läßt sich von der akustischen in eine andere Energieform umsetzen.
Was an *Bewegungen* beim Sprechen vollzogen wird, ist anderen nur in dürftigen Ausschnitten unmittelbar zugänglich: Manche Bewegungen, so des Unterkiefers und der Lippen, sind sichtbar. Dageben bleiben die wesentlichen Bewegungen im Inneren der Mundhöhle, vor allem der *Zunge*, aber auch die *Einstellbewegungen im Kehlkopf* oder die Bewegungen des *Zwerchfells* bei der Atmung, dem Auge des Betrachters verborgen. Aber gerade sie haben einen wesentlichen, wenn nicht entscheidenden, Anteil am entstehenden akustischen Produkt. Das Erlernen der Bewegungen »besitzt den Charakter eines blinden ... Suchens« (SIMONOV, 1982, S. 66), vor allem, da sich die Bewegungen am akustischen Ergebnis orientieren.

4.1.3 Sprechen als individuelle feinmotorische Leistung

Der Komplex der feinmotorischen Bewegungen, der vom Sprecher vollzogen wird, ist eine individuelle Leistung, in deren Zustandekommen der Sprecher gewöhnlich nur sehr geringe Einblicke hat. Im Grunde braucht er diese Einblicke auch nicht, da er in erster Linie am *kommunikativen Erfolg interessiert* ist und Lautsprache zu diesem Zweck erzeugt.
Entspricht das akustische Ergebnis nicht den intendierten Vorstellungen, so wird er versuchen, es entsprechend zu korrigieren, beispielsweise in einer Störschallsituation die Stimmintensität erhöhen.
Der Sprecher verläßt sich voll und ganz auf die individuellen motorischen Muster, die er sich erworben hat und die ihm als Automatismen zur Verfügung stehen. Mehr ist nicht nötig.

4.1.4 Schwierigkeiten des therapeutischen Eingriffs

Muß jedoch der Therapeut eingreifen, dann steht er vor einer *komplizierten Aufgabe*. Er muß dort etwas anbilden, verändern oder umstellen, wo der Sprecher bisher keine, ungenügende oder *andersartige Automatismen* entwickelt hat. Diese Umstellungen haben weder ein optisches noch als Einzelbewegungen ein akustisches Korrelat.
Deshalb ist es notwendig, daß der Therapeut den Vorgang des *Zusammenspiels der feinmotorischen Bewegungs- und Koordinationsvorgänge*, die dem Bewußtsein gemeinhin entzogen sind, *voll durchschaut*. Er muß sie kennen, um dann entscheiden zu können, ob und an welcher Stelle er für die Korrektur und die Einübung neuer Automatismen das Bewußtsein seines Patienten einbezieht und in welchem Grade. Er muß also viel mehr kennen und beherrschen als der Patient, muß sich gleichsam in die *Individualität der motorischen Muster* seines Patienten hineinversetzen können.

4.2 Sprechorgane und Sprechleistung

4.2.1 Geräuscherzeugung als Ergebnis der Artikulation

Das lautsprachliche Zeichen, das im Vollzug der Sprechbewegungen erzeugt wird, enthält Bestandteile, die als Klänge und als Geräusche gekennzeichnet werden. Wenn auch bei den einzelnen Sprachen die Arten der *Klänge* und *Geräusche* sowie die Übergänge zwischen ihnen recht verschieden sein können, die grundsätzliche Differenzierung gibt es in allen Sprachen. Auch schon bei den Primaten lassen sich grundsätzlich solche Unterscheidungen treffen.
Bei den artikulatorischen Geräuschen, die wir als *Geräuschlaute* oder *Konsonanten* bezeichnen, werden die Artikulationsorgane dazu verwendet, den Ausatmungsluftstrom so einzuengen oder zeitweilig zu stoppen, daß ein *hörbarer Effekt* entsteht, in der Regel ein Geräusch. Die Stärke des Luftstromes muß dabei genau mit der Position der Sprechorgane, die die Einengung des luftführenden Kanals bewirken, abgestimmt sein. Wie diese Hemmstellen gebildet werden, ist in jedem guten Phonetiklehrbuch ausführlich dargestellt (z. B. v. ESSEN, 1966; LINDNER, 1981; NEPPERT/PÉTURSSON, 1991).
Zur Konsonantenbildung ist eine gut abgestimmte Koordination nicht nur der Sprechorgane erforderlich, die unmittelbar an der *Bildung der Hemmstelle* beteiligt sind, sondern auch derjenigen, die dafür sorgen müssen, daß der Luftstrom mit dem notwendigen Druck an diese

Hemmstelle herangeführt wird. Der Anteil des Kehlkopfes an der Bildung *stimmhafter* und *stimmloser Konsonanten* wird meist als selbstverständlich vorausgesetzt. Er soll hier ausdrücklich erwähnt werden.

4.2.2 Vokalbildung als Hohlraumgestaltung

Aus der Sicht der Bewegungen der Sprechorgane ist die Erklärung für das Entstehen der Vokale schwieriger. Für deren Erzeugung wird der Hohlraum der Rachen-, Mund- und Nasenhöhle zum *Mitschwingen*, zur *Resonanz*, gebracht. Dieser Hohlraum ist aber weder sichtbar noch greifbar. Es ist der *luftgefüllte Hohlraum*, der durch die Sprechorgane begrenzt wird. Diese sind sichtbar, aber sie sind akustisch nicht wirksam. Das, was von ihnen umschlossen und von der Ausatmungsluft durchströmt wird, ist akustisch wirksam, aber eben nicht sichtbar.
Wenn ein luftgefüllter Hohlraum zur Resonanz angeregt wird, entsteht ein Klang, dessen Eigenart von der *Art der Anregung*, von der *Größe* und der *Form* dieses Hohlraumes abhängig ist. Bei Blasinstrumenten wird meist ein langgestreckter Hohlraum verwendet, dessen Wirksamkeit durch die Veränderung seiner Länge verändert wird. Bei der Blockflöte ist dies gut zu beobachten.

4.2.2.1 Organe, die den Ansatzraum begrenzen

Der *Ansatzraum oberhalb der Glottis* läßt sich in der Länge nur geringfügig verändern, indem die Lippen vorgestülpt oder zurückgezogen werden, oder indem der Kehlkopf gesenkt oder gehoben wird. Die hauptsächliche Veränderung der Wirkung des menschlichen Resonators erfolgt vor allem durch *Veränderungen des Volumens an einer bestimmten* Stelle des Hohlraumes.
Dazu haben wir aber in unserer kulturellen Umwelt kaum analoge Beispiele. Die Organe, die für die Veränderung der Klangwirkung verwendet werden, sind vor allem die Lippen, der Unterkiefer, die Zunge und das Gaumensegel. Die Bewegungen der Lippen lassen sich hervorragend beobachten, auch die des Unterkiefers, wenn man darauf achtet. Dagegen ist die Zunge bei ihren wesentlichen klangverändernden Aktivitäten nicht zu beobachten, und das Gaumensegel, das über die resonatorische Einbeziehung der Nasenhöhle entscheidet, schon gar nicht.
Aber selbst wenn wir sie beobachten könnten, um damit eingehendere Vorstellungen über ihr Bewegungsverhalten bei der Bildung

unterschiedlicher Vokale zu gewinnen, sind die Bewegungen von Lippen, Unterkiefer, Zunge und Gaumensegel nur die mittelbare, nicht aber die unmittelbare Ursache für das Entstehen vokalischer Klänge.

Und noch eine Schwierigkeit: Wenn die Sprechorgane für die Bildung eines bestimmten Vokals, beispielsweise eines langgezogenen *o* beim Staunen, eingestellt werden, so bleiben sie für die Dauer dieses Lautes in ihrer Position und behalten ihre Einstellung bei. Wenn sie sich aber aus dieser Stellung *entfernen*, so verändern sie damit zwangsläufig die Begrenzung des Hohlraumes und verursachen eine *Veränderung des erzeugten Klanges*.

Auf die Beziehungen zwischen den Bewegungen der Sprechorgane und den Klangveränderungen soll im Abschnitt 4.3 eingegangen werden.

4.2.2.2 Der Hohlraum als akustisch wirksamer Resonanzkörper

Der Hohlraum, vor allem der Mund-, weniger der Rachenhöhle, wird durch die *beweglichen Artikulationsorgane*, die Lippen, den Unterkiefer, die Zunge und das Gaumensegel in seinem Volumen und in seiner Gestalt verändert. Den Hohlraum begrenzen aber auch die Organe, die sich nicht aktiv bewegen können: Der Oberkiefer, das Gaumendach, die Wangen, die hintere Rachenwand, die Gaumenbögen. Alle diese Organe tragen schon allein durch ihr Vorhandensein mit zur Resonanzwirkung bei. Aber sie können die Wirkung des Hohlraumes nicht aktiv verändern.

Für die Einstellungen der beweglichen Sprechorgane haben sie aber insofern eine Bedeutung, als sie durch ihre Form die *beweglichen Sprechorgane zwingen* in dem einen Fall *große Wege* zu gehen, in einem anderen *kleinere Bewegungen* zu machen, um die entsprechenden klanglichen Effekte zu bewirken.

4.3 Bedeutung und Rolle der Sprechbewegungen

4.3.1 Kennzeichnung feinmotorischer Bewegungen

Bei den Sprechbewegungen brauchen im Gegensatz zu den Bewegungen des Körpers keine Kräfte eingesetzt zu werden, um Widerstände zu überwinden. Sie müssen aber so ausgeführt werden, daß die Organe genau zum richtigen Zeitpunkt an dem Ort sind, wo sie gebraucht werden.

Der *Zeitpunkt* muß dabei auf den *Bruchteil einer Sekunde* genau getroffen werden, und der Ort hat manchmal nur Toleranzen, die sich in Millimetern messen lassen.
Die Sprechbewegungen werden also mit *geringem Kraftaufwand*, dafür aber mit *hoher Präzision* ausgeführt. Sie benötigen nur den Kraftaufwand, der für ihre Formveränderung nötig ist. In diesem Bewegungsvorgang wird aber hohe *Treffsicherheit* verlangt. Eine spätere *Korrektur oder Nachbesserung*, wie sie bei einer nicht ganz gelungenen Ausführung denkbar wäre, ist wegen der Kürze der Zeit, die zur Verfügung steht, nicht möglich.

4.3.2 Die Ansteuerung einer Zielposition

Denken wir an Zungenbewegungen, beispielsweise eine beabsichtigte Hebung der Zungenspitze, um den Artikulationsraum zu verschließen, wie es bei einem *t* notwendig ist, so muß diese Hebung schnell, zuverlässig und präzis erfolgen. Die korrekte Ausführung der Bewegung muß außerdem so erfolgen, daß sie von *unterschiedlichen Ausgangslagen* her erreicht wird. Der Bewegungsvollzug im einzelnen ist unterschiedlich, je nachdem, wo sich die Zunge vorher befand. War die Zunge vorher vorn (beim *t* in *mit*), so ist der Verschluß relativ leicht durch *einfache Hebung* zu erreichen. War die Zunge vorher aber nach hinten verlagert (beim *t* in *gut*), so muß die Hebung der Zungenspitze mit einer *Vorverlagerung der gesamten Zungenmasse* verbunden sein.
Dieses Erreichen einer bestimmten einzunehmenden Position wird als *Ansteuerung* bezeichnet. Diese Ansteuerung einer Position von bestimmten Ausgangslagen aus macht die Beschreibung der Bewegungen, die beim Sprechen vollzogen werden, kompliziert. Dazu kommt noch, daß man durch Selbstbeobachtung nur unzureichend Einblick erhalten kann.
Die Schwierigkeiten, detaillierte Einsichten in den ineinander gefügten Bewegungsvorgang zu erhalten, werden noch dadurch vergrößert, daß sich *gleichzeitig mehrere Organe* bewegen, teilweise auch noch mit *unterschiedlichem Tempo* und mit einer unterschiedlichen Bedeutsamkeit für den Gesamtklang, der entsteht.

4.3.3 Komplexe Ansteuerung im sprechmotorischen Gesamtprozeß

Wenn der Entwurf eines innersprachlichen Konzepts so realisiert werden soll, daß es sich mit dem Modell des inneren Sprechens deckt (LEONTJEW, 1975, S. 181), müssen die Bewegungen so ausgeführt werden, daß nacheinander verschiedene Klangeffekte entstehen, die vom Partner als Laute aufgefaßt werden (HOFFMANN, 1975, S. 14). Dazu sind rasche, ineinandergefügte *Ansteuerungsbewegungen* der Sprechorgane erforderlich. Eine ungefähre Vorstellung von den hohen Leistungen der Sprechmotorik bekommt man, wenn man weiß, daß beim normalen Sprechen in einer ganz gewöhnlichen Unterhaltung in jeder Sekunde 15 bis 20 Laute übermittelt werden.

Das bedeutet aber, daß in einer Sekunde auch 15 bis 20 Laute mit ihren *unterschiedlichen Klangeffekten nacheinander* erzeugt werden müssen, und es bedeutet gleichfalls, daß die für jeden Klangeffekt notwendigen Organe in der beabsichtigten Reihenfolge in die Positionen gebracht werden, die zur Erzeugung notwendig sind.

Die Bewegungen müssen also, wie schon gesagt, mit *hohem Tempo* und mit *hoher Treffsicherheit* erfolgen, weil eine Nachbesserung nicht mehr möglich ist. Deshalb erfolgt die Steuerung in Komplexen, die eine ganze Silbe, manchmal sogar größere Einheiten umfassen (LEONTJEW, 1975, S. 198). Falsche Ansteuerung führt manchmal zur Falschbildung von Lauten, die dem Sprecher bewußt wird, manchmal auch nur dem Hörer. Es kann aber auch sein, daß durch eine solche falsche Ansteuerung der ganze Bewegungskomplex zerfällt und die Redetätigkeit unterbrochen wird.

4.3.4 Gegenläufige Steuerung

Ein solcher Zerfall wird bei »Zungenbrechern« bewußt provoziert. Werden Zungenbrecher genau analysiert, dann zeigt sich, daß ihr Wesen darin besteht, *unterschiedliche Ansteuerungsmuster* der gleichen Organgruppen gegeneinander zu setzen.

Besonders deutlich ist diese *gegenläufige Ansteuerung* in dem bekannten Zungenbrecher »*Rotkraut bleibt Rotkraut und Brautkleid bleibt Brautkleid*« zu erkennen.

Einmal sind schon die Diphthonge in ihrem Wechsel schwierig; sie gehen von der *gleichen Ausgangslage* aus, haben aber verschiedene *Zielpunkte*, die mit unterschiedlicher Zungenverlagerung verbunden sind. Beim *au* wird die Zunge insgesamt nach hinten, beim *ei* nach vorn verlagert. Aber diese Schwierigkeit allein ließe sich meistern.

Nun aber werden diese unterschiedlichen Diphthonge jeweils durch Konsonantenfolgen angesteuert, die sich in unterschiedlicher Weise verbinden: *bl, br, kl, kr*. (Aus dieser Sicht wäre die Schwierigkeit noch größer, wenn statt *Rotkraut Blaukraut* gefordert würde.)

Gerade durch die *schnelle Umstellung* der *gleich beginnenden* Steue-

rung entstehen dann die Entgleisungen, die bemerkt werden und zum Abbruch der Sprechhandlung führen.
Glücklicherweise sind nicht alle Vorgänge der Ansteuerung beim Sprechen als Zungenbrecher angelegt, sondern die Impulse an die Organe sind verteilt; doch sind auch die Forderungen an die Steuerung bei den Bewegungsvollzügen sehr hoch.

4.3.5 Komplexe Ansteuerung der Sprechorgane

Das kommunikative Ziel des Sprechers ist es, daß ein bestimmter akustischer Effekt oder eine Folge differenzierter akustischer Effekte entsteht, die geeignet ist, die dem gedanklichen Inhalt entsprechende Information zu übermitteln. Der Sprecher verfolgt im Grunde überhaupt nicht das Ziel, bestimmte Bewegungen mit seinen Sprechorganen auszuführen, sondern er hat Vorstellungen von dem *Klang*, der erzeugt werden soll. Bei der Ausführung der Bewegungen stützt er sich auf Vollzüge, die als Automatismen realisiert werden. Wie dies im einzelnen geschieht, bleibt ihm verborgen und im Grunde auch gleichgültig, wenn nur das *intendierte akustische Produkt* mit seinen Vorstellungen übereinstimmt. Seine Zielstellung ist nicht auf die Einzelheiten der Realisierung, sondern auf den *entstehenden Gesamteffekt* gerichtet.
Der Gesamtentwurf für die Äußerung, soweit sie überblickbar ist, wird als Ganzes konzipiert und dann nach dem *topologischen Prinzip* ausgefüllt (LEONTJEW, 1975, S. 39). Dieses topologische Prinzip, das allgemein für die Bewegungen lebender Organismen Gültigkeit hat, wird von LEONTJEW folgendermaßen veranschaulicht: »Niemand von uns wird Schwierigkeiten haben, einen fünfzackigen Stern zu zeichnen, und doch läßt sich mit Bestimmtheit voraussagen, daß die Zeichnung nur in topologischer, nicht aber in metrischer Hinsicht einer Prüfung standhalten wird.« (1975, S. 29).
Nach diesem Prinzip erfolgt auch die Ansteuerung der Organe, die *auf unterschiedlichen Nervenbahnen* die notwendigen Impulse für die Bewegungen erhalten, als Gesamtkomplex. Dabei wird das *unterschiedliche Tempo*, das die Organe beim Sprechen ausführen können, *vorausgreifend so berücksichtigt*, daß sie genau zum richtigen Zeitpunkt am richtigen Ort sind, um an dem beabsichtigten Effekt mitzuwirken.
Die Bewegungen, die vollführt werden müssen, um die Folge akustischer Effekte zu erzeugen, die das lautsprachliche Zeichen repräsentieren, bleiben für das Bewußtsein des Sprechers völlig im Untergrund. Über sie lassen sich nur Aussagen gewinnen, indem sie systematisch registriert und beim Sprechen regelrecht beobachtet werden. Davon wird später im Kapitel 6 noch ausführlich die Rede sein.

4.3.6 Erlernen komplexer Ansteuerungen

Der *Lernvorgang des Kindes* orientiert sich genau so, wie die Zielvorstellung des Erwachsenen, am *akustischen Effekt*. Beobachtet man aber die Bewegungen, die das Kind vollführt, kann man feststellen, daß zunächst einfache Bewegungen der Sprechorgane vollzogen werden, die sich aber bereits in der Lallphase vervollkommnen und weiter so differenzieren, daß das Kind im Alter von etwa zwei Jahren die für die Realisierung komplizierterer lautsprachlicher Zeichen notwendigen Fertigkeiten erlangt hat (LINDNER, 1969, S. 204; SCHMIDT-KOLMER, 1986, S. 224). Dies allerdings nur unter *zwei Voraussetzungen*: Daß das Kind über *normale Analysatoren* und genügend *leistungsfähige Sprechorgane* verfügt und daß es in einer die *Lautsprache gebrauchenden*, das Kind einbeziehenden Familiensituation aufwächst.

4.3.7 Klangveränderungen als Folge artikulatorischer Bewegungen

Im vorhergehenden Abschnitt (4.2.) war dargelegt worden, daß zur Bildung von Konsonanten eine bestimmte Hemmstelle für den Luftstrom bei der Ausatmung gebildet werden muß, und zur Bildung der Vokale eine typische Hohlraumgestalt des Ansatzraumes.
Andererseits wurde jetzt festgestellt, daß sich, um eine Lautfolge zu erzeugen, die Sprechorgane *im Verbund bewegen* müssen (MENZERATH, 1936, S. 253). Um in der Position zu sein, damit ein beabsichtigter akustischer Effekt entsteht, ist es notwendig, daß sich die Organe dorthin begeben; sie müssen sich bewegen. Ruckartige Veränderungen der Position kann es nicht geben. Wenn diese Bewegungen auch sehr schnell erfolgen, sie brauchen für den Übergang von einer Position in eine andere etwas Zeit. Und bei dem Tempo, in dem die Lautfolgen sprachlicher Zeichen für die Kommunikation produziert werden, steht recht wenig Zeit zur Verfügung. *Diese Ortswechsel vollziehen sich sehr schnell.*
Im Kapitel 4.2 war festgestellt worden, daß zur Erzeugung eines bestimmten Vokals eine bestimmte Form des von den Artikulationsorganen umschlossenen Hohlraumes notwendig ist. Wenn sich jetzt ein Organ, beispielsweise die Zunge, in eine andere Position bewegen muß, weil es zur Bildung des nächsten Lautes dort gebraucht wird, muß es sich *bewegen*. Damit aber können die Bedingungen, eine bestimmte Hohlraumgestalt beizubehalten, nicht mehr eingehalten werden: Der Vokal verändert *im Übergang zu den Nachbarlauten* sei-

nen Klang (GABKA, 1974, S. 97). Jede *Bewegung der Artikulationsorgane* führt zu einer Veränderung der Hohlraumgestalt des Ansatzraumes, und diese *bewirkt eine Klangveränderung*. Bewegung und Klangveränderung hängen also zwangsläufig zusammen, sind Ursache und Wirkung.
Wenn sich also beim Sprechen ständig Bewegungen der Sprechorgane vollziehen, so müssen auch ständig Veränderungen des Klanges entstehen. Sie müßten, wenn dieser Schluß richtig ist, auch im akustischen Signal nachweisbar sein, und wir müßten sie auch hören.
Aber gerade das letztere ist nicht der Fall. Gemeinhin hören wir von diesen Klangveränderungen nichts, sondern das lautsprachliche Zeichen erscheint uns als eine diskrete Folge von Klängen und Geräuschen, die den Lauten direkt zugeordnet werden können. So entsteht perzeptiv der Eindruck einer klar gegliederten Lautfolge.
Wenn das akustische Signal genau analysiert wird, so lassen sich mit den heutigen Analysegeräten diese Klangveränderungen sehr deutlich nachweisen (FANT, 1970, S. 249; LINDNER, 1981, S. 278). Man kann auf Grund dieser Analysen auch sagen, daß das ganze lautsprachliche Zeichen aus einer *Folge von Ausgleichsvorgängen* zwischen unterschiedlichen akustischen Effekten besteht. Obwohl wir sie perzeptiv nicht wahrnehmen, existieren diese ständigen *Klangveränderungen objektiv*.

4.3.8 Widerspruch zwischen objektiver Analyse und subjektivem Eindruck

Wenn aber ständige Klangveränderungen objektiv nachgewiesen werden können, so ist es erstaunlich, daß wir von diesen nichts bemerken. Die Ursache liegt im *begrenzten zeitlichen Auflösungsvermögen* unseres auditiven Analysators. Wie jeder Analysator hat auch der auditive eine zeitliche Grenze, unterhalb der die einzelnen Eindrücke nicht mehr getrennt werden können, sondern zu einem *Gesamteindruck* verschmolzen werden.
Die Erklärung dieses Phänomens fällt beim visuellen Analysator leichter; auch er hat eine solche Grenze. Wird im Dunklen ein Streichholz im Kreis bewegt, so erscheint dem Betrachter ein *leuchtender Kreis*. Das Auge kann der schnellen Bewegung nicht folgen und verschmilzt die einzelnen Ortspunkte zu einer geschlossenen Bahn. Beim Film werden dem Betrachter nacheinander einzelne Bilder gezeigt, die in einer dazwischenliegenden Dunkelphase gewechselt werden. Der Betrachter merkt von dieser zwischenzeitlichen Verdunkelung überhaupt nichts, und die Veränderungen von einem Bild zum nächsten werden

als Bewegungen empfunden. Der Betrachter unterliegt einer geschickten optischen Täuschung.
Bei der Perzeption schnellveränderlicher Schallstrukturen wird das zeitliche Auflösungsvermögen des auditiven Analysators unterschritten. Das Erkennungsvermögen reicht nur noch aus, um *in dem akustischen Signal Höhepunkte* zu erkennen und zu identifizieren. Das sind solche Merkmale, die den Lauten entsprechen.
Man kann diesen Sachverhalt auch anders ausdrücken: Die Bewegungen der Sprechorgane vollziehen sich so schnell, daß die erzeugten Klangveränderungen so rasch erfolgen, daß sie unterhalb der zeitlichen Auflösungsgrenze des auditiven Analysators liegen.
Nun sind aber nicht *alle* Bewegungen der Sprechorgane solch schnelle Bewegungen. Manche vollziehen sich mit ausgesprochener Behäbigkeit, wenn man nur genau hinsieht. Ein Beispiel soll dies erläutern: In einem Dialog will jemand Zustimmung äußern und beabsichtigt, »akzeptiert« zu sagen, aber der andere muß unbedingt noch eine Bemerkung anhängen, die jedoch nichts wesentlich Neues bringt. Dann kann man beobachten, wie der Partner ganz langsam den Mund öffnet und schon die Zunge flach legt, um sofort antworten zu können. Diese Bewegungen erfolgen *gemächlich, aber sie sind nicht hörbar*, weil der sich langsam in seiner Gestalt verändernde Hohlraum nicht vom Stimmklang zur Resonanz angeregt wird. Bei allen vokalanlautenden Wörtern vollziehen sich solche Einstellbewegungen der Artikulationsorgane ohne Resonanz, gleichsam *»im Schatten« der Stimmbeteiligung*. Dann haben die Bewegungen keine akustische Wirkung nach außen.
Ein zweites Prinzip im Zusammenspiel der Bewegungen der Organe läßt sich konstatieren: An jedem zukünftigen akustischen Effekt sind nicht alle Organe beteiligt. Wie in einem Orchester, so haben manche Sprechorgane auch eine Pause, wo sie nicht direkt gebraucht werden. Aber sie werden in einer zukünftigen Phase beteiligt sein. Dann benutzen sie die Möglichkeit, zu einer *vorbereitenden Bewegung* auf diese zukünftige Position hin. Und wenn ein Organ, das für die Bildung eines Lautes in einer bestimmten Position gebraucht worden war, beim nächsten Laut unbeteiligt ist, dann hat es genügend Zeit, *sich aus der eingenommenen Position langsam zurückzuziehen.*
Diese langfristig *vorbereitenden* und *nachwirkenden Bewegungen* sind aber nur dann möglich, wenn das lautsprachliche Zeichen *als Ganzes* geplant und *ausgeführt* wird. In diesem Zusammenhang spricht man von *motorischen Mustern* (LEONTJEW, 1975, S. 251). Welchen Umfang diese motorischen Muster haben, ist noch nicht völlig geklärt; wahrscheinlich umfassen sie in der Regel eine *Silbe*. Es gibt aber auch Anzeichen dafür, daß sie den Umfang einer Silbe überschreiten.

4.3.9 Schichten der Feinmotorik beim Sprechen

Die Bewegungsvollzüge, die letztlich die Lautfolge in hörbare Effekte umformen, werden durch *übergeordnete Gestaltungsmerkmale* des Sprechens überlagert. Sie äußern sich darin, daß in den *Aktzentsilben*, die kommunikativ wichtig sind, die intendierten Bewegungen *sorgfältig bis zum Ende ausgeführt*, in den unbetonten Stellen der lautsprachlichen Zeichen aber nur *angedeutet* werden. Dort kommt es dann auch dazu, daß die Steuerungsimpulse für die einzelnen Organe schon auf halbem Wege *abgebrochen* und in einen anderen Impuls *umgelenkt* werden.
In den unbetonten Stellen der Rede, die gewöhnlich auch das enthalten, was der Partner schon weiß und was er ergänzen kann, kommt es auch zu einem *Zusammenschieben* der Impulse für die Bewegungen der einzelnen Organe.
Damit stehen für die Ausführung der Sprechbewegungen genügend Variationsmöglichkeiten zur Verfügung, um die Lautfolge zu differenzieren und Wesentliches von Unwesentlichem zu scheiden. Und es besteht außerdem die Möglichkeit, in einer weiteren überlagerten Schicht *emotionale Merkmale* zum Ausdruk zu bringen.
Das akustische Signal der gesprochenen Rede ist vielfältig strukturiert. Damit ist es dem Hörer möglich, daß er die emotionalen Merkmale entnehmen kann und daß er bei der Erfassung des inhaltlich-rationalen Gehalts den vorgegebenen Strukturen folgt und unmittelbar auf die sinnwichtigen Bestandteile der Äußerung, auf das Sinnzentrum, hingelenkt wird, von dem die Beziehungen zu den untergeordneten Bestandteilen ausgehen. Das alles erfolgt beim Sprechen unbewußt, weil es von Automatismen getragen wird (ARNOLD, 1985, S. 44).
Durch gute Gestaltung der *Gliederungs- und Schichtenstruktur*, durch gute *Akzentuierung* des Wesentlichen und *Reduzierung* des zwar Notwendigen, aber Unwichtigen, wird dem Zuhörer das verstehende Auffassen des sprachlichen Inhalts sehr erleichtert.

4.3.10 Gestaltungsprinzipien des feinmotorischen Vollzugs

Die Mechanismen und Verfahren, die angewendet werden, um das innersprachliche Konzept motorisch umzusetzen, sollen hier noch einmal kurz zusammengestellt werden. Es sind:
– Vollzug von Einstellbewegungen der Mundhöhle ohne Beteiligung der Stimme, wodurch sie unhörbar bleiben,
– langfristige Vorbereitung zukünftig notwendig werdender Positionen,

- langsamer Rückzug unbeteiligter Sprechorgane aus notwendig gewesenen Positionen und
- Ineinanderschieben notwendiger Bewegungsimpulse in unbetonten Redeteilen.

Diese Prinzipien der *differenzierenden Gestaltung* einer Äußerung lassen sich nur in einem feinmotorischen Bewegungsprozeß verwirklichen, in dem keine äußeren Widerstände überwunden werden müssen und kein robuster Krafteinsatz notwendig wird. Dieses feinmotorische Konzept wird gestört, wenn der Sprecher versucht, das, was ihm nicht gelingt, nun mit Kraftaufwand zu erreichen. Das führt beim Sprechen zu neuen Störungen und kann im Bereich der Stimme sogar zu langdauernder Insuffizienz führen.

4.4 Besonderheiten der Sprechbewegungen

4.4.1 Einordnung der einzelnen Bewegungen ins Gesamtkonzept

Um das innersprachliche Konzept im Prozeß der motorischen Gestaltung *umzusetzen*, müssen die Bewegungen der Sprechorgane gut koordiniert sein, damit es gelingt, die akustischen Effekte, die das lautsprachliche Zeichen prägen, in die richtige Reihenfolge zu bringen.

An dem feinmotorischen Programm, das dabei abgearbeitet werden muß, sind eine ganze Reihe von beweglichen Artikulationsorganen beteiligt, die *über ganz verschiedene Nervenbahnen* ihre Impulse bekommen.[1] An einer solchen Stelle der Erörterung wird deutlich, daß die Sprechorgane ihre Rolle zur Erzeugung differenzierter Sprachzeichen erst relativ spät in der Entwicklungsgeschichte der Lebewesen übernommen haben und beim Menschen auch ihre biologische Grundaufgaben weiterhin wahrzunehmen haben: Zur Atmung und zur Nahrungsaufnahme, und das in völlig anderen Koordinationsmustern.

Von der biologischen Grundaufgabe ausgehend, bringen die Sprechorgane auch ihre Bewegungsfähigkeit und das *Tempo ihrer Bewegungen* mit ein, das sie maximal erreichen können. Dieses Tempo ist

---

[1] Die Innervierung erfolgt (nach RAUBER/KOPSCH, 18. Auflage)
für den Unterkiefer durch den 3. Ast des V. Hirnnerven (N. trigeminus) (Bd. I, S. 527),
für die Lippen durch den VII. Hirnnerven (N. facials) (Bd. I, S. 520),
für das Gaumensegel durch einen Ast des V. Hirnnerven sowie über ein Ganglion, das die IX. und X. Hirnnerven bilden (N. glossopharyngicus und N. vagus) (Bd. II, S. 62),
für die Glottis durch einen Ast (N. recurrens) des X. Hirnnerven (Bd. II, S. 164),
für die gesamte Zunge über den XII. Hirnnerven (N. hypoglossus) (Bd. II, S. 57).

unterschiedlich. Während die Zungenspitze eine sehr hohe Beweglichkeit besitzt, ist die des Zungenkörpers und der Lippen schon etwas langsamer, und die Bewegungen von Gaumensegel und Unterkiefer nehmen sich dagegen behäbig aus. Einige dieser Bewegungen lassen sich wenigstens in Ansätzen von außen und ohne Hilfsmittel erkennen. Die schnellen Einstellbewegungen der Glottis, durch die die Stimmbeteiligung dem akustischen Effekt hinzugefügt oder vorenthalten wird, erfolgt sehr schnell, ist aber nicht direkt, sondern nur mit komplizierten Hilfsmitteln zu beobachten.

4.4.2 Notwendigkeit der vorausgreifenden Steuerung

Tatsache ist, daß die Bewegungen der Sprechorgane in unterschiedlichem Tempo erfolgen. Das muß bereits bei der *Zuleitung der Steuerungsimpulse* berücksichtigt sein. Die Impulse müssen bei den langsamen Organen eher gegeben werden, als dies bei schnellbeweglichen notwendig würde.
Ein zweites Moment muß in die Impulsgebung mit einbezogen werden: die *Ausgangslage* des Organs; denn durch diese wird der Weg bestimmt, den es zurückzulegen hat, um genau zum richtigen Zeitpunkt an dem Ort zu sein, wo es im Zusammenwirken mit den anderen den akustischen Effekt erzeugen muß, der an dieser Stelle im Gesamtklangprodukt seinen Platz hat.
Deshalb ist es gar nicht so abwegig, als anschaulichen Vergleich einen Feldherren des Altertums heranzuziehen, der seine Truppen in die Schlacht schickt. Sein Fußvolk muß er eher losschicken als die Reiterei, wenn er erreichen will, daß beide gleichzeitig auf dem Kampfplatz eintreffen, und wenn die Reiterei hinter dem Fußvolk stand, muß er auch berücksichtigen, daß sie einen weiteren Weg hat.
So etwa kann man sich die Initiierung der Steuerungsimpulse für die Sprechorgane vorstellen, nur daß alles viel schneller und auch komplexer ablaufen muß; aber ohne eine sehr genau *koordinierte Steuerung* für den Bewegungsablauf kann es kein zusammenhängendes Sprechen geben.

4.4.3 Notwendigkeit der Ganzheitlichkeit der Steuerung

Aus der Unterschiedlichkeit der Bewegungen ergibt sich als logische Konsequenz, daß es überhaupt nicht möglich ist, die Impulse für die Steuerung Laut für Laut an die ausführenden Organe zu geben; dann würden die langsam beweglichen Organe ihre Impulse immer so erhalten, daß sie stets zu spät an dem Ort wären, wo sie gebraucht würden, um zum akustischen Effekt beizutragen. Es ist zwangsläufig notwendig, daß die *Steuerung der Artikulationsorgane zusammenhängende Komplexe* umfaßt. Und da die Organe ihre Impulse auf unterschiedlichen Nervenbahnen erhalten, ist es auch notwendig, daß die Impulse *zentral koordiniert* werden.

Mit der zentralen Koordination der Bewegungen ist es dann auch möglich, daß Merkmale, die der Erzeugung der Lautfolge übergeordnet sind, wie die *differenzierende Gestaltung* in akzentuierten und akzentlosen Stellen der Rede, aufgeprägt werden. So ist es möglich, die differenzierende Gestaltung einer Äußerung auf ein einheitliches Prinzip zurückzuführen, das von der Steuerung ausgeht und in der Koordination der Bewegungen umgesetzt wird (MENZERATH, 1936, S. 247; MEINHOLD, 1973, S. 104).

4.5 Die Rolle der motorischen Muster beim Sprechen

4.5.1 Einspeicherung motorischer Muster ins Gedächtnis

Wenn lautsprachliche Zeichen als Ganze zentral gesteuert und motorisch umgesetzt werden, dann ist auch die Erkenntnis naheliegend, daß die *Muster für die motorische Umsetzung* im Gedächtnis aufbewahrt werden. Die Rolle und die verschiedenen Arten des Gedächtnisbesitzes werden noch eingehender dargestellt werden (Kap. 5, Abs. 3).

In dem gegebenen Zusammenhang ist wichtig, daß unser Gedächtnis nicht starr wie ein Computerspeicher funktioniert, sondern daß die Gedächtniseindrücke einer *Dynamik unterliegen*. Sie werden durch häufigen Gebrauch bekräftigt und verblassen langsam bei Nichtgebrauch.

Dieser Grundgesetzmäßigkeit unterliegen auch die motorischen Muster, die zur Realisierung lautsprachlicher Zeichen gebraucht werden. Sie werden als Ganzheit ins Gedächtnis aufgenommen und dienen auch als Ganzheit als Grundlage für die Realisierung. In dieser Form stehen sie dann für die Kommunikation zur Verfügung.

Der Gebrauch sprachlicher Ganzheiten orientiert sich an der Norm, wobei die aktuelle Realisierung durch individuelle und situative Merkmale gebrochen wird (MEIER, 1961, S. 163). Sicher ist die lautsprachliche Norm, über Generationen hin verfolgt, auch der Entwicklung unterworfen. Aber solche Veränderungen erfolgen so langsam, daß sie eigentlich nur aus dem Schrifttum abzuleiten sind.

Für den einzelnen, der in einer Sprachgemeinschaft lebt, spricht und kommunikativ wirkt, kann die sprachliche Norm durchaus als *konstant* angesehen werden. Er muß sie in der vorgefundenen Weise akzeptieren, um sich kommunikativ mitteilen zu können. Weicht er so weit von der Norm ab, daß er sich außerhalb des *Toleranzbereiches* befindet, dann wird er nicht mehr verstanden.

Also muß jeder, der sich am gesellschaftlichen Kommunikationsprozeß beteiligen will, auch über entsprechende Mechanismen verfügen, die es ihm ermöglichen, die Muster, die er für die motorische Realisierung lautsprachlicher Zeichen aufgebaut hat, *in der gleichen Form*, in der sie sich als kommunikativ wirksam erwiesen haben, zu bewahren.

4.5.2 Beziehungen zwischen Hör- und motorischen Mustern

Nun gelangen die lautsprachlichen Zeichen nicht als erstes in der Form motorischer Muster in das Gedächtnis, sondern als *Höreindrücke*. Als solche, die über alle möglichen Merkmale (und nicht nur die Lautfolge) verfügen, werden sie dem Kommunikationspartner zuerst zugänglich. Erst in der *Nachahmung* entwickelt er die motorischen Muster für die eigene Produktion. Beim Kind läßt sich dies am Vorauseilen des *passiven*, des für das Verstehen notwendigen Wortschatzes, gegenüber dem *aktiven Wortschatz*, der selbst gebraucht wird, recht gut beobachten. Auch beim Erwachsenen ist dieser Unterschied noch vorhanden, jedoch schwerer nachweisbar. Der Nachweis wird noch dadurch erschwert, daß es dem Erwachsenen möglich ist, ein Wort *in den aktiven Wortschatz aufzunehmen*, wenn das Bedürfnis dazu besteht. Die Verbindungen zwischen den Hörmustern und den von dort aus zu aktivierenden motorischen Mustern sind beim Erwachsenen so gut entwickelt, daß jederzeit ein Übergang in die motorische Qualität oder eine andere Repräsentationsform innerhalb des sprachfunktionalen Systems möglich ist (siehe Abschnitt 2.4).

4.5.3 Flexibilität der motorischen Muster beim Kind

Beim Kind ist der *Aufbau der motorischen Muster* noch im Werden. Deshalb kann sich das Kind diese motorischen Muster in der Form aneignen, wie sie von seiner unmittelbaren Umgebung gesprochen werden. Diese Muster sind anfangs noch unvollkommen und werden im Vollzug der kommunikativen Tätigkeit *immer weiter differenziert*.
Für ein Kind ist es bei einem Wohnortswechsel relativ leicht, sich an die ortsüblich etwas anderen Normen zu gewöhnen. Die eigenen motorischen Muster werden im Einklang mit der in der Umgebung ge-

brauchten Norm *weiterentwickelt*, vielleicht sogar *umgestaltet*. Mit fortschreitendem Lebensalter wird aber diese Fähigkeit zur Anpassung immer geringer, und etwa mit Eintritt der Pubertät ist der Zeitpunkt erreicht, wo die *Stabilität* der motorischen Muster größer als die *Flexibilität* wird. Die motorischen Muster, die der Mensch bis dahin erworben und automatisiert hat, bleiben zu einem großen Teil erhalten, und Umstellungen werden zunehmend schwieriger.

Dies erkennt man deutlich an Erwachsenen, die im späteren Lebensalter einen *Wohnortswechsel*, meist aus beruflichen Gründen, vornehmen müssen. Sie verwenden die motorischen Muster, die sie früher erworben und automatisiert haben, weiter und werden dadurch in ihrer Umgebung ihrer Sprechgewohnheiten wegen auffällig.

Wenn Erwachsene bodenständig bleiben, werden diese Verfestigung der motorischen Muster und der Verlust der Fähigkeit, sich leicht an andere Sprechgewohnheiten anzupassen, gar nicht bemerkt. Durch Ortsbeständigkeit geht die Erstarrung der motorischen Muster in das Allgemeine ein, das den Grundbestand kommunikativer Bedingungen in dieser Region ausmacht.

4.6 Kontrollkreise des Sprechens und ihre Aufgaben

4.6.1 Notwendigkeit der Kontrolle automatisierter Abläufe

Das Sprechen wurde als eine erlernte Fertigkeit dargestellt, bei deren Realisierung nur Teile bewußt werden und sich große Teilaufgaben auf automatisierte Komponenten stützen. Das bedeutet aber auch, daß es in den *kontrollierten Abläufen* solche gibt, die uns bewußt werden, und solche, die wohl zu postulieren und an der Wirkung erkennbar, aber unserem Bewußtsein nicht zugänglich sind.

Auch die Automatisierung ist ein Prozeß. Daher besteht immer die Möglichkeit, daß die vorhandenen Fertigkeiten beim Sprechen *ergänzt* und *erweitert* werden. Dieser Neuerwerb erfolgt durch Lernen. Daneben ist bekannt, daß einmal erlernte automatisierte Abläufe in immer der gleichen Weise *reproduziert* werden. Dies ist aus der rehabilitativen Spracherziehung wohlbekannt, weil es schwer ist, eingeschliffene Fehler zu korrigieren: Einmal eingeübte Automatismen werden immer wieder reproduziert; sie können *verdrängt, ersetzt, aber nicht vollkommen ausgelöscht* werden.

Eine solch phänomenologische Betrachtung des Erwerbs des Sprechens legt den Gedanken nahe, daß es beim Sprechen mehrere *Rückkopplungskreise* gibt, die miteinander verbunden sind.

Unter Rückkopplung wird die Tatsache verstanden, daß eine Information in einem geschlossenen Wirkungskreis *an den Ursprungsort zurückgeführt* wird. In der Physiologie hat man sich gescheut, den Begriff der Rückkopplung, der aus der Technik entlehnt ist, zu gebrauchen (SCHALJUTIN, 1963, S. 76). Von ANOCHIN ist daher der Begriff der *Reafferenz* geprägt und verwendet worden (1963, S. 172). Inhaltlich sagt aber Reafferenz auch, daß eine bestimmte Information von einem bestimmten Ort ausgeht und zum Zweck der Kontrolle auf einem beschreibbaren Weg wieder zum Ausgangspunkt zurückkommt. Deshalb soll hier der Begriff *Kontrollkreis* verwendet werden.

4.6.2 Analyse des Kontrollsystems beim Sprechen

Um die am Sprechen und dessen Kontrolle beteiligten Glieder kennzeichnen zu können, wird als Ausgangspunkt für die Betrachtung der Punkt gewählt, wo der Effekt entsteht, der dann in der Kommunikation auf den Partner einwirkt.
Daß in einem solchen Ansatz all das *weggelassen* werden muß, was zentral dem Effekt *vorausgeht*, ist klar. Aber die Kontrolle umfaßt nicht *alle* Leistungen des sprachfunktionalen Systems. Damit die Analyse konkret bleiben kann, muß notwendigerweise eine Stelle gewählt werden, wo das sprachliche Produkt real existiert, und das ist mit dem beim Sprechen entstehenden Effekten gegeben.
An der Stelle, wo der Effekt entsteht, sind noch alle beim Sprechen entstehenden *Partialeffekte* miteinander verbunden, die sich aber in der Art, wie sie wirksam werden, deutlich unterscheiden. Sie können unterteilt werden in:
– akustische Signale (das Ergebnis des Sprechens ist hörbar),
– optische Signale (manche Bewegungen, die beim Sprechen vorgenommen werden, sind sichtbar),
– strömungsmechanische Effekte (der Luftstrom ist abtastbar),
– vibratorische Effekte (Vibrationen sind tastbar).
Diese Effekte, die beim Sprechen entstehen, können sowohl auf den Partner wirken; sie wirken aber auch *auf den Sprecher zurück*. Die aufgeführten Partialeffekte entstehen nie getrennt voneinander, sondern immer gemeinsam. Allerdings ist es möglich, daß bestimmte Komponenten *unwirksam* bleiben (z. B. die strömungsmechanischen in größerer Entfernung oder die optischen bei Dunkelheit).
Bei den Kontrollvorgängen können solche herausgestellt werden, die ausschließlich auf den Sprecher *zurückwirken* und solche, die den Partner erreichen und über sozial-kommunikative Wirkungen, also

über Reaktionen des Partners, erst zu vollständig geschlossenen Kontrollkreisen werden.
Es ist auch möglich, daß bestimmte Effekte erst nach *Einbeziehung von Hilfsmitteln* zu geschlossenen Kontrollkreisen werden, wie z. B. die optischen Effekte unter Verwendung eines Spiegels oder beim Hörgeschädigten die akustischen mit Hilfe eines Hörgerätes. Deshalb wird es zweckmäßig sein, zwischen unmittelbaren und mittelbaren Kontrollkreisen zu unterscheiden.

4.6.3 Komponenten des Systems der Kontrollkreise

Auf Grund der Partialeffekte sollen die einzelnen Komponenten dargestellt werden, die bei der Kontrolle zusammenwirken. Dabei stellt der Analysator am Eingang des jeweiligen Kreises eine wichtige Größe dar. Über ihn ergibt sich eine innere Repräsentation des Partialeffektes. Dabei muß aber beachtet werden, ob diese Repräsentation *bewußt* wird, ob sie *bewußt werden* kann oder ob sie überhaupt *nicht mit Bewußtsein verfolgt* werden kann. Wenn das letztere der Fall ist, dann muß die Wirkung erschlossen werden, was auf Grund von Störungen möglich ist. Die Sprachpathologie hat schon viele wichtige Einsichten über die ungestörte Funktion des Sprechens beigesteuert.

4.6.3.1 Auditive Kontrolle

Das entstehende Gesamtklangprodukt wird mit dem auditiven Analysator aufgenommen, wobei er das akustische Signal auf zwei Wegen zugeleitet bekommt: Erstens auf dem Weg über die uns umgebende Luft, über die *Luftleitung*. Dieses Signal ist von *Umweltschall überlagert* und vermittelt gleichzeitig Informationen über die augenblickliche Umweltsituation. Zweitens gelangen die akustischen Schwingungen auf dem Weg über das Körperinnere zum auditiven Analysator, über die *Knochenleitung*. Es bestehen Klangunterschiede zum Luftleitungssignal, aber die Zuführung über die Knochenleitung ist frei von Überlagerungen durch Störschall.
Es muß ein gut strukturiertes Zentrum für die innere Repräsentation der akustischen Signale vorhanden sein, das *Hörzentrum*, das mit einem ausgedehnten Gedächtnis für akustische Eindrücke in Verbindung steht (LEONTJEW, 1975, S. 255). Diese ist sowohl für einen differenzierenden Vergleich als auch für Vorgaben für eine identische Reproduktion geeignet. Mit dieser inneren Repräsentation endet

die akustische Basis dieses Kontrollkreises. Die Gedächtniseindrücke entstehen auf der Basis von Schallsignalen. Man kann sie also als die innere Repräsentation äußerer akustischer Ausgangsdaten auffassen.

4.6.3.2 Motorische Kontrolle

Um aber den Weg für die Information schließen zu können, bedarf es der *Motorik*. Nur über die Motorik ist die Erzeugung akustischer Effekte möglich. Dabei sind die einzelnen Bewegungen akustisch nicht kontrollierbar, sondern nur über das entstehende akustische *Gesamtklangprodukt* (LINDNER, 1977, S. 37).
Es bedarf folglich einer sehr engen zentralen Repräsentanz der Aktivitäten. Diese *enge Verbindung* zwischen dem Hör- und dem motorischen Sprachzentrum ist hirnanatomisch gut belegt (LURIA, 1970, S. 130).
In die zentrale Repräsentanz sind weitere, sekundäre Prozesse der Verstehensleistung, der Inhaltserfassung und der emotionalen Wertung einbezogen.
Das akustische Signal wird durch das *Zusammenwirken vieler Sprechorgane* erzeugt. Bei diesen Bewegungen entstehen in den Muskeln, den Sehnen und Gelenken Empfindungen, die mit den eingelagerten Rezeptoren wahrgenommen werden. Diese reagieren auf Spannungs- und Lagezustände und -veränderungen. Sie werden daher als *Lage-* und *Spannungsempfindungen* bezeichnet. Da diese Empfindungen nur dann entstehen, wenn eine Bewegung vollzogen wird, werden sie auch als *kinästhetische* Empfindungen bezeichnet (RUBINSTEIN, 1958, S. 264). Sie spielen letztlich auch für das Schreiben eine entscheidende Rolle (WEIGL, 1972, S. 55).
Solche Rezeptoren befinden sich in allen beweglichen Organen des Körpers. Beim Sprechen kommen daher von allen am Sprechvorgang beteiligten Organen während des Sprechens Informationen (auf unterschiedlichen Wegen) zum Zentrum zurück:
– von den an der Atmung beteiligten Organen,
– vom Kehlkopf (aktive und Haltemuskulatur),
– von den Artikulationsorganen (Lippen, Unterkiefer, Zunge, Gaumensegel und -bögen, Wangen) und
– von der Körpermotorik (bei Mimik und Gestik).
Diese kinästhetischen Empfindungen haben also differenzierte Ursprungsorte und ermöglichen auf diese Weise eine *differenzierte Empfindung* von Lage, Spannung und Bewegung jedes einzelnen Organs. Aber bekanntlich ist der Grad, in dem diese Empfindungen bewußt

werden oder bewußt gemacht werden können, unterschiedlich und im allgemeinen sehr gering.
Aus Störungen der Sensibilität läßt sich aber schließen, daß die Kinästhetik bei der Automatisierung eine sehr große Rolle spielt. Auch für den motorischen Anteil der zurückgeführten Informationen muß ein Gedächtnis (motorisches Gedächtnis) postuliert werden (KRUTEZKI, 1979, S. 122), das nicht nur einzelne Empfindungen, sondern auch ganze Komplexe und diese auch in ihrer detaillierten Abfolge, die man als *Ablaufmuster* bezeichnen kann, einprägt und bewahrt.
Über die Motorik entsteht ein in sich geschlossener Kontrollkreis. Er ist im allgemeinen von geringem Bewußtheitsgrad. Aber seine Bewußtheit ist übungsfähig.
Alle Glieder und Ereignisse des *motorischen Kontrollkreises* sind nur für den Sprecher existent. Ereignisse entstehen nur, *wenn* er spricht und nur in der Weise, *wie* er spricht, niemals in der Sprechweise eines anderen. Sie lassen sich nicht nach außen verlagern, und sie können auch nicht unmittelbar auf einen Partner wirken. Die damit gemachten Erfahrungen sind nicht übertragbar.
Bei manchen Sprechbewegungen entstehen Kontakte zwischen zwei Organen, wobei an der empfindlichen Oberfläche Berührungen zustandekommen (z. B. zwischen Zungenspitze und Zähnen). Diese werden als *Tastempfindungen* oder als *Berührungsempfindungen* bezeichnet (RUBINSTEIN, 1958, S. 520). Sie lassen sich leicht bewußt machen, obwohl sie uns gemeinhin nicht bewußt werden. Diese bewußte Wahrnehmung ist deshalb möglich, weil Zungenspitze und Lippen zu den tastempfindlichsten Organen gehören und weil solche Kontakte *willkürlich herbeigeführt* werden können. Dagegen sind die Berührungen zwischen Zungenrücken und Gaumen, sie sogar mit dem Spiegel beobachtet werden können, nur schwer oder nicht bewußt zu erleben.
Tastkörperchen befinden sich außer an den Lippen und der Zungenspitze auf der gesamten Zungenoberfläche, am Gaumen, an den Wangen, am Gaumensegel, an der Rachenwand. Die Empfindungen werden durch Berührungen oder auch durch *Temperaturdifferenzen* ausgelöst.
Auch für die taktile Komponente muß ein differenziertes Gedächtnis postuliert werden. Auch die Empfindungen dieses Kontrollkreises sind nur für den Sprecher wahrnehmbar. Mit ihrer Hilfe ist nur eine Kontrolle der Eigenerzeugung möglich, und sie sind nur im Augenblick des Sprechens wahrnehmbar, haben also außer der Erinnerung keine Nachwirkung.
Die Tastkörperchen auf der Oberfläche der Sprechorgane nehmen auch *Vibrationen* auf, die bei der Stimmbildung entstehen und vor-

nehmlich in festen Körpern (den Knochen), aber auch durch die schwingende Luftsäule weitergeleitet werden.
Die Vibrationsempfindungen werden unter normalen Bedingungen, vor allem bei normaler Lautstärke des Sprechens, nicht oder kaum bewußt, da sie *vom akustischen Signal völlig überdeckt* werden. Bei großen Stimmintensitäten, wie sie beim Gesang mitunter notwendig sind, können sie bewußt werden und spielen dabei eine erhebliche Rolle, vor allem, wenn die akustische Rückkopplung von außen übertönt wird. Der Sänger, der sich auf der Bühne gegenüber dem Klang eines ganzen Orchesters durchsetzen muß, kann über die Vibrationsempfindungen feststellen, ob der Ton richtig ›sitzt‹. Dies sind dann Umschreibungen für Vibrationsempfindungen, wie sie vor allem im Rachenraum und am Gaumensegel entstehen.
Die Vibrationsempfindungen werden, wie die anderen kinästhetischen Empfindungen auch, während des Sprechens produziert und sind nur für den Sprecher (oder Sänger) selbst erlebbar. *Fremderfahrungen sind daher ausgeschlossen.*

4.6.3.3 Visuelle Kontrolle

Beim Sprechen entstehen auch sichtbare Bewegungen. Mimik und Gestik seien hier zunächst ausgeklammert, weil sie mit dem Sprechen *nicht zwangsläufig* verbunden sind, obwohl sie natürlich auch kommunikative Wirkungen haben können.
Sichtbare Bewegungen entstehen an den Lippen und beim Unterkiefer. Aber auch die der Zungenspitze, des vorderen Zungenrückens und des Mundbodens können unter günstigen Bedingungen wahrgenommen werden. Auch die Vertikalbewegung des Kehlkopfes ist erkennbar, wenn er gut beleuchtet ist.
Dem Sprecher können allerdings diese Bewegungen nur dann sichtbar werden, wenn er einen *Spiegel* benutzt; daher kann die optische Komponente leicht mit in den Kontrollkreis *einbezogen* werden. Damit lassen sich Lern- und Umstellungsprozesse gut unterstützen. Der Vorteil der optischen Komponente liegt darin, daß *Hör- und Seheindruck zwangsläufig synchron* erfolgen. Deshalb kann auch ein reichhaltiger Doppeleffekt dem Gedächtnis zugeführt werden.

4.6.3.4 Kontrolle über den Partner

Der Kontrollkreis, in den der Partner einbezogen wird, ist in der aktuellen Kommunikation der übliche und auch der wichtigste. Über ihn vollziehen sich alle Lernvorgänge, die Bestätigung, ob die Kommunikationsabsicht ihr Ziel erreicht hat, und über ihn erfolgt auch die emotionale Bewertung des Kommunikationsaktes. Der nach außen gerichtete Wirkungsmechanismus läuft ab, während die inneren, individuellen Kontrollkreise voll aktiv sind. Daher müssen diese immer in die Betrachtung mit einbezogen werden.

Über den Partner vollzieht sich die *Angleichung an ein Vorbild*. Das akustische Produkt, das beim Sprechen erzeugt wird, ist sowohl als *Fremdeindruck* als auch bei der Nachahmung als *Eigeneindruck* erlebbar. Ob ein Fremdprodukt als Vorbild akzeptiert wird, hängt nicht von seiner akustischen Struktur, sondern von der sozialen Stellung ab, die der Partner innehat. Die Entscheidung, ob ein Partner *als Vorbild akzeptiert* oder abgelehnt wird, trifft allein der Lernende. Mit dem Vorbild als Ganzem werden auch alle Merkmale der Sprechweise mit im Gedächtnis bewahrt, daß sie zum Leitbild werden.

4.6.4 Wechselwirkungen der Kontrollkreise

Für den Angleichungs- und Korrekturprozeß stehen zwei Prinzipien miteinander in Wechselwirkung. Die Kontrollkreise wirken, selbst wenn sie auf verschiedenen Wegen die Informationen über das Sprechen zum Ursprung zurückfließen lassen, als einheitlicher Prozeß. Eine Trennung, wie sie hier gehandhabt wurde, ist nur in der theoretischen Betrachtung möglich, aber notwendig, um *Unterschiede aufzuzeigen*. Grundsätzlich lassen sich zwei Wirkungsprinzipien unterscheiden:
– Wirkungen, die auch außerhalb des Individuums wahrnehmbar sind. Sie führen beim Partner zu *Fremdeindrücken*. Dazu gehören die akustische und die optische Komponente, die im sozial-kommunikativen Kontrollkreis den Partner erreichen.
– Wirkungen, die beim Sprechen entstehen, aber nur für den Erzeuger selbst wahrnehmbar sind. Sie führen nur zu *Eigeneindrücken*. Dazu zählen die motorische, die taktile und die vibratorische Komponente.

Diese beiden Wirkungsprinzipien haben eine unterschiedliche Zielrichtung. Die in den sozialkommunikativen Kontrollkreis einbezogenen Komponenten haben das Ziel, die Eigenprodukte an ein gesellschaftlich *gegebenes Vorbild anzugleichen* und das Sprechen so zu entwickeln, daß es diesem Vorbild entspricht. Diese Entwicklung ist beim Klein- und Vorschulkind deutlich zu beobachten.

Die nur auf das Individuum zurückwirkenden Komponenten haben eine andere Zielstellung. Sie haben, da sie *erst durch den Sprechpro-*

zeß entstehen, die Aufgabe, das einmal erzeugte Bewegungsmuster *immer in der gleichen Weise zu reproduzieren.* Sie haben also eine *reproduzierende* und *stabilisierende* Funktion. Das gilt sowohl für das Richtige wie auch für Fehler, die der Sprecher macht. Auch sie unterliegen diesem stabilisierenden Einfluß. Im Lernprozeß werden komplexe Muster, die einmal gebraucht worden sind, nie völlig ausgelöscht; sie werden von Neuerwerbungen überlagert, vielleicht auch völlig verdrängt, aber in besonderen Situationen können sie wieder aufleben.

Beim Unterricht geschieht es nicht selten, daß die beiden Wirkungsprinzipien in Widerstreit geraten und daß es zu einer *Interferenz von mehreren Mustern* kommt.

5. Entwicklung des Sprechens als Fertigkeitsentwicklung

5.1 Begriff der Fertigkeit und seine Bedeutung für das Sprechen

5.1.1 Begriff der Fertigkeit in der Psychologie

Die Tätigkeiten und Teiltätigkeiten, die sich während der Kommunikation im sprachfunktionalen System vollziehen und die beim Sprechen in den koordinierten Bewegungen der Sprechorgane ihren äußeren Ausdruck finden, beruhen auf *Fertigkeiten*. Deshalb ist es notwendig, Definitionen, die in der Psychologie zur Fertigkeit, ihrer Entwicklung und Vervollkommnung gegeben worden sind, zusammenzustellen und auf ihre Gültigkeit für das Sprechen zu überprüfen mit der Zielstellung, diese Grundeinsicht zu spezifizieren.
LJUBLINSKAJA stellt fest: »Jede Tätigkeit wird durch ein System spezieller Fertigkeiten realisiert. Fertigkeiten werden durch Wiederholungen ausgearbeitet; sie gehen verloren, wenn keine Wiederholungen erfolgen oder für längere Zeit unterbrochen werden.« (1975, S. 140) An dieser Definition, die sich auch durch Zitate anderer Autoren belegen ließe, ist wichtig, daß die *Tätigkeit das Komplexe*, die *Fertigkeit das Elementare*, Bestandteilmäßige ist. Allerdings darf daraus nicht der Schluß gezogen werden, daß eine Vielzahl von erworbenen Fertigkeiten schon die Richtigkeit der ausgeübten Tätigkeit garantiert; dazu gehört mehr: Das *Zusammenwirken erlernter Fertigkeiten*. Aber der umgekehrte Satz gilt: Wenn eine Tätigkeit fehlerfrei ausgeübt werden soll, dann müssen *alle* in ihr enthaltenen Fertigkeiten beherrscht werden; die Minderfunktion *einer* einzigen notwendigen Fertigkeit stört die *Ausübung der gesamten Tätigkeit*.
Die zweite wichtige Erkenntnis ist, daß Fertigkeiten in der *Wiederholung* ausgearbeitet werden; nicht angewendete Fertigkeiten gehen verloren. In diesem Zusammenhang denkt wohl mancher an die eigenen Fremdsprachenkenntnisse. Aber noch eine wichtige Erkenntnis ist in dem zweiten Teil des Zitats enthalten: Fertigkeiten werden *in der Tätigkeit*, in der Ausübung ausgearbeitet; denn nur durch die eigene Handlung können sie wiederholt werden. Das bedeutet für den Unterricht: Nur dann, wenn die Schüler – alle Schüler! – aktiv sind, wenn sie sich *aktiv beteiligen*, werden Fertigkeiten ausgebildet. Es genügt nicht, wenn der Lehrer noch so aktiv ist oder gut erklärt, und es genügt für eine Klassengemeinschaft nicht, wenn nur einer oder einige der Schüler aktiv sind.

5.1.2 Merkmale der Fertigkeit

Die Merkmale der Fertigkeit werden von LJUBLINSKAJA weitergehend spezifiziert. Sie stellt die folgenden Merkmale heraus: »Die Fertigkeit
(1) ist meist eine physische Handlung,
(2) wird durch vielfache und gleichartige Wiederholungen ausgebildet,
(3) stellt die Technik der Tätigkeit dar,
(4) wird schnell vervollkommnet;
(5) die Unterbrechung der Übung führt zum Zerfall, zum Erlöschen, der Fertigkeit.« (1975, S. 141)

Hier sind besonders die Hinweise auf die *physische Grundlage* der Fertigkeit und die *Gleichartigkeit der Wiederholungen* wichtig. Dann tritt auch das ein, was als viertes Merkmal angeführt wird, daß sich die *Vollkommenheit rasch* einstellt, sofern die psychischen und physischen Voraussetzungen gegeben sind.
Gerade der Hinweis auf die Gleichartigkeit der Wiederholungen darf aber nicht zu der irrigen Meinung führen, die Fertigkeit sei ein starrer Komplex und in sich nicht veränderlich. Schon allein aus der dargelegten These, daß die Fertigkeit grundlegender Bestandteil einer Tätigkeit ist, geht hervor, daß sie *in unterschiedliche Tätigkeiten eingeordnet* werden kann; sie kann für eine ganze Reihe von Tätigkeiten die wesentliche oder mitbeteiligte Basis darstellen.
Zu dieser Einordnung der Fertigkeiten schreibt RUBINSTEIN: »Darum darf man die Fertigkeit nicht als starren Komplex fixierter Bewegungen ansehen, die miteinander nur durch zeitweilige, sei es bedingt-reflektorische oder assoziative Zusammenhänge, verbunden sind. Trotz ihrer Beständigkeit bewahrt die Fertigkeit auch eine gewisse Variabilität, eine größere oder geringere Plastizität.« (1958, S. 684)
Dieser Gedanke führt wieder einen Schritt weiter: Die Übungen, in deren Verlauf die Fertigkeiten ausgebildet werden, dürfen zwar nicht vollkommen verschieden sein: Ihre *Gleichartigkeit – was nicht völlige, stereotype Gleichheit bedeutet –* muß gewahrt sein; doch ist es wesentlich, mit den Übungen unterschiedliche Bedeutungen zu verbinden, damit die *Plastizität* der Fertigkeiten erhalten bleibt. Obwohl dies nicht wörtlich erwähnt ist, kann man aber annehmen, daß ein stereotypes Vorgehen im Übungsverlauf auch zu einer geringeren Plastizität der Fertigkeit führt, ein weniger stereotypes Vorgehen zu einer größeren Plastizität. Bei der Sprachbeherrschung – das sei schon hier vorausblickend erwähnt – ist für die unterschiedlichen Ebenen der lautsprachlichen Kommunikation eine *unterschiedliche Plastizität* der Fertigkeiten erforderlich. Sie muß für die Realisierung des Sprechens – wenn man auch emotionale Regungen mit ausdrücken will – relativ

groß, muß dagegen für die Anwendung der grammatischen Regeln relativ eng und für die Einhaltung der Lautfolge im Wort ohne jeden Spielraum sein.

Im Verlauf des Unterrichts ist es aber nun nicht unser Ziel, Fertigkeiten zu entwickeln, sondern *Tätigkeiten zu lehren.* Gewiß, die Fertigkeiten bilden dazu die Grundlage, und dazu müssen auch diese entwickelt werden; doch darf dies *nicht das Endziel* bleiben, sondern die Ausübung der vielen Tätigkeiten lautsprachlicher Kommunikation, die die Praxis mit ihren vielfältigen Bedingungen erfordert. Das aber bedeutet, daß die Fertigkeiten, die im Vollzug einer bestimmten Tätigkeit entwickelt und vervollkommnet werden, auch auf andere Tätigkeiten *übertragen* werden müssen. Das ist für die Anwendung in der Praxis von besonderer Bedeutung, »weil die Fertigkeit eine Handlung ist, die von einer Situation auf eine andere übertragen werden kann, wobei beim Ablauf der Fertigkeiten Generalisierungen und Verallgemeinerungen stattfinden« (RUBINSTEIN, 1958, S. 685).

Das aber stellt an die Auswahl der grundlegenden Fertigkeiten ganz besondere Forderungen. Denn darin liegt einmal der Gedanke einer bestimmten Gruppe *grundlegende Fertigkeiten*, die für *viele Tätigkeiten* gebraucht werden. Sie müssen zu *hoher Vollkommenheit* entwickelt werden, ohne daß sie ihre Plastizität und Einordnungsfähigkeit in neue Komplexe verlieren dürfen. Das ist bei der Entwicklung der *Sprechatmung* der Fall, die an einfachen Lallübungen entwickelt und vervollkommnet werden kann und dann unter Beibehaltung ihrer spezifischen Merkmale auf kompliziertere Lautfolgen und kommunikative Ganzheiten übertragen wird. Darin liegt der zweite Gedanke, daß mit der *vielfältigen Einordnung in unterschiedliche Komplexe* auf der anderen Seite die Forderung nach ständiger Wiederholung sozusagen von selbst gesichert ist.

5.1.3 Entwicklung von Fertigkeiten

Um den Weg der Entwicklung einer Fertigkeit näher zu charakterisieren, müssen ihre Verlaufsqualitäten noch eingehender dargelegt werden. Das ist bei KORNILOW/SMIRNOW/TEPLOW folgendermaßen geschehen: »Die Ausbildung von Fertigkeiten charakterisieren:
a) die Vereinigung von Teilhandlungen zu einer ganzen Handlung ...
b) das Weglassen überflüssiger Bewegungen und Anspannungen ...
c) das Zurücktreten der optischen und Verstärkung der motorischen Kontrolle ...
d) die Antizipierung, d. h. Vorwegnahme einer Handlung durch die Wahrnehmung ...

e) die Möglichkeit, eine Tätigkeit mit verschiedenen Verfahrensweisen bzw. Methoden auszuführen« (1951, S. 390).
Dabei sind im gegebenen Zusammenhang vor allem die Punkte b) bis d) von Bedeutung. Angewendet auf das Sprechen, kann man beobachten, daß sich das gekonnte, schnelle Sprechen vor allem durch das Ausführen *nur der notwendigen Bewegungen* auszeichnet, wobei manchmal – vor allem in der Umgangssprache – diese notwendigen Bewegungen nicht einmal voll ausgeführt, sondern nur angedeutet werden. Weiterhin ist die *Verlagerung der Kontrolle* auf den kinästhetisch-motorischen Kontrollkreis beim Sprechen deutlich zu beobachten; weniger vordergründig, aber im Röntgenfilm eindeutig nachzuweisen ist die *Vorwegnahme der Bewegungen*, die zur Realisierung des Zukünftigen beim Sprechen notwendig werden. Das bedeutet aber, daß ein Sprechablauf, der Laut für Laut gesteuert wird, nicht zu einer Fertigkeit entwickelt werden kann.
Beim Sprechen ist die geistige *Vorwegnahme des Ganzen* Vorbedingung für die Realisierung des Einzelnen. Der einzelne Laut erhält seine spezifische Determination durch das Ganze, in dem er verwendet wird.

5.1.4 Einordnung der erlernten Fertigkeiten in größere Handlungsabläufe

Die Fertigkeitsentwicklung ist nicht letztes Ziel, nicht Selbstzweck des Unterrichts, obwohl Fertigkeiten notwendig sind, um komplizierte Tätigkeiten ausführen zu können. Die schwierige Frage ist aber, wie ein solches Ziel erreicht werden kann. »Um das beim Kind zu erreichen, muß man ihm ein neues Ziel stellen, bei dem die gegebene Handlung zum Handlungsverfahren wird. Mit anderen Worten: Das ursprüngliche Ziel der Handlung muß zur Bedingung werden, unter der das neue Ziel erreicht werden kann« (LEONTJEW, A. N., 1964, S. 336). Sicher ist es nicht leicht, eine einmal erreichte Fertigkeit in einen neuen *Komplex* mit einer *umfassenderen Zielstellung* einzuordnen. Aber ist dies nicht der Weg, der bei der gesamten Entwicklung eines Menschen begangen wird? Und die Entwicklung kommt zum Stillstand, wenn es keine größeren Komplexe gibt, in die sich das Erworbene unter einer umfassenderen Zielstellung einordnen läßt.
Für die Sprachentwicklung bei einem Gehörlosen, wo die Störung der lautsprachlichen Kommunikationsfähigkeit am deutlichsten erkennbar wird, bedeutet dies, daß ein erlerntes Wort in immer *umfassendere Aufgaben* eingeordnet werden muß, damit sich die erlernten Fertigkeiten stabilisieren. Eine solche *Stufenfolge* könnte so beschaffen sein,

daß am Anfang die Aufgabe steht, ein Wort *mit Hilfe* richtig nach-, dann *ohne Hilfe* richtig auszusprechen, daß dann aber Situationen folgen müssen, wo dieses Wort *zur Kommunikation gebraucht* wird, zunächst direkt, im *Nachvollzug einer gegebenen Formel*, später, um etwas zu erreichen, mitzuteilen oder jemand aufzufordern. In allen diesen Stufen ist das *erlernte Wort* der inhaltliche Schwerpunkt der Aussage. Die nächste Stufe würde dann darin bestehen, daß das Wort zum Ausführen einer komplexen Handlung (beim Sprechen: Darstellen eines komplexen Sachverhalts) gebraucht wird. Hierbei ist es der gestellten *sprachlichen Aufgabe untergeordnet*; es geht in die größere Aufgabe ein, aber es wird gebraucht, um diese Aufgabe zu lösen.

5.1.5 Entwicklung von Sprechfertigkeiten bei Behinderten

An der Aufgabe, Gehörlose zur spontanen lautsprachlichen Kommunikation zu führen oder bei Behinderten die Fähigkeit zur Kommunikation zu verbessern, ist letzten Endes das gesamte sprachfunktionale System beteiligt. Daher ist es notwendig, das Problem der Fertigkeitsstruktur und ihrer Entwicklung unter dem Gesichtspunkt des sprachfunktionalen Systems zu durchdenken.
Zunächst ist festzustellen, daß zur Ausübung der sprachlichen Tätigkeit Fertigkeiten *in allen Gliedern des sprachfunktionalen Systems* ausgebildet sein müssen, daß sie weiterhin aufeinander beziehbar sind und in wechselnden Zusammenhängen und Kombinationen zur *Realisierung der sprachlichen Aufgabe*, den realen Bedingungen für die Kommunikation entsprechend, eingesetzt werden können. Das aber bedeutet, daß die Fertigkeiten in allen Funktionen *gleich gut* ausgebildet sein müssen.
Die Erfahrung lehrt, daß dies gerade beim Gehörlosen nicht der Fall ist und daß sich bei ihm die Ausübung der sprachlichen Tätigkeit auf diejenigen Fertigkeiten verlagert, die am besten ausgebildet sind. Dies ist, wenn eine *aktuelle kommunikative Reaktion* erforderlich wird, oftmals die Gebärde. Das aber bedeutet, daß wir es nicht verstanden haben, ihn mit einer solchen lautsprachlichen Fähigkeit auszustatten, daß er in der Lage ist, *lautsprachlich zu reagieren*. Da Fertigkeiten in der Tätigkeit erlernt und da sie durch Wiederholung ausgebildet werden, und da sie durch Weglassen des Überflüssigen gekennzeichnet sind, ist unbedingt zu folgern, daß die sprachlichen Teiltätigkeiten, die dem Sprechen *gedanklich vorausgehen*, mit geübt werden müssen.
Betrachten wird unseren Sprachunterricht mit Behinderten, so können wir vielfach beobachten, daß *Lautsprache oft nur in der Form des Nachsprechens* oder des gezielten, *geplanten Sprechens*, in der das Wort oder die geforderte Sprachform mit dem Wort im Mittelpunkt

steht, geübt wird. Ein reaktives Sprechen, eines vor allem, wo die Form nicht vorgegeben ist, sondern *gesucht* werden muß, gibt es wenig. Gerade aber dieser Suchprozeß (abgeschlossen durch erfolgreiches Finden) ist der Kern des reaktiven Sprechens, so wie es in der Spontansprache verlangt wird.

Für die Nachahmungsleistung der Sprache ist für das normale Kind zweifellos die perzeptive Fähigkeit die wichtigste. »Das Kind erwirbt die Fertigkeit, die phonologische Struktur der Sprache auditiv wahrzunehmen, in einem progressiven Differenzierungsprozeß, der untrennbar mit der Aneignung des Wortschatzes, der grammatischen Struktur der Sprache und der Artikulationsfertigkeit sowie der Entwicklung der Erkenntnistätigkeit und mit dem Erwerb von Lebenserfahrungen verbunden ist« (RAU, 1978, S. 3). Bei einem Kind mit ungestörter auditiver Perzeptions- und Differenzierungsfähigkeit ist die Fertigkeit in der *lautsprachlichen Perzeption* die führende im sprachfunktionalen System; andererseits hängen die für die sprachliche Tätigkeit benötigten Fertigkeiten so eng mit ihr zusammen, daß man von einer gemeinsamen Entwicklung und von einer *gegenseitigen Abhängigkeit* sprechen kann.

Sicher ist die Aussage richtig, daß man in Analogie zum sprachfunktionalen System, das als das System der an der sprachlichen Tätigkeit beteiligten Organe betrachtet wird, auch von einem *System der für die sprachliche Tätigkeit benötigten Fertigkeiten* sprechen kann. Damit wird der enge *Zusammenhang* unterstrichen, in dem diese Fertigkeiten stehen und auch die Folge, daß sie sich *gemeinsam* und in gegenseitiger Abhängigkeit entwickeln.

Die Entwicklung der Sprechfertigkeiten muß beim Gehörlosen, der schwersten Behinderung für die Entwicklung von Sprechfertigkeiten, gleich zwei Schwierigkeiten überwinden. Sie sind erstens dadurch gekennzeichnet, daß es für die Entwicklung aller Fertigkeiten mehr oder weniger typische *Entwicklungsphasen* gibt, die beim Gehörlosen *nicht zeitgerecht ausgenutzt* werden können, und daß zweitens beim Gehörlosen die Kompensation der natürlichen Entwicklung unter *Einbeziehung von Umwegleistungen* vorgenommen werden muß.

Der Aufbau eines einsetzbaren sprachfunktionalen Systems mit einer Struktur, die von der des normalen abweicht, ist deshalb besonders erschwert, weil für die Entwicklung der artikulatorischen Fertigkeiten die *unmittelbare Kontrolle* nicht möglich oder eingeschränkt ist. Zum anderen müssen die sprachlichen Fertigkeiten zu einem Zeitpunkt erarbeitet werden, der von der natürlichen Sprachentwicklung abweicht. »Auch beim Menschen gibt es ein sensibles Sprachlernalter, obwohl die Lernfähigkeit für Sprachen damit nicht beendet ist« (SINZ, 1978, S. 128). Es ist aber im Verlauf der Früherziehung Hörgeschädigter möglich geworden, immer näher an diese natürliche sensible Phase heranzukommen (DILLER, 1991, S. 250). In dieser frühen Phase sollten dann aber auch alle mit der sprachlichen Tätigkeit zusammenhängenden Prozesse, vor allem die *eigene kommunikative Aktivität*, entwickelt und gepflegt werden. Überhaupt werden bei der Betrachtung der sprachlichen Aktivität die *Spezifika der Kommunikation* noch ungenügend beachtet; denn je nach der Situation, in der eine Sprachanwendung geschieht oder erforderlich wird, ist der Einsatz des sprachfunktionalen Systems *unterschiedlich*. Und auch die dazu notwendigen Fertigkeiten werden in unterschiedlicher Weise gefordert. Auch in der theoretischen Betrachtung der Sprachfunktion ist dieser Mangel offenbar und wird von A. A. LEONTJEW kritisiert: »Dabei kann das Sprachverhalten physiologisch gar nicht anders sein als äußerst vielschichtig.« (1975, S. 138)

Diese Fragen – für die Praxis außerordentlich wichtig –, wie sich die verschiedenen Arten des Sprechens *von den Anforderungen* her unterscheiden, welche der geforderten Fertigkeiten dabei *im Zentrum der Aufgabenlösung* stehen, welche untergeordnet sind, aber voll zur Verfügung stehen müssen, welche in einer spezifischen Situation entbehrlich sind (wie z. B. die Schreibfähigkeit bei einer Alltagsunterhaltung), sind bisher nicht untersucht und differenziert worden. Da wir aber oftmals annehmen, dem Schüler müßte ohne Schwierigkeiten der Transfer von einer auf eine andere Sprechsituation möglich sein, entstehen manche Schwierigkeiten unseres Sprachunterrichts.

5.2 Automatisierung als Bestandteil von Fertigkeiten

5.2.1 Begriff der Automatisierung

Die Kapazität des Bewußtseinsfeldes ist begrenzt. Damit sich die Handlung voll auf die Erreichung des Zieles und auf die Lösung der Aufgabe unter den gegebenen Bedingungen konzentrieren kann, müssen in eine Handlung solche Komponenten als ihre Grundlage eingehen, die *ohne Kontrolle des Bewußtseins* ablaufen können. Das besagt andererseits nicht, daß sie nicht durch das Bewußtsein kontrolliert werden könnten. Aber eine Kontrolle ist für ihren Ablauf *nicht notwendig*. Diese ohne Kontrolle des Bewußtseins ablaufenden Prozesse werden als *Automatismen* bezeichnet und im Wörterbuch der Psychologie folgendermaßen definiert: »Automatismen: aus ursprünglich willkürlichen Handlungsformen durch Übung entstandene automatisierte und stabilisierte Systeme sensomotorischer Kopplungen zur Steuerung umgrenzter Handlungsabläufe, die in komplexere Hand-

lungen eingehen.« (1981, S. 202) Beim Sprechen wie überhaupt bei der gesamten sprachlichen Tätigkeit bilden Automatismen die Grundlage für die kommunikative Handlungsfähigkeit.
Während bei den Fertigkeiten die Frage der Beteiligung des Bewußtseins noch nicht gestellt wurde, ist sie für die Automatismen die wesentliche Komponente. »Gerade dieser *Ausschluß der einzelnen Komponenten des bewußten Handelns* aus dem Bewußtseinsfeld ist die Automatisierung, und die automatisierten Komponenten, die an der Ausführung der bewußten Handlung teilhaben, sind die Fertigkeiten im spezifischen Sinn des Wortes.« (RUBINSTEIN, 1958, S. 682) Die Fertigkeiten und die Automatisierung hängen demnach sehr eng miteinander zusammen, und teilweise decken sie sich in ihrem Begriffsumfang; denn beide sind *Voraussetzungen* zur Durchführung komplizierter, bewußt gesteuerter Handlungen. Der Unterschied liegt darin, daß zur Charakterisierung der Fertigkeiten die Frage nach der Bewußtseinsbeteiligung oder des Bewußtseinsausschlusses nicht gestellt wird, die für die Charakterisierung der Automatisierung die *entscheidende* ist. Der Unterschied ist nicht nur begrifflicher Natur, sondern auch in der Entwicklung zu sehen. Während bei der *Ausbildung* einer Fertigkeit die bewußt werdende Kontrolle *am Anfang im Vordergrund* steht, wird sie im Verlauf der Wiederholungen immer mehr *zurückgedrängt*, bis sie im Endstadium überhaupt nicht mehr notwendig ist. Daher kennzeichnet ein Automatismus das *Endstadium einer vollkommen ausgebildeten Fertigkeit.* Es entsteht dann »der durch vielfache Wiederholungen ausgearbeitete dynamische Stereotyp« (LJUBLINSKAJA, 1975, S. 140).

5.2.2 Verhältnis von Fertigkeit und Automatisierung

Das Verhältnis von Fertigkeit und Automatisierung ist dadurch charakterisiert, daß die Fertigkeit die *gesamte Entwicklung* umfaßt, der Automatismus nur das voll funktionsfähige Endstadium. Gerade aber eine solche Unterscheidung vermag eine Reihe von Mängeln erklären, die wir bei der Sprachentwicklung beobachten können: Manche Kinder verfügen bereits über *ausgebildete Fertigkeiten*, sind aber nicht in der Lage, sie auf eine andere, neue Situation zu *übertragen*. Das ist leicht damit zu erklären, daß diese Fertigkeiten noch nicht bis zum Automatismus entwickelt sind und einer – wenn auch nicht im Zentrum der bewußt werdenden Kontrolle stehenden – Beachtung durch das Bewußtsein bedürfen. Das bedeutet: Solche Fertigkeiten sind noch nicht *vollständig* von der bewußt werdenden Kontrolle unabhängig. Und es scheint, als ob die *vollständige Unabhängigkeit* für den Trans-

fer von Leistungen auf neue, bisher nicht geübte Situationen notwendig ist (RUBINSTEIN, 1958, S. 690).
Das bedeutet aber für den Sprachunterricht notwendigerweise, Fertigkeiten *bis zur Stufe der Automatismen* zu entwickeln und auszubilden. Das erfordert auf der einen Seite Zeit; denn es sind »vielfache Übungen« notwendig. Aber die Zeit kann rationell eingesetzt werden, nicht nur mit dem einzelnen Schüler. Eine rationelle Verwendung der Unterrichtszeit ist auch dadurch möglich, daß die zu übenden Fertigkeiten in unterschiedlicher Kombination *in komplexe Aufgabenstellungen* einbezogen werden (wie im Beispiel der Sprechatmung erläutert). Weiterhin ist es möglich, für die Ausbildung von Automatismen in stärkerem Maße als bisher die Ganztagserziehung zu nutzen.

5.2.3 Automatisierung der Sprechbewegungen

Die Entwicklung von Fertigkeiten mit dem Endziel der Ausbildung von Automatismen kann auf ganz verschiedenen Ebenen erfolgen. Bei der sprachlichen Tätigkeit spielen dabei die Ebene der *Bewegungen* (Motorik), wie sie bei der Atmung, der Stimmbildung, der Artikulation zum Ausdruck kommen, aber auch die Ebenen der Semantik, Lexik oder Grammatik eine wesentliche Rolle oder beim Absehen die Deutung von Bewegungsvollzügen. Hier soll uns in erster Linie die Ebene der *Motorik* weiter beschäftigen. Doch muß beachtet werden, daß auch die anderen Ebenen ihre wesentliche Bedeutung haben und bei der Entwicklung der sprachlichen Tätigkeit nicht außer acht gelassen werden dürfen. Der *Agrammatismus* ist ein Beispiel dafür.
Wenn die Fertigkeiten für die Verwendung bestimmter *syntaktischer Muster* nicht entwickelt sind, entstehen in dem Augenblick sprachliche Kontaktschwierigkeiten, wo diese Muster zum Ausdruck komplizierterer Sachverhalte gebraucht werden. Die Praxis zeigt, daß gehörlose Schüler dann trotz Lautsprachverwendung auf die *einfacheren syntaktischen Muster der Gebärde* ausweichen. Sie werden aber, weil solche syntaktisch vereinfachten flexionslosen Muster in der Lautsprache ungebräuchlich sind, nicht verstanden. Wiederholte kommunikative Mißerfolgserlebnisse führen dann dazu, daß der Gehörlose es sein läßt, generell Lautsprache anzuwenden.
Das zeigt, daß zwar die Automatisierung von Sprechbewegungen ein Kernstück der Entwicklung von Sprechfertigkeiten beim Behinderten darstellt, daß aber der gesamte Komplex *nicht darauf reduziert* werden darf. »Eine höhere Form der menschlichen Tätigkeit kann niemals auf eine einfache, mechanische Summe von Fertigkeiten reduziert wer-

den. Andererseits gehen die Fertigkeiten in jede beliebige Tätigkeit als notwendiger Bestandteil ein.« (RUBINSTEIN, 1958, S. 682)
Die Automatismen, die *am Ende der Fertigkeitsentwicklung* stehen, lassen es zu, daß *komplizierte Tätigkeiten* ausgeführt werden können. Deshalb sind die Automatismen *Voraussetzung* für die Ausführung komplizierter Tätigkeiten. Das bedeutet, daß sie als *Ablaufmuster* im Gedächtnis zur Verfügung stehen müssen und von dort in dem Augenblick, wo sie gebraucht werden, in der notwendigen Koordinierung abgerufen werden können. Das zwingt uns dazu, uns mit der Rolle des Gedächtnisses für die Automatisierung näher zu beschäftigen. Dabei sollen zwei Fragen im Mittelpunkt stehen. Zum einen, wie ein solcher Gedächtnisbesitz, der für die Entwicklung der sprachlichen Tätigkeit notwendig ist, *aufgebaut* werden kann, und zum anderen, wie ein solches Gedächtnis, in dem die notwendigen Ablaufmuster für die Bewältigung der sprachlichen Tätigkeit gespeichert sind, *organisiert* ist.

5.3 Rolle des Gedächtnisses für die Automatisierung

5.3.1 Wesen des Gedächtnisses

Um die Rolle des Gedächtnisses für die sprachliche Tätigkeit im allgemeinen und für die Automatisierung im besonderen abschätzen zu können, ist es notwendig, sich zunächst mit den allgemeinen *Eigenschaften* dessen zu beschäftigen, was man als Gedächtnis bezeichnet.
Gedächtnis ist nicht nur eine Fähigkeit des Menschen, sondern eine ganz allgemein biologische. Aber für den Menschen, der in seinen Vorstellungen auch in die Zukunft hinausdenkt, ist die Bewahrung von früheren Wahrnehmungen und Erkenntnissen besonders wichtig.
»Der Mensch muß sie verwenden können, wann und wo immer es für ihn nötig ist. Es ist für ihn beispielsweise wichtig, daß er diese Kenntnisse reproduzieren kann, auch wenn der Gegenstand nicht vorhanden ist.« (RUBINSTEIN, 1958, S. 358) Durch diese Fähigkeit werden die Möglichkeiten für die *Widerspiegelung* der Wirklichkeit beträchtlich erweitert. Vor allem wird die Möglichkeit geschaffen, das *unmittelbar Erlebte* mit dem *früher Erfahrenen* in Beziehung zu bringen und auf diese Weise eine Verbindung zwischen individueller Vergangenheit und der Gegenwart, in der eine bestimmte Handlung erfolgen soll oder muß, herzustellen.
Damit ist zwar das Gedächtnis in einigen wesentlichen Komponenten beschrieben, doch noch nicht definiert. Eine solche Definition – unter Einbeziehung neuerer neurobiologischer Erkenntnisse – gibt SINZ: »Unter Gedächtnis verstehen wir die lernabhängige Speicherung

ontogenetisch erworbener Information, die sich phylogenetischen neuronalen Strukturen selektiv artgemäß einfügt und zu beliebigen Zeitpunkten abgerufen, d. h. für ein situationsangepaßtes Verhalten verfügbar gemacht werden kann.« (1979, S. 19)
Wenn auch diese Definition Menschen und Tiere gleichermaßen einschließt, in unserer Betrachtung aber nur das menschliche Gedächtnis in den Mittelpunkt gestellt wird, so ist es doch wichtig, dessen ontogenetisch-biologische Bindung zu berücksichtigen. Die Bedeutung wird noch klarer werden, wenn die *Bedingungen* dargelegt werden müssen, unter denen die Speicherung erfolgt; denken wir nur daran, wie viel wir täglich erleben und wie wenig davon als Erinnerung in unserem Gedächtnis zurückbleibt.

Ein wesentlicher Grund dafür ist mangelnde Aktivität bei einem Erlebnis; diese These ist leicht daran zu überprüfen, wenn man sich zu erinnern sucht, welche Fernsehsendungen man vorgestern gesehen hat. Nur ganz wenige werden im Gedächtnis geblieben sein, gerade, wenn man viele gesehen hat.

5.3.2 Gedächtnis als Voraussetzung für die sprachliche Tätigkeit

Bei sprachlichen Tätigkeiten ist das Gedächtnis *Voraussetzung*, und ganz wichtig ist die Frage, wie solche Gedächtniseindrücke aufgebaut werden können und müssen. Ganz sicher ist eine der dazu notwendigen Bedingungen, daß der Mensch dabei *interessiert-anteilnehmend* beteiligt sein muß. Rein passive Anwesenheit und die unbeteiligte Betrachtung eines unpersönlichen Geschehens, wie manchmal sicher einem Schüler der Unterricht erscheinen mag, reichen nicht aus.

Die Psycholinguistik hat sich intensiv auch mit der Rolle des Gedächtnisses für sprachliche Leistungen beschäftigt. A. A. LEONTJEW hält es für »notwendig, sich bei der Analyse der Gedächtniserscheinungen vom Tätigkeitsprinzip leiten zu lassen, bei der Klassifizierung der Gedächtnisarten von Besonderheiten der Gedächtnistätigkeit, ihrer Struktur, Zielorientierung usw. auszugehen« (1975, S. 212). An dieser Feststellung ist, außer daß sie auf das Tätigkeitsprinzip gegründet ist, vor allem wichtig, daß es nicht ausreicht, von dem Gedächtnis zu sprechen, sondern daß dieses in sich *differenziert* ist. Gerade diese *innere Differenzierung* ist bedeutsam, wenn wir daran denken, daß für die sprachliche Tätigkeit als Ganzes *eine Reihe von Fertigkeiten*, die vorhanden sein müssen, die Grundlage bilden. Eine solche Betrachtung legt die Vermutung nahe, daß jede Fertigkeit ihr eigenes Gedächtnisreservoir hat, das im Verlauf der Übungen zur Grundlage für den Automatismus weiterentwickelt wird. Das aber bedeutet, daß

dann, wenn die Gedächtnisgrundlage einer Fertigkeit nicht bis zum Automatismus ausgebildet ist, die gesamte Handlung nicht oder nur unvollkommen ausgeführt werden kann.
Bevor aber die Fragen der *Struktur des Gedächtnisses* näher dargelegt werden, muß geklärt werden, wie der Aufbau der Gedächtnisinhalte erfolgt. LEONTJEW unterscheidet dafür drei Fragestellungen: *Was* wird eingeprägt bzw. reproduziert? *Wie* wird eingeprägt? Wie wird *reproduziert*? Dazu kommt die vierte Fragestellung nach dem Zeitraum (1975, S. 203). Zu diesen Fragen gibt es heute noch keine detaillierten Antworten, obwohl es wichtig wäre, darüber alles zu wissen. Doch scheint es nach den vorangegangenen Überlegungen so zu sein, daß für jede einzelne Besonderheit der Struktur des Gedächtnisses nicht zwangsläufig die gleichen Voraussetzungen gegeben sein müssen.
Von der gegenwärtigen Wissenschaft werden für die Struktur des Gedächtnisses mehrere Hauptkriterien (Hauptmerkmale) genannt:
»1. das Objekt (der Gegenstand) des Einprägens, d. h. das, was sich der Mensch einprägen soll (hier sind folgende Arten des Gedächtnisses gemeint: motorisches, emotionales, bildhaftes und verbal-logisches Gedächtnis);
2. das Ziel und die Verfahren des Einprägens und des Reproduzierens (willkürliches und unwillkürliches Gedächtnis);
3. die Dauer des Behaltens (hier ist vom Kurzzeit- und vom Langzeitgedächtnis die Rede).« (KRUTEZKI, 1979, S. 121)

5.3.3 Engrammbildung im Großhirn

In allen diesen Fällen ist die Frage zu beantworten, wie es eigentlich zu der Speicherung von Eindrücken kommt. Gewiß ist, daß dabei unser Großhirn eine wesentliche Rolle spielt und daß dabei die in ihm vereinigten Nervenzellen *(Neuronen)* die Grundlage darstellen. Das menschliche Großhirn verfügt über 15 Milliarden Neuronen (SINZ, 1979, S. 121), nach neueren amerikanischen Angaben sollen es sogar 100 Milliarden sein (FISCHBACH, 1992, S. 32). Selbst die kleinere dieser beiden Zahlen übersteigt unsere gewöhnlichen Vorstellungen von großen Zahlen. Deshalb soll sie durch ein Beispiel verdeutlicht werden. In einem utopischen Roman war einmal das Problem behandelt, die Gehirne von mehreren Forschern zum Zwecke gemeinsamer Überlegungen zusammenzuschalten und so ihre Kapazität zu vervielfachen. Und so ist es nicht ganz abwegig, die Überlegung anzustellen, daß ein Team von Technikern im Schichtdienst rund um die Uhr arbeitet und in jeder Sekunde eine Zelle des Großhirns eines Menschen an den gemeinsamen Fonds anschließt. Es ist dann die Frage zu stellen, wie lange dies wohl dauert, bis das Großhirn eines Menschen angeschlossen ist. Auf diese Weise wird aus der abstrakten Zahl von 15 Milliarden eine Zeitgröße, die für uns leichter faßlich ist. Ein solches Anschließen der Neuronen eines einzigen Großhirns würde 475 Jahre dauern, und an dieser Prozedur wären *14 Generationen* von Technikern beteiligt, unter der Annahme, daß sie von ihrem 30. Lebensjahr bis zur Rente *nur* diese Tätigkeit ausüben.

Von dieser Vorbemerkung ausgehend, wird die folgende Bemerkung sicher besser, wenn auch nicht leichter, verständlich. »Nach neueren Vorstellungen könnten mehrere Millionen Neuronen in eine Verschaltungseinheit (›Engramm‹ nach Semon), andererseits auch jedes Neuron in zahlreiche Verschaltungseinheiten einbezogen sein.« (SINZ, 1979, S. 26) Diese vielfältige Grundlage der Verbindungen setzt allerdings voraus, daß der Eindruck stark genug sein muß, um eine solche »Verschaltungseinheit« zu bilden. Schwache Eindrücke könnten zu *unvollkommenen Einheiten* führen, die dann erst in der *Wiederholung* zu stabilen Systemen werden. In dieser Ansicht liegt die Erkenntnis begründet, daß die einzelnen Gedächtniseindrücke eine umfangreiche Grundlage haben und daß man für den Aufbau von Engrammen diese Grundlage nutzen muß. Weiterhin wird dadurch die bekannte Tatsache neurobiologisch unterbaut, daß *ein Teil* einer Erscheinung, der erlebt wird, ausreicht, damit der *gesamte gespeicherte Komplex* reproduziert wird. Allerdings wird diese umfassende Funktion unter dieser Sicht nur als augenblicklicher Zustand angesehen. Das jedoch wird einer *dynamischen* Gedächtnisauffassung, wie sie HOFFMANN entwickelt, noch nicht gerecht. Er bringt diese weiterweisenden Gedanken folgendermaßen zum Ausdruck: »Unter Berücksichtigung dieser Zusammenhänge erscheint das Gedächtnis als ein funktionelles System zur Integration sequentiell aufgenommener Informationen zu einem geschlossenen Abbild der objektiven Realität, das seinerseits auf nachfolgende Informationsverarbeitungsprozesse entscheidenden Einfluß hat. Gedächtnis erscheint damit nicht als passiver Speicher, sondern als ein aktiver Bestandteil der Erkenntnistätigkeit des Menschen.« (1979, S. 23).

5.3.4 Organisation des Gedächtnisses

Auch von der Dauer her, mit der die Inhalte im Gedächtnis bewahrt werden, gibt es keine Einheitlichkeit. Es gibt Eindrücke, die *lebenslang* bewahrt werden; daneben existieren solche, die nur eine begrenzte Zeit im Gedächtnis verbleiben. Von der Bewahrdauer ausgehend, werden übereinstimmend zunächst zwei Formen unterschieden: ein

Langzeitgedächtnis und ein *Kurzzeitgedächtnis*. Daneben werden für spezielle Handlungen noch andere Arten unterschieden, ein Ultrakurzgedächtnis, ein *operatives Gedächtnis*, das vor allem für die sprachlichen Leistungen postuliert wurde; doch ist die Unterscheidung von Lang- und Kurzzeitgedächtnis eine wesentliche, über die in der Literatur Konsens besteht, die auch von der Art, wie die Kodierung erfolgt, neurobiologisch gut begründet ist.

5.3.4.1 Langzeit- und Kurzzeitgedächtnis

Beim *Kurzzeitgedächtnis* (KZG) handelt es sich um eine elektrophysiologische und damit *labile Kodierung*, die so lange anhält, wie die Aktivität der Neuronen andauert. Beim *Langzeitgedächtnis* (LZG) handelt es sich um eine strukturell-biochemische Kodierung, die auf Stoffwechselvorgängen beruht und *stabil* ist (SINZ, 1979, S. 89).
Langzeit- und Kurzzeitgedächtnis unterscheiden sich nicht nur hinsichtlich der Art, auf welcher Grundlage gespeichert wird, sondern auch in der *Geschwindigkeit*, mit der Inhalte wieder *reproduziert* werden können: Diese ist im Kurzzeitgedächtnis größer. Das Wiederauffinden im umfangreicheren Langzeitgedächtnis erfordert mehr Zeit (SINZ, 1979, S. 95), wobei die Zeitgrößen aber zumeist alle unter der bemerkbaren Bewußtseinsschwelle liegen, sich also nur im psychologischen Experiment trennen lassen.
Da alle *Automatismen* auf der Wirkung des Langzeitgedächtnisses beruhen, muß vordringlich die Frage interessieren, wie Informationen in dieses Langzeitgedächtnis *gelangen*. Ehe sie biochemisch gespeichert werden, führen sie zu einer Erregung der am Kurzzeitgedächtnis beteiligten Neuronen. Dabei muß man eine Informationseinschränkung von 1:10 bis 1:100 annehmen. Es muß also hierbei ein *Selektionsprozeß* postuliert werden (SINZ, 1979, S. 122).
Das stimmt gut mit der Erfahrung überein, daß nicht alle Erlebnisse zu Erinnerungen werden; andererseits gibt es noch wenige Hinweise, wie eigentlich dieser für den Unterricht *notwendige Selektionsprozeß*, der zum Dauerbesitz führt, gesteuert werden kann. Einige Hinweise finden sich in der Literatur. »Während ein hohes Aktivitätsniveau die kurzzeitigen Gedächtnisleistungen relativ verschlechtert, zeigen sich bei der gleichen Bedingung bessere Leistungen im LZG-Test.« (HOFFMANN, 1979, S. 27) Die Unterschiede liegen auch in der Art dessen, was gespeichert werden soll. »So ist das Kurzzeitgedächtnis stark modalitätsbezogen, z. B. phonetisch, visuell, taktil usw. kodiert, das Langzeitgedächtnis vorwiegend semantisch (nach Begriffsklassen und Be-

deutungen).« (SINZ, 1979, S. 95) Allerdings wird mit dieser Aussage nur eine bestimmte Klasse von Gedächtniseindrücken erfaßt, die in bestimmten Experimenten überprüft werden können. Gerade die *motorischen Gedächtnisinhalte*, die für die Sprechautomatismen entwickelt werden müssen, stehen für die Überprüfung im Experiment in einer ungünstigen Position, weil der Anfangsstatus schlecht festgestellt werden kann.

»Eine große Menge extero- und interorezeptorischer Informationen gelangt in das Langzeitgedächtnis, ohne den Bewußtseinsspeicher zu passieren. Das gilt u. a. für zahlreiche Koordinationsleistungen und Fertigkeiten sowie frühkindliches motorisches Lernen, also für den weiteren Bereich von Lern- und Anpassungsleistungen, die auch für Primaten ohne menschliches Bewußtsein nachweisbar sind.« (SINZ, 1979, S. 31)

5.3.4.2 Motorisches Gedächtnis

In der Phase der frühkindlichen Entwicklung, die für die normale Sprachentwicklung so außerordentlich wichtig ist, spielt das *motorische Gedächtnis*, das alle Menschen besitzen, eine große Rolle. Seine Struktur ist individuell verschieden. Es ist abhängig »1. von den angeborenen physischen Besonderheiten des Organismus und 2. davon, ob beim Entwickeln motorischer Fertigkeiten richtig geübt, gelernt, trainiert wurde« (KRUTEZKI, 1979, S. 122). Daß das motorische Gedächtnis bereits in der Phase der *frühkindlichen Entwicklung* eine besondere Rolle spielt, ist darin begründet, daß es vor den anderen Gedächtnisarten entsteht. »Auf jeder Altersstufe gibt es andere qualitative Besonderheiten des motorischen Gedächtnisses. Gerade in seiner qualitativen Veränderung besteht die Weiterentwicklung des Gedächtnisses.« (KRUTEZKI, 1979, S. 122)

Aus dem Vorstehenden ist zu folgern, daß das motorische Gedächtnis beim Hörgeschädigten in bezug auf die Entwicklung und die Beherrschung der Sprache eine größere Rolle spielt als beim Normalhörenden, bei dem das Akustische beim Auffassen und Reproduzieren von Sprache überwiegt. Andererseits ist es aber offensichtlich, daß die Qualität und Differenziertheit des motorischen Gedächtnisses Hörgeschädigter nicht von Natur aus begrenzt, sondern daß es *entwicklungsfähig* und daß seine Leistungsfähigkeit und Differenziertheit von der Gestaltung des Lernprozesses abhängig ist. Das bedeutet: Wir haben es durch unsere Einwirkung auf die Entwicklung sprachlicher Fähigkeiten in der Hand, in welchem Maße und in welcher Struktur sich das motorische Gedächtnis bei unseren Schülern entwickelt.

»Das Gedächtnis für Bewegungen oder das motorische Gedächtnis äußert sich im Einprägen und Reproduzieren von Bewegungen und Bewegungssystemen. Es liegt der Entwicklung von Bewegungsfertigkeiten und -gewohnheiten zugrunde.« (KRUTEZKI, 1979, S. 121)
Die im Gedächtnis gespeicherten Engramme werden durch die Tätigkeit zu größeren Komplexen *zusammengefaßt*. Auch diese Leistung entsteht natürlich nicht von selbst, aber sie kann als günstige Disposition für die Entwicklung sprachlicher Fertigkeiten *ausgenutzt* werden. Diese Zusammenfassung kann auch helfen, daß von den Einzelbewegungen nichts verlorengeht, sondern daß sie *auf einer höheren Ebene bewahrt* werden.
Eine wichtige Frage der Gedächtnisproblematik ist die des Vergessens; sie spielt in der Schule eine große Rolle. Viel von dem, was die Schüler einmal gelernt hatten (und von dem der Lehrer – weil sie es gut konnten, mit Recht – glaubt, es sei gesicherter Besitz), ist in dem Augenblick, wenn man es braucht, nicht verfügbar. Daher ist die Frage, wie dem Vergessen entgegengewirkt werden kann, hochaktuell.
Ein Mittel ist die bereits vorhin angeschnittene »integrative Zusammenfassung« von Gedächtniseindrücken, ein anderes die *vielfältige intensive Verknüpfung* dessen, was bewahrt werden soll, mit anderen, äußeren, aber vielfältigen Eindrücken. Man kann hier auf den Effekt rechnen, daß die *Wiederbegegnung mit einem Teil* des Gesamterlebnisses den gesamten Komplex reproduziert. Das unterstreicht die Forderung, die Wirklichkeit in vielen Varianten in den Unterricht einzubeziehen. A. A. LEONTJEW hat für diese verschiedenen Arten der Einbeziehung der Wirklichkeit die Begriffe »Situationsgedächtnis«, »Inhaltsgedächtnis« und »Muttersprach-Gedächtnis« angewendet (1975, S. 210). Alle diese drei Gedächtnisarten, die unter bestimmten Untersuchungsbedingungen getrennt werden können, stehen in der Praxis miteinander in vielfältigen Beziehungen.

5.3.5 Tätigkeiten des Gedächtnisses

Wenn man das Gedächtnis als dynamisches Geschehen auffaßt, führt das zu der Frage, welche Tätigkeiten eigentlich mit dem verknüpft sind, was wir als Gedächtnis bezeichnen. Von da aus können wir drei *Tätigkeiten* unterscheiden, die man folgendermaßen bezeichnen kann:
1. das Einprägen,
2. das Behalten (und das Vergessen),
3. das Wiederbewußtmachen (das Wiedererkennen, das Reproduzieren). (KRETSCHMER, 1945, S. 42; A. A. LEONTJEW, 1975, S. 201, KRUTEZKI, 1979, S. 125)

5.3.5.1 Einprägen

In dieser Reihenfolge sollen auch die Tätigkeiten kurz behandelt werden. Es wurde schon dargelegt, daß nicht alles, was die Sinneskanäle passiert, auch eingeprägt wird. Vieles geht verloren, auch wenn man sich daran erinnern möchte – und das ist im Grunde gut so; wer möchte sich auch dauernd mit den Belanglosigkeiten, die wir alltags erleben, herumschleppen? Doch geht dabei auch vieles verloren, was eigentlich des Einprägens wert wäre. Daher ist die Frage berechtigt, wie es möglich ist, den *Vorgang des Einprägens* zu steuern.

Einmal ist das Einprägen schon von der Art der Wahrnehmung abhängig; vieles, was uns begegnet, wird gar nicht bewußt wahrgenommen. Solche Eindrücke, die zwar *reaktiv beantwortet* werden, aber nicht zu einer *bewußten Wahrnehmung* führen, haben kaum Aussicht, eingeprägt zu werden, wenn nicht besondere Umstände in unserem Umfeld dafür sorgen. Für den Erfolg »hängt es erheblich von der aktiven sensorischen Einstellung (Lauschen, Äugen, Inspizieren, Abschmecken, Abtasten, Schnüffeln usw.) und von der *aktiven Informationswahl* ab, was wahrgenommen und kurzzeitig bzw. langzeitig abgespeichert wird« (SINZ, 1978, S. 197). HOFFMANN faßt diesen Gedanken folgendermaßen zusammen: »Gedächtnisinhalte hängen in ihrer Differenziertheit und Spezifik von den ihnen zugrunde liegenden informationsverarbeitenden Prozessen ab.« (1979, S. 24) Dabei sind vor allem die *aktive Einstellung* zum Objekt oder *zur Situation* von herausragender Bedeutung.

Für sprachliche Prozesse bedeutet dies, daß Schüler sich *aktiv* und mit Sprache in der entsprechenden Kodierungsform an der Unterrichtssituation beteiligen müssen. Das ist bei Behinderten sicher nicht leicht, vor allem, wenn man bedenkt, welch komplexes Ganzes das sprachfunktionale System ist. Und es genügt ja nicht Aktivität an der einen *oder* anderen Stelle; die Folgerung heißt: Die Aktivität muß an derjenigen Stelle des sprachfunktionalen Systems liegen, *wo wir ein Einprägen erreichen wollen*. Manche Enttäuschungen des Lehrers sind aus dieser Erkenntnis zu erklären; denn wenn wir die Schüler sprachlich immer nur *reproduzieren* lassen, können wir eigentlich nicht erwarten, daß sie die Sprache aktiv oder schöpferisch anwenden, weil sie sich *diese Art sprachlicher Aktivität* nicht eingeprägt haben.

Ein anderes Mittel, das Einprägen zu erreichen, ist die *Mehrfachspeicherung* des gleichen Inhalts, wobei das Einbeziehen unterschiedlicher Situationen der Umwelt (z. B. im Unterricht, im Spiel, in der Alltagssituation) wichtig ist. »Wichtig ist ebenfalls eine Mehrfachkodierung über möglichst viele Sinneskanäle einschließlich Geruch, Geschmack und taktiler Empfindungen. Motorisches Mitmachen, nachahmende

Bewegungen unterstreichen die Einprägung. Dies hängt mit der weitläufigen und assoziativen Repräsentation der Information im Gehirn zusammen. Je komplexer eingeprägt wird, um so größer ist die Chance der Erinnerung« (SINZ, 1979, S.187). Die neuere Gedächtnisforschung, hier repräsentiert durch Sinz, spricht aber nur von der *Chance* der späteren Erinnerung – eine *Sicherheit*, dies zu erreichen, *gibt es nicht*.

5.3.5.2 Behalten

Die Mehrfachspeicherung ist auch ein Mittel, das Behalten zu intensivieren; denn die Wahrscheinlichkeit, daß bei einem *weitläufig angelegten Assoziationsfeld* die einzelnen Engramme öfter angeregt und damit bekräftigt werden, ist höher, als wenn dieses Feld nur eng umgrenzt ist. Die weitläufig angelegten, mit vielfältigen Querverbindungen ausgestatteten Assoziationsfelder verhelfen noch in einer weiteren und wichtigen Beziehung zum besseren Einprägen und Behalten. Experimentell wurde bewiesen, »daß aktuelle Informationen mit schon ausgebildetem Gedächtnisbesitz in mindestens zweifacher Weise in Verbindung treten. Einmal wird die Verarbeitung der aktuellen Information durch unser gespeichertes Wissen beeinflußt. Zum zweiten erfolgt auch die *Speicherung* der neuen Informationen nicht unabhängig von bestehendem Gedächtnisbesitz; neue Kenntnisse werden in das System des vorhandenen Wissens integriert« (HOFFMANN, 1979, S.23). Diese Gesetzmäßigkeit gilt offensichtlich auch für die sprachliche Entwicklung des Kleinkindes: *Kompliziertere sprachliche Bewegungsmuster* werden erst dann erlernt, wenn schon in der Lallperiode die entsprechenden *motorischen Grundlagen* geschaffen und als Muster gespeichert sind. Die gesamte kindliche Sprachentwicklung ist von dieser Gesetzmäßigkeit geprägt; sie gilt auch für die Fertigkeiten der Perzeption und der Produktion in ihrer Entwicklung. Die künstliche Entwicklung, Ergänzung und Vervollkommnung von Sprechfertigkeiten beim Behinderten kann sich nicht an dieser grundlegenden Gesetzmäßigkeit vorbeimogeln. Das haben auch die Altmeister der Artikulationsmethodik (VATTER, PAUL, MALISCH) beachtet, indem sie *leichte Bewegungsabläufe* in Form einer *Vorbereitungsphase* in ihre Programme einbezogen haben.

Als Voraussetzungen für ein effektives Einprägen und Behalten faßt SINZ die folgenden Faktoren zusammen:
»1. Mittleres Aktivierungsniveau (Wachheit),
2. die Motivation und Aufmerksamkeitszuwendung (Konzentration, aktive Selektion),

3. die Bedeutungserfassung (Klassifikation nach begrifflich-semantischen Gesichtspunkten) im Gegensatz zum ›Pauken‹ von Einzelfakten,
4. multimodale Kodierung zur Kontextanreicherung (Merkmalsverzweigung),
5. Mehrfachkodierung über verschiedene gedächtnismäßig repräsentierte Merkmalsklassen,
6. gleiche Zustandsbedingungen für Lernen und Erinnern,
7. ausreichend Schlaf für Kodierungsvorgänge ins Langzeitgedächtnis und kognitive Verarbeitungsprozesse« (1979, S. 187).

Wenn auch hierbei das begrifflich-logische Einprägen und Behalten im Vordergrund steht, so sind diese Grundsätze doch auch für das motorische Gedächtnis im übertragenen Sinne anwendbar.

»Das Behalten ist ein komplizierter Prozeß. Er vollzieht sich unter den Bedingungen einer auf bestimmte Weise organisierten Aneignung und schließt mannigfache Prozesse der Durcharbeitung des Stoffes ein.« (RUBINSTEIN, 1958, S. 387) Die hier erwähnte Durcharbeitung hat RUBINSTEIN noch weiter konkretisiert und als »Auswahl, Verallgemeinerung und Konkretisierung, Systematisierung und Detaillierung« bezeichnet (S. 360). Im Gegensatz zu dem Speicher eines Computers, wo ein einmal gespeicherter Vorgang bis zum Löschen unverändert zur Verfügung steht, wird hier das Behalten als *aktiver*, dynamischer *Prozeß* gekennzeichnet, der den Inhalt des Gedächtnisses in ständigem Kampf mit dem Vergessen zeigt und ihn vor dem Vergessenwerden bewahrt, indem er, angeregt durch innere oder äußere Ereignisse, ganz oder teilweise, in unterschiedlichen Zusammenhängen aktiviert wird.

5.3.5.3 Wiederbewußtmachen (Reproduzieren)

Die Kontrolle, inwieweit ein Eindruck tatsächlich im Gedächtnis geblieben ist, wird mit dem *Wiederbewußtmachen* ausgeübt. Bei Lernstoff, der vor allem in Prüfungen parat sein muß, ist die beste Leistung dann zu erwarten, wenn ein zur Situation der Einprägung analoges Erregungsmuster vorhanden ist. (SINZ, 1978, S. 185) Sicher hat mancher schon erlebt, daß in einer Situation erhöhter psychischer Anspannung, wie sie für eine Prüfungssituation typisch ist, viel von dem, was man eigentlich zu wissen glaubt, einfach nicht verfügbar ist, und wie dieses Wissen plötzlich wieder da ist, wenn sich die Tür zum Prüfungsraum hinter einem geschlossen hat, womit sich aber auch schlagartig die gesamte innere Spannungssituation geändert hat. Überlegungen führen zu der Erkenntnis, daß das Wissen, das als Dauerbesitz benötigt wird, in *vielfältigen Zusammenhängen* und auch in *vielfältigen emotionalen*

Grundstimmungen reproduziert werden muß. Das bedeutet, daß auch die *Sprechfertigkeiten* in verschiedenen Situationen des Tagesablaufs eingeprägt und *aktiviert* werden müssen, damit sie in vergleichbaren Situationen als lautsprachliche Muster reproduziert werden können. Wenn das Einprägen und Aktivieren lautsprachlicher Muster nur im Unterricht vollzogen wird, kann man nicht erwarten, daß sie in einer *Alltagssituation*, im Internat oder außerhalb der Schule im Elternhaus reproduziert werden.

RUBINSTEIN weist auf eine zweite Besonderheit des Reproduzierens hin. Er sieht sie in der bewußten»Beziehung zum Reproduzierten. Die Reproduktion wird dem Subjekt in seiner Beziehung zum Vergangenen bewußt, das reproduziert wird« (1958, S. 384). Dabei spielt das Streben nach Genauigkeit eine große Rolle. Doch ist diese Art des Reproduzierens in erster Linie auf die persönliche Bindung an eine Erlebnissituation beschränkt und dürfte weniger für das sprachlich-motorische Gedächtnis, das in der Handlung aktiviert wird, eine Rolle spielen. Doch auch hierbei ist sicher das motorische Gedächtnis nicht auszuschließen; es folgt gleichen Gesetzmäßigkeiten. Als Beispiel möge dienen, daß es möglich ist, sich an komplizierte Handlungsfolgen (z. B. die Handgriffe bei einer Reparatur, wie sie der Reihenfolge nach ausgeführt werden müssen) zu erinnern und diese zu reproduzieren.

5.3.6 Voraussetzung des Gedächtnisses für die sprachliche Tätigkeit

Für die sprachliche Tätigkeit ist das Gedächtnis unbedingt notwendig, und zwar auf allen Stufen und in *allen Gliedern* des sprachfunktionalen Systems. Dabei ist es notwendig, daß auch für die einzelnen *Kommunikationsmittel* (z. B. Lautsprache, Schrift) die spezifischen Gedächtnistätigkeiten postuliert werden müssen. Dabei stehen die Gedächtnisinhalte miteinander in vielfältigen Beziehungen.

Für die sprachliche Tätigkeit ist es notwendig, daß – vom Standpunkt einer funktionalen Orientierung aus – eine noch weitergehende Untergliederung vorgenommen werden kann.»So hat man im ›Muttersprach-Gedächtnis‹ nicht wie gewöhnlich zwei Kategorien (das Kurzzeit- und das Langzeit-Gedächtnis), sondern zumindest drei zu unterscheiden:

das unmittelbare Gedächtnis (Gedächtnis in den Grenzen der Äußerung),

das operative Gedächtnis (Gedächtnis hauptsächlich während der Tätigkeitsakte), das permanente Gedächtnis (Gedächtnis für die Elemente des sprachlichen Codes), wobei Gedächtnis als Prozeß und nicht als ›Zelle‹, als Gegenstand betrachtet wird.« (A. A. LEONTJEW, 1975, S. 255) Sicher kann es nicht Ziel irgendeines Lernvorgangs sein, die einzelnen *Komponenten*, wie sie in der Analyse herausgelöst werden können, isolierend zu üben. Sie stehen miteinander in einem *unlösbaren* und *dynamischen Zusammenhang*: Sie können auch als verschiedene Seiten ein und derselben Erscheinung, eben des »Muttersprach-Gedächtnisses« aufgefaßt werden. Doch dann ist es wesentlich, zu beachten, daß dessen *Spannweite groß* genug sein muß, *gleichzeitig* die Beziehungen dessen, was gesagt werden soll, der zu schildernden Situation oder des Ereignisses, die grammatischen Strukturen, mit deren Hilfe die Beziehungen ausgedrückt werden, und die Mittel, mit denen Sachinhalte und deren Beziehungen zueinander ausgedrückt werden müssen, zu umfassen. Aus der mangelnden Spannweite dieses für den spontanen Dialog notwendigen Gedächtnisbesitzes können auch manche Situationen des Versagens behinderter Schüler erklärt werden: vor allem dann, wenn wir mit ihnen vor allem reproduktives Sprechen geübt haben.

Das bedeutet aber: Es kommt beim sprachlichen Reproduzieren nicht nur darauf an, *daß* Gedächtnisinhalte reproduziert werden, sondern auch darauf, in welcher Spannweite sich die Tätigkeit des Gedächtnisses bewegen kann und welchen *Grad der integrativen Assoziation* sie erlangt. Meist ist bei der sprachlichen Tätigkeit unserer Schüler diese Spannweite eng, zu eng. Dann achten sie bei der Produktion *einzig auf den Inhalt*, den sie mitteilen sollen, ohne dabei die notwendigen grammatischen Mittel oder das Aussprechen einzelner Laute, abgesehen von ihrer rhythmisch-dynamischen Gestaltung, zu beachten. Oder die Schüler achten nur auf die äußere Form, bringen diese im ersten Teil einer Äußerung auch richtig – haben aber darüber ganz vergessen, was sie eigentlich mitteilen wollten. Aber in jedem Fall, ob eng, ob weit, beruht Sprechen auf der Voraussetzung, daß die Inhalte *im Gedächtnis vorhanden* und reproduzierbar sind. Sie zu festigen und so weit zu automatisieren, daß sie *Bestandteil einer größeren reproduzierbaren Gedächtniseinheit* geworden sind, ist ein Ziel des Unterrichts und der gesamten Spracherziehung.

5.3.7 Entwicklung von Gedächtnisinhalten

Im Gegensatz zum »Festspeicherprinzip in der Technik« ... »verstärkt sich das Engramm mit jeder Benutzung; es handelt sich um einen dynamischen Speicher« (SINZ, 1979, S. 149). Damit wird ausgedrückt, daß ständiges Wiederholen und Üben für die *Erhaltung* des Gedächtnisbesitzes und für seine *Erweiterung und Festigung* notwendig sind. Auch hierbei spielt die integrative Assoziation eine große Rolle; denn je weiter sie angelegt und wirksam ist, desto umfangreicher sind die Anregungen, von denen die Festigung des Gedächtnisbesitzes ausgeht. »Üben und richtig verstandenes und richtig durchgeführtes Trainieren sind kein einfaches Wiederholen ein und derselben ursprünglich vollführten Bewegung oder Handlung, sondern das wiederholte Lösen der gleichen motorischen Aufgabe, in deren Ablauf die ursprüngliche Bewegung (die Handlung) vervollkommnet und qualitativ modifiziert wird« (RUBINSTEIN, 1958, S. 685). Auch dieses hier angesprochene *Modifizieren* ist Ausdruck der vorhin erwähnten integrativen Assoziation, indem ein inhaltlicher Komplex *in größere Zusammenhänge* einbezogen wird und daher in der Erinnerung auch von unterschiedlichen Anlässen aus angeregt und *wachgerufen* werden kann. Die Übung ist Voraussetzung für den Lernprozeß, aber sie charakterisiert ihn nicht erschöpfend und vor allem dann nicht, wenn sie als starre Wiederholung desselben Programms unter denselben Bedingungen abläuft.

Unter dieser Sicht bietet eine möglichst *vielseitige Arbeitstätigkeit* die besten Voraussetzungen für die Ausbildung von Erinnerungen und die *Bildung von Gedächtnisbesitz*; denn vor allem die *schöpferische* Arbeit vollzieht sich auf der Grundlage der gleichen (z. B. gegenständlich-praktischen, handwerklichen oder künstlerischen) Fertigkeiten, die durch Einbeziehung in immer neue äußere Bedingungen *erweitert und vervollkommnet* werden. Das gilt auch für die sprachliche Tätigkeit. So stehen Erwerb von Gedächtnisbesitz (die Grundlage für die Fertigkeiten), Übung und Lernen in einem engen Zusammenhang.

5.3.8 Lernen und Gedächtnis

Das Lernen ist vielfältig definiert worden. Eine dieser Definitionen, neurobiologisch orientiert, gibt SINZ: »Lernen ist jede auf Erfahrung und Informationsverarbeitung beruhende Verhaltensänderung« (1979, S. 16). Für den Unterricht ist diese Definition zu weit. Aber man darf andererseits das Lernen nicht nur auf den Wissenserwerb beschränken, auch *Haltungen*, auch die *Aktivität der Umwelt gegenüber*, gehören dazu.

Der Lernvorgang ist sehr stark von der Motivation abhängig, und diese Motivation kann ein Ergebnis unterstützen, sogar potenzieren, aber auch verhindern oder mindern. »Zum effektiven Lernen gehören die Motivation, das Interesse, die Neugierde, Lust und Freude. Wonach

wir fragen, werden wir uns leichter merken als Dinge, die uns kalt lassen oder deren wir überdrüssig sind.« (SINZ, 1979, S. 190)
Der Erwerb von Erfahrungen vollzieht sich am besten und effektivsten *in der Praxis* und *für die Praxis*, weil hierbei Einprägen und Reproduktion eng miteinander verbunden sind und weil durch die Erfordernisse der Praxis *vielfältige Variationen* in den Bedingungen entstehen, die nicht künstlich geplant und geschaffen werden müssen. Die Arbeit in der Praxis erfordert eine *polysensorische Wahrnehmung* unter *Beteiligung der Motorik*. Das gilt auch in besonderem Maße für die sprachliche Tätigkeit, bei der die *Bewältigung* des sprachlichen Könnens unter verschiedenen (situativen und sozialen) Bedingungen eine Voraussetzung ist.
Die für das Lernen gültigen Grundthesen hat SINZ in übersichtlicher Weise zusammengestellt:
»1. Lernen ist im Rahmen der artspezifischen Verhaltensausstattung einschließlich der Lerndisposition determiniert.
2. Lernen ist an eine Antriebshierarchie und höhere Lernformen sind an spezielle Lernantriebe gebunden.
3. Lernvorgänge gehen mit der Ausbildung eines mehr oder weniger differenzierten Gedächtnisbesitzes einher und besitzen eine gemeinsame Grundstruktur.
4. Das Produkt der Lern- und Gedächtnisprozesse ist in Ergänzung zur phylogenetischen Anpassung eine bessere Einpassung des Individuums in seine Umwelt.« (1979, S. 212)
Im Unterricht spielen beim Lernen vor allem die Einbeziehung der Sprache und die Verbalisierung des begrifflichen oder anschaulichen Inhalts eine große Rolle. »Im Hinblick auf die ontogenetische Entwicklung kann man anfangs nicht von Arbeit sprechen. Wohl aber ist es ein gegenständliches Tätigsein des Kindes, zu dem das sprachliche Tätigsein hinzutritt. Die äußere Tätigkeit wird interiorisiert, wobei in diesem Interiorisierungs-Prozeß die sprachliche Tätigkeit eine Schlüsselfunktion darstellt.« (BECKER, 1977, S. 76)
Indem die Sprache in der abstrakten Form in die eigene Tätigkeit einbezogen wird, wird die Möglichkeit, eine Bezeichnung, eine Eigenschaft oder eine Beziehung von der jeweiligen Situation *unabhängig* zu machen, erst einmal ermöglicht und – sobald dieser Vorgang vom Kind begriffen worden ist und selbständig angewendet werden kann – zu einer *Möglichkeit der Verallgemeinerung* von ganz erheblicher Kraft. Mit dieser erweitert sich wiederum sowohl die Vorstellungs- als auch die Aktionsfähigkeit des Kindes. »Der Pädagoge muß den Lernprozeß bei jungen geschädigten Kindern als Einheit und Wechselwirkung von gegenständlichem Tätigsein, Sprachtätigkeit und Denktätigkeit gestalten.« (BECKER, 1977, S. 78)

In diesem Entwicklungsprozeß spielt die *praktische Tätigkeit* eine bedeutende Rolle; es muß aber eine Tätigkeit sein, in der die *Aktivität des Kindes* im Vordergrund steht und die sein Interesse beansprucht. Dabei kann das Kind *alle möglichen Sinneskanäle* zur Erkenntnisgewinnung benutzen und für diese verwenden. Das Erkannte läßt sich mit Hilfe der Sprache ordnen und systematisieren und damit für sprachliche Reaktionen und Aktionen vorbereiten.
Wie schon beim Einprägen wurde auch hier auf die verschiedenen Sinneskanäle hingewiesen. Doch liegen in einem solchen Unterricht auch Gefahren, wenn ein solches Prinzip *überbetont* wird. »Dieser multisensorische Unterricht darf nicht mit einem Informations-Überangebot verwechselt werden. Der Beelzebub eines schlechten Gedächtnisses sitzt in der Interferenz, dem Zuviel sich gegenseitig beim Einspeichern behindernden Lernstoffes. Multisensorisch lernen bedeutet kontextreiches Lernen.« (SINZ, 1979, S. 191).
Die Schwierigkeiten bei dem Problem, die Rolle des Gedächtnisses für die Entwicklung von Sprechfertigkeiten zu analysieren, liegen darin, daß das Gedächtnis *ganz allgemein* die Grundlage der Fertigkeitsentwicklung bildet und daß die Sprache einen erheblichen Anteil hat, das allgemeine Wissen und Können zu ordnen und zu systematisieren, von der jeweiligen Situation unabhängig zu machen und kommunikativ, d. h. in der gemeinsamen (praktischen und geistigen) Tätigkeit zu verwenden. Der Kern des Problems besteht darin, daß die sprachliche Tätigkeit eben selbst Tätigkeit ist. Das bedeutet, daß sie sowohl Tätigkeit als auch *Mittel* ist, diese Tätigkeit zu ordnen und zu *systematisieren*. Diese Erkenntnis über die Sprache ist nicht neu; nur ist sie – betrachtet man den Sprachunterricht bei Behinderten – teilweise verselbständigt worden. Das kommt darin zum Ausdruck, daß die *Ordnungsprinzipien*, die sich in grammatischen oder anderen Zuordnungsregeln, teilweise auch in der Oberbegriffsbildung finden lassen, *überbetont* werden. Wenn erst zwei Beispiele existieren, ist es zu früh, das schon vorhandene Wissen mit einer *Regel* systematisieren zu wollen. Gewiß schöpft der Pädagoge aus dem Vollen: Ihm sind viele Beispiele für eine solche Regel bekannt, und ihm ist auch die Berechtigung für eine solche Regel einleuchtend. Aber der Wissensstand des Schülers muß den Bezug schaffen. Die Formulierung einer Regel müßte im systematischen Sprachaufbau dann erfolgen, wenn der Schüler auf Grund des Erlernten in der Lage wäre, selbst zu einer solchen Systematisierung zu gelangen. Noch zwingender wäre die Situation, wenn der Schüler selbst das Bedürfnis hätte, sein Wissen auf einem bestimmten Gebiet zu systematisieren. Dann wäre dafür eine echte Motivation gegeben, die von Pädagogen nur ausgenutzt zu werden brauchte.

5.4 Einbeziehung von Hilfsmitteln in die Fertigkeitsentwicklung

Normalerweise ist beim Kind (und auch später beim Erwachsenen) die gesamte sprachliche Tätigkeit *polysensorisch* determiniert. Es sind perzeptiv nicht allein das Hören, sondern auch das Sehen beteiligt. Bekannt ist, daß blinde Kinder später als sehende sprechen lernen.
Und bei der Sprachproduktion ist die Menge der beteiligten Analysatoren noch größer: Außer der gesamten *Kinästhetik*, zu der im einzelnen *Berührungs-, Lage-* und *Spannungsempfindungen* in Verbindung mit *Vibrations-* und *Temperaturempfindungen* im Bereich der Sprechorgane zählen, müssen auch der *auditive* und *visuelle Analysator* (der unter Verwendung eines Spiegels einbezogen werden kann) dazugerechnet werden. Und wenn die unterschiedlichen Kommunikationsmittel, die neben der Lautsprache noch existieren, einbezogen werden, wird die Komplexität auf der Perzeptions- wie auf der Produktionsseite noch größer.

5.4.1 Elektro-akustische Hilfsmittel

Es ist unumgänglich notwendig, dort, wo es möglich ist, wo also noch ausreichende Hörreste zur Verfügung stehen, den auditiven Analysator für die Entwicklung von Sprechfertigkeiten mit einzusetzen. Dafür stehen heute gute und leistungsfähige *Hörgeräte* zur Verfügung. Allerdings muß man sich auch darüber klar sein, daß es eine Grenze gibt, jenseits der es unzweckmäßig sein würde, mit Hörgeräten zu arbeiten, weil ihre Anwendung keine zusätzliche Steigerung des Lernerfolges verbürgt, weil sich also der Aufwand nicht mehr lohnt: Das wäre zweifellos bei einem *volltauben Kind* der Fall. Ein sicheres Urteil über diese Effektivität kann im Einzelfall aber erst nach eingehender pädo-audiologischer Diagnostik getroffen werden. (LINDNER, 1992, S. 241)
In dieser komplizierten Problematik, ob der Nutzen, den ein Hörgerät bringt, oder die Belastung, die es für das Kind darstellt, überwiegt, gehen international die Meinungen noch auseinander. Der Streit geht vor allem um zwei Fakten: den Zeitpunkt und die Grenze, wo der Einsatz noch möglich ist. Dieser Zeitpunkt ist immer weiter nach vorn verlagert worden. Durch Spezialisten wird erfolgreiche Hörerziehung schon im Kleinkindalter durchgeführt, unmittelbar nachdem ein Schaden des Gehörs diagnostiziert und ein geeignetes Hörgerät angepaßt worden ist.
Die Hörerziehung ist für den Aufbau eines *auditiven Rückkopplungs-*

kreises von hoher Bedeutung für eine eigenaktive Sprachentwicklung. Die sprachliche Entwicklung von Hörgeschädigten kann auf diese Weise dem natürlichen Weg des Spracherwerbs angenähert und der *Rückstand*, der ohne Hörgerät zwangsläufig eintreten würde, *vermindert* werden.

Nun besteht aber das akustische Sprachsignal aus mehreren Ebenen, und es wird bei Anwendung der Hörerziehung die Möglichkeit eröffnet, daß, wenn auch nicht alle, – vor allem bei größeren Hörschäden nicht die Ebene der Lautfolge oder der Lautübergänge – so aber doch wenigstens die Ebene der *rhythmischen* und *Silbenstruktur* erfaßt werden kann. Das ist für die Ausbildung von Rückkopplungsmechanismen zur Angleichung an ein Vorbild und zur Selbstkorrektur besonders bedeutungsvoll, weil allein über den auditiven Analysator ein geschlossener Angleichungs- und Rückkopplungskreis aufgebaut werden kann, wo Eigenkorrektur und Vergleich von Eigen- und Fremdprodukten vom Kind selbst vorgenommen werden können, und das in völliger Analogie zum normalhörenden Kind.

5.4.2 Visuelle Hilfsmittel

Das Sprechen ist ein vielschichtiger und komplizierter Prozeß, von dem uns im wesentlichen nur die akustische Komponente bewußt wird. Wie aber schon bei der Betrachtung der Rückkopplungskreise beschrieben, hat das Sprechen auch eine optische Komponente (s. Kap. 4.7.), die visuell beobachtet werden kann. Allerdings ist die Beobachtung der Eigenprodukte *nur mit Hilfe eines Spiegels* möglich.
Dort, wo bei Behinderten Schwierigkeiten oder Rückstände in der natürlichen Sprachentwicklung eingetreten sind, ist die Einbeziehung dieses einfachen Hilfsmittels sehr nützlich. Allerdings ist seine Anwendung begrenzt, weil sich nicht alle Sprechorgane in ihrer Tätigkeit beobachten lassen.
Gut zu beobachten sind die Bewegungen der Lippen, deren Einstellung und Formveränderung sich leicht erfassen lassen, ob sie vorgestülpt, gerundet oder breitgezogen sind oder ob sie, zwar vorhanden, aber inaktiv am Sprechen beteiligt sind. Wenn man genau hinsieht, kann man auch die *Spannung der Lippen* beobachten, was sich an deren Dicke erkennen läßt. Nicht alle *Formveränderungen* der Lippen beim Sprechen werden durch ihre eigene Aktivität bewirkt, sondern auch mit durch die Bewegungen des Unterkiefers hervorgerufen. Somit ist der Unterkiefer das zweite Organ, dessen Bewegungen sich visuell mit Hilfe des Spiegels erfassen und kontrollieren lassen.
Die hauptsächlichen, klangverändernden Bewegungen der Zunge, vor

allem des mittleren und hinteren Zungenrückens, lassen sich mit Hilfe des Spiegels aber nicht erblicken. Von der Zunge läßt sich nur deren Spitze, wenn sie sich hebt, erkennen, sowie manchmal der vordere Zungenrücken, wenn er sich aufwölbt. In beiden Fällen ist aber eine *zweckmäßige Beleuchtung* erforderlich, die einen begrenzten Einblick in das Mundinnere erlaubt. Die Beleuchtung ist bei der Verwendung des Spiegels ebenso wichtig wie dessen Aufstellung.
Gewiß ist ein kleiner Handspiegel bei der visuellen Betrachtung der Bewegungen der Sprechorgane besser als gar nichts. Zu einem echten Hilfsmittel wird der Spiegel aber erst, wenn er so groß ist, daß er das Bild des Pädagogen und daneben das des Schülers erkennen läßt. Dazu muß er *fest aufgestellt* sein, und die Beleuchtung muß aus seiner Richtung kommen. Dann ist es möglich, daß der Pädagoge vor- und das Kind nachspricht, so daß das Kind beide Bewegungen unmittelbar vergleichen und verinnerlichen kann.

5.4.3 Hilfen durch markierte Schrift

Die Lautsprache ist wohl das wichtigste, nicht aber das einzige Mittel, das in der zwischenmenschlichen Kommunikation verwendet wird. Die *Schrift* hat auch eine große Bedeutung. Sie kann für die Entwicklung von Sprechfertigkeiten eine große Hilfe darstellen.
Aber die Schrift stellt die Lautsprache nicht ganz so dar, wie sie beim Sprechen realisiert wird. Trotz aller Übereinstimmungen und Parallelitäten gibt es doch *gravierende Unterschiede* zwischen den beiden wesentlichsten Kommunikationsmitteln. Auf diese Unterschiede wurde schon verschiedentlich hingewiesen, vor allem im Kapitel 3.2. Wenn man aber diese Unterschiede kennt und berücksichtigt, dann kann die Schrift zu einem hervorragenden *Hilfsmittel für die Fertigkeitsentwicklung* gemacht werden. Dann lassen sich auch ihre Beständigkeit und Dauerhaftigkeit vorteilhaft ausnutzen, und sie läßt sich gerade deswegen gut zur Entlastung des Gedächtnisses heranziehen.
Gewöhnlich geht man davon aus, daß die Schrift erst dann in den Sprachentwicklungsprozeß einbezogen wird, wenn die Kinder in der Schule Lesen und Schreiben lernen. Vielfache praktische Erfahrungen haben aber gezeigt, daß die Kinder *auch schon im Vorschulalter* in der Lage sind, Schriftbilder zu benutzen. Sie verwenden sie, wie die Wörter auch, als *ganzheitliche Komplexe*, die mit sprechmotorischen Ganzheiten assoziiert werden. Auch in dieser Form entlasten sie bei Zusammen- oder Gegenüberstellungen das Gedächtnis und machen die Aufmerksamkeit für andere Merkmale der lautsprachlichen Realisation frei.

Wegen der Diskrepanzen in den Realisierungsformen bei Lautsprache und Schrift sollte bei Schulkindern die Schrift *markiert* werden. Das bedeutet, es sollten *Hilfszeichen eingefügt* oder angebracht werden, die solche Merkmale anzeigen und verdeutlichen, die sonst im Schriftbild fehlen. Das Schriftbild kennt ja *keine Differenzierung* in *betonte* und *unbetonte* Silben, aber die Aussprache ist in beiden Fällen unterschiedlich. Die *artikulatorische Differenzierung* erstreckt sich nicht nur auf die Intensität, sondern vor allem auf die volle Realisierung aller Merkmale in den betonten und die Reduzierung von Merkmalen bei den unbetonten Silben. Durch solche Kennzeichnungen, vor allem bei Neueinführungen, kann das Gedächtnis wesentlich entlastet werden, und diejenigen Kinder, die ohnehin die visuelle Einprägung bevorzugen, erhalten eine dauerhafte Hilfe.

Eine weitere Markierung ist bei der *Akzentuierung von Sätzen* von großem Vorteil. Darauf wird im Kapitel 9.3 noch weiter eingegangen. Hier soll nur angemerkt werden, daß im Schriftbild ganz allgemein der Satzakzent nicht dargestellt wird. Ihn zu ergänzen und damit das Schriftbild wesentlich aussagefähiger zu machen, ist für den Pädagogen einfach, für den Schüler eine *große Hilfe*, die auch nach langer Zeit, wenn er wiederholen will, noch vorhanden ist und letzten Endes auch der inhaltlichen Erfassung größerer gedanklicher Komplexe dient.

5.4.4 Parallelgeführte Körpermotorik

Sprechmotorik ist *Feinmotorik*, in deren Verlauf ein akustisches, reich differenziertes Signal erzeugt wird. Sie ist von der Körpermotorik dadurch unterschieden, daß keine Widerstände überwunden zu werden brauchen und keine Kraft aufgewendet wird. Sie hat aber mit der Körpermotorik gemeinsam, daß *Bewegungen wiederholt* und oft auch *rhythmisch gegliedert* werden.

Diese Gemeinsamkeit läßt sich bei der Einübung und Automatisierung von Sprechbewegungen hervorragend nutzen. Der Gedanke ist nicht neu und findet in der Pädagogik Behinderter vielfach Anwendung (z. B. WENDLANDT, 1992).

Als Vorteile lassen sich dabei folgende Merkmale herausheben: Durch die *begleitende Körpermotorik* wird die Aufmerksamkeit von der Sprechmotorik abgezogen und damit der Automatisierungsprozeß gefördert. Die *parallel geführte Körpermotorik* kann dazu verwendet werden, das *Tempo der Sprechmotorik* zu beeinflussen, es schneller, langsamer, aber auch unterschiedlich im Sinne rhythmischer Differenzierung ablaufen zu lassen. Die Körpermotorik ist viel leichter als die

Sprechmotorik der *eigenen Kontrolle* zugänglich, und sie ist in der Gemeinschaft leichter nachzuahmen. Sobald die Kinder in der Gruppe bildbar sind, sollte die parallel geführte, begleitende Körpermotorik eingesetzt werden, weil sich dadurch auch die eigene sprechmotorische Aktivität *übungsintensiv beeinflussen* läßt. Ob nun die Arme, die Hände, der Körper oder mit Schritten und Schrittmustern der Raum in die Übungen einbezogen werden, ist im Grunde gleichgültig. Hier sind der Phantasie und der Gestaltungsvielfalt keine Grenzen gesetzt.

5.4.5 Lustbetonte Aktivität

Dauerhafter Gedächtnisbesitz ist stark von der Situation abhängig, in der Erlebnisse stattfinden. Wenn die *Erlebnissituation* stark positiv *emotionsgeladen* ist, vollzieht sich der Erwerb von dauerhaftem Gedächtnisbesitz weitaus leichter und vollständiger, als wenn die Kinder eine Situation erleben, die sie nicht berührt oder langweilt. Daher sollte darauf geachtet werden, daß die Übungen, die zum Erwerb von Sprechfertigkeiten unerläßlich sind, in *lustbetonter Aktivität* durchgeführt werden.

Dazu sind sicher Übungen mit parallel geführter Körpermotorik eine sehr gute Möglichkeit, aber nicht die einzige. Auch bei rein sprechmotorischen Übungen sollte man immer darauf achten, daß die Kinder mit *Freude an diesen Übungen* teilnehmen. Auch hier sind die Situationen vielfältig, und es kommt eigentlich nur darauf an, die positiven Möglichkeiten zu nutzen.

Wenn dies gelingt und eine Atmosphäre lustbetonter Aktivität entsteht, in der sich die Kinder wohlfühlen und gern mitmachen, dann wird das Übungsmaterial gut aufgenommen, akzeptiert und die Überführung ins Langzeitgedächtnis erleichtert. Daß es dort nicht unverändert und unverlierbar ruht, wurde wiederholt betont.

6. Struktur der artikulatorischen Bewegungen im Deutschen

6.1 Bewegungen der Sprechorgane

6.1.1 Natürliche Bewegungen der Sprechorgane

Phylogenetisch ist das Sprechen eine junge Funktion. Die biologisch wichtige Funktion der Atmung besteht in der Versorgung des Organismus mit Sauerstoff, die des Kehlkopfes in der Trennung des Atmungs- und des Speiseweges im Rachenraum, und die der Organe für die Lautbildung in der Aufnahme und Zerkleinerung der Nahrung.

Von daher gibt es keinen Menschen, auch keinen Behinderten, der nicht in der Lage wäre, die zum Sprechen benötigten peripheren *Organe zu bewegen*. Aber es kommt nicht darauf an, daß diese Organe *überhaupt* bewegt werden können; für das Sprechen ist es wichtig, daß sie in einer für die Nationalsprache typischen Weise bewegt werden können. Dazu müssen die Bewegungen in bestimmter Weise ausgeführt und *miteinander koordiniert* werden.

Für einen Pädagogen, der die Entwicklung dieser spezifischen Bewegungen lenken muß, ist es daher wichtig, die Bewegungen, die ein Kind von seiner *biologischen Grundfunktion* her mitbringt, zu kennen, um sie ausnutzen zu können.

6.1.1.1 Funktion der Atmung

Jedes Kind, auch ein behindertes, beherrscht die Atmungsweise, die zur Befriedigung des Sauerstoffbedarfs des Organismus notwendig ist. Sie wird als *vitale Atmung* bezeichnet. Bei *körperlicher* Ruhe ist die vitale Atmung *flach*; bei Anstrengung steigt die *Tiefe* der Atemzüge. Die Dauer für Ein- und Ausatmung ist bei der Vitalatmung etwa gleich.

Die Sprechatmung unterscheidet sich davon in doppelter Weise, und zwar in der *Atemtiefe* und im *Atmungsverlauf*. Beim Sprechen, bei dem durch die Atmung das »Rohmaterial« bereitgestellt wird, sind Ein- und Ausatmung *tief*, auch wenn vom Sauerstoffbedarf des Organismus dafür keine Notwendigkeit besteht.

Der zweite, wichtigere Unterschied, besteht im *Atmungsverlauf*. Beim

Sprechen ist die Einatmungsphase sehr kurz, und die der Ausatmung lang, da auf den Ausatmungsluftstrom möglichst eine komplette gedankliche Einheit realisiert werden soll, um sie kommunikativ zu verwenden. Das Zeitverhältnis von Ein- und Ausatmungsphase beim Sprechen wird als 1:5 bis 1:10 angegeben. Es muß also bei der Entwicklung der Sprechatmung vor allem der *Rhythmus* umgestellt werden.

6.1.1.2 Funktion der Stimmgebung

Zu den *natürlichen Funktionen* der Stimmgebung gehören das *Weinen*, das *Schreien* und das *Lachen*; teilweise findet sich natürliche Stimmgebung auch beim behaglichen *Schmausen*. Der Unterschied zum Sprechen besteht einmal darin, daß die Stimme *beim Sprechen* zielgerichtet und *der Artikulation untergeordnet* eingesetzt wird, zum anderen, daß sie von der Lautbildung abhängig einbezogen oder ausgeschlossen wird. Denn in der Folge der Laute müssen ja die Vokale und die stimmhaften Konsonanten *mit* Stimme, die stimmlosen Konsonanten *ohne* Stimme gesprochen werden; das erfordert beim Sprechen von Lautfolgen sehr schnelle *Schließ-* und *Öffnungsbewegungen* der Glottis, die der vorausorientierten Artikulation untergeordnet sein müssen. Solche *schnellen Wechsel* kommen bei den natürlichen Funktionen nur beim *Lachen*, nicht aber beim Weinen und Schreien vor. Deshalb ist das Lachen ein besserer Ausgangspunkt für die willkürliche Einbeziehung der Stimme in das Sprechen.

6.1.1.3 Funktionen der Artikulationsorgane

Auch die Artikulationsorgane können, selbst wenn keine Sprache vorhanden ist, bewegt werden, nur daß dies eben keine Sprechbewegungen sind. Sie sind nicht zu dem Ziel koordiniert, einen bestimmten akustischen Effekt zu erzeugen. Die spezifische Form der Koordination ist von Sprache zu Sprache verschieden; deshalb muß man auch beim Erlernen einer Fremdsprache eine *neue Form der Koordination* der Bewegungen erlernen.
Die Organe, die sich im oralen Artikulationstrakt bewegen können, dienen in ihrer Grundfunktion der Nahrungsaufnahme, dem Essen und Trinken. Die dabei am deutlichsten sichtbare Bewegung ist die des *Unterkiefers*, der, mit kräftigen Muskeln ausgerüstet, mit den beiden Zahnreihen die Zerkleinerung der festen Nahrung bewirkt.
Seine Bewegungen sind in erster Linie Öffnungs- und Schließbewe-

gungen, die – vor allem bei den Schließbewegungen – mit *erheblichem Kraftaufwand* durchgeführt werden können. Diese Kraft ist für das Sprechen nicht erforderlich, ja sogar einem flüssigen Sprechen abträglich.
Bei der Nahrungsaufnahme werden vom Unterkiefer außerdem Mahlbewegungen ausgeführt, die – beim Menschen relativ klein – bei Wiederkäuern sehr gut beobachtet werden können.
Bei der Nahrungsaufnahme werden die Öffnungs- und Schließbewegungen bis zu Ende geführt, beim Sprechen werden sie oft *unterbrochen und dosiert* ausgeführt. Öffnungsgrade, die bei der Nahrungsaufnahme nur eine Durchgangsstation darstellen, wie eine *mittlere Öffnung*, stellen beim Sprechen die vorwiegende Variante dar.
Die *Lippen* dienen bei der Nahrungsaufnahme dem Festhalten der festen oder breiigen Nahrung und dem *vollständigen Luftabschluß* beim *Saugen* und *Lutschen*. Sie sind dabei vielfältig verformbar und bleiben bei der Zerkleinerung der Nahrung *trotz der Bewegungen des Unterkiefers geschlossen*. Sie sind sehr empfindliche Tastorgane, die die Beschaffenheit der Nahrung sowohl in bezug auf ihre Temperatur als auch auf ihre Festigkeit gut feststellen können. Beim Sprechen werden von den Lippen vielfach aktive Bewegungen verlangt, die immer *symmetrisch* erfolgen. Dabei spielen vor allem Rundungs- und Vorstülpungsbewegungen eine Rolle, die auch beim Saugen und Lutschen ausgeführt werden. Die ovale Öffnung, wie sie beim Sprechen verwendet wird, hat auch beim Lachen ihr natürliches Vorbild. Das zeigt, daß viele natürliche Bewegungen in das Sprechen *übernommen* werden können.
Die Bewegung des *Gaumensegels*, durch die bei seiner Senkung Mund- und Nasenraum verbunden werden und die bei einer Hebung eine Trennung dieser beiden Hohlräume bewirkt, wird schon beim Neugeborenen reflektorisch beherrscht. Das Neugeborene kann saugen. Dabei ist das *Gaumensegel gehoben* und schließt den Nasenraum ab; die Nahrung kann geschluckt werden. Bei der Unterbrechung des Saugens kann das Neugeborene atmen, ohne die Lippen von der Nahrungsquelle zu lösen. In diesem Fall ist das Gaumensegel gesenkt; Nasen- und Rachenraum sind miteinander verbunden. Beide Funktionen, Saugen und Atmen, werden *reflektorisch* gesteuert. Diese Bewegung des Gaumensegels ist genau die gleiche, die auch beim Sprechen verwendet wird; der Unterschied liegt darin, daß sie bei der Nahrungsaufnahme reflektorisch gesteuert wird, beim Sprechen aber *in einen Komplex einbezogen* werden muß, der mit den Bewegungen anderer Organe koordiniert ist.
Bewegungen der *Zunge* sind zur Nahrungsaufnahme unerläßlich. Dabei lassen sich *Verteilungsbewegungen*, die die Zerkleinerung fester

Nahrung unterstützen, und *Transportbewegungen*, die beim *Schlucken* der flüssigen oder breiigen Nahrung ausgeführt werden, unterscheiden.

Bei der Zerkleinerung der Nahrung werden solche Bewegungen der Zunge ausgeführt, die dafür sorgen, daß die Nahrung gut von den Zähnen zerkleinert werden kann. Es sind Bewegungen, die hauptsächlich *seitlich* ausgeführt werden und eine Verteilung der Nahrung bewirken. Beim Schlucken wird die Nahrung in der Mitte nach hinten transportiert, so daß sie über den Kehldeckel *in die Speiseröhre* gelangt. Wenn die Bewegungen auch im einzelnen sehr differenziert ausgeführt werden, so stehen doch Bewegungen, bei denen die Zunge als Ganzes funktioniert, im Vordergrund. Beim Sprechen müssen die Zungenbewegungen *sehr stark differenziert* werden.

Das Wesen der Sprechbewegungen hat viel mit dem biologischen Bewegungsinventar gemeinsam. Deshalb lassen sich diese *Gemeinsamkeiten nutzen*, indem biologisch beherrschte Bewegungen aus dem Komplex der Nahrungsaufnahme gelöst und in den der Sprechbewegungen eingefügt werden. Doch es gibt auch wesentliche Unterschiede. Ein Unterschied liegt darin, daß Sprechbewegungen ausgeführt werden, ohne daß ein Nahrungsinhalt die Mundhöhle ausfüllt und daß sie hohlraumgestaltende Funktion haben. Beim Sprechen werden die Bewegungen in einer *neuen komplexen Koordination* ausgeführt. Gerade in der spezifischen Koordination und in der *vorausorientierten Steuerung* liegt das Typische der Sprechbewegungen.

6.1.2 Bewegungen der Artikulationsorgane bei der Lautbildung

Damit Lautfolgen ausgesprochen werden können, müssen die Bewegungen der Sprechorgane gut miteinander koordiniert sein, und seit den Untersuchungen von MENZERATH (1933) wissen wir, daß diese Bewegungen *gefügeartig ineinandergreifen*. Nicht *alle* Artikulationsorgane sind an *jedem* Laut unmittelbar beteiligt. Aber an jedem Laut sind *einige* Organe direkt beteiligt. Gerade die Tatsache, daß nicht immer alle Organe unmittelbar an der Bildung des Lautes beteiligt sind, ermöglicht es, daß für ein Organ die Spannungs-, Bewegungs- und Entspannungsphasen abwechseln und daß die im Augenblick nicht unmittelbar beteiligten Organe mehr Zeit haben, eine bestimmte Stellung, in der sie sich bei einer zukünftigen Lautbildung befinden müssen, *vorzubereiten*.

Dieser *Wechsel der Aktivität* zur Lautbildung wird beim automatisierten Sprechvorgang ausgenutzt; er kann aber nur dann vollkommen realisiert werden, wenn eine zusammenhängende Lautfolge als

Ganzes geplant, als *zusammenhängendes Ganzes ausgeführt* und die Bewegungen miteinander koordiniert werden. Von diesem Standpunkt aus kann das zusammenhängende Sprechen auch als vorausorientierte Koordinationshandlung charakterisiert werden.
Bei der Entwicklung von Sprechfertigkeiten beim Behinderten, der die Sprache nicht oder nur unvollkommen beherrscht, müssen wir durch Einübung der notwendigen Bewegungen und durch ihre Einfügung in *vielgebrauchte lautsprachliche Einheiten* (Silben, Wörter, Syntagmen, formelartige Wendungen) diese vorausorientierte Koordination so einüben, daß sie automatisch beherrscht wird. Hierfür sind zwei Stufen erforderlich. Erstens die Erreichung der notwendigen *leichten Beweglichkeit* der an der Artikulation beteiligten Organe; denn die Beherrschung der schnellen und leichten Beweglichkeit, ohne daß überflüssige Bewegungen oder Mitbewegungen gemacht werden, ist die Voraussetzung, daß die nächste Stufe erreicht werden kann. Die Bewegungen der einzelnen Organe müssen jeweils zu einem Gesamtkomplex vereinigt werden, der als ganze Redeeinheit, mit der eine Bedeutung verbunden ist, realisiert wird, wobei die einzelnen notwendigen Bewegungen, ihren Spannungs- und Entspannungsphasen entsprechend, gefügeartig ineinandergreifen. Die Steuerung dieser Bewegungen muß hierbei von der gesamten Lautfolge, also von der *kleinsten sinnvollen Redeeinheit* (das ist meist ein Wort, kann aber – wie bei einer Grußformel – auch über dieses hinausgreifen) ausgehen. In der anzustrebenden zweiten Stufe der Automatisierung ist dabei nur noch der *Sprachinhalt* im Blickpunkt des Bewußtseins, während die Bewegungen der Artikulationsorgane ohne spezielle Kontrolle durch das Bewußtsein ablaufen müssen.
Das bedeutet, daß die Leitgedanken der Entwicklung von Sprechfertigkeiten zwei Etappen berücksichtigen müssen. In der ersten Etappe werden die Bewegungen der Sprechorgane so eingeübt, daß sie als *leichter, flüssiger Bewegungsablauf* beherrscht werden. In der zweiten Etappe werden sie dem *Sprachinhalt untergeordnet*; dort gewinnt der Sprachinhalt die führende Position, der Gebrauch der Lautsprache für die Kommunikation. Das bedeutet in der Praxis aber nicht, daß diese Etappen auch *zeitlich getrennt* werden müßten. Im Gegenteil: Sobald die Möglichkeit besteht, daß *bestimmte* Wörter und sprachliche Formeln aufgrund der beherrschten Sprechbewegungen gesprochen werden können, sollen sie auch gesprochen, d. h. *als Ganzes realisiert* und für die lautsprachliche Kommunikation eingesetzt werden. Der Lernvorgang verschiebt sich im Laufe der Zeit immer mehr von der ersten auf die zweite Etappe. Es ist ein *gleitender Übergang*.
Deshalb ist so bald als möglich anzustreben, daß die Kinder spontan sprechen und *spontan richtig sprechen*. Vielfach ist zu beobachten, daß

der Pädagoge ein Wort vorspricht und zufrieden die Übung beendet, wenn das Kind richtig wiederholt. Das ist aber von seiten des Kindes nur ein *reaktives Sprechen* mit einer Motivation, die nicht vom Sprachinhalt ausgeht. Die eigene Aktivität zur lautsprachlichen Leistung sollte in dieser Phase, wo sie noch nicht von der Handlung motiviert sein kann, durch Bilder oder noch besser durch Gegenstände, die man anfassen kann, angeregt werden.

Damit die erste Etappe, die *Einübung der Bewegungen* der Sprechorgane, erläutert, vor allem aber inhaltlich entwickelt und begründet werden kann, muß etwas über die Bewegungen, die die Sprechorgane bei der Erzeugung lautsprachlicher Zeichen der deutschen Sprache ausführen, ausgesagt werden. Da bis in die siebziger Jahre noch keine detaillierte Aussagen zum Bewegungsablauf der ausführenden Sprechorgane vorlagen, wird zunächst die *Methode*, mit der diese neuen Erkenntnisse gewonnen worden sind, kurz dargestellt.

6.2 Ermittlung der Bewegungen beim Sprechen

6.2.1 Ausgangsposition für die Untersuchungen

Beim Sprechen bewegen sich die ausführenden Organe gut koordiniert miteinander, wobei diese Bewegungen wie ein Gefüge ineinander greifen. Deshalb ist es außerordentlich schwer, diesen *Komplex der Bewegungen* als Einheit zu erfassen, zumal er außerdem noch durch die überlagerten Ebenen bei der Gestaltung des Sprechens, die artikulatorische Differenzierung, die Akzentuierung und die Gestaltung größerer Sinnzusammenhänge, modifiziert wird. Dazu kommen noch die Modifikationen durch die *individuellen Besonderheiten* des jeweiligen Sprechers und eventuell auch der Situation.

Da nur wenige der im Komplex ablaufenden Bewegungen der Sprechorgane von außen sichtbar sind, wurde das Zusammenspiel der Bewegungen mit Hilfe des *Röntgenfilms* untersucht. Solche Untersuchungen sind nicht einfach und sind deshalb nur selten durchgeführt worden. Die besonderen Schwierigkeiten liegen darin, daß die Sprechorgane, vor allem die Zunge, *muskulöse Organe* sind, die von Röntgenstrahlen leicht durchdrungen werden und daher auf einem Röntgenfilm nur einen schwachen oder gar keinen Eindruck hinterlassen, im Gegensatz zu den Knochen, den Zähnen oder metallenem Zahnersatz, den ein Sprecher im Mund hat. Deshalb war es notwendig, die Sprechorgane mit *Kontrastmitteln sichtbar* zu machen. Dazu wurde eine eigene Kontrastierungstechnik entwickelt.

Die Bewegungen der Sprechorgane vollziehen sich beim zusammenhängenden Sprechen in *normalem Tempo so schnell*, daß mit Hilfe einer normalen Filmkamera diese Bewegungen nicht in allen Einzelheiten erfaßt werden können. Deshalb war es notwendig, die Filmaufnahmen mit einer *Zeitlupenkamera* zu machen. Mit jeder Erhöhung der Bildfrequenz steigt aber auch die Strahlenbelastung der Versuchsperson, deren Sprechbewegungen aufgenommen werden. Daher war es notwendig, einen vernünftigen Kompromiß zu finden. Die Untersuchungen wurden mit einer Bildfrequenz von 48 Bildern in der Sekunde durchgeführt, was als ausreichend gelten kann, wenn man davon ausgeht, daß beim schnellen Sprechen in der Sekunde 15 bis 20 Laute realisiert werden.

Für solche Untersuchungen ist es nicht leicht, *geeignete Versuchspersonen* zu finden. Sie müssen über ein *metallfreies Gebiß* verfügen, weil sonst die Auswertung, vor allem der Zungenbewegung, nicht mehr möglich wäre. Sie müssen in der Lage sein, trotz der Belastung durch die Kontrastmittel *hochdeutsch zu sprechen*, weil sonst der interindividuelle Vergleich sehr erschwert werden würde, und sie müssen *gesund* sein, damit durch die Strahlenbelastung keine Schäden entstehen. Bei der Suche nach geeigneten Versuchspersonen hat sich gezeigt, daß auf etwa 200 Studenten eine geeignete kommt.

Die Untersuchungen müssen sehr gut vorbereitet sein, da die Versuchspersonen wegen der Strahlenbelastung nur *kurzzeitig* zur Verfügung stehen können. In der ersten Versuchsserie waren das pro Person 20 Sekunden, in der zweiten, die mit kurzen Röntgenblitzen durchgeführt wurde, 2 Minuten.

Die Röntgenfilme wurden nach den Experimenten *zeichnerisch ausgewertet*, die Bewegungen der Sprechorgane ermittelt und systematisiert (LINDNER, 1975).

Von dieser Grundlage ausgehend, wurden dann systematische Untersuchungen an wesentlich umfangreicherem deutschen Sprachmaterial vorgenommen. Um aber das Problem überhaupt lösbar zu machen, mußten aber einige vereinfachende Voraussetzungen geschaffen werden.

– Die Untersuchungen wurden auf die *deutsche Sprache* in der Aussprachenorm der deutschen *Standardaussprache* beschränkt, so wie sie für ein mustergültiges Deutsch im Wörterbuch der deutschen Aussprache beschrieben ist (1. Aufl. 1974).
– Die Untersuchungen wurden auf die Organe, die durch *aktive Bewegungen* am Sprechbewegungsablauf beteiligt sind, konzentriert, so daß Aussagen über das Bewegungsinventar der einzelnen Organe gewonnen werden konnten.

- Auf die artikulatorische Differenzierung der Bewegungen der Sprechorgane in betonten und unbetonten Redeteilen wurde zunächst verzichtet.

Unter diesen Bedingungen eines vereinheitlichten und auf die Norm der sprecherischen Realisierung bezogenen Bewegungsablaufs ist es möglich, ihn in die kleinsten in ihm enthaltenen Bewegungsabläufe aufzugliedern. Die Aufteilung des Komplexes der ineinandergreifenden Bewegungen der Sprechorgane wird durch eine zweifache Gliederung erreicht, indem der Komplex einmal in bezug auf die *Bewegungen der einzelnen Organe*, zum anderen in die kleinsten Einheiten des Bewegungsablaufs in einem lautsprachlichen Ganzen, in *zweigliedrige Lautfolgen*, zerlegt wird. Beide Aufgliederungen werden gleichzeitig und aufeinander bezogen vorgenommen.

Bei der Heraushebung und Beschreibung wurden die folgenden Organe berücksichtigt (siehe Abb. 3): *Lippen, Unterkiefer, Zunge, Gaumensegel* und die Stimmlippen, die die *Glottis* bilden.

Da sich die Zunge sehr differenziert bewegen kann, wurde sie in vier Hauptabschnitte unterteilt: *Zungenspitze, Zungenrücken* (unter-

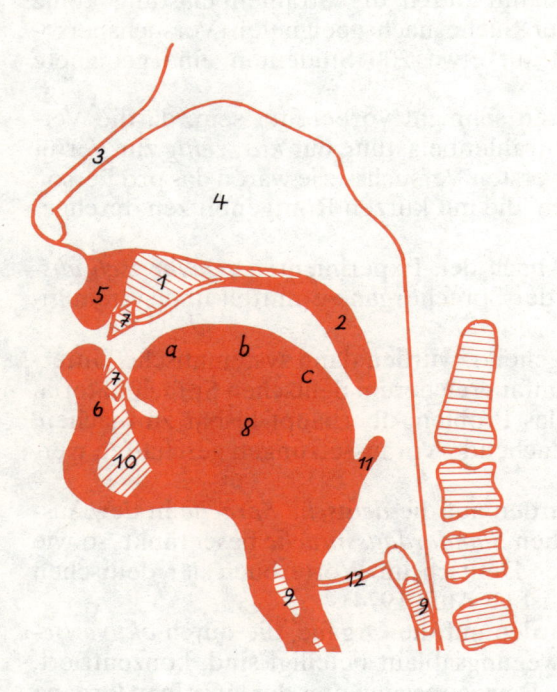

1 Oberkiefer (Palatum)
2 Velum (Gaumensegel)
3 Nase
4 Nasenraum
5 Oberlippe
6 Unterlippe
7 Zähne
8 Zunge:
 a vorderer
 b mittlerer
 c hinterer Teil
9 Kehlkopf
10 Unterkiefer
11 Kehldeckel
12 Stimmlippen

Abb. 3 Natürliche Positionen der Artikulationsorgane

teilt in vorderen, mittleren und hinteren Teil), *Medianfläche* und *Zungenränder*.

Um feststellen zu können, wie sich diese Sprechorgane bewegen, wurde in der zweiten Art der Aufteilung der komplexe Bewegungsablauf in zweigliedrige Lautfolgen zerlegt, in denen die unbedingt notwendigen Bewegungsabläufe enthalten sind, weil sich die Sprechorgane aus der Position, die sie bei der Bildung des ersten Lautes einnehmen, in die Position begeben müssen, die beim zweiten Laut notwendig ist.

Durch diese doppelte Gliederung (erstens nach Sprechorganen und zweitens in zweigliedrige Lautfolgen) erhält die Analyse der Sprechbewegungen sowohl Anschluß an die in den Lehrbüchern enthaltenen *physiologischen Grundlagen* des Sprechens, als auch an einen *beliebigen Text*, da in ihm alle Lautfolgen enthalten sind. Allerdings ist es nicht möglich, unmittelbar vom Schriftbild auszugehen.

Da bei der Sprechbewegungsanalyse ermittelt werden soll, wie *gesprochen* wird, und da zwischen lautsprachlicher Realisierung und Schrift keine eindeutige Korrespondenz besteht, ist es notwendig, die zu analysierenden Texte vorher in *phonetische Umschrift* umzusetzen, zu transkribieren. In dieser Form der Aufzeichnung steht jedes phonetische Zeichen exakt für den Laut, der in der lautsprachlichen Realisierung verwendet wird.

Bei dieser Form der Analyse, die von der *Norm* der lautsprachlichen Realisierung ausgeht, wird der Sprechbewegungsablauf in der Form erfaßt, in der er notwendigerweise realisiert werden muß, um einen Text normgerecht auszusprechen. Gerade das kommt aber der Entwicklung von Sprechfertigkeiten entgegen; denn die Schüler sollen ja in Richtung auf die *hochdeutsche Sprechweise erzogen* werden, damit sie auch von jedem verstanden werden. Das bedeutet in der praktischen Umsetzung aber auch, daß auch der Lehrer die Standardaussprache beherrschen (bei der Hörerziehung besonders), aber auch in der Kommunikation ständig anwenden muß, da er für den Schüler das Vorbild ist.

6.2.2 Unterteilung in zweigliedrige Lautfolgen

Bei der Aufgliederung eines Wortes oder Textes in zweigliedrige Lautfolgen kommt es zu der für einen Unbefangenen zunächst befremdlichen Tatsache, daß jeder im Inneren eines Wortes stehende Laut *zweimal* in die Analyse einbezogen wird, und zwar zunächst als zweiter Laut einer Lautfolge, auf den die Bewegungen der Sprechorgane *zustreben*, sodann als erster Laut der folgenden Lautfolge, von dem die

Bewegungen der Sprechorgane *ausgehen*. Eine Ausnahme bilden nur die jeweils ersten und letzten Laute eines Wortes oder einer Texteinheit, die durch Pausen begrenzt und durch einen durchgehenden artikulatorischen Ablauf gekennzeichnet sind. Für die meisten der durchgeführten Analysen wurde das *Wort* als artikulatorische Einheit zugrundegelegt.

Die Aufgliederung eines Wortes in Lautfolgen soll an einem Beispiel erläutert werden. Das Wort ›Mast‹ wird aufgegliedert in drei Lautfolgen:

		Ausgangsposition	Endposition
1. Lautfolge	ma	m	a
2. Lautfolge	as	a	s
3. Lautfolge	st	s	t

In jeder dieser Lautfolgen müssen die Sprechorgane *unbedingt notwendige* Sprechbewegungen vollziehen. Sie haben ihren Ursprung in der Ausgangsposition und ihr Ziel in der Endposition der Lautfolge.

6.2.3 Positionen der Organe bei der Bildung der Laute

Um die Bewegungen der Sprechorgane im einzelnen festlegen zu können, war es notwendig, zunächst aus Experiment und Literatur die Positionen zu ermitteln, die die Sprechorgane bei der Bildung eines bestimmten Lautes *einnehmen müssen*. Da nicht *alle* Organe zur Bildung jedes Sprachlautes unbedingt benötigt werden, machte sich die Unterscheidung verschiedener Positionen notwendig. Es gibt Positionen, die *unbedingt eingenommen* werden müssen. Sie werden als *wesentliche Positionen* bezeichnet (Kennzeichen in den Tabellen: ○). Daneben war die Kennzeichnung von solchen Positionen notwendig, die bei der Bildung des betreffenden Lautes nicht unbedingt eingenommen werden müssen. Die genaue Beschreibung der wesentlich beteiligten Organe in ihren Positionen ist eindeutig. Die Beschreibung der Organe, die an der Bildung eines Lautes nicht unmittelbar beteiligt sind, ist nicht eindeutig, da sie – koartikulatorisch bedingt – bereits zukünftig notwendig werdende Positionen *vorbereiten* können oder im Begriff sind, sich aus notwendig gewesenen Einstellungen relativ gemächlich *zurückzuziehen*. Ihre Position kann nur mit einem *gewissen Grad von Wahrscheinlichkeit* angegeben werden (Kurzzeichen in den Tabellen: x). Das bedeutet, daß sich in einer großen Anzahl von Lautfolgen das betreffende Organ an der angegebenen wahrscheinlichen Position be-

findet, daß es aber, koartikulatorisch bedingt, auch eine andere Position einnehmen könnte.
Die Bestimmung der wesentlichen und wahrscheinlichen Positionen erfolgte für jeden Laut zunächst nach den in der Literatur vorhandenen Angaben (u. a WÄNGLER, 1963; Wörterbuch der deutschen Aussprache, 1964; FIUKOWSKI, 1967). Da aber diese Angaben zumeist aus den Einstellungen der Sprechorgane bei *isoliert gesprochenen* Lauten abgeleitet worden sind und letztlich ohnehin die Praxis das Kriterium der Wahrheit ist, wurde das System der Positionen mit Hilfe der *Ergebnisse des Röntgenzeitlupenfilms* überprüft (KOSSEL, 1972; LINDNER, 1975) und auch in einigen Positionen korrigiert. Das endgültig ermittelte Positionsmodell, mit dem die Sprechbewegungen verschiedener Texte ermittelt wurden, ist in der Abbildung 4 dargestellt.

6.2.4 Arten der Bewegungen der Sprechorgane

Mit Hilfe der Einstellungen der Sprechorgane für jeden Laut, unterteilt in wesentliche und wahrscheinliche Positionen, ist es möglich, die *Bewegungen zu klassifizieren* und festzustellen, welche innerhalb einer zweigliedrigen Lautfolge realisiert werden müssen. Dies soll hier am Beispiel einer Lautfolge (der Lautfolge *fa:*, wie sie in den Wörtern *Vater, Fahne, gefahren* vorkommt), die in der Abbildung 5 dargestellt ist, näher erläutert werden.
Sowohl beim Anfangslaut *f* der Lautfolge als auch beim Endlaut *a:* (der nachgestellte Doppelpunkt soll andeuten, daß es sich um ein langes a handelt) gibt es *wesentliche* und *wahrscheinliche* Positionen. Deren Kombination führt zu einer Klassifikation der auszuführenden Bewegungen. Ist für ein Organ in beiden Positionen eine wesentliche Einstellung notwendig, so muß die Bewegung, die den Übergang vom Anfangs- zum Endlaut realisiert, mit *hoher Präzision*, genau in den koartikulatorischen Bewegungsablauf *eingepaßt* und im geforderten *Tempo* erfolgen. Sie wird daher auch als *präzise Bewegung* bezeichnet. In der Lautfolge des Beispiels sind präzise Bewegungen beim Unterkiefer und bei der Glottiseinstellung nötig.
Beim Velum muß die beim ersten Laut vorhandene wesentliche Position zum nächsten Laut exakt übernommen werden. Diese Form wird daher als *präzise Übernahme* bezeichnet. Dabei darf sich ein Organ trotz gleichzeitig ausgeführter Bewegungen anderer Organe nicht aus seiner Position entfernen; es muß in dieser Phase stillstehen. Auch diese in den Bewegungskomplex eingefügte *Bewegungslosigkeit* ist für den Gesamtkomplex sehr wichtig; denn wenn sich ein Organ doch bewegt, entsteht ein Sprechfehler.

		a ɛ ɪ ɔ ʊ œ y ə	ɑ: e: i: o: u: ɛ: ø: y:	a o	a e ɔ ə
K	eng mittel weit	x x x x x x x x x	x o o x o o o	x x x	x x x x x

L	Berührung / Verschluß
	Breitspannung
	gerundet
	vorgestülpt
	unbeteiligt
		o
		x x
		o o
		x x x x
			o o
			   o o
			   o o
			x
				x
				o
				x
					x o
					x

Zsp	gehoben gesenkt	x x x x x x x x	x x x x x x x x	x x	x x x x
ZR	prädorsal gehoben mediodorsal gehoben postdorsal gehoben flach	o o o o o o o o o o	o o o o o o o o	o o o o	o o o o
M	Berührung / Verschluß Rinne Kanal Mulde flach	x x x x x x x x	o o o o o o x x	o x x	o o x x
Zra	gehoben gesenkt	**x x x x x** x x	**x x x x x x** x x x	x x	**x x x** x
V	gehoben gesenkt	o o o o o o o x	o o o o o o o o	o o	o o o o
G	Stimmstellung offen	o o o o o o o o	o o o o o o o o	o o	o o o o

Abb. 4a   Wesentliche und wahrscheinliche Positionen der Sprechorgane bei der Lautbildung (Vokale)

Wenn von einem Organ bei einem der beiden Laute der Folge eine wesentliche, bei dem anderen Laut eine wahrscheinliche Position eingenommen werden muß, liegt eine *Zielbewegung* vor, weil die Bewegung entweder auf ein Ziel hinsteuert oder von einem solchen Ziel kommt. In dem Beispiel der Abbildung 5 führen die Lippen eine Zielbewegung aus.

Beim Zungenrücken liegt eine *einseitig modifizierbare Übernahme* vor, weil die Position zwar übernommen wird, aber nur auf der einen Seite (dem Endlaut) festliegt, auf der anderen (koartikulatorisch bedingt) modifiziert werden kann.

Treten bei einem Organ sowohl in der Anfangs- als auch in der Endstellung wahrscheinliche Positionen auf, so liegen *modifizierbare Bewegungen* bzw. *Übernahmen* vor. Da sie sowohl in der einen wie auch der anderen Position koartikulatorisch bedingt abweichende Positionen einnehmen können, kommt solchen Bewegungsabläufen eine

		b p d t g k	f v s z ç j ʃ ʒ x h	m n ŋ l R ɣ
K	eng mittel weit	x x x x 　　　　x x	o o o o x x o o 　　　　　　　　x x	x x 　　x x x x
L	Berührung / Verschluß Breitspannung gerundet vorgestülpt unbeteiligt	ⓟ ⓟ x x x x	o o x x x x o o 　　　　x x	o x x x x x
Zsp	gehoben gesenkt	ⓟ ⓟ x x　　x x	x x o o o o x x x x	o　o x　x　x x
ZR	prädorsal gehoben mediodorsal gehoben postdorsal gehoben flach	x x ⓟ ⓟ x x	o o o o o o 　　　o x x　　　　x	x 　x o　o o x
M	Berührung / Verschluß Rinne Kanal Mulde flach	ⓟ ⓟ ⓟ ⓟ x x	o o o o o o o x x　　　　x	o o o o 　o x
Zra	gehoben gesenkt	x x x x x x	o o o o o o x x x　　　　　x	x x　x x x　o
V	gehoben gesenkt	o o o o o o	o o o o o o o o	o o o o o o
G	Stimmstellung offen	x x x o o o	o o o o o o o o o	o o o o o o

Abb. 4b   Wesentliche und wahrscheinliche Positionen der Sprechorgane bei der Lautbildung (Konsonanten)

große Variationsbreite zu. Sie sind weder an einen exakten Bewegungs-, noch an einen völlig eingeordneten Zeitablauf gebunden. Sie sind daher im allgemeinen von geringerer Bedeutung und stellen beim Sprechen *keine bemerkenswerten Schwierigkeiten* dar.

6.2.5 Darstellungsweise für das Bewegungsinventar

Die Gesamtheit der Bewegungen, die ein Organ beim Sprechen ausführt, wird als *Bewegungsinventar* bezeichnet. Darin sind alle Arten seiner Bewegungen beim Sprechen enthalten, gleichviel, ob sie häufig oder selten vorkommen, leicht oder schwer auszuführen sind. Um einen Überblick über die Struktur des Bewegungsinventars zu geben, werden in Form von *Tabellen* Häufigkeit und Art der Bewegung miteinander vereinigt.

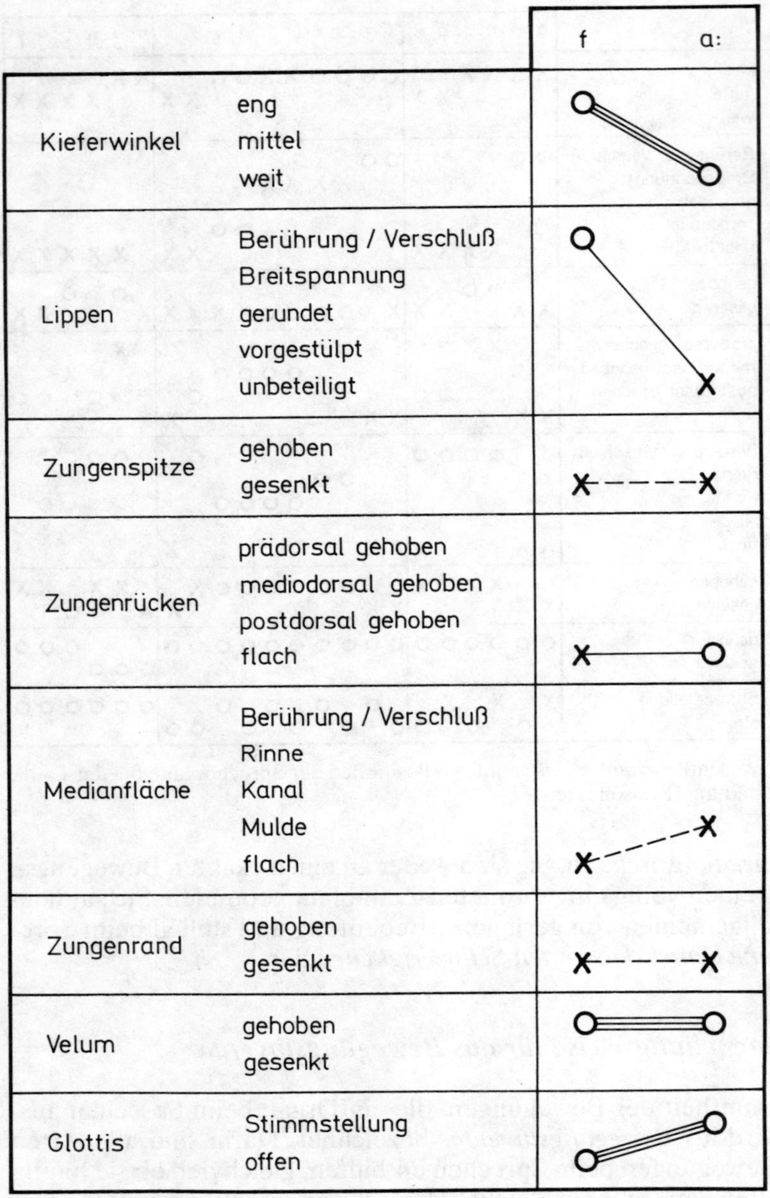

		f　　　a:
Kieferwinkel	eng mittel weit	o↘ 　o
Lippen	Berührung / Verschluß Breitspannung gerundet vorgestülpt unbeteiligt	o 　↘ 　　x
Zungenspitze	gehoben gesenkt	x-----x
Zungenrücken	prädorsal gehoben mediodorsal gehoben postdorsal gehoben flach	x———o
Medianfläche	Berührung / Verschluß Rinne Kanal Mulde flach	x------x
Zungenrand	gehoben gesenkt	x-----x
Velum	gehoben gesenkt	o=====o
Glottis	Stimmstellung offen	o o⁄

Abb. 5 Arten der Bewegungsabläufe in einer zweigliedrigen Lautfolge

Diese Tabellen enthalten in der senkrechten Kopfspalte die *Ausgangspositionen* der Sprechorgane mit der Angabe, bei welchen Lauten diese bestimmte Ausgangsposition eingenommen werden muß oder wahrscheinlich eingenommen wird. In der waagerechten Kopfzeile sind diejenigen Positionen enthalten, auf die die jeweilige Bewegung hinführt, also ihr End- oder *Zielpunkt*. Kopfspalte und -zeile müssen zwangsläufig die gleichen Positionen haben, die auch – abgesehen von den Diphthongen – den gleichen Lauten zugeordnet werden müssen. Deshalb sind in der Kopfzeile die Angaben der Laute nicht mit angeführt.

Im Schnittpunkt einer bestimmten Position von Zeile und Spalte ist in abgerundeter prozentualer Häufigkeit angegeben, *wie oft* zur Bewältigung eines untersuchten Textes die Bewegung des Organs gebraucht wurde, die von der Position der Zeile zur Position der Spalte führt. Eine solche Tabelle enthält auf kleinem Raum eine große Menge an Information. Aus diesem Grund ist diese aussagekräftige Darstellung gewählt worden.

Man kann sich in einer solchen Tabelle gut und schnell einen Überblick über die *häufigsten* und damit die *wesentlichsten Sprechbewegungen* eines Organs verschaffen, indem man die höchsten Zahlenangaben der Tabelle sucht und feststellt, von welchen Positionen diese Bewegungen *ausgehen*, welche Position sie *als Ziel* haben und *welche Laute* es sind, die diese Ausgangs- und Endposition benötigen. Umgekehrt kann man aus einer solchen Tabelle auch herauslesen, welche Bewegungen im Deutschen überhaupt nicht oder nur ganz selten einmal gebraucht werden. Das sind solche Bewegungen, die im Übungsprogramm nicht berücksichtigt werden müssen.

6.2.6 Zur Ermittlung des Bewegungsinventars verwendete Texte

Die *Häufigkeit* der Sprechbewegungen in zweigliedrigen Lautfolgen wurde an mehreren Texten ermittelt. Zuerst diente dazu der Wortschatz des Entwurfs des damals gültigen Bildungs- und Erziehungsplanes des Vorschulteils und des *Lehrplanes* der ersten drei Klassen der Gehörlosenschule (KRAMER/LABINSKI, 1972; WAGNER/MELCHER, 1974). Dabei wurde der gesamte Wortschatz lexikalisch in der Grundform der Wörter erfaßt und analysiert. Da die Verben in den Beugungsformen oft wesentlich veränderte Sprechbewegungen enthalten, wurden bei sich stark verändernden Verben (z. B. *geben – gibt; laufen – läuft*) auch Beugungsformen mit aufgenommen. Die Analyse umfaßte mehr als 2500 Wörter. Sie zeigte, daß sich vor allem im Vorschulteil bei dem speziell ausgewählten Wortschatz eine *deutliche Ent-*

wicklung vollzieht, die mit einfachen Bewegungen beginnt und mit immer häufiger werdenden schwierigen endet (BLOHM et al., 1976). Eine solche *Entwicklung des Schwierigkeitsgrades* der Sprechbewegungen ist im Wortschatz des Schulteiles bereits nicht mehr nachweisbar. Zwar sind auch hier wortschatzbedingte Unterschiede vorhanden. Sie liegen aber bereits innerhalb der natürlichen statistischen Streuung.

In einer zweiten Etappe wurde nach Unterrichtsanalysen der in der Vorklasse und den ersten vier Klassen der *Hilfsschule* (Schule für *Lernbehinderte*) verwendete Wortschatz (etwa 3000 Wörter) ermittelt und analysiert. (HACKENSCHMIDT/HEERDEGEN/SCHENKER/VOGELER/FRENZEL, 1976) Hierbei liegen die feststellbaren Unterschiede zum Wortschatz der Gehörlosenschule innerhalb der statistischen Variationsbreite, so daß die folgende Aussage berechtigt ist: Obwohl es sich beim Wortschatz des Gehörlosen-Lehrplanes und dem im Unterricht der Hilfsschule gebrauchten Wortschatz jeweils um einen *ausgesuchten*, aber nach *unterschiedlichen Gesichtspunkten* ausgewählten Wortschatz handelt, sind sich die in ihnen enthaltenen Bewegungen der Sprechorgane so ähnlich, daß statistische Unterschiede nicht gesichert werden können. Beide Wortschätze stammen vielmehr aus der *gleichen Grundgesamtheit*. (LINDNER, 1976/77)

Der Beweis, daß es sich damit um Gesetzmäßigkeiten des Sprechbewegungsablaufs handeln könnte, die bereits für die deutsche Sprache insgesamt gültig sind, wurde durch die Durchführung einer weiteren Untersuchung erbracht, in die *vier belletristische Texte* hoher literarischer Qualität (2500 Wörter) einbezogen wurden. Obwohl es sich hierbei um die Analyse des Wortschatzes eines *fortlaufenden Textes* handelte, eines Textes also, bei dem die Wörter zwar einzeln erfaßt, aber nicht, wie bei einem lexikalischen Text nur einmal, sondern mit der *Häufigkeit ihres tatsächlichen Vorkommens* in die Analyse einbezogen wurden, konnte der ermittelte Bewegungsablauf nur *bestätigt* werden. Die dabei gefundenen geringen Unterschiede liegen alle innerhalb der natürlichen statistischen Streuung.

Die Gesetzmäßigkeiten des Bewegungsablaufs, die für den Wortschatz der Gehörlosenschule ermittelt wurden, sind also nicht nur für ihn, sondern innerhalb der statistischen Streuungsbreite für einen *beliebigen Wortschatz deutscher Sprache* gültig. Daher bilden die Gesetzmäßigkeiten des Sprechbewegungsablaufs eine solide Grundlage auch für einen beliebigen Wortschatz in oberen Klassen, wie er auch in anderen Sonder- oder Regelschulen gebraucht wird. Nur in der *absoluten Anfangsphase*, wo mit einem sehr begrenzten und nach *speziellen Gesichtspunkten ausgewählten* Wortschatz gearbeitet werden muß, ergeben sich wesentliche Abweichungen. Sie sind um so größer, je kleiner dieser ausgewählte Wortschatz ist.

Mit dieser Einschränkung behält die in den Tabellen mitgeteilte Häufigkeit der Bewegungen der Sprechorgane auch bei *beliebigen anderen Lehrplänen* und *freien Unterrichtsmaterialien* ihre volle Gültigkeit. Durch die Einbeziehung einer großen (die 1000 übersteigenden) Anzahl von Wörtern werden die artikulatorischen Besonderheiten, die natürlich in jedem Wort gegeben sind, nivelliert, und es treten die *allgemeinen Gesetzmäßigkeiten* der Bewegungsabläufe hervor, die für die *deutsche Sprache in der Form der Standardaussprache* ihre Gültigkeit haben.

Bei jeder derartigen Sprechbewegungsanalyse fallen große Mengen von Informationen an. Solche Untersuchungen lassen sich nicht mehr als Analyse von Hand am Schreibtisch durchführen, sondern nur mit elektronischen Datenverarbeitungsanlagen. Auf diese Weise wurden sie auch durchgeführt und zum Abschluß gebracht.

6.3 Bewegungsinventar der Artikulationsorgane

Da im allgemeinen der Inhalt solcher Tabellen, wie sie für die Darstellung des Bewegungsinventars der einzelnen Sprechorgane verwendet werden, nicht einfach zu erschließen sind, sollen diese Inhalte auch *verbal interpretiert* werden. Dabei werden die wichtigsten Bewegungen, die ein Organ beim zusammenhängenden Sprechen ausführen muß, zum Zweck der Analyse und Beschreibung aus dem Zusammenhang herausgelöst und zunächst separat erläutert. Eine solche Interpretation ist durchaus möglich, weil nachgewiesen ist, daß eine Verallgemeinerung der Aussagen auf beliebige deutsche Texte möglich ist, sofern sie nur umfangreich genug sind.

6.3.1 Kieferwinkel

Beim Kieferwinkel werden, obwohl ja die Öffnungsgrade kontinuierlich verändert werden können, zur Beschreibung drei Positionen verwendet: *eng, mittel* und *weit*. Die häufigste Einstellung im Deutschen ist die *mittlere* Öffnung; sie wird in etwa der Hälfte der Fälle eingenommen. In knapp der Hälfte aller Positionen ist die Kieferwinkeleinstellung eng. Das bedeutet, daß nur ganz selten die weite Kieferwinkeleinstellung eingenommen wird. (Tabelle 1)
Schon dieser grob orientierende Überblick, der sich auf die Zahlenwerte der Summenleisten (Zeile und Spalte »gesamt«) stützt, zeigt, daß die Sprechweise vieler gehörloser Kinder in bezug auf die Beteiligung des Unterkiefers zu bewegungsintensiv ist. Deren Kieferwinkel-

Tabelle 1 Kieferwinkel

1. Laut			2. Laut					
			eng		mittel		weit	gesamt
			○	×	○	×	○	×
eng	○	i:, u:, y: f, v, s, z, ʃ, ʒ	2	7	0	7	1	1	18
	×	ɪ, ʊ, ʏ, e:, o:, ae, b, p, d, t, ç, j, m, n	3	9	0	6	1	1	20
mittel	○	ø:	0	1	–	0	0	5	1
	×	ɛ, ɔ, œ, ə, ao, ɔø, ɐ g, k, x, h, ŋ, l, ʀ, ɣ	8	16	1	21	2	–	53
weit	○	a:, ɛ:	0	1	–	2	0	–	3
	×	a	1	2	–	2	–	–	5
gesamt			14	36	1	38	4	7	100

bewegungen sind *zu groß*; die Häufigkeit weiter Positionen, wie wir sie bei Gehörlosen oft vorfinden, fällt aus dem für das Deutsche üblichen Rahmen.

Kieferbewegungen lassen sich leicht bemerken, wenn man nur hinsieht. Zu große Kieferbewegungen haben den Nachteil, daß die anderen Artikulationsorgane *weite Wege* zurücklegen müssen, um an die notwendigen Artikulationsstellen zu gelangen.

Betrachtet man das Bewegungsinventar eingehender, findet man, daß die Zahl der *Übernahmen* sowohl bei der engen wie auch bei der mittleren Kieferwinkelstellung etwa die Hälfte aller Positionen ausmacht. Das bedeutet, daß sich der Unterkiefer, wenn er sich in der mittleren oder engen Einstellung befindet, nur in etwa der Hälfte der Fälle bei einem Lautübergang *bewegt*, in der anderen Hälfte aber in der gleichen Position mindestens bis zum nächsten Laut *verharrt*. Der Hauptanteil der überhaupt ausgeführten Bewegungen ist der von der engen in die mittlere Position und umgekehrt. Die seltenen weiten Öffnungen des Kieferwinkels werden aus der mittleren oder auch aus der engen Kieferstellung heraus angesteuert und auch wieder in diese *zurückgeführt*. Ein Verharren des Unterkiefers in der weiten Öffnungsstellung gibt es im Deutschen nicht. Da die wahrscheinlichen

Positionen eindeutig gegenüber den notwendigen überwiegen, kann man schließen, daß die *Kieferbewegungen* beim zusammenhängenden Sprechen *langsam* (verglichen mit den Bewegungen anderer Organe) erfolgen.
Bei der Anbildung und bei der Korrektur der Kieferbewegungen sollte deshalb darauf geachtet werden, daß es sich um keine hastigen, schnappenden, großen Bewegungen handelt. Ausgangslage für die Bewegungen ist die mittlere Öffnung.

6.3.2 Lippen

Die Lippen können äußerst verschiedenartige Bewegungen ausführen. Durch sie wird die Gestalt des Gesichts markant verändert und das Absehbild hervorragend differenziert. Das *Absehen* wurde deshalb in der Literatur auch schon als »Lippenlesen« bezeichnet.
Der Bewegungsvorgang der Lippen ist deshalb kompliziert, weil hierbei *zwei Anteile* miteinander verbunden sind. Der eine Anteil sind die Verformungen der Lippen durch die *eigene motorische Aktivität*; der andere entsteht dadurch, daß die Unterlippe mit dem Unterkiefer verbunden ist und dessen Bewegungen mitmachen muß. Es sind *Mitbewegungen*. Beide Bewegungen verschmelzen zu einem Gesamteindruck, der für das Absehen die Grundlage darstellt.
Die Formveränderungen der Lippen durch eigene Aktivität sind *meist symmetrisch* auf Ober- und Unterlippe bezogen, die als *Rundung* oder bei stärkerer Ausbildung als *Vorstülpung* bezeichnet werden. Werden die Mundwinkel in Spannung gehalten, ohne daß es zu einem straffen Zug kommen darf, entsteht die Stellung der *Breitspannung*. Die Symmetrie der Innervation von Ober- und Unterlippe wird bei der *Berührung* der Unterlippe mit den oberen Schneidezähnen, wie sie bei den Lauten *f* und *w* ausgeführt wird, aufgehoben. Die Bewegungen werden noch durch den *Verschluß* beider Lippen ergänzt.
Die Übersicht über die Häufigkeit der einzelnen Einstellungen der Lippen (Tabelle 2) zeigt, daß sie in rund *zwei Drittel aller Lautbildungen unbeteiligt* sind. Die artikulatorische Aktivität beim zusammenhängenden Sprechen wird von anderen Organen geleistet; das bedeutet aber längst nicht, daß die Lippen dabei unbeweglich wären und ihre Gestalt nicht veränderten. Gerade in der *unbeteiligten Stellung*, wo sie keine eigene motorische Aktivität entwickeln, nehmen sie an der Bewegung des Unterkiefers teil; sie werden *passiv mitbewegt* und verändern damit ihre Form, die als Grundlage für das Absehen dient. Für die Anbildung und auch für die Korrektur von Sprechbewegungen ist es aber wichtig, daß in solchen Einstellungen die Lippen unbeteiligt

Tabelle 2 Lippen

1. Laut		2. Laut										
		Berühr./Verschluß		Breitspannung		gerundet		vorgestülpt		unbeteiligt		gesamt
		O	×	O	×	O	×	O	×	O	×	
Berührung/Verschluß	O	b, p, f, v, m										
		0	–	1	0	1	1	1	–	–	5	9
	×	–	–	–	–	–	–	–	–	–	–	–
Breitspannung	O	ɪ, i:, e:										
		1	–	–	1	0	0	0	–	–	4	6
	×	ae, s, z, ç, j										
		1	–	1	1	0	0	1	–	–	6	10
gerundet	O	o:, ø:, ao, ɔø										
		1	–	0	1	–	–	0	–	–	2	4
	×	ɔ, œ										
		0	–	–	0	0	–	0	–	–	1	1
vorgestülpt	O	ʊ, ʏ, u:, y:, ʃ, ʒ										
		1	–	0	0	0	0	0	–	–	5	6
	×		–	–	–	–	–	–	–	–	–	–	–
unbeteiligt	O		–	–	–	–	–	–	–	–	–	–	–
	×	a,ɛ, ə, a:, ɛ:, ɐ d, t, g, k, x, h, n, ŋ, l, ʀ, ɣ										
		4	–	5	5	1	2	4	–	–	43	64
gesamt		8	–	7	8	2	3	6	–	–	66	100

bleiben müssen und nicht durch irgendwelche falschen Aktivitäten das Absehbild oder den Bewegungsablauf *verfälschen*.

Nur in einem Drittel aller Fälle sind die Lippen aktiv, meist in Breitspannung gehalten, weniger häufig findet eine Berührung mit den Zähnen oder ein Verschluß statt; sehr selten treten im Deutschen die markantesten Lippenaktivitäten auf, die Rundung oder die Vorstülpung. Gerade diese seltenen Bewegungen sind aber im Absehbild besonders gut zu erkennen.

Die meisten Bewegungen erfolgen aus der unbeteiligten Stellung heraus oder gehen in diese ein. Das deutet darauf hin, daß es sich bei ihnen nur in wenigen Fällen um schwierige Bewegungen handelt.

Abb. 6 Unabhängigwerden der Lippenbewegung von den Bewegungen von Unterkiefer und Zunge

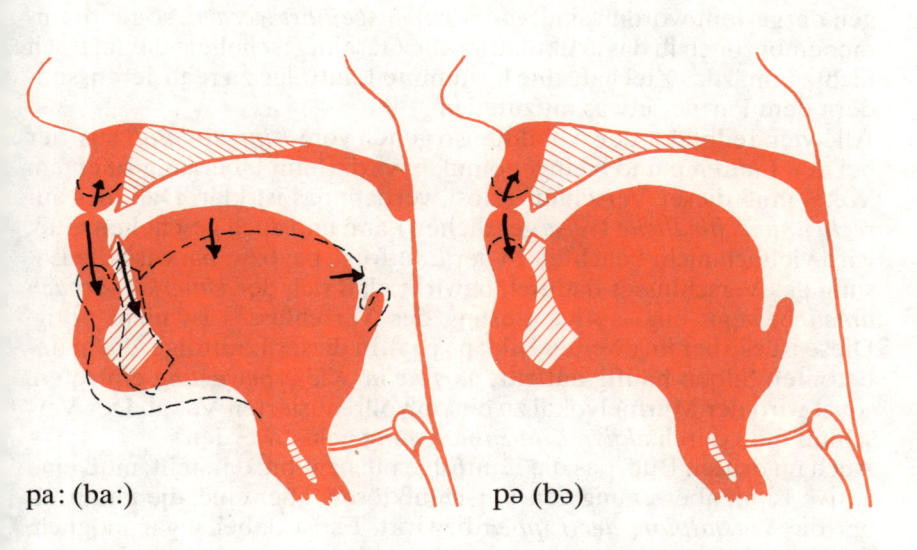

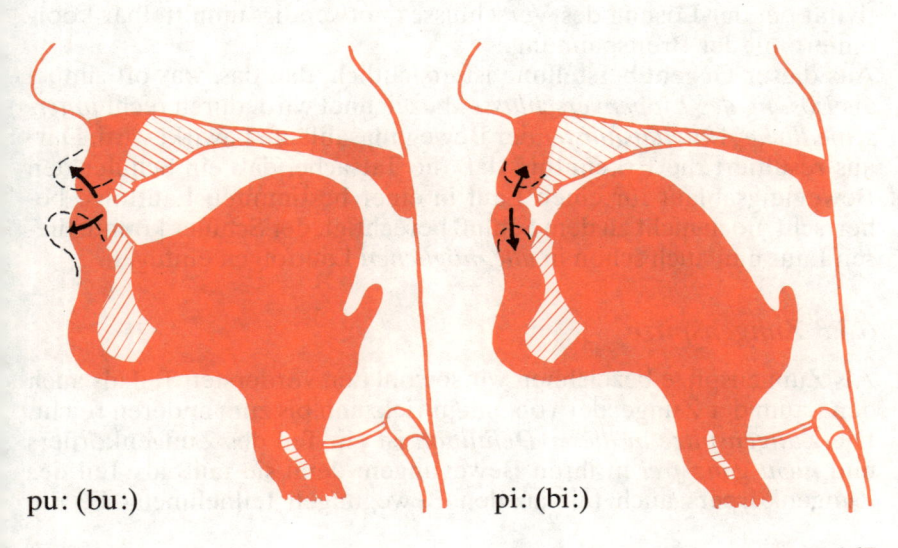

pa: (ba:)

pə (bə)

pu: (bu:)

pi: (bi:)

In knapp der Hälfte aller Lautfolgen geht die Nichtbeteiligung von einem Laut auf den unmittelbar folgenden über.

Wie *kompliziert* die an sich einfachen Lippenbewegungen sein können, soll an Hand der Abbildung 6 erläutert werden. Die Kompliziertheit ergibt sich daraus, daß die Bewegungen der Lippen, auch wenn sie hier allein und herausgelöst aus dem Gesamtkomplex der Bewegungen dargestellt worden sind, *nie allein ausgeführt werden*, sondern immer einbezogen in das artikulatorische Gesamtgeschehen, das letztlich nicht einmal das Ziel hat, eine bestimmte Lautfolge zu realisieren, sondern dem Partner etwas mitzuteilen.

Alle vier Teilbilder der Abbildung 6 gehen vom *Lippenschluß* aus, der bei den Lauten p und b eingenommen wird. Beim Übergang zu einem Vokal muß dieser Verschluß gelöst werden; das ist klar. Daß dies auf *recht unterschiedliche Weise* geschehen kann und auch geschehen muß, wird vielfach nicht beachtet. In der Lautfolge pa: bzw. ba: wird die Lösung des Verschlusses dadurch bewirkt, daß sich der *Unterkiefer nach unten* bewegt; eine aktive Lösung des Verschlusses ist nicht nötig. Diese ist es aber im zweiten Bild: pə (bə). In dieser Lautfolge, die in unbetonten Silben häufig auftritt, *darf keine Kieferbewegung* eintreten, sonst wird der Murmelvokal zu einem vollrealisierten Vokal. Der Verschluß muß durch *aktive Lippenbewegung* gelöst werden.

Auch im dritten Bild, das die Lautfolge pu: bzw. bu: darstellt, muß eine aktive Lippenbewegung den Verschluß lösen, aber eine, die unmittelbar die *Vorstülpung der Lippen* bewirkt. Es ist dabei sogar möglich, daß Verschluß und Vorstülpung schon *miteinander koordiniert* werden. Auch beim vierten Bild ist bei der Lautfolge pi: bzw. bi: diese Aktivität bei der Lösung des Verschlusses notwendig, unmittelbar koordiniert mit der Breitspannung.

Aus dieser Gegenüberstellung ist ersichtlich, daß das, was oft simpel als *Lösung des Lippenverschlusses* bezeichnet wird, durch recht *unterschiedliche Aktivitätsmuster* der Bewegungsabläufe bewirkt wird. Daraus resultiert die Erkenntnis, daß die Tatsache, daß ein Schüler den Bewegungsablauf für einen Laut in einer bestimmten Lautfolge beherrscht, noch nicht zu dem Schluß berechtigt, der Schüler könnte diesen Laut nun auch schon in *alle möglichen* Lautfolgen einfügen.

6.3.3 Zungenspitze

Als Zungenspitze bezeichnen wir sowohl den vordersten Teil als auch den Saum der Zunge, der von einem Eckzahn bis zum anderen reicht. Die *Zungenspitze in dieser Definition* ist ein Teil des Zungenkörpers und *nicht ganz frei* in ihren Bewegungen; denn sie muß als Teil des Zungenkörpers auch mit an den Bewegungen teilnehmen, die die

Zunge als Ganzes ausführt. Andererseits kann sie durch ihre Aktivität auch die Bewegungen des übrigen Zungenkörpers mit beeinflussen. Da die Zungenspitze aber mit Tastkörperchen in sehr dichter Lage ausgestattet ist, zählt sie zu den differenziertesten Tastorganen des gesamten menschlichen Organismus. Sie ist für *Berührungen außerordentlich empfindlich,* und es lassen sich mit ihrer Hilfe Berührungen als *Kontrolle der richtigen Lage* viel leichter aufbauen als mit den Spannungsempfindungen des übrigen Zungenkörpers. Da sie mit dem gesamten Zungenkörper ebenso verbunden ist wie dieser mit ihr, kann sie als *Führungsorgan* für diesen dienen und gerade deshalb gut benutzt werden, um Richtigstellungen des gesamten oder zumindest des vorderen Zungenkörpers zu erzielen.

Bei der Zungenspitze sind im Bewegungsinventar zwei Positionen unterschieden worden: die gehobene und die gesenkte Position. Bei der *gehobenen Position* erfolgt ein Kontakt der Zungenspitze mit den Alveolen der oberen Schneidezähne, der in den meisten derartigen Fällen (bei d, t, n) zu einem völligen Abschluß des Mundraumes führt; nur beim l werden seitliche Öffnungen durch die Senkung der Zungenränder gelassen.

In der *gesenkten Position* liegt die Zungenspitze hinter den unteren Schneidezähnen; doch ist ein Kontakt mit diesen (z. B. bei Vokalen) *nicht unbedingt nötig* – er kann jedoch zur Kontrolle und zur Verbesserung der Zungenlage vorgenommen werden, um so den gesamten Zungenkörper zur Verlagerung nach vorn zu veranlassen. Bei der Anbildung und Korrektur von Sprechfertigkeiten sollte dieser *Zungenspitzenkontakt* aufgebaut und verwendet werden, weil damit ein sicherer *taktil gesteuerter Rückkopplungskreis* aufgebaut wird.

Die gesenkte Position der Zungenspitze dominiert eindeutig gegenüber der gehobenen. Sie ist etwa fünfmal so häufig. Wegen der vielen Wörter, die im Deutschen im Infinitiv und in der Pluralform auf n enden, ist die gehobene Zungenspitzenposition am Wortende häufiger als im Inneren oder am Anfang eines Wortes. (Tabelle 3)

Bei den Positionen können nur zwei unterschiedliche Einstellungen unterschieden werden: gehobene und gesenkte Position. Die Bewegungen, die von der einen zur anderen als *Hebung* oder *Senkung* ausgeführt werden, erfolgen sehr schnell. Das ist die eine Schwierigkeit; die andere resultiert aus der Verbindung der Zungenspitze mit dem übrigen Zungenkörper. Das bedeutet, daß die Zungenspitzenbewegungen auch dann ausgeführt werden müssen, wenn der Zungenkörper (eventuell zur Vorbereitung von zukünftigen Lauten oder als Nachwirkung vorangegangener) nicht die normale Ausgangslage einnimmt. Die Konsequenz ist, daß die *schnelle Zungenspitzenbewegung* auch aus anderen als der normalen Ausgangslage beherrscht wer-

Tabelle 3 Zungenspitze

1. Laut			2. Laut				
			gehoben		gesenkt		gesamt
			O	×	O	×	
gehoben	O	d, t, **n**, l	2	–	1	8	11
	×		–	–	–	–	–
gesenkt	O	s, z, ç, j	2	–	–	5	7
	×	alle Vokale, **b**, p, **g**, k, f, v, ʃ, ʒ, x, h, m, ŋ, ʀ, ɣ	23	–	7	52	82
gesamt			27	–	8	65	100

den muß. Zu diesem Sachverhalt werden im einzelnen noch die 4 Bilder der Abbildung 7 eingehender diskutiert.

Aus dem Bewegungsinventar kann man entnehmen, daß die schnellen Hebungen und Senkungen nur bei etwa einem Drittel aller Lautfolgen eintreten. Bei etwa zwei Drittel der Lautfolgen *bleibt die Zungenspitze gesenkt*; diese Position wird dabei von einem Laut zum nachfolgenden übernommen. So gibt es Wörter, in denen die Zungenspitze durchgehend in dieser Position verharrt (wie in *Bemerkung*).

Bei der Lautfolge da: bzw. ta: (siehe Abb. 7) wird die notwendige Senkung der Zungenspitze durch eine parallele Kieferwinkelsenkung *unterstützt*. Beide Bewegungen verlaufen *gleichsinnig* und *synchron*. Diese Unterstützung der Senkung der Zungenspitze durch die gut sichtbare Bewegung des Unterkiefers ist aber auf diese Lautfolge beschränkt, wie schon das zweite Bild erkennen läßt. In diesem Fall wird *nur die Zungenspitze* schnell bewegt; der Unterkiefer darf diese Bewegung *nicht mitmachen*.

Die Lautfolge du: bzw. tu: zeigt, daß die Senkung der Zungenspitze mit einer *Umstellbewegung des Zungenrückens verbunden* ist, die *vollkommen synchron* erfolgen muß. Sie darf nicht zeitlich verzögert ausgeführt werden, weil sonst eine Zwischenartikulation hörbar würde, die das Verstehen erschwert. Diese Umstellbewegung resultiert aus einer *Senkung im vorderen* Zungenteil, verbunden mit einer *Hebung im hinteren*. Die großräumige Umstellbewegung bei du: bzw. tu: ist bei di: bzw. ti: durch eine kleinräumige ersetzt. Die Schwierigkeiten sind hierbei vielleicht noch größer, weil die Bewegung differenzierter ausgeführt werden muß.

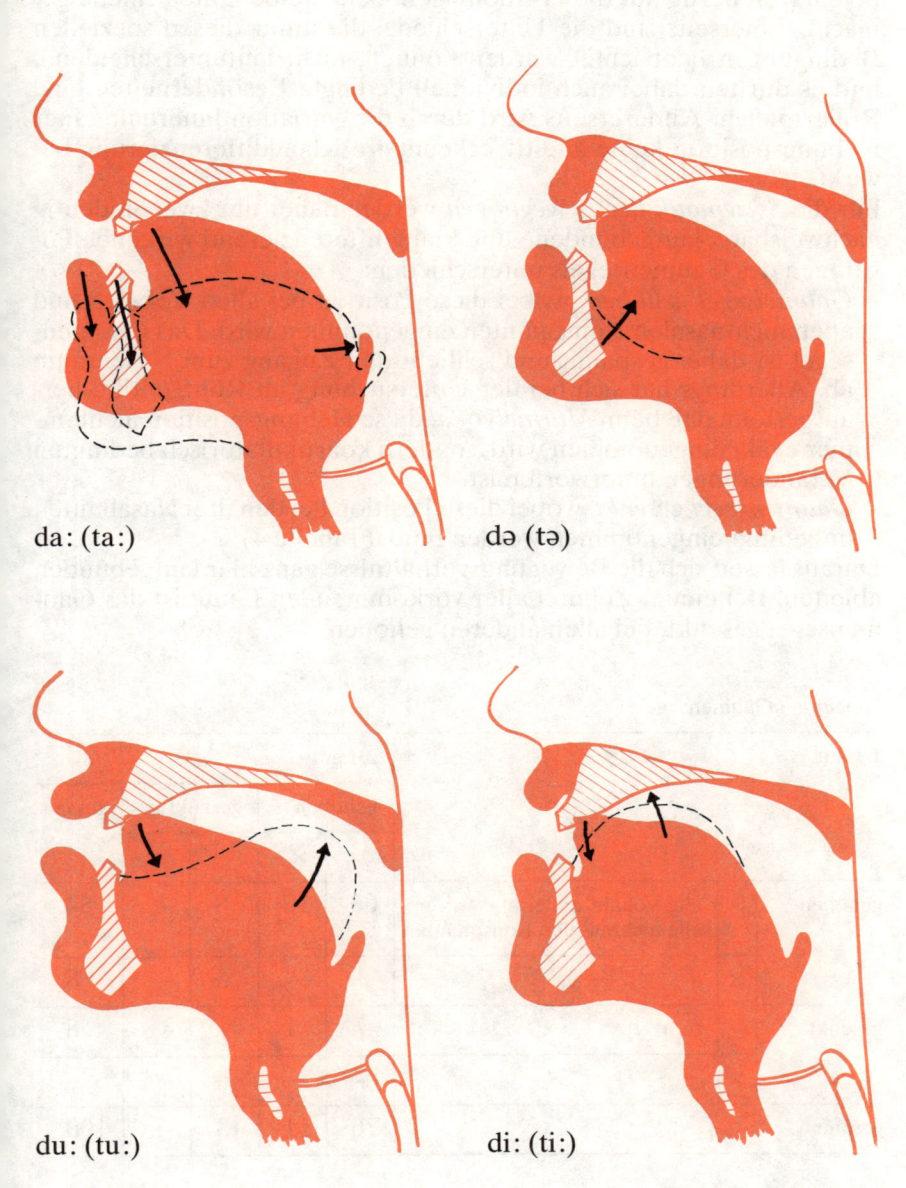

Abb. 7   Unabhängigwerden der Zungenspitzenbewegung

da: (ta:)

də (tə)

du: (tu:)

di: (ti:)

6.3.4 Gaumensegel

Obwohl sich das Gaumensegel (Velum) nach den Untersuchungen im Röntgenfilm differenziert bewegen kann, werden im Bewegungsinventar in bezug auf die Position »gehoben« keine Unterschiede gemacht. Einerseits sind die Unterschiede, die unter diesen speziellen Bedingungen beobachtet werden können, nicht lautunterscheidend, und es dürften dabei auch individuell bedingte Besonderheiten eine Rolle spielen. Andererseits wird durch die Variation innerhalb einer Hebungsposition keine auditiv erkennbare Klangdifferenzierung bewirkt.

Für die *Systematik der Bewegungen* werden daher nur zwei eindeutig nachweisbare, lautgebundene und klangdifferenzierend wirkende Positionen des Gaumensegels unterschieden:
- *Gaumelsegel gehoben*, wobei diese Position bei allen Vokalen und allen nichtnasalen Konsonanten eingenommen wird. Das Gaumensegel ist dabei gespannt und schließt den Zugang zum Nasenraum ab. Allerdings hat sich bei der Untersuchung im Röntgenfilm herausgestellt, daß beim *Murmelvokal* diese Hebungsposition nicht immer exakt eingenommen wird, sondern koartikulatorisch bedingten Veränderungen unterworfen ist.
- *Gaumensegel gesenkt*, wobei diese Position bei den drei Nasallauten unbedingt eingenommen werden muß. (Tabelle 4)

Daraus lassen sich die Bewegungsverhältnisse ganz klar lautgebunden ableiten. Bei einem Zehntel aller vorkommenden Laute ist das Gaumensegel gesenkt, bei allen anderen gehoben.

Tabelle 4 Gaumensegel

1. Laut			2. Laut				
			gehoben		gesenkt		gesamt
			○	×	○	×	
gehoben	○	alle Vokale, außer ə, alle nichtnasalen Konsonanten	66	10	8	–	84
	×	ə	3	–	5	–	8
gesenkt	○	m, n, ŋ	7	1	–	–	8
	×		–	–	–	–	–
gesamt			76	11	13	–	100

Abb. 8 Einbeziehung der Gaumensegelbewegungen in die Artikulationsbewegungen

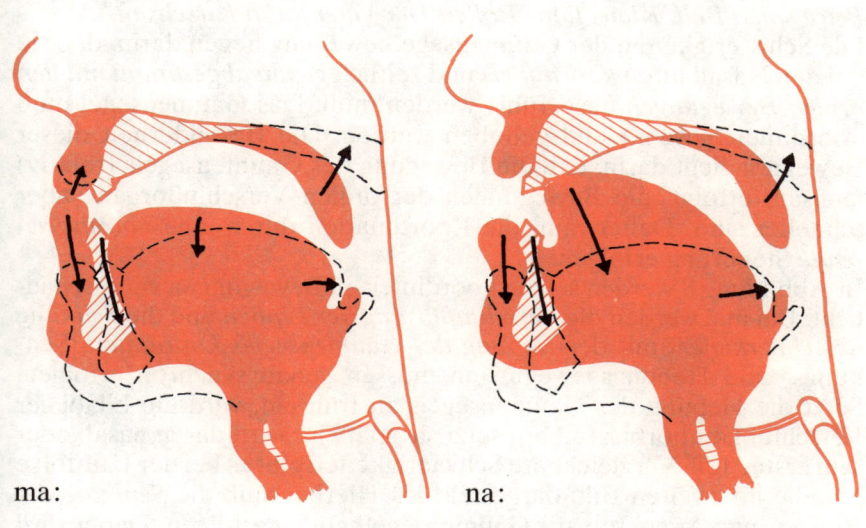

ma:

na:

Phase der 1. Bewegung ⟶
Phase der 2. Bewegung ---▸

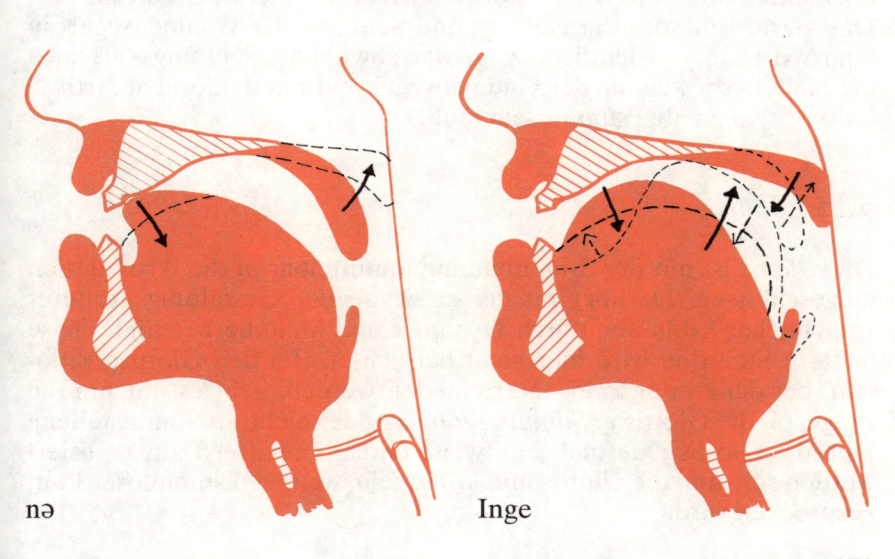

nə

Inge

173

Das wirkt sich auch auf die Häufigkeit der Bewegungen aus. In drei Viertel aller Lautfolgen *bleibt* das Gaumensegel *gehoben*. Das ist, wenn die Gaumensegelbewegung beherrscht wird, sehr einfach, bedeutet aber auch, daß es sich *nicht senken darf*; sonst entstehen Artikulationsfehler (Nasalität). Es gibt ganze Sätze, bei denen das Gaumensegel in *Dauerspannung* bleibt, genauer gesagt, bleiben muß (z. B. *Petra spielt Ball. Klaus fährt Roller. Der Vater kauft Kirschsaft.*).

Die Schwierigkeiten der Gaumensegelbewegung liegen darin, daß sie bei den Nasallauten *koordiniert* und zeitlich *genau abgestimmt mit den oralen Bewegungen* ausgeführt werden muß. Das Gaumensegel muß koordiniert gesenkt und gehoben werden. Die Besonderheit dieser Bewegung liegt darin, daß die Bewegung des Gaumensegels (relativ) langsam erfolgt, die Bewegungen der oralen Verschlußorgane aber schneller sind. Daher muß die Koordination durch eine *vorausgreifende* Steuerung erfolgen.

In Abbildung 8 werden solche koordinierten Bewegungen veranschaulicht. Bei ma: werden die *Verschlußlösung der Lippen* und die *Senkung des Unterkiefers* mit der *Hebung des Gaumensegels koordiniert*. Senkungs- und Hebungsbewegungen müssen genau synchron erfolgen. Setzt die Hebung des Gaumensegels zu früh ein, wird ein bilabialer Verschlußlaut hörbar (mba:), setzt sie spät ein, wird das a: nasal, oder sein erster Teil. Vergleichbare Schwierigkeiten gibt es bei der Lautfolge na:, die im zweiten Bild dargestellt ist. Hierbei muß die *Senkung der Zungenspitze* synchron zur Gaumensegelhebung erfolgen. Dabei wird die Senkung der Zungenspitze durch die gleichsinnige Kieferbewegung noch unterstützt, was bei dem dritten Bild nicht mehr der Fall ist.

Das vierte Bild, das die Hebung und Senkung des Gaumensegels in dem Wort Inge verdeutlicht, zeigt, daß sowohl die Senkungs- als auch die Hebungsbewegung des Gaumensegels gut mit den oralen Artikulationsorganen abgestimmt sein muß.

6.3.5 Glottis

Die *Glottis* ist mit der Stimmbildung unmittelbar in die Artikulation eingeschlossen. Darüber hinaus ist sie an der Gestaltung größerer sprachlicher Einheiten durch Dynamik und Melodie beteiligt. Diese letztere Funktion wird hier nicht betrachtet. Bei den Glottispositionen, bei denen nur zwei unterschieden werden, geht es nur um die Frage, ob die Glottis in *Stimmstellung* ist oder nicht. In Stimmstellung muß die Glottis jedesmal sein, wenn ein stimmhafter Laut realisiert werden soll, und die Glottis muß *offen* sein, wenn ein stimmloser Laut gesprochen wird.

Tabelle 5 Glottis

1. Laut			2. Laut				
			Stimmstellung		offen		gesamt
			○	×	○	×	
Stimmstellung	○	Alle Vokale, v, z, j, ʒ, m, n, ŋ, l, ʀ, ɣ	42	3	18	–	63
	×	b, d, g,	8	–	–	–	8
offen	○	p, t, k, f, s, ç, x, h	20	–	9	–	29
	×		–	–	–	–	–
gesamt			70	3	27	–	100

Es sind also vom Standpunkt der Stimmhaftigkeit ausgehend zwei Glottispositionen zu unterscheiden:
– Glottis in Stimmstellung (bei allen Vokalen und allen stimmhaften Konsonanten)
– Glottis offen (bei allen stimmlosen Konsonanten).
Im Deutschen ist bei den stimmhaften Verschlußlauten (b, d, g) die Stimmhaftigkeit *nicht obligatorisch*; sie werden oft nur stimmlos oder partiell stimmhaft realisiert, im Gegensatz zu diesen Lauten in anderen Sprachen, wo sie obligatorisch stimmhaft realisiert werden müssen (z. B. im Russischen, im Französischen).
Die Verteilung (Tabelle 5) zwischen den beiden Glottispositionen ist so, daß etwa *drei Viertel* aller Laute *stimmhaft*, ein Viertel stimmlos realisiert werden. Die Stimmbeteiligung ist also die häufigere Position, wobei *in jeder Silbe ein stimmhafter Kern* liegt. Durch die Öffnungs- bzw. Schließbewegung der Glottis müssen *schnelle Wechsel* in der Stimmhaftigkeit zur Stimmlosigkeit und umgekehrt vollzogen werden. Diese glottalen Öffnungs- oder Schließbewegungen müssen so schnell erfolgen, daß bei einer Lautfolge die aufeinanderfolgenden Laute eindeutig als stimmhaft oder stimmlos erkennbar werden. Daher muß diese Bewegung *so schnell* sein, daß sie in den *Lautübergang* fällt. Sie muß mit den übrigen artikulatorischen Bewegungen zeitlich im Millisekundenbereich koordiniert sein. (Ein Beispiel, wo jedesmal beim Lautwechsel die Einstellung der Glottis geändert werden muß, ist *Kaffeetasse*.)

Diese zeitliche Übereinstimmung der Glottisbewegung mit den übrigen Artikulationsbewegungen ist schwierig, weil sie so überaus schnell und exakt erfolgen muß; sie kann aber mit viel Aussicht auf Erfolg unter Ausnutzung der *auditiven Rückkopplung* angebildet, korrigiert und stabilisiert werden.

In etwa der Hälfte der Lautfolgen wird die bereits beim ersten Laut eingenommene *Stimmstellung* zum nächsten *übernommen*; diese Übernahme kann auch mehrere Laute umfassen. Dann bleibt die Stimmhaftigkeit für eine Reihe von Lauten bestehen; der Stimmton »geht durch« (z. B. *Susi soll lange baden.*). Die Strecken der Rede von voll oder vorwiegend *durchgehendem Stimmklang* sind die Stellen, in denen sich Dynamik und Melodie besonders gut ausprägen.

In knapp der Hälfte aller Lautfolgen muß die Glottis geöffnet oder geschlossen werden. Das sind die schon erwähnten schwierig zu erreichenden und schnell verlaufenden Öffnungs- und Schließbewegungen, wo die Stimmlippen so exakt in die Stimmstellung geführt werden müssen, daß *sofort der schwingungsfähige Zustand* erreicht wird, oder aus der Stimmstellung durch Erweiterung der Glottis herausgeführt werden müssen.

In einem Zehntel aller Lautfolgen wird die geöffnete Glottis von einem Laut zum anderen übernommen; dieses Prinzip ist im Deutschen vor allem bei der Flexion der Endsilben gebräuchlich, wo *mehrere stimmlose Konsonanten* aufeinander folgen.

6.3.6 Zungenrücken

Die Bewegung des *Zungenrückens* beim zusammenhängenden Sprechen ist die differenzierteste aller Artikulationsorgane. Sie ist sehr schwer zu beschreiben und noch schwieriger systematisch zu erfassen. Um sie überhaupt formalisierbar zu machen und auf ihren Bewegungsablauf untersuchen zu können, wurde sie nach zwei *Hauptbewegungsrichtungen* hin unterteilt: den *Ort* (die Stelle), wo sich eine Bewegung vollzieht, und den *Grad*, mit der diese Bewegung als Hebung ausgeführt wird. Die erstere dieser Bewegungen wird hier unter der Bezeichnung »*Zungenrücken*« dargelegt; sie enthält nur Aussagen darüber, an welcher Stelle des Zungenrückens eine Aktivität zur Hebung oder Senkung erfolgt. Die zweite dieser beiden Bewegungen wird unter der Bezeichnung »*Medianfläche*« dargelegt. Diese enthält Aussagen darüber, *in welchem Grade* eine bestimmte Annäherung des Zungenrückens an die feststehenden Organe des Mundraumes erfolgt, wie groß dabei die *Annäherung* des Zungenrückens an das Gaumendach ist und *welche Form* der Zungenrücken, sozusagen in der von vorn

gedachten Betrachtungsrichtung einnimmt. Erst beide zusammen ergeben ein vollständiges, aber auch dann noch nicht einfach zu überblickendes Bild über die komplizierten Bewegungen des Zungenrückens insgesamt.
Bei den Bewegungen bezüglich des Ortes der Aktivität können vier Fälle unterschieden werden:
- die Zunge liegt *flach* im Mund; sie ist ohne besondere lautbedingte Aktivität,
- der Zungenrücken ist *vorn (prädorsal) gehoben* oder (wegen der aktiven Beteiligung der Zungenspitze) aktiv *mitgehoben,*
- der Zungenrücken ist *in der Mitte (mediodorsal) gehoben,*
- der Zungenrücken ist *in seinem hinteren Teil (postdorsal) gehoben.*
Eine grobe Übersicht (Tabelle 6) zeigt, daß alle vier möglichen unterschiedenen Aktivitäten etwa in gleicher Häufigkeit vorkommen. Das bedeutet für die Anbildung von Sprechfertigkeiten als erste, grobe

Tabelle 6 Zungenrücken

1. Laut			2. Laut								
			prädorsal gehoben		mediodorsal gehoben		postdorsal gehoben		flach		gesamt
			○	×	○	×	○	×	○	×	
prädorsal gehoben	○	e:, i:, ae s, z	1	3	3	1	2(+)	–	1	2	13
	×	d, **t, n**	0	2	2	0	1(–)	–	0	0	5
mediodorsal gehoben	○	ɛ, ɪ, œ, ʏ, ə, ɛ:, ø:, y:, ɔø, ɐ, ç, j, ʃ, ʒ	1	9	3	2	4	–	0	2	21
	×	l	1	1	2(–)	–	0	–	1	0	5
postdorsal gehoben	○	ɔ, ʊ, o:, u: g, k, x, ŋ, ʀ, ɣ	1	3	2(+)	1	4	–	2	3	16
	×		–	–	–	–	–	–	–	–	–
flach	○	a, a:	1	2	0	1	2	–	0	1	7
	×	b, p, f, v, h, m	5	1	13	1	6	–	5	2	33
gesamt			10	21	25	6	19	–	9	10	100

Folgerung, daß *alle vier* unterschiedenen Aktivitätsorte *geübt* werden müssen. Sie alle gehören zum Inventar der notwendig zu beherrschenden Bewegungen. In welcher Reihenfolge sie einzuüben sind, ist damit noch längst nicht festgelegt und kann den Gesetzmäßigkeiten der natürlichen Entwicklung und dem möglichen Aufbau und der Stabilisierung von Rückkopplungskreisen untergeordnet werden.
Während es bei anderen Organen nicht unbedingt notwendig war, zwischen solchen Positionen zu unterscheiden, die für die Lautbildung unumgänglich notwendig sind und unbedingt eingenommen werden müssen, und solchen, die wahrscheinlich eingenommen werden, ist diese *Unterscheidung* für die Zungenrückenbewegung sehr nützlich. Dabei stellt sich nämlich heraus, daß die *flache* Zungenlage nur in einem untergeordneten Teil der Positionen unbedingt eingenommen werden muß und somit meist *koartikulatorisch veränderbar* ist, während bei den drei *Hebungsaktivitäten* diese in der überwiegenden Mehrzahl der Fälle *unbedingt ausgeführt* werden müssen und nicht koartikulatorisch verändert werden dürfen. Dabei ist dann unbedingte Präzision erforderlich, während diese bei der flachen Zungenlage nur in relativ wenigen Fällen notwendig ist.
Die Bewegungen, die ausgeführt werden müssen, münden in etwa einem Drittel der Fälle in solche Positionen ein, die koartikulatorisch verändert und angeglichen oder im Bewegungstempo verlangsamt werden können. Das ist ein Vorteil, der auch für den Zungenrücken in seinen verschiedenen Positionen während des zusammenhängenden Sprechens eine *gewisse Entlastung bringt*; aber groß ist sie nicht.
In den meisten Fällen wird vom Zungenrücken eine hohe Präzision der Bewegungen verlangt. Das bezieht sich vor allem auf die Fälle, wo eine *vorhandene Zungenhebung* in einer der möglichen Hebungspositionen in eine andere Hebungsposition *übergeführt werden* muß, wobei zunächst noch nichts über den Grad, den diese Hebung aufweisen soll, ausgesagt ist. Es sind dabei nur diejenigen Fälle erfaßt, wo eine bestehende Aktivität an einer bestimmten Stelle des Zungenrückens – ohne daß zwischendurch eine Entspannung eintritt oder eintreten darf – in eine notwendige Aktivität an einer anderen Stelle des Zungenrückens übergeführt werden muß. Dies sind die *schwierigsten Zungenrückenbewegungen*, weil dafür *unbedingte Exaktheit* erforderlich ist und sich jede Abweichung von diesem Bewegungsablauf als zwischengeschobene Artikulation eines anderen Lautes bemerkbar macht. Diese besonders schwierigen Bewegungen des Zungenrückens machen rund ein Fünftel aller Bewegungen aus.
In etwa einem Viertel der Bewegungen *verbleiben* die Organe in der gleichen *Zungenrückenposition*, wobei sich der Aktivitätsgrad oder die Hebung des Zungenrückens *verändern können*, aber keine

großräumige Bewegung erforderlich ist. Bei solchen Bewegungen ist darauf zu achten, daß – obwohl die Exaktheit vor allem bei der koartikulatorisch veränderbaren Position nicht hoch zu sein braucht – sich die Zunge nicht aus der Aktivitätszone entfernen und daß vor allem die Bewegung *nicht neu angesetzt werden darf*; sonst entsteht eine Zwischenartikulation. (Das ist als vielfach zitierter Artikulationsfehler bei Gehörlosen bekannt: *schl* wird dann zu *schel*, und so sagen die Kinder oft statt *schlau* eben *schelau*.) Die zwischenzeitlich erfolgte Senkung des vorderen Zungenrückens führt zum Zwischenlaut.

Wie die Zungenrückenbewegung in das artikulatorische Gesamtkonzept eingepaßt wird und wie bei gleicher Ausgangsposition ganz unterschiedliche Folgepositionen angesteuert werden können, sollen die beiden Abbildungen von den Diphthongen *au* (Abb. 9) und *ei* (Abb. 10) zeigen. Die *Ausgangsposition* ist für beide Diphthonge die gleiche, und bei beiden wird der Kieferwinkel etwas verengt. Aber beim *au* erfolgt die *Zungenhebung hinten*; die Aktivität wird nach hinten verlagert, bei *ei* wird der *vordere* Teil der Zunge *aktiv*.

Wie gering die positionellen Unterschiede zwischen Lautvarianten sind, soll schließlich die Abbildung 11 verdeutlichen, wo die geringen Unterschiede zwischen der *vokalischen Variante des R-Lautes* (links), wie sie in der zweiten Silbe von Wörtern, die auf *er* enden (wie in *Vater* oder *Wasser*), gesprochen werden, dem *gerollten Zäpfchen-R* und der *frikativen Variante* aufgezeigt sind.

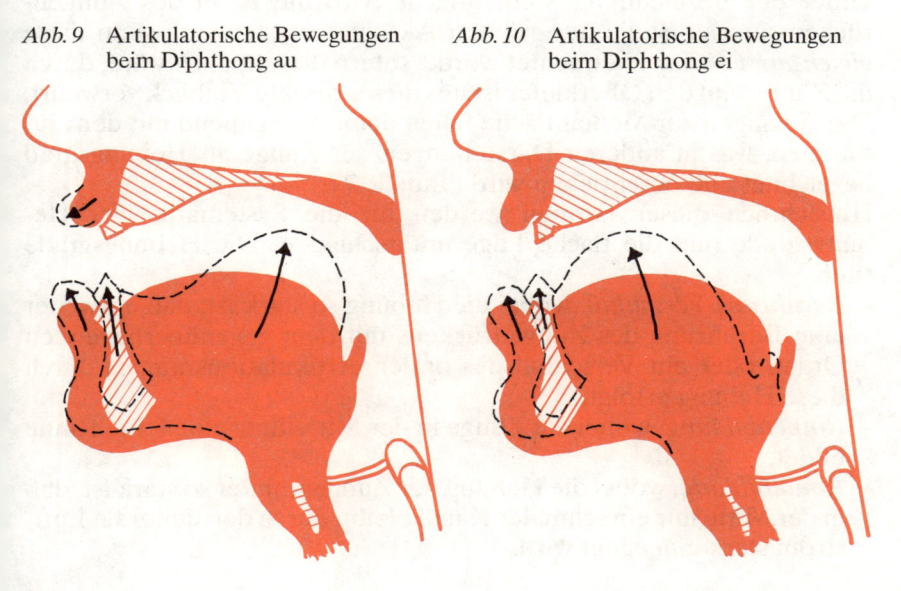

Abb. 9 Artikulatorische Bewegungen beim Diphthong au

Abb. 10 Artikulatorische Bewegungen beim Diphthong ei

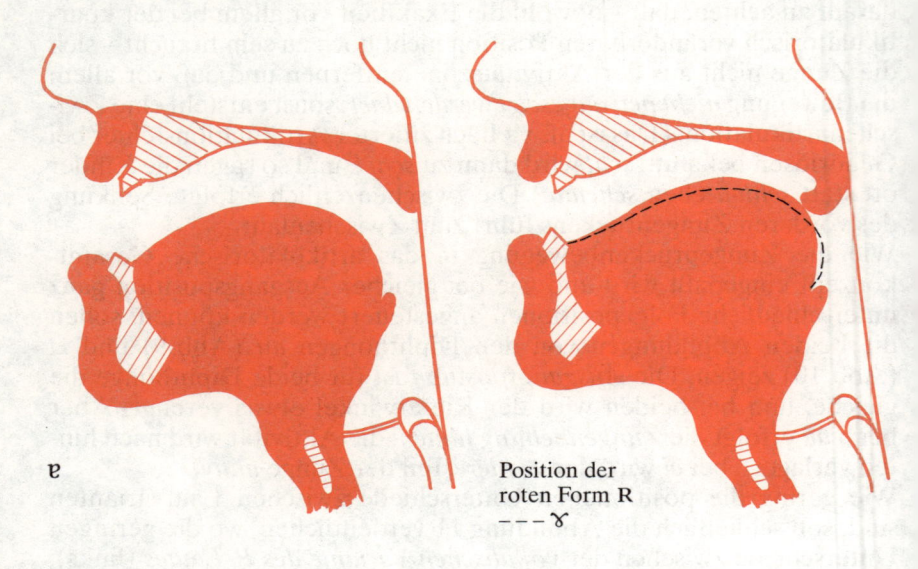

Abb. 11 Positionen der Sprechorgane bei den Varianten des r-Lautes

ʀ

Position der
roten Form R
--- ɣ

6.3.7 Medianfläche

Unter der Bezeichnung Medianfläche wird die Form des Zungenrückens an der Stelle der größten Aktivität verstanden, wenn diese *gleichsam von vorn* betrachtet würde, sofern dies möglich wäre; durch die Zähne und den Oberkiefer ist uns dieser direkte Einblick verwehrt. Die Aussagen zur Medianfläche fallen damit weitgehend mit dem zusammen, was in anderen Darstellungen der Zunge als Hebungsgrad bezeichnet und beschrieben wird (Tabelle 7).
Hinsichtlich dieser Formen werden für die Systematik vier Hebungsgrade und die flache Lage unterschieden. Die Hebungsgrade sind:
– *Berührung/Verschluß*, wobei die Hebung so stark ist, daß entweder eine Berührung des Zungenrückens mit dem gegenüberliegenden Organ oder ein Verschluß des oralen Artikulationsraumes durch diese Hebung erfolgt.
– *Rinnenbildung*, wobei die Zunge in der Mittellinie eine feine Rinne bildet.
– *Kanalbildung*, wobei die Hebung der Zungenränder so stark ist, daß in der Mitte nur ein schmaler Kanal bleibt, durch den der orale Luftstrom stark eingeengt wird.

Tabelle 7 Medianfläche

1. Laut			2. Laut									
			Berührung/Verschluß		Rinne		Kanal		Mulde		flach	gesamt
			○	×	○	×	○	×	○	×	○	×
Berührung/Verschluß	○	d, t, g, k, x, n, ŋ, l	4	–	0	–	2	–	–	2	–	4	12
	×		–	–	–	–	–	–	–	–	–	–	–
Rinne	○	s, z	1	–	0	–	1	–	–	1	–	2	5
	×		–	–	–	–	–	–	–	–	–	–	–
Kanal	○	e:, i:, o:, u:, ø:, y:, ao, ae, ɔø ç, j, ʃ, ʒ, ʀ	7	–	1	–	2	–	1	2	–	10	23
	×		–	–	–	–	–	–	–	–	–	–	–
Mulde	○	ɤ	2	–	0	–	0	–	–	0	–	1	3
	×	ɛ, ɪ, ɔ, ʊ, œ, ʏ, a:, ɛ:, ɐ	7	–	1	–	2	–	2	0	–	2	14
flach	○		–	–	–	–	–	–	–	–	–	–	–
	×	a, ə b, p, f, v, ŋ, m	11	–	3	–	7	–	1	9	–	12	43
gesamt			32	–	5	–	14	–	4	12	–	31	100

– *Muldenbildung*, wobei der Zungenrücken stark oder mäßig gehoben wird, so daß eine Trennung der resonatorischen Hohlräume der Mundhöhle eintritt, aber die Strömung der Luft nicht beeinträchtigt wird.

Aus der Tabelle 7 ist folgendes ersichtlich: Hinsichtlich der koartikulatorischen Modifizierbarkeit weicht die *flache Lage* – wie auch schon in den Positionen des Zungenrückens – von den übrigen Stellungen ab. In einem reichlichen Drittel der Fälle ist diese Position veränderbar. In den anderen Positionen mit einer Hebung muß diese unbedingt eingenommen werden. Diese Positionen sind koartikulatorisch nicht veränderbar.

Die *Rinnenbildung* tritt in ihrer Häufigkeit hinter den anderen Positionen (Verschluß, Kanal, Mulde) zurück; sie ist nur bei den *S-Lauten* gefordert, während auf die anderen Positionen immer mehrere Laute entfallen. In rund zwei Dritteln der Fälle gehen die Bewegungen der Medianfläche von einer koartikulatorisch beeinflußbaren Position aus oder münden in sie ein, was eine gewisse Erleichterung bei der Erreichung der artikulatorischen Steuerung des Hebungsverlaufs bedeutet.

In einem Drittel der Fälle allerdings muß die Hebung des Zungenrückens von einer Hebungsstufe *unmittelbar* in eine andere *verändert werden*. Das sind die besonderen Schwierigkeiten, die bei der Medianfläche auftreten. Diese Bewegungen, die entweder eine *Verstärkung* oder eine *Verminderung eines bestehenden Hebungsgrades* darstellen, müssen in der durch die Bewegung erforderlichen Richtung ausgeführt werden, ohne daß eine *Zwischenbewegung* eintreten darf. Hierin liegen besondere Schwierigkeiten des artikulatorischen Bewegungsablaufs. Sie werden noch dadurch vergrößert, daß diese differenzierten Hebungs- oder Senkungsbewegungen durch *Verlagerung* des Zungenrückens nach vorn oder nach hinten *kompliziert* werden. Die Bewegungen, bei denen der Grad der Zungenrückenhebung erhalten

Abb. 12 Großräumige Verlagerungen des Zungenrückens unter Beibehaltung der Hebung

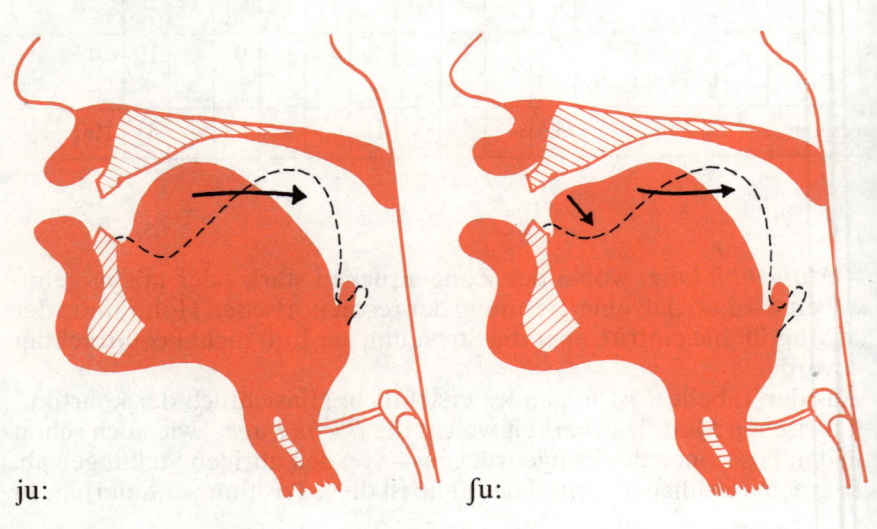

ju: ʃu:

bleibt, sind verhältnismäßig selten. Doch sind auch in jener geringen Zahl eine Reihe von Bewegungen enthalten, die zwar den Hebungsgrad des Zungenrückens beibehalten, aber mit einem *Aktivitätswechsel an* einen anderen Hebungsort verbunden sind. Zwei Beispiele dafür vermitteln die Bilder der Abbildung 12 über die *großräumige Verlagerung* des Zungenrückens bei den Lautfolgen ju: (wie in *Jugend*) und schu:. Solche Bewegungen sind deshalb besonders schwierig, weil hierbei *kein Neuansatz* der Hebungsbewegung erfolgen darf; sonst entsteht eine Zwischenartikulation.

Gerade aus diesen Erörterungen zur Medianfläche, die in einem Drittel aller Bewegungen solche Schwierigkeiten aufweist, und in zwei Dritteln solche Bewegungen, die koartikulatorisch beeinflußbar sind, wird deutlich, daß die Steuerung der koartikulatorischen Bewegungen nicht Laut für Laut erfolgen darf, weil durch *jeden Neuansatz der Bewegungen* Zwischenartikulationen oder *Störungen* des kontinuierlichen Bewegungsablaufs erfolgen würden.

Das weist auch darauf hin, daß die Bewegungen, vom Ganzen ausgehend, mindestens aber von der koartikulatorischen Einheit der Silbe, *zusammenhängend gesteuert* werden müssen. Wenn ein Organ, wie es bei der Zunge häufig der Fall ist, *unmittelbar nacheinander* in wesentlichen Einstellungen gefordert wird, so folgt aus der Ganzheitlichkeit der Steuerung, daß die Einstellungen modifiziert werden; sie werden *aneinander angeglichen,* assimiliert. Ein solches Beispiel zeigt die Abbildung 13, wo die *Verschlußstelle* zwischen dem hinteren Zungenrücken und dem Gaumen abhängig vom Folgelaut *modifiziert* wird, und zwar so, daß die notwendige Bewegung *auf ein Minimum*, das notwendig bleibt, *reduziert* wird. In allen drei Fällen, bei ka: bzw. ga: (wie in *kam* bzw. *gab*), in ku: bzw. gu: (wie in *Kuh* bzw. *gut*) und in ki: bzw. gi: (wie in *Kiel* bzw. *gibt*) muß der Verschluß des hinteren Zungenrückens mit dem Gaumen aufgelöst und der *Zungenrücken gesenkt* werden. Damit aber die Senkungsbewegung möglichst *rationell ausgeführt* werden kann, wird die *Verschlußstelle,* von der Mittellage beim a: ausgehend, beim u: *nach hinten,* beim i: *nach vorn* verlagert. Diese Verlagerung ist ein Ausdruck der *Ökonomie der Bewegungen* beim Sprechen. Sie erfolgen ohne überflüssige Bewegungen nach dem *Prinzip des geringsten Kraftaufwandes.*

6.3.8 Zungenrücken und Medianfläche als Einheit

Da Zungenrücken und Medianfläche als Beschreibungsformen ein und desselben Organs in verschiedenen Beobachtungs- und Bewegungsrichtungen aufgetreten sind, sollen sie nun als Gesamt dar-

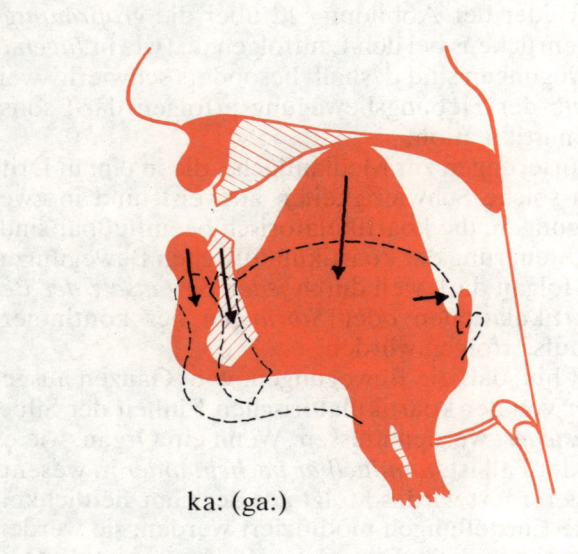

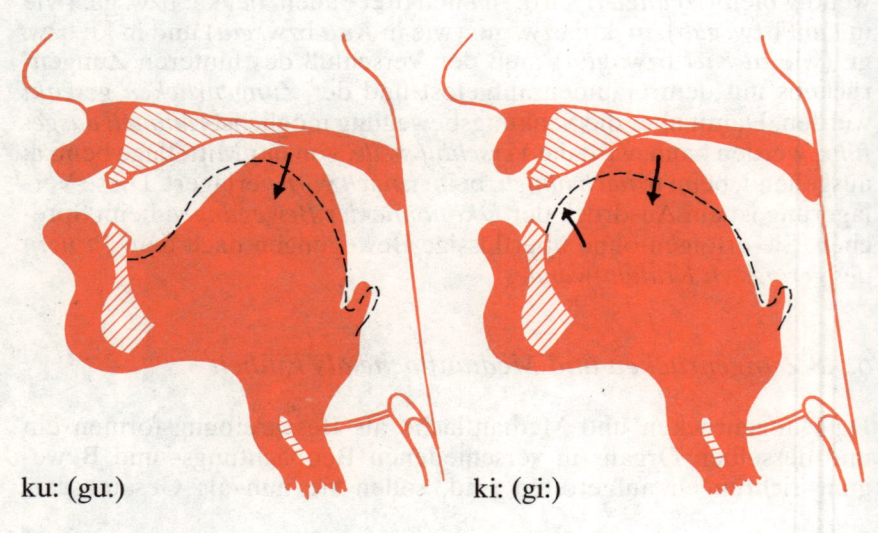

Abb. 13 Unabhängigwerden der Verschlußbewegung des Zungenrückens

ka: (ga:)

ku: (gu:) ki: (gi:)

184

Tabelle 8 Zungenrücken und Medianfläche als Einheit

Median-fläche	prädorsal gehoben		mediodorsal gehoben		postdorsal gehoben		flach	
	o	×	o	×	o	×	o	×
Berührung/ Verschluß	o		d, t, n		l		x, ŋ, g, k	
	×							
Rinne	o	s, z						
	×							
Kanal	o	eː, iː, ae		øː, yː, ɔø ç, j, ʃ, ʒ		oː, uː, ʀ, ao		
	×							
Mulde	o				ɣ			
	×			εː, ε, ɪ, œ, ʏ, ɐ		ɔ, ʊ, ɔø		aː, ɐ	
flach	o							
	×		ə				a, ao, ae	f, v, h, b p, m

gestellt werden. Von den prinzipiell zwanzig Möglichkeiten der Kombination kommen im Deutschen nur reichlich die Hälfte vor. Es bestehen also zwischen den beiden Betrachtungsrichtungen ausgewählte und *streng obligatorische Zuordnungen*, wobei auffällig ist, daß sowohl in bezug auf den Ort der Hebung als auch in bezug auf den Hebungsgrad keine der prinzipiell möglichen Kombinationen voll ausgenutzt werden. (Tabelle 8)
Scheidet man allerdings einerseits die flache Position sowohl bei Zungenrücken als auch bei der Medianfläche und andererseits die nur auf die s-Bildung beschränkte Rinnenbildung aus, so ist festzustellen, daß die *verbliebenen Möglichkeiten* fast vollständig besetzt sind, um die Aktivität der Hebung an einer Stelle des Zungenrückens mit einem möglichen Grad der Hebung zu verbinden, der Berührung/Verschluß, Kanal- und Muldenbildung umfaßt. Dabei handelt es sich um Aktivitäten, die zumindest von einer, zumeist aber aus beiden der Betrachtungsrichtungen *völlige Exaktheit* der Positionseinnahme erfordern.

Das bedeutet, daß die Zungenrückenbewegung detailliert und differenziert beim Sprechen gebraucht wird, und dies muß auch bei *Anbildung* und *Korrektur* beachtet werden. Es gibt keinen Weg, der daran vorbeiführt, oder Möglichkeiten, die aufwendige Arbeit zu umgehen. Auch der Weg, der in der Vergangenheit beschritten worden ist, notwendige Zungenrückenbewegungen durch übertriebene Kiefer- oder Lippenbewegungen zu *kompensieren*, führt nicht zum Ziel. Das ist wohl bei isolierten Lauten oder einzelnen, ausgewählten Lautfolgen möglich. Wenn man aber den Gesamtzusammenhang der Bewegungen im Deutschen betrachtet, muß die Aufgabe, die Bewegungen des Zungenrückens zu beherrschen, gelöst werden. Gerade diese Bewegungen nehmen in ihrer *Differenziertheit* eine *Schlüsselposition* ein, die nicht zu umgehen ist.

6.3.9 Zungenrand

Auch die Ränder sind Teile des Zungenkörpers; sie können aktive Bewegungen ausführen und damit die *Führung des Luftstromes* unterstützen oder die Verschlußbildung des oralen Artikulationstraktes vervollständigen. Es sind aber nur wenige Bewegungen, die eine vom übrigen Zungenkörper *unabhängige Aktivität* erfordern. In den meisten Fällen gehen Mitbewegung und Aktivität in die gleiche Richtung, und die beiden Zungenränder bewegen sich im Normalfall streng symmetrisch.

Tabelle 9 Zungenrand

1. Laut			2. Laut				
			gehoben		gesenkt		gesamt
			○	×	○	×	
gehoben	○	s, z, ç, j, ʃ, ʒ	–	6	–	5	11
	×	ɪ, ɔ, ʊ, œ, ʏ, eː, iː, oː, uː, øː, yː, ao, ɔø, d, t, g, k, x, n, ŋ, ʀ, ɤ	4	17	2	10	33
gesenkt	○	l	–	2	–	3	5
	×	a, ɛ, ə, aː, ɛː, ɐ, b, p, f, v, h, m	5	24	4	18	51
gesamt			9	49	6	36	100

Es werden zwei Positionen unterschieden (Tabelle 9): die gehobene und die gesenkte. Dabei wird nicht unterschieden, ob es sich um *Mitbewegungen* oder eine eigene, *spezielle Aktivität* der Zungenränder handelt. Die gesenkte Position ist insgesamt die etwas häufigere, bei der gehobenen ist jedoch der Anteil der aktiv auszuführenden Andruckbewegungen an den Gaumen höher.

Bei den auszuführenden Bewegungen sind eigentlich nur die beim Laut l notwendigen *Gegenbewegungen* problematisch. Zwei Beispiele dafür sind in Abbildung 14 ausgewählt. Während bei allen anderen Zungenbewegungen sich Zungenrücken und -ränder in der gleichen Richtung bewegen, ist beim l mit einer *Hebungsbewegung der Zungenspitze* die *Senkung* der Zungenränder verbunden. Das ist beim isolierten l keine Schwierigkeit, vor allem, da die Bewegung der Zungenspitze *beobachtet* und somit leicht nachgeahmt werden kann. Die Schwierigkeiten liegen darin, daß bei Lautfolgen mit l diese differenzierten Bewegungsabläufe von ganz *verschiedenen Ausgangspositionen* aus angesteuert und weitergeführt werden müssen. Aber diese etwas komplizierteren Bewegungen der Zungenränder machen nur ein Zwanzigstel aller Zungenrandbewegungen aus.

Abb. 14 Gegensinnige Bewegungen von Zungenrand und Zungenspitze

Bewegung der Zungenränder ⟶
Bewegung der Zungenspitze – – ▸

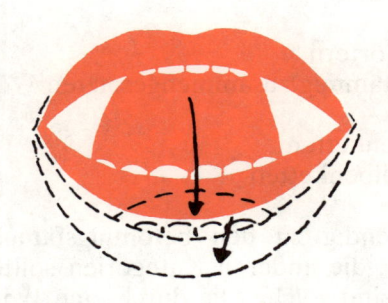

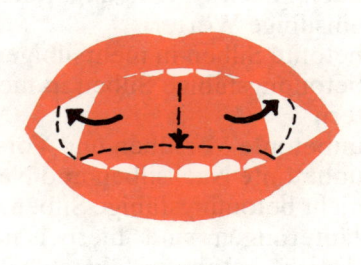

la　　　　　　　　　　lt

6.4 Veränderungen des Bewegungsinventars in Abhängigkeit von der Akzentuierung

Ein typisches Kennzeichen von Texten, die unter Einbeziehung der Schrift für die Kommunikation verwendet werden, ist es, daß die *Länge der Wörter zunimmt* und daß die Struktur von sprachlich-gedanklichen Einheiten, die auch sprecherisch bewältigt werden müssen, komplizierter wird. Damit unter diesen Bedingungen die erreichte Sprachverständlichkeit erhalten bleibt, ist es notwendig, daß die Schüler die Akzentuierung beherrschen. Durch eine sinngemäße Akzentuierung wird der Ausspruch gegliedert, Wesentliches hervorgehoben, Unwesentliches in den Hintergrund gerückt. Gerade bei umfangreichen lautsprachlichen Äußerungen ist diese *sinnabhängige Akzentuierung* wichtig.

6.4.1 Untersuchungsmethode

Es wurde vermutet, daß sich das *Bewegungsinventar* der Sprechorgane unter dem Einfluß der Akzentuierung *verändert*. Deshalb wurde diese Frage mit dem gleichen Modell zur Ermittlung von Sprechbewegungen und an dem gleichen Wortschatz, der schon zur Ermittlung des undifferenzierten Bewegungsinventars der Sprechorgane herangezogen worden war, untersucht.
Dazu wurde der Wortschatz in die in ihm enthaltenen Sprechsilben zerlegt. Die *Silbentrennung* erfolgte nicht genau nach den Rechtschreibregeln, sondern ließ Abweichungen zu, die sich aus der *Sprechweise* ergeben (LINDNER/KINSZKY, 1978, S. 321). Dabei wurden die folgenden Arten von Silben unterschieden:
– einsilbige Wörter
– betonte Silben in mehrsilbigen Wörtern
– betonungsfähige Silben in mehrstämmig zusammengesetzten Wörtern
– unbetonte Vorsilben und Vorsilbenketten
– unbetonte Nachsilben und Nachsilbenketten
– nicht betonungsfähige Silben.
Erläuterungen sind hierbei notwendig zu den betonungsfähigen und nicht betonungsfähigen Silben; die anderen Kategorien sollten klar sein. Betonungsfähige Silben sind solche, die durch eine *Wortzusammensetzung*, die im Deutschen häufig ist, ihre Funktion als betonte Silbe eingebüßt haben, die sie bei isolierter Anwendung des Teiles haben würden (z. B. Ge/*wicht* – *Gleich*/ge/wicht). Nicht

betonungsfähige Silben sind solche, die weder Vor- oder Nachsilben sind und doch nie einen Akzent tragen (z. B. Mar/*me*/la/de; sie sind selten.
Die Bewegungsanalyse aller Silbenarten ergab, daß es zwischen *betonten, betonungsfähigen* Silben und *einsilbigen Wörtern große Übereinstimmungen* gibt. Die Übereinstimmungen zwischen Vorsilben, Nachsilben und nicht betonungsfähigen Silben sind zwar nicht so groß, aber deutlich, so daß die Formierung von zwei Gruppen von Silbenarten möglich ist, die als *akzentuierte* und *nicht-akzentuierte* gekennzeichnet und unterschieden werden. Zwischen ihnen ist erstens der *Lautbestand* und zweitens das *Bewegungsinventar* deutlich verschieden. Um die Besonderheiten des Bewegungsinventars überschaubar und damit unmittelbar anwendbar zu machen, werden hier nur die fundamentalen Unterschiede zwischen den akzentuierten und nichtakzentuierten Silben dargestellt.

6.4.2 Untersuchungsergebnisse

Die Unterschiede zwischen den beiden Gruppen von Silbenarten (zwischen akzentuierten und nicht-akzentuierten Silben) werden bereits im *Lautbestand* offenbar. Diese Unterschiede sind relativ leicht darzustellen und zu interpretieren. Eine Übersicht über die Lauthäufigkeiten gibt Tabelle 10.
Die Unterschiede sind durch folgende Merkmale gekennzeichnet: Bei den nicht-akzentuierten Silben ist der *Lautbestand reduziert*; manche Laute kommen in diesen Silben überhaupt nicht vor. Dies sind die Diphthonge au und eu, alle Umlaute (sowohl in der langen wie auch in der kurzen Form) sowie der lange e-Vokal. Die nicht-akzentuierten Silben sind auf der anderen Seite durch ein viel häufigeres Auftreten *typischer Nebensilbenlaute* gekennzeichnet. Dazu zählen die typischen *Nebensilbenvokale*, das schwachtonige *e* und das vokalisierte *r*, sowie die Konsonanten *n, b, g* und *t*.
Besonders deutlich wird der Unterschied beim schwachtonigen *e*, dem Murmel- oder Nebensilbenvokal. Er stellt ein volles Viertel der Gesamthäufigkeit aller Laute. Das wirkt sich natürlich auch auf das Inventar der beim Sprechen *auszuführenden Bewegungen* aus.
Es erscheint hier nicht notwendig, die Veränderungen des Bewegungsinventars bei den einzelnen Silbenarten gesondert darzustellen. Es wird als ausreichend angesehen, die Veränderungen mitzuteilen, die sich gegenüber den Bewegungsinventaren des undifferenzierten Wortschatzes ergeben; sie lassen sich überdies recht gut auf die *unterschiedliche Lauthäufigkeit* zurückführen. Deshalb sind in den Laut-

Tabelle 10 Prozentuale Häufigkeit der Laute im Wortschatz des Gehörlosen-Kindergartens und der Klassen der Unterstufe der Gehörlosenschule insgesamt und in nichtakzentuierten Silben

Laut	Wortschatz	nicht-akzentuierte Silben	Laut	Wortschatz	nicht-akzentuierte Silben
ao	1,2	0,0	n	9,0	15,8
ae	2,2	0,5	ŋ	0,8	0,9
ɔø	0,3	0,0	b	2,6	3,4
a	3,5	0,9	d	1,7	3,2
ɛ	2,5	2,7	g	2,4	3,4
ɪ	2,5	2,5	p	2,5	0,5
ɔ	1,4	1,0	t	9,3	9,4
ʊ	1,3	0,4	k	3,6	1,4
œ	0,1	0,0	v	1,5	0,5
ʏ	0,5	0,0	z	1,1	1,4
ə	8,9	25,1	ʒ	0,0	0,0
ɐ	2,0	4,5	j	0,1	0,1
a:	2,0	0,9	f	3,3	1,9
e:	2,2	0,0	s	4,5	4,3
i:	1,7	0,4	ʃ	2,8	1,7
o:	1,3	0,3	ç	1,2	0,8
u:	0,8	0,1	x	0,5	0,3
ø:	0,1	0,0	h	1,2	0,2
y:	0,3	0,0	l	5,3	3,7
ɛ:	0,4	0,0	ʀ	2,7	2,8
m	2,4	2,3	ɣ	3,1	2,4

inventaren der Tabellen 1 bis 9 *diejenigen Laute hervorgehoben*, die in *nicht-akzentuierten Silben häufiger* vorkommen; sie führen zu einem entsprechenden Ansteigen der Häufigkeiten auch für die Bewegungen, die mit diesen Lauten verbunden sind. Sie drücken sich in den Bewegungen aus, die zu dem betreffenden *Laut hinführen* oder ihn mit dem folgenden verbinden. Die Tendenzen für den Anstieg der relativen Häufigkeiten korrelieren vollständig mit der veränderten Häufigkeit der Laute. Deshalb lassen sich die Veränderungen im Bewegungsinventar auf die Unterschiede in der Häufigkeit der Laute eindeutig zurückführen und sind durch diese bedingt.

Ein zweiter Einfluß macht sich mit Unterschieden in der Struktur der Silben bemerkbar. Da die nicht-akzentuierten Silben im Durchschnitt *kürzer* sind und häufiger auf einen Vokal enden (Vorsilben *ge-, be-*; Nachsilben *.ne, -be, -te*), treten Lautfolgen der Form *Konsonant-Vokal* viel *häufiger* auf als in akzentuierten Silben. Deshalb sind solche Bewegungsabläufe besonders häufig, wo der Murmelvokal in der *Endposition einer Lautfolge* auftritt.

6.4.3 Folgerungen

Alle diese Unterschiede bewirken, daß die nicht-akzentuierten Silben in ihrem Bewegungsablauf *leichter* sind als die akzentuierten und auch leichter als der Sprechbewegungsablauf im Ganzen. Das müßte eigentlich eine erhebliche Erleichterung beim Erlernen oder bei der Korrektur von Sprechfertigkeiten darstellen. Das setzt aber voraus, daß die Bewegungen *von Anfang an leicht und locker* vollzogen werden. Nur unter dieser Voraussetzung lassen sich die Bedingungen, die im prinzipiell leichteren Bewegungsablauf nicht-akzentuierter Silben liegen, auch *ausnutzen*.

Vor allem bei den Bewegungen der Organe, die den Artikulationstrakt nach außen hin abschließen, der *Rahmenorgane* Unterkiefer, Lippen, Gaumensegel und Glottis, ist ein deutlicher Anstieg leichterer Bewegungen bei den nicht-akzentuierten Silben nachweisbar. Das bedeutet, daß die Sprechorgane zwischen wesentlichen, unbedingt einzunehmenden Positionen *Ruhepausen* haben, wo sie den *Bewegungsablauf verlangsamen* oder vorbereitend gestalten können. Das wiederum bedeutet, daß auch dieser Vorteil nur dann genutzt werden kann, wenn der *Bewegungsablauf* in Form eines einheitlich ablaufenden Komplexes gesteuert wird. Bei einer Steuerung, die lautierend Laut für Laut vorgenommen wird, ist dieser Vorteil nicht nutzbar.

Da sich *nicht-akzentuierte Silben niemals isoliert* üben lassen (denn eine isoliert geübte Silbe wird zwangsläufig zur akzentuierten, auch von der Aufmerksamkeitszuwendung her), ist es notwendig, die *Akzentuierung* im Wort und im Syntagma systematisch zu veranschaulichen, zu üben und zu *automatisieren*. Dann ist es möglich, in den nicht-akzentuierten Silben die Leichtigkeit des Bewegungsablaufs zu erreichen, die möglich, aber auch notwendig ist, um ein gut verständliches Sprechen zu erzielen.

7. Natürliche Entwicklung sprechmotorischer Fertigkeiten

7.0.1 Kontroverse Theorien zur individuellen Sprachentwicklung

Die Entwicklung eines Neugeborenen ist kompliziert. Sie vollzieht sich unter verschiedenen und vielschichtigen Einflüssen. Daher ist es nicht leicht, diesen komplizierten Prozeß in der Abstraktion einer klar erkennbaren Leitidee unterzuordnen.
In der Betrachtung über die Entwicklung der sprachlichen Fähigkeiten, durch die sich der heranwachsende Mensch die Grundlagen verschafft, am Kulturgut der Menschheit teilzuhaben, stehen sich zwei Ansichten gegenüber. Die einen vertreten den Standpunkt, die Sprachentwicklung erfolge auf *genetisch fixierter* Grundlage, die anderen jenen, die Sprachentwicklung sei *rein gesellschaftlich* bedingt.
Die Argumente, mit denen diese gegensätzlichen Theorien gestützt werden, stimmen mit der Wirklichkeit überein und können sich auf *Beobachtungen* stützen.
Die Genetiker führen als Argument an, daß die Schreiphase bei *allen* Säuglingen vorhanden ist und sich in gleicher Weise entwickelt, gleichgültig, welchem Kulturkreis die Neugeborenen angehören. Auch die Lallstufe wird in etwa der gleichen Weise durchlaufen. In dieser Beziehung müssen genetische, *anlagebedingte Ursachen* wirksam sein. Die Gesellschaft hat darauf keinen Einfluß.
Wenn aber die Sprachentwicklung weiter verfolgt wird, so erwirbt das Kleinkind die Sprache seiner Umgebung. Das fällt dann nicht besonders auf, wenn das Kind in dem angestammten Kulturkreis verbleibt. In diesem Normalfall laufen genetische und gesellschaftliche Einflüsse *parallel*. Wenn aber die Eltern den Kulturkreis gewechselt haben, dann eignet sich das Kind, trotz einer genetisch anderen Anlage, die *Sprache seiner Umgebung* an, dann bestimmen die gesellschaftlichen Einflüsse die Entwicklung seiner Sprache.
Die Verfechter des rein gesellschaftlichen Standpunktes als Ursache für die Sprachentwicklung führen als Argument an, daß die Kinder, die *außerhalb der menschlichen Gemeinschaft* aufwachsen, die sogenannten *Wolfskinder*, keine Sprache entwickeln. Ihnen fehlt als notwendige Bedingung die menschliche Gesellschaft.

Aber die menschliche Gesellschaft allein ist auch noch keine *hinreichende Bedingung* dafür, daß Kinder die Sprache erlernen. Bei Kindern mit *angeborenen* oder *früherworbenen* Schäden im Sinnesbereich, an den Sprechorganen oder bei der zentralen Verarbeitung der komplizierten sprachlichen Information, bleibt die natürliche Entwicklung der Sprache entweder ganz aus, sie erfolgt verzögert oder mit Störungen. Das normale gesellschaftliche Umfeld vermag nicht, die individuellen Mängel auszugleichen.

7.0.2 Bedingungsgefüge für die individuelle Sprachentwicklung

Stellt man beide Ansichten, die genetische und die gesellschaftliche, einander gegenüber, so muß man zu dem Schluß kommen: In *einseitig überspitzter Formulierung* sind beide Ansichten *nicht richtig*, wenn sie als alleinige Erklärung für die Sprachentwicklung verfochten werden. Eine dritte Ansicht, die nun daraus den Schluß zieht, an der Sprachentwicklung sind sowohl individuelle, genetisch bedingte Ursachen, *als auch* gesellschaftliche Einflüsse beteiligt, macht es sich zu einfach, wenn sie nicht tiefer vordringt.
Wenn an der Sprachentwicklung des Kindes sowohl genetisch-organische als auch gesellschaftlich-soziale Bedingungen von Bedeutung sind, so muß die Fragestellung lauten: *Wie* muß das Bedingungsgefüge beschaffen sein, um eine optimale Sprachentwicklung zu bewirken, und *was kann getan werden*, wenn erkannt wird, daß die Abstimmung zwischen inneren und äußeren Bedingungen nicht harmoniert?
Das ist die grundlegende Position, von der therapeutische Maßnahmen ausgehen müssen. In diese Grundlage muß auch die *Zeit* als wesentlicher Faktor mit eingehen; denn wenn in das komplizierte Gefüge von Bedingungen *eingegriffen* wird, dann ist es bedeutungsvoll, *wann* dies geschieht. Eine Maßnahme, die am Ende des ersten Lebensjahres gut und richtig ist, braucht am Ende des zweiten schon nicht mehr richtig zu sein.
Der Therapeut muß deshalb einen guten Überblick über die normale *Entwicklung sprachlicher Fähigkeiten* des Kindes unter den zumeist anzutreffenden normalen gesellschaftlich-sozialen Bedingungen haben. Aus dem umfangreichen und komplizierten Bedingungsgefüge von genetisch-organischen und gesellschaftlich-sozialen Bedingungen seien deshalb einige wesentliche Merkmale herausgestellt, die als wichtig angesehen werden:
– Das Sprechen ist eine *erworbene, sekundäre* Funktion. Alle daran beteiligten Organe und Organkomplexe haben primär andere Auf-

gaben. Sie werden zum Sprechen zu einer neuen Aufgabe *koordiniert zusammengeschlossen.*
- Die beteiligten Organe dienen der Nahrungsaufnahme, dem Stoffwechsel, der Orientierung, dem sozialen Kontakt. Beim Sprechen werden sie in eine ganz *spezifische Form* der sozialen Kontaktaufnahme einbezogen.
- Die im sozialen Kontakt erworbenen sprechmotorischen Fertigkeiten sind Bestandteil einer übergeordneten sozialen Interaktion. Sie muß zustandekommen; an ihrem Erfolg orientiert sich die Weiterentwicklung der Sprechmotorik.

In der *frühesten Phase* verläuft die Entwicklung außerordentlich stürmisch. Voraussetzung dafür ist aber, daß an den *grundlegenden Bedingungen kein Mangel* auftritt. Das Kind wählt aus, aber das Angebot muß in folgenden Bereichen ausreichend sein: Nahrung, Pflege, sozialer Kontakt, Möglichkeiten zur Aktivitätsentfaltung, Anregungen von außen, Kooperation und Befriedigung von Bedürfnissen.»In den ersten Lebenswochen wird die Auseinandersetzung des Kindes mit seiner Umwelt von den primären Signalen ... bestimmt, die sein Gehirn über die Nahsinne (Geruch, Geschmack, Hautsensibilität, Tiefensensibilität, Gleichgewichtsorgan und den kinästhetischen (motorischen) Analysator erhält.« (SCHMIDT-KOLMER, 1986, S. 347) Bereits mit der Geburt verfügt das Kind über die Fähigkeit der sensorischen Integration (AYRES, 1984, S. 8).

Damit die sprachliche Entwicklung ungehindert vorankommt, bedarf es einer einfühlsamen Kooperation, der liebevollen Stimulation zur eigenen Aktivität und eines emotional stark betonten sozialen Kontaktes.

7.1 Körperbewegungen und ihre Kontrolle

7.1.1 Körperbewegungen in der Säuglingsphase

Die Sprechbewegungen, die das Kind im Verlauf der Sprachentwicklung erwerben muß, um die spezifisch menschliche Art des sozialen Kontaktes, vermittelt durch die Sprache, ausüben zu können, sind eine motorische Leistung.

Deshalb soll eingangs die *Entwicklung der Körpermotorik* beim Kind betrachtet werden. Auch hierbei vollzieht sich eine Entwicklung, über die in der Literatur wesentlich mehr zusammengetragen worden ist als über die Sprechmotorik.

Die Körpermotorik hat beim Säugling und beim Kleinkind zunächst die Aufgabe, ihm die *Orientierung in der Umwelt* zu ermöglichen. Die

selbständige Behauptung in der Umwelt ist für das Neugeborene zunächst unmöglich; es ist hilflos und braucht Fürsorge und Pflege. Eingriffe, die die Umwelt verbessern und Störendes eliminieren, sind dem Säugling zunächst noch nicht möglich.
Zur Orientierung dienen die Sinne, wobei die *Fernsinne* Auge und Ohr immer mehr an Bedeutung gewinnen. »Gewiß kann auch das Neugeborene schon hören und sehen, aber die über beide Sinnesorgane erhaltene Information ist noch so diffus, daß das Neugeborene gerade nur auf gröbste Unterschiede zwischen ›hell‹ und ›dunkel‹, ›Stille‹ und ›Lärm‹ reagiert.« (SCHMIDT-KOLMER, 1986, S. 347) Es überwiegen in der Anfangsphase die Empfindungen der Nah- und inneren Sensorik, die sich als Hunger und Durst, Müdigkeit oder Unlust ausprägen. Aber das alles ändert sich rasch, und die differenzierten Fernsinne gewinnen an Bedeutung. *Orientierung* wird meist nur in der Richtung *nach außen* betrachtet. Sie ist aber ebenso wichtig *nach innen*. Der Organismus braucht auch die Fähigkeit, seinen inneren Zustand adäquat einzuschätzen, gerade um die Orientierung nach außen zu bewältigen.

7.1.2 Orientierung als Grundlage für das Verhalten

Die *Orientierungsreaktionen* des Säuglings sind zunächst nur grob differenziert, aber sie werden schon im Verlauf des ersten Vierteljahres erheblich *differenziert*, um einzelne Objekte und Zustände, die für die Existenz, so für die Nahrungsaufnahme, aber auch für die Pflege wichtig sind, zu erkennen und darauf reagieren zu können.
Die *motorischen Reaktionen*, die sich zuerst entwickeln und stürmisch vervollkommnen, dienen der Orientierung; am auffälligsten ist für die Eltern und Betreuer, wie sich fast von Tag zu Tag mit erkennbaren Fortschritten die *Augenbewegungen* vervollkommnen, wie das Kind vom Sehen zum *Fixieren* mit beiden Augen übergeht. Etwa im Alter von einem Vierteljahr wird die *visuelle Orientierung* durch die *auditive* ergänzt; zum Erkennen der Richtung, aus der ein Schallsignal kommt, wirken die beiden Ohren zusammen.
Die durch das Gesichtsfeld huschenden eigenen Hände werden verfolgt und zielgerichtet in ihren Bewegungen gesteuert, zunächst noch mit groben, später mit immer differenzierteren Bewegungen. Noch bevor das Kind in der Lage ist, sich von seinem Platz wegzubewegen, werden die Fernsinne Auge und Ohr *mit der tastenden Hand* zu einer integrativen Einheit verbunden, die die Umwelt nicht mehr passiv erlebt, sondern *aktiv erkundet.* »Dabei bildet sich im 1. Lebenshalbjahr die Fähigkeit zum räumlichen und gegenständlichen Wahrnehmen (Tiefensehen, Verfolgen von Konturen und Bewegungen mit den

Augen, Richtungshören, Schallquellen orten, Hörkonzentration) und zum Suchverhalten heraus.« (SCHMIDT-KOLMER, 1986, S. 241)

Dieses Ziel, die Umwelt zu erkunden, treibt die *Entwicklung der Körpermotorik* schnell voran, indem der Raum der Umgebung Stufe für Stufe erobert wird, zunächst durch aktive *Kopfbewegungen*, später beim *Krabbeln* und im *Stehen* und am Ende des ersten Lebensjahres durch *Laufen*, zunächst mit und später ganz ohne Hilfe.

Nach HILGARD und ATKINSON werden für die Entwicklung der Fähigkeiten, sich im Raum zu bewegen *(Lokomotion)* die folgenden Phasen genannt: Kriechen: 3 Monate; sich aufrichten: $4^1/_2$ Monate; frei sitzen: $5^1/_2$ Monate; Stehen mit Festhalten: 6 Monate; laufen mit Unterstützung: 9 Monate; frei stehen: $11^1/_2$ Monate; allein laufen: 12 Monate (SCHMIDT/RICHTER, 1986, S. 48). Alle diese Angaben sind *Durchschnittswerte* und individuell mit einer Variation des Zeitraumes von 4–6 Monaten versehen, ohne daß dies schon als nicht mehr normal gewertet werden müßte. Das *Normale* ist nie ein Punkt, sondern umfaßt stets einen *weiten Spielraum*.

7.1.3 Erkundung der Umwelt

Es ist immer wieder verblüffend zu beobachten, wie ein Kind in die Erkundung seiner Umgebung und seiner Gegenstandswelt *alle seine Sinne* einbezieht.

Wenn dem Kind ein neuer Gegenstand gereicht wird oder dieser seine Aufmerksamkeit auslöst, dann setzt eine *umfassende Erkundungsreaktion* ein. Das Kind nähert sich dem Objekt, faßt es an, befühlt es mit den Händen, prüft sein Gewicht, führt es zum Mund und prüft Geschmack und Festigkeit. Wenn das Objekt leicht genug ist, wird es gedrückt und geschüttelt, um zu erfahren, ob es sich dabei verändert oder etwas Hörbares erzeugt. Ist diese erste Erkundungsphase abgeschlossen, wird es in das Spiel einbezogen, später auch als Wurfobjekt ausprobiert. Kommt es dabei außerhalb des Laufgitters zu liegen, folgen Versuche, es wieder zu erreichen. Wenn sie erfolglos bleiben, wird der soziale Kontakt eingeschaltet, um des Objektes wieder habhaft zu werden.

Explorationen der Umwelt halten länger an und wirken stärker, wenn sich *in der Umgebung etwas verändert*, wenn Ereignisse stattfinden (GUSKI, 1989, S. 43). Alles, was die Eintönigkeit stört, wird zum Anlaß für eine Erkundung (BRAUN, 1966, S. 26).

Bei der Erkundung wirken, wie auch bei der Orientierung, die beiden differenziertesten Fernsinne, der auditive und der visuelle Analysator, effektiv zusammen. Die meisten Objekte, die sich *bewegen, erzeugen*

Schall; sie werden folglich zuerst durch den auditiven Analysator bemerkt. Durch die Laufzeitunterschiede zu den beiden Ohren wird die *Richtung wahrgenommen*, aus der der Schall kommt. Durch Kopf- und Körperdrehung werden diese Unterschiede *minimiert*; sie sind verschwunden, wenn der Kopf genau auf die Schallquelle gerichtet ist. Dann aber liegt die Schallquelle *direkt im Gesichtsfeld*, wodurch nun die weitere Erkundung erheblich stimuliert wird.

7.1.4 Körpermotorik in der Kleinkindphase

Die spätere Phase der Körpermotorik ist darauf gerichtet, die *Gewandtheit* und die *Kraft* zu erhöhen, vor allem um kompliziertere *Aufgaben der Lokomotion* lösen zu können. Dazu gehören das *Rennen*, das *Steigen*, das *Klettern*, das *Heben* von schweren Objekten und das *Tragen* derselben. Alle diese Tätigkeiten dienen letzten Endes dazu, zu einer besseren und aktiveren Einordnung des eigenen Ich in die Umwelt zu gelangen und diese Umwelt nach eigenen Vorstellungen zu *verändern*.
Vor allem die Fähigkeiten des *aufrechten Ganges* und des *Gebrauchs der Hände* tragen dazu bei, immer kompliziertere Handlungen auszuführen. Vorbild dafür werden mehr und mehr die Tätigkeiten der Erwachsenen, die das Kind in seinem Spiel *nachahmt*.
Vorantreibende Kraft in dieser Entwicklung ist die soziale Komponente. Das Kind wird in das Leben in der Familie einbezogen und muß sich dabei an Normen und Gewohnheiten anpassen.
Bei dieser Integration in das Leben der Gemeinschaft, zunächst der Familie, später auch außerhalb, spielt die Sprache eine ganz entscheidende Rolle.

7.2. Sprechbewegungen und die Besonderheiten ihrer Kontrolle

7.2.1 Der Tätigkeitsaspekt als Entwicklungsstimulans

Die Entwicklung der Motorik wird in entscheidendem Maße durch die Tätigkeit bestimmt, und diese ist handlungsorientiert. So entwickelt sich letzten Endes die Motorik an den Handlungszielen.
Bei der *gegenständlichen Tätigkeit* wird ein Verhältnis des Menschen zur Umwelt, zu anderen Menschen und den vom Leben gestellten Aufgaben verwirklicht (RUBINSTEIN, 1962, S. 233). Für die gegenständliche

Tätigkeit werden von LOMPSCHER die folgenden Aspekte herausgestellt: der Veränderungsaspekt, der Erkenntnisaspekt, der Kommunikationsaspekt, der Wertaspekt und der Entwicklungsaspekt (1979, S. 9).
Indem der heranwachsende Mensch seine Tätigkeit an den Zielen orientiert, entwickelt sich nach und nach der *Körper*; er wird groß, kräftig und leistungsfähig. Das Erreichen der Ziele erzeugt *Befriedigung*; das Ergebnis der Tätigkeit ist oder bleibt sichtbar: ein materielles Produkt, eine Veränderung in der Umwelt, eine Durchmessung des Raumes.

7.2.2 Unterschiede zwischen materieller und sprachlicher Tätigkeit

Die sprachliche Tätigkeit ist zweifellos auch dem Allgemeinbegriff der Tätigkeit unterzuordnen. Aber sie weist gegenüber der gegenständlichen Tätigkeit eine Besonderheit auf, indem durch sie *keine materiellen Produkte* und keine Werte geschaffen werden, nichts, was beständig ist. Ein weiterer wesentlicher Unterschied zur materiellen Tätigkeit liegt darin, daß die gegenständliche Tätigkeit (z. B. das Kneten einer Tasse aus Plastilin) als die Tätigkeit eines Einzelnen, als nur *individuelle Tätigkeit*, noch ihren vollen Sinn behält. Das Ergebnis ist dauerhaft und kann Grundlage für weitere Tätigkeiten abgeben.
Die sprachliche Tätigkeit ist an die soziale Gemeinschaft gebunden; sie wird erst dann sinnvoll, wenn sie den *Partner erreicht*. Gewiß sind Selbstgespräche möglich, und Kinder verwenden die Sprache auch, wenn sie spielen und sich beispielsweise mit ihrer Puppe unterhalten. Doch vertritt in diesem Fall die Puppe einen realen Partner, der in der *Vorstellung* des Kindes existiert. Die Fortschritte der sprachlichen Tätigkeit orientieren sich an der sozialen Zielstellung und der Art, wie diese Ziele *im Kontakt mit dem Partner* erreicht werden. Gerade, wenn die intendierte Zielstellung nicht erreicht wird, kann dies ein gewaltiger Antrieb sein, die sprachlichen Fähigkeiten zu erweitern, zu verbessern, zu ergänzen.
Dabei ist die sprachliche Tätigkeit immer am *Gesamtprodukt* orientiert, das bei den Bewegungen der Sprechorgane als klangliche Ganzheit erzeugt wird. Die *Bestätigung*, ob dieses Klangprodukt dem intendierten Ziel entspricht, ob es den gewünschten Erfolg hat, *kommt vom Partner*. Seine Reaktion schließt die Bewertung ab, und erst aus seiner Handlungsweise wird für das Kind erkennbar, ob das erzeugte Klangprodukt *kommunikativ tauglich* war oder nicht.

Wie die gegenständliche beruht auch die sprachliche Tätigkeit auf *motorischer Aktivität*. Die Unterschiede liegen darin, daß sich die Aktivitäten der einzelnen Organe, die am Sprechakt beteiligt sind, gewöhnlich nicht *einzeln* erfassen lassen, sondern daß sie als *integrierter Bestandteil* in das Gesamtklangprodukt eingehen. Zwar entsteht beim Sprechakt auch ein materielles Produkt: das Schallsignal. Aber dieses ist unter natürlichen Bedingungen nicht sichtbar, nicht greifbar, *nicht beständig*. Es ist nur mit den Mitteln der modernen Technik fixierbar, und es läßt sich in eine andere Energieform umwandeln.

Auf Grund dieser Eigenschaft unterscheidet es sich ganz wesentlich von den Produkten materieller Tätigkeit. Im materiellen Bereich ist alles *visuell kontrollierbar*, und die Produkte sind meist auch beständig. Die einzelnen motorischen Komponenten der Tätigkeit lassen sich oft auch relativ leicht trennen, z. B. in Handmotorik und Haltungsmotorik.

7.2.3 Auditive Eigenkontrolle des Sprechens

Wenn die Lautsprache benutzt wird, um dem Partner etwas mitzuteilen, so ist der Sprecher immer auch sein eigener Zuhörer. Das erzeugte Gesamtklangprodukt wird vom Sprecher akustisch *kontrolliert*. Der Sprecher hört sich selbst. Mit diesem Höreindruck ist er in der Lage, das Eigenprodukt mit Fremdprodukten zu vergleichen und im Sinne einer *Angleichung an das Allgemeine*, in der Gesellschaft Verwendete, zu vervollkommnen.

Da das Klangprodukt als Ganzes produziert, letztlich auch kontrolliert und dem akustischen Vorbild angeglichen wird, kommt dem *differenzierenden Hören* eine bedeutsame Schlüsselrolle zu. Die Fähigkeiten zum sprachlichen Hören entwickeln sich in unmittelbarem Zusammenhang mit dem Sprechen. Auch für das Hören entwickeln sich Muster, deren Zahl mit dem sich erweiternden Wortschatz erheblich ansteigt. Die Vervollkommnung erfolgt aber noch in einer anderen Richtung, wenn sich der Personenkreis, mit dem das heranwachsende Kind kommunikativ in Beziehung kommt, erweitert. Dann müssen, ausgehend von der individuell etwas veränderten Art zu sprechen, die *Spielräume für die Invarianten*, in die die sprachlichen Zeichen einzuordnen sind, erweitert werden.

Die Sprechmotorik, immer am Gesamtklangprodukt und dessen sozialer Zielstellung orientiert, verläuft in ihrer Entwicklung anders als die Körpermotorik. Während die Körpermotorik zum Erreichen weiterer Ziele *Kraft, Geschicklichkeit* und *Ausdauer* braucht, ist die

Sprechmotorik ein feinmotorischer Prozeß. Dabei muß das Kind mit Widersprüchen fertig werden und diese überwinden. Wenn es gelernt hat, daß sich durch kraftvolle Bewegungen manche Ziele leichter erreichen lassen, dann muß es auch erfahren, daß sich gerade im feinmotorischen Bereich mit erhöhtem Kraftaufwand oft das erstrebte Ziel nicht erreichen läßt. Das erleben die *Schreibanfänger* ganz deutlich: Die Feder muß leicht geführt werden; rohe Kraft verbiegt sie, macht sie unbrauchbar.

Einen ebensolchen Lernprozeß muß das Kind auch bei der Sprechmotorik durchlaufen. Die Sprechorgane dienen samt und sonders auch anderen biologischen Funktionen, z. B. der Nahrungsaufnahme. Zum Kauen muß der Unterkiefer oftmals besondere Kraft aufwenden. Sie wird beim Sprechen nicht gebraucht; denn die Sprechorgane müssen *nur sich selbst bewegen* und keine äußeren Widerstände überwinden. Auch die Atmungsmuskulatur kann mit Kraftanstrengung eingesetzt werden, wie auch die des Kehlkopfes. In beiden Fällen aber führt eine Erhöhung der Kraftanstrengung zu einer Minderung des kommunikativen Effektes, bei längerer Dauer der Überspannung eventuell sogar zu einem organischen Schaden.

Das Kind muß lernen, daß nur in einem *wohlabgestimmten Verhältnis* der Sprechbewegungen das Ziel der Sprechhandlung, die Beeinflussung des Partners, zu erreichen ist. Man kann resümierend feststellen, daß das Sprechen eine feinmotorische Leistung mit sozialer Zielstellung ist, wobei *nur die soziale Zielstellung* die vorwärtstreibende Komponente ist.

7.2.4 Rolle der Mängel im Bedingungsgefüge

Wenn in dem Bedingungsgefüge für die Entwicklung des Kindes an einer wesentlichen Stelle eine dieser Bedingungen nicht in ausreichendem Maße wirksam ist oder wirksam sein kann, dann verläuft die gesamte Entwicklung des Kindes *nicht erwartungsgemäß*. Der Therapeut muß diese Mängel aufspüren. Die Ursachen können sowohl im individuellen Bereich liegen als auch im sozialen Umfeld.

Ist ein Rückstand in der Sprachentwicklung eingetreten, dann ist es notwendig, gezielt zu fördern. Dabei ist aber zu bedenken, daß die Triebkraft, die die natürliche Entwicklung der Sprache eines Kindes vorantreibt, die *soziale Zielstellung* ist. Auch für Fördersituationen muß nach Möglichkeiten gesucht werden, für das Kind eine entsprechende *Motivation* zu schaffen, damit es sich kommunikativ an den Partner wendet. Wenn das Kind nur eine Übungsstrecke abarbeitet, um einen bestimmten Laut richtig auszusprechen und zu gebrauchen, dann ist das noch keine ausreichende Motivation. Dies ist erst dann erreicht, wenn für das Kind ein Bedürfnis geweckt wird, das Gelernte, Geübte auch kommunikativ zu gebrauchen.

7.3 Erwerb von komplexen Bewegungsmustern

7.3.1 Soziale Zielstellung lautlicher Äußerungen

Wenn das Kind, auch schon der Säugling, kommunikativ tätig ist, so geht es stets von einer sozialen Zielstellung aus, dem Partner etwas mitzuteilen. Das Kind ist dadurch in der Lage und hat auch die Absicht, seine Gefühle und Gedanken zum Ausdruck zu bringen.
Die Äußerung, die es, mehr oder weniger vollkommen, sprachlich produziert, ist eine *Ganzheit*. Sie ist partnerzugewandt und auf die Situation bezogen. Dieser *Situationsbezug* ist anfangs ganz stark, so wie auch das Kind anfangs die vom Partner produzierte akustische Komponente eingebettet in das Erlebnis der jeweiligen Situation erfährt. Erst gegen Mitte des ersten Lebensjahres, wenn das Kind die ersten Wörter versteht, und vor allem dann, wenn es gegen Ende des ersten Jahres die ersten Wörter selbst gebraucht, hat es das *Bezeichnende*, das in den lautsprachlichen Zeichen steckt, entdeckt und ist in der Lage, einzelne Zeichen aus der Gesamtsituation *herauszulösen*.
Die ersten Äußerungen sind sehr stark *emotional gefärbt*, und auf dieser emotionalen Brücke wird der erste kommunikative Kontakt zwischen Mutter und Kind geknüpft, der später durch den rationalen Inhalt ergänzt und noch später von ihm überbaut wird. In der offiziellen Redeweise wird dann der emotionale Gehalt vollständig verdrängt.

7.3.2 Phasen für die Entwicklung kommunikativer Fähigkeiten

Man kann feststellen, daß sich die Sprachentwicklung des Kindes *auf verschiedenen Ebenen gleichzeitig* vollzieht, wobei sich diese Ebenen gegenseitig unterstützen können, aber nicht unbedingt unterstützen müssen; es ist auch möglich, daß ihre ungleichmäßige Entwicklung zu Widersprüchen führt, die dann überwunden werden müssen.
So kann man für die Entwicklung der kommunikativen Tätigkeit etwa die folgenden Stufen verfolgen:

- Herstellung des sozialen Kontaktes mit deutlicher *emotionaler Zuwendung*, und zwar von beiden Seiten. Ohne daß man es der Mutter erst erklären müßte, ist ihre Zuwendung zum Kind stark emotional, und dies kommt auch in der Zusprache zum Ausdruck.
- Herstellung des Kontaktes in stabilen, unveränderten Bedingungen der äußeren Umgebung. Damit werden die lautsprachlichen Zeichen zu *wiederkehrenden Begleitmerkmalen* einer Situation und können später als Bestandteil der Situation diese ganz repräsentieren. Daher ist ein ständiger Wechsel von Umgebung und Betreuungspersonen in der Frühphase der Säuglings- und Kleinkindentwicklung nicht förderlich für eine optimale Sprachentwicklung.
- Kindgemäßer Inhalt der sozialen Interaktion und Führen einer Kommunikation, die die kindlichen Interessen berücksichtigt. Das Kind beteiligt sich an dieser Form der Kommunikation gern und *wählt aus*, was es für seine eigene sprachliche Aktivität gebrauchen und verwenden kann.
- Die Aneignung sprachlicher Mittel, die sehr stark von den *augenblicklichen Bedürfnissen bestimmt* und von starker emotionaler Anteilnahme begleitet sind, erfolgt rascher als die solcher Inhalte, die dem Kind ferner liegen. Das Kind vollzieht eine *aktive Auswahl*. Deshalb gehen Versuche, das Kind zum Nachsprechen bestimmter Wörter führen zu wollen, wenn es eben zu sprechen beginnt, in die falsche Richtung.

Auf allen Stufen ist zu bemerken, daß das Kind *mit sprachlichen Ganzheiten reagiert* oder agiert. Zunächst sind es grob strukturierte Komplexe mit starker emotionaler Ladung. Erst später setzt sich die feinere, differenzierte Struktur mit dem Überwiegen der rationalen Komponente durch.

7.3.3 Schwierigkeiten bei der Beschreibung kindlicher Äußerungen

Wenn die ersten lautsprachlichen Äußerungen beschrieben werden, die etwa einjährige Kinder produzieren, so versuchen wir Erwachsenen, diese Äußerungen in der Form auszudrücken und vor allem *schriftlich festzuhalten*, wie wir das gewohnt sind. Wir drücken sie als Lautfolge aus und suggerieren uns in der Sicht auf das Kind, daß es bereits in der Lage wäre, Laute zu bilden und Lautfolgen zu realisieren. Bei einer solchen Sicht wird das Kind auf eine Stufe gehoben, die es noch gar nicht erreicht hat.

Dagegen unternehmen die wenigsten Beschreibungen solcher Beobachtungen überhaupt den Versuch, das, was an *emotionalem Gehalt* in solchen lautsprachlichen Äußerungen steckt, zu erfassen und mit *welchen Mitteln* dieser Emotionalanteil vom Kind zum Ausdruck gebracht wird. Das, was durch die Sprechbewegungen erzeugt wird, ist *von Anfang an ein Ganzes*, dessen Strukturmerkmale sich im Entwicklungsprozeß immer genauer differenzieren, orientiert an den Vorbildern, die die Umgebung in der Kommunikation verwendet. Und erst um das Alter des Schulbeginns kommt das Kind in seiner natürlichen Entwicklung dazu, die Abstraktionsleistung zu vollziehen, die sich für den Erwachsenen mit dem Heraushören und *Identifizieren von Lauten* verbindet.

Die Entwicklung von Sprechbewegungen ist also ein Prozeß, der *von der Ganzheit ausgeht* und sich in Richtung auf eine immer feinere Gestaltung der komplexen Bewegungsmuster zubewegt. Die komplexe und *ganzheitliche Bewegung* steht am Anfang, und sie wird auch nicht beim Erwerb der fortschreitenden Differenzierung aufgegeben.

7.4 Stufen der Entwicklung der Sprechmotorik beim Säugling

Es wurde schon wiederholt darauf hingewiesen, daß die Sprechorgane ihre typische Funktion erst als sekundäre ausüben und daß sie mit ihrer Primärfunktion lebenserhaltende und lebenswichtige Aufgaben erfüllen. Aus diesem Grunde müssen sich die Organe, die auch zum Sprechen verwendet und dabei in einer neuen, zielorientierten Funktion zusammengeschlossen werden, in ihren Bewegungen so entwickeln, daß die lebenserhaltende Funktion in Richtung auf eine steigende Selbständigkeit und *Unabhängigkeit* gewährleistet ist.

Es ist also nicht nur die Funktion der Sprache, die in der Frühphase der kindlichen Entwicklung das Bewegungsinventar der Sprechorgane erweitert, sondern auch die biologische Grundfunktion. Aber die dadurch gewonnenen Möglichkeiten werden samt ihren Erweiterungen vom Säugling und vom Kleinkind ausgenutzt, um die Grundlagen und deren Erweiterungen auch für den sozialen Kontakt und die Kommunikation mit seiner Umgebung zu nutzen.

Deshalb lassen sich *Parallelitäten* in der Entwicklung der Motorik beobachten. Auf der anderen Seite gibt es aber auch die Möglichkeit, daß sich aus der Entwicklung der Körpermotorik gewonnene Fähigkeiten für eine differenziertere soziale Interaktion ausnutzen und *in die Kommunikation einbeziehen* lassen, wie auch umgekehrt, daß effektvolle Bewegungen für die Kommunikation sich auch zur Differenzierung der Körpermotorik förderlich anwenden lassen.

Diese *gegenseitige Wechselwirkung* zwischen der Entwicklung der Körper- und Sprechmotorik wird noch von einer weiteren Komponente überlagert, die sich aus der Wechselwirkung von *Wachstum* und *reifungsbedingter Entwicklung* herleitet. Sie hat ihren Ursprung in den äußeren Bedingungen der gegenständlichen und sozialen Umgebung. Deshalb lassen sich in der individuellen Entwicklung der einzelnen Kinder oft recht große *zeitliche Unterschiede* feststellen, nach denen sie bestimmte Etappen der Entwicklung erreichen. Es ist bekannt, daß sich Kinder nicht wie ein Uhrwerk zeitgleich entwickeln, obwohl sie mit normaler organischer Ausstattung und unter guten sozialen Einflüssen, denen es an nichts mangelt, aufwachsen. Nur dort, wo eine organische Störung oder ein gravierender sozialer Mangel auftritt, muß mit einer völlig andersartigen Entwicklung gerechnet werden. Sonst gibt es für die natürliche Folge der Entwicklungsphasen Übereinstimmung, allerdings auch eine erhebliche Streuungsbreite des zeitlichen Ablaufs.

7.4.1 Das Schreien und seine soziale Funktion

7.4.1.1 Schreien als reflektorisch-physiologische Leistung

Die Atmung ist lebenswichtig. Deshalb wird sie durch unbedingte Reflexe gesteuert, und auch der erste Schrei erfolgt *reflektorisch*. Die Tonhöhe liegt dabei, den kleinen Abmessungen des Kehlkopfes eines Neugeborenen entspechend, relativ hoch, etwa in der Höhe des Kammertones bei 440 Hz. Wenn man den frühen Säuglingsschrei analysiert, läßt sich feststellen, daß sowohl die Lautstärke als auch die Tonhöhe *unmittelbar vom Atemdruck* abhängig sind. Gegen das Ende eines Atemzuges, wenn der erzeugte Luftdruck nachläßt, sinken Lautstärke und Tonhöhe ab.
Doch schon bald zeigt sich, daß das Kind in der Lage ist, den Schrei zu *modifizieren*. Sicher ist es noch längst keine bewußte Modifizierung. Aber in die Muskelkoordination gehen weitere Komponenten mit ein, so daß das Schreien vor Schmerz, das Schreien aus Unbehaglichkeit und wegen eines Hungergefühls sich unterscheiden lassen. Dabei ist die Differenzierung der Qualität der Schreie durch Bezugspersonen feststellbar. Sie können auch den jeweiligen Schrei unterschiedlichen Zuständen zuordnen; allerdings ist diese Zuordnung noch nicht völlig eindeutig.
Bereits in den ersten Lebenswochen ist das Schreien eines Neugeborenen *individuell unterschiedlich*. Für einen Außenstehenden klingen

die Stimmen der Neugeborenen alle gleich. Die Mutter oder auch eine Bezugsperson, die sich ständig um eines dieser Neugeborenen kümmert, kann diese Schreie unterscheiden und das eigene Kind erkennen. Diese Unterschiede werden durch individuelle organische Unterschiede bedingt. Die Kehlköpfe der Neugeborenen sind nicht vollkommen gleich, und so, wie sich die Neugeborenen auch von außen an ihren Gesichtern unterscheiden lassen, so verschieden sind auch ihre Mund- und Rachenhöhlen, die beim Schreien als Resonanzkörper dienen.

Die Bezugspersonen lernen auch sehr rasch, die unterschiedlichen Qualitäten den Bedürfnissen, die das Neugeborene haben könnte, zuzuordnen. Diese Fähigkeit, hierbei zu differenzieren, ist für die betreuenden Erwachsenen sicher auch stark von der Situation, der Tageszeit und der Art der Betreuung abhängig. Durch Versuche konnte aber festgestellt werden, daß bereits im Schreien *situationsunabhängige Merkmale* enthalten sein müssen.

Die besten Ergebnisse in der Erkennung der Bedürfnisse hatten die Mütter beim eigenen Kind. Kinderschwestern schnitten dabei besser ab als Ärzte, Frauen insgesamt besser als Männer.

7.4.1.2 Schreien als Mittel des sozialen Kontaktes

Durch die Differenzierung des Schreiens bildet sich beim Neugeborenen der erste Anfang eines sozialen Kontaktes mit heraus. Wenn sich jemand zeigt, es auf den Arm nimmt, herumträgt oder mit ihm spricht, empfindet das Kind die *Geborgenheit* im Kreis des Vertrauten. Wenn es sich selbst überlassen ist, fühlt es sich einsam und verlassen. Bald schon ist es in der Lage, einen Zusammenhang zwischen dem Schreien und dem Nahen der Mutter oder einer anderen Betreuungsperson herzustellen. Der Schrei wird in dieser Phase benutzt, um sich das Angenehme des sozialen Kontaktes zu verschaffen.

Durch das Schreien wird auch die *Lungenmuskulatur gekräftigt* und zu höheren Leistungen angeregt. In Kinderkrippen zeigt sich, daß die Säuglinge nicht nur zu den Betreuungspersonen, sondern auch untereinander erste soziale Bezüge herstellen. Wenn in einer Gruppe ein Kind schreit, so geschieht es nicht selten, daß die anderen einstimmen. Das kann als Beleg dafür gelten, daß die Kinder *auf ihre Umgebung achten* und auch akustisch auf diese reagieren.

Dazu gehört auch, daß die Kinder sehr aufmerksam auf das horchen, was die Mutter oder eine andere Betreuungsperson zu ihnen spricht. Qualitativ unterscheidet sich die Zusprache ganz erheblich von dem aufgeregten Schreien des Kindes, und so ist es nicht verwunderlich, daß die Tonhöhe des Schreiens schon manchmal erheblich absinkt.

Bei der Zusprache reagiert das Kind zunächst nur auf den emotionalen Gehalt, der sich in den Merkmalen der Intonation ausdrückt: in Tonlage, Stimmstärke und Melodieverlauf. Zum Unterscheiden von Klangmerkmalen ist das Kind im ersten Vierteljahr noch nicht in der Lage.

7.4.2 Spielerische Organbewegungen und die Selbstnachahmung

7.4.2.1 Natürlich-reflektorische sprachähnliche Effekte im ersten Lebensvierteljahr

Das Schreien wird in der nächsten Entwicklungsstufe von Organbewegungen abgelöst, die *beim freien Spiel mit den Organen* entstehen. Aber das Schreien verschwindet nicht; es wird nur zurückgedrängt, gleichsam überlagert, und wird immer wieder als Mittel eingesetzt, um besondere innere Zustände expressiv kundzutun. So kann das *Schreien aus Angst* oder vor Schmerz beim Kind (und auch beim Erwachsenen in außergewöhnlichen Situationen) immer wieder durchbrechen und zu einer speziellen Ausdrucksform eines beispiellosen inneren Zustandes werden.

Schon während des ersten Lebensvierteljahres hat das Kind die Fähigkeit erworben, auf besondere akustische Signale mit Aufmerksamkeit zu achten. Es lauscht auf sie und versucht zu ergründen, woher sie kommen. Etwas später entsteht die Fähigkeit, die Hände im Gesichtsfeld zu bewegen und Gegenstände zu ergreifen. Wenn der Erfolg einer Bewegung bewußt wird, so entsteht die Tendenz, diese *Bewegung wiederholt auszuführen*. Sicher hat das Kind weder das Ziel noch den Willen, sich diese Bewegung verfügbar zu machen, aber es hat Freude daran. Oft werden Eigenschaften und Fähigkeiten, über die der Erwachsene verfügt, in die Handlungen des Kindes hineininterpretiert. Doch man kann wohl sagen, daß die Wiederholung einer einfachen Handlung ein besonderes Gefühl der Befriedigung hervorruft.

In die Bewegungen, die zunächst Arme, Beine, den Rumpf und den Kopf umfassen, werden mitunter auch die Organe zur Nahrungsaufnahme einbezogen: Unterkiefer, Lippen, Stimme und Atmung. Wenn eine solche Koordination, anfangs mehr zufällig, zustandekommt, dann stutzt das Kind und lauscht dem entstandenen, neuen Eindruck hinterher.

7.4.2.2 Das Lallen

Aus dem zufälligen Spiel mit den Sprechorganen entwickelt sich anfangs des zweiten Lebenshalbjahres *das Lallen*. Das Kind hat bemerkt, daß es mit seinen Sprechorganen akustische Signale erzeugen kann, die sich deutlich vom Schreien unterscheiden. Und es sind Signale, die sich durchaus mit denen vergleichen lassen, wie sie die Mutter und andere Betreuungspersonen auch erzeugen. Das Kind merkt sehr rasch, daß sich diese absichtlich erzeugten Signale auch verwenden lassen, um die Betreuungsperson heranzuholen. Ist dieser Versuch erfolglos, *überwiegt die Emotionalität*, und die Äußerung geht in Schreien über. In einer solchen Situation ist die »ursprüngliche Lautäußerung des Kindes immer Teil des kindlichen Gesamtverhaltens« (HÖRMANN, 1977, S. 171).
Das Kind kann aber auch beim Lallen *mit sich selbst beschäftigt* sein. Es erzeugt akustische Signale, lauscht ihnen nach und wiederholt die Bewegungen oder Bewegungskomplexe, die einen bestimmten akustischen Effekt bewirkt hatten. Meist entstehen solche *Lallmonologe*, wenn das Kind wach und in einer *ausgeglichenen Stimmungslage* ist. Ändert sich die Situation, sei es, daß jemand herantritt oder daß ein unbekanntes Geräusch auftritt, dann bricht der Lallmonolog ab, und das Kind versucht, zunächst die neue Situation zu erfassen und auf die Anregungen, die von dort kommen oder die notwendig werden, zu reagieren.
Die Bewegungen, die zuerst vollführt werden, sind solche des Unterkiefers und der Lippen, Öffnungs- und Schließbewegungen des Artikulationstraktes. Sie führen zu einer bemerkbaren *Veränderung des akustischen Effektes*, die diesen überdies sehr stark gliedert. Der beim Schreien mit geöffneten Ansatzrohr durchgehende Stimmton wird unterbrochen oder in seiner Intensität stark gemindert, und durch die Veränderung der Durchgängigkeit für den Stimmklang wird er deutlich modifiziert.
Die Erwachsenen, die solche Lallmonologe *beschreiben*, erkennen darin Silben und Laute; solche abstrakt-sprachlichen Leistungen beabsichtigt das Kind jedoch noch nicht. Es hat zunächst nur das Ziel, den entstehenden *akustischen Effekt zu modifizieren* und findet darin Befriedigung.

7.4.2.3 Beim Lallen entstehende Organempfindungen

Bei den Bewegungen des Unterkiefers entstehen beim Verschluß an den Lippen *Berührungsempfindungen*; diese können gut wahrgenommen werden, sind doch die Lippen empfindliche Tastorgane, die auch

zur Erkundung der Umwelt, vor allem der Oberflächen von Gegenständen immer wieder verwendet werden. So bildet sich der Anfang eines *kinästhetisch-sprechmotorischen Kontrollkreises* heraus.
Im Zentrum dieser Rückmeldungen steht aber der akustische Effekt, der von den kinästhetischen Eindrücken differenziert und mit wachsender Bedeutung unterstützt wird. Diese Rückmeldungen über einen selbsterzeugten akustischen Effekt erfolgen in doppelter Weise: Einmal über den *auditiven Analysator*; das Kind lauscht immer wieder dem erzeugten akustischen Signal nach und versucht, seine Eigenheiten zu erfassen und sich einzuprägen. Und zweitens über den *kinästhetischen Analysator*, wobei die entstehenden Berührungs- und Spannungsempfindungen mit dem auditiven Eindruck verschmolzen werden. »Besondere Aufmerksamkeit verdient die psychologische Bewertung der Wechselwirkung von Hör- und Sprachbewegungsanalysatoren in Verbindung mit dem Selbsthören.« (RAU, 1978, S. 7)
Bei den erzeugten Bewegungen der Sprechorgane, die in immer differenzierteren Formen in die Erprobung und Selbstnachahmung einbezogen werden, reicht manchmal die uns gewohnte Transformierung der beobachteten Effekte in die Symbolisierung durch Laute aus, beispielsweise, wenn die Zungenspitze in die Effektbildung einbezogen wird, obwohl es einfach nur eine Unterkieferbewegung mit vorn bleibender Zungenspitze ist.
In anderen Fällen versagt diese Transformierung in das Lautsystem, wenn das Kind Bewegungen vollführt, die in unseren europäischen Sprachen keine Entsprechung, nicht einmal Ähnlichkeiten haben. Dies ist der Fall, wenn die Kinder entdeckt haben, daß man die Lippen durch den Luftstrom ins Schwingen bringen kann. Diese Phase des »Brummlippchen-R« machen fast alle Kinder durch und freuen sich an dem schönen Effekt. Auch er führt zur Festigung und Differenzierung der Kontrollkreise, sowohl des auditiven als auch des sprechmotorischen.

7.4.3 Fremdnachahmung und Invariantenbildung

7.4.3.1 Die Aufnahme fester Nahrung als Entwicklungsschub

Wenn das Kind die ersten oberen Zähne bekommen hat, ist für die Zungenspitze eine gut tastbare Stütze vorhanden. Das ist etwa auch der Zeitraum, in dem das Kind mit Brei gefüttert wird. Durch diese Art der Nahrungsaufnahme muß das Kind *differenziertere Zungenbewegungen* erlernen. Die Anfangsschwierigkeiten sind dabei groß, bekannt ist aber auch, daß das Kind sehr rasch die Fähigkeit erwirbt, diese komplizierteren Schluckbewegungen auszuführen. Es muß auch eine neue Koordination zwischen *Zungen- und Lippenbewegungen*, unterstützt durch die Bewegung des Unterkiefers, erlernt werden. Diese neuerworbenen Fähigkeiten zur differenzierteren Bewegung einiger Artikulationsorgane werden vom Kind auch in den Erkundungen mit den Lautstrukturen ausprobiert. Dadurch wird das *Lallen differenzierter*, vor allem kann damit eine unterschiedliche Klangwirkung des Ansatzrohres ausprobiert werden. Das alles geschieht zwar in spielerischer Form, aber das Kind verfolgt die Erzeugnisse mit Aufmerksamkeit, und manchmal kann man beobachten, wie es stutzt, dem akustischen Signal gleichsam hinterherlauscht, und von neuen probiert.

7.4.3.2 Die Phase der Selbstnachahmung

Die Phase der Selbstnachahmung geht im zweiten Lebenshalbjahr in die der Fremdnachahmung über; beide Phasen laufen aber auch eine Strecke nebeneinander her. Das Kind begreift, daß zwischen den akustischen Signalen, die die Erwachsenen, die es betreuen, erzeugen, und dem, was es mit seinen Sprechorganen selbst produziert, *Ähnlichkeiten* bestehen und setzt an, mehr und mehr Ähnliches zu erzeugen.

Es scheint, als ob schon in dieser Phase ein wesentliches Merkmal der menschlichen Sprache, nämlich die Erzeugung *unterschiedlicher Klänge im Ansatzrohr*, bemerkt und in die Erprobung der Möglichkeiten, akustische Signale zu produzieren, einbezogen wird.

Die Klangwirkung wird vor allem dann verändert, wenn die gesamte *Zungenmasse nach vorn* oder nach *hinten* verlagert wird. Das sind Zungenbewegungen, wie sie auch bei der Schluckbewegung notwendig werden, vor allem, wenn feste Nahrung nach hinten transportiert werden muß. Durch starke Vorverlagerung entsteht ein *heller*, durch starke Rückverlagerung ein *dunkler* und durch die Öffnung des Ansatzrohres ohne besondere Zungenaktivität ein Klang mit Resonanzwirkung im mittleren Bereich. Damit sind, wie SEDLÁČKOVÁ (1967) festgestellt hat, die Bedingungen vorgezeichnet, unterschiedliche Klänge im Sinne des von den Erwachsenen gebrauchten Vokaldreiecks zu erzeugen.

Die *Ähnlichkeit* zwischen den akustischen, gut differenzierten Signalen, wie sie die Erwachsenen erzeugen, und dem eigenen Produkt ist für das Kind ein starkes Motiv, solche akustischen Signale nachzuahmen.

7.4.3.3 Unmöglichkeit der direkten Kopie von Fremdsignalen

Aber gerade die *kopierende Nachahmung* ist dem Kind nicht möglich; denn die Sprechorgane des Säuglings und auch des Kleinkindes sind kleiner als die der Erwachsenen und haben deshalb auch *andere Resonanzbedingungen*. Die Formanten der im Ansatzrohr erzeugten Klänge hängen ja direkt vom Volumen der Hohlräume ab, in denen die Resonanz wirksam wird. Diese sind bei den Kindern erheblich kleiner als bei den Erwachsenen. Damit ist es dem Säugling und auch später dem Kleinkind nicht möglich, vokalische Klänge zu erzeugen, die in bezug auf die *Lage der Formanten* denen der Erwachsenen *völlig gleich* sind.

Auch der Kehlkopf des Säuglings und des Kleinkindes ist wesentlich kleiner als der Erwachsener. Deshalb ist auch die Stimmlage von Kindern höher. Somit ist für eine *identische Nachahmung* der akustischen Signale Erwachsener keine Grundlage vorhanden, und für eine analoge Nachahmung der akustischen Muster ergeben sich für das Kind erhebliche Schwierigkeiten, die für die einzelnen Merkmale der akustischen Struktur der Lautsprache unterschiedlich sind.

7.4.3.4 Nachahmung von akustischen Unterschieden als Ausgangspunkt

In bezug auf eine völlig vorbildgetreue Nachahmung der *zeitlichen Strukturen* der Sprache sind die Voraussetzungen für das Kind günstig. Das Kind kann die Fremdprodukte im gleichen Tempo, auch im gleichen Rhythmus, mit Heraushebungen und mit Senken, als *Kopie* gestalten. Das gelingt ihm auch, wenn es sich um einfache, zwei- oder dreigliedrige Rhythmen handelt.

Größere Schwierigkeiten hat das Kind schon bei der Nachgestaltung melodischer Verläufe; denn seine Stimmlage ist viel höher als die der Erwachsenen, auch wenn sich die Erwachsenen bemühen, im unmittelbaren Kontakt mit den Kleinen, ihre Stimmlage nach oben zu verlagern.

Wenn aber das Kind seine Aufmerksamkeit nicht auf die Stimmlage, sondern auf das Auf und Ab der Stimme, also auf die *Veränderung der Tonhöhe* richtet, dann ist eine *Nachgestaltung* erreichbar. Oft kann man beobachten, wie recht komplizierte, auch längere Melodieverläufe vom Kind, gleichsam als Echo, reproduziert werden, natürlich noch nicht mit den ordentlichen lautlichen Füllungen, sondern mit lautlichen Produkten, die seinem Entwicklungsstand entsprechen.

Bei der Nachgestaltung der *Klänge,* die unter Ausnutzung der Resonanzbedingungen erzeugt werden, hat das Kind größere Schwierigkeiten zu überwinden. Das sind Klänge, die sich später in Richtung auf die Vokale entwickeln. Es sind *Klänge mit mehreren Formanten,* die bei dem geringeren Volumen des kindlichen Ansatzrohres alle nach höheren Frequenzen verschoben sind, wenn man sie objektiv darstellt, wie übrigens die Stimme auch.
So kann angenommen werden, daß dem Kind auf Grund des Vergleichs der Fremd- und Eigenprodukte nicht die Klänge, die im Ansatzrohr erzeugt werden, als Anhaltspunkte dienen, sondern die Klang*unterschiede,* die sowohl im Vorbild, dem Fremdprodukt, als auch dem Eigenprodukt auftreten. Dann aber ist zum Erkennen und Nachgestalten eine *Abstraktions- und Transferleistung* nötig. »Auch die relative Lage der Formanten ist für die Wahrnehmung noch nicht allein entscheidend; unter Umständen wirken dabei bereits Erfahrung und Lernen mit.« (HÖRMANN, 1977, S. 23)
Die Einstellungen der Sprechorgane, hauptsächlich der Zunge, werden auf dieser Grundlage mit *Unterschieden* verbunden, die der Klang erfährt. Sowohl der Vergleich von Fremd- und Eigenprodukt als auch die Identifizierung der Klänge von Sprechern, die für das Kind noch neu und ungewohnt sind, erfordern eine *Formierung perzeptiver Relationen,* die sich beim Kind schon sehr früh herauszubilden beginnt. Man bezeichnet dies auch als *Invariantenbildung.*

7.4.3.5 Stufen der Fremdnachahmung

Die Fremdnachahmung entwickelt sich allmählich unter Einbeziehung der sich vervollkommnenden motorischen Fähigkeiten, die das Kind bereits erworben hat. Dazu werden zunächst die einfachsten Bewegungen ausgeführt, die dadurch gekennzeichnet sind, daß die Organe *bewegt* und unmittelbar danach *wieder in die Ausgangslage zurückgeführt* werden. Gerade durch diese Art der Bewegungen sind die vorsprachlichen lautlichen Äußerungen gekennzeichnet, die wir als Lallen bezeichnen.
Als eine weitaus höhere Stufe der Fremdnachahmung kann dann, etwa im Alter von zehn Monaten, beobachtet werden, daß das Kind *einfache Lautfolgen* nachspricht, die die Erwachsenen als aus den gleichen Lauten bestehend erkennen. Dabei muß das Kind lernen, daß beim Sprechen nicht *alle* Sprechorgane wieder in die Ausgangslage zurückkehren, sondern daß sich der Bewegungsablauf differenziert.

7.4.4 Sozial-kommunikativer Kontakt mit grobdifferenzierten sprachlichen Ganzheiten

7.4.4.1 Übergang von der Signal- zur Zeichenstufe

Nachdem das Kind gelernt hat, seine Umwelt aufmerksam zu verfolgen, die komplizierten akustischen Signale der Sprache ganzheitlich aufzufassen und zu erkennen, daß es ähnliche akustische Strukturen selbst erzeugen kann, indem es seine Sprechorgane differenziert bewegt, steuert es auf die *Verwendung der Sprache im sozialen Kontakt* hin.

Das ist jenes Ereignis, das von den Eltern mit Spannung erwartet wird und das von den Psychologen genauestens beschrieben worden ist: Die Verwendung der ersten Wörter. Damit wird der lautsprachliche Kontakt zwischen dem Kind und den Betreuungspersonen möglich. Dem ist meist eine Phase vorausgegangen, wo das Kind einfache *Zusprache versteht*, solche Sprache, die genau aus seiner Umwelt stammt und in diese einbezogen ist.

Das Kind hat erlebt, daß sich bestimmte Ereignisse täglich in der gleichen oder in ähnlicher Weise wiederholen und daß sie von den gleichen *lautsprachlichen Zeichen begleitet* werden. Sie dienen als Substanz für die erste *rationale* Kommunikationsbrücke. Die emotionale hat ihre Wurzeln in viel früheren Perioden. Die verwendeten Wörter sind dabei, vom Kind geäußert, ein *Bestandteil der Gesamtsituation* und in diese einbezogen. (HÖRMANN, 1977, S. 172) So ist es verständlich, daß Eltern manchmal eine herbe Enttäuschung erleben, wenn sie ihr sprechendes Kind voller Stolz auch anderen vorführen wollen. In der bereits durch die Anwesenheit anderer veränderten Situation spricht das Kind nicht.

Erst nach und nach lernt das Kind, daß lautsprachliche Signale eben *Zeichen* sind, daß sie von der jeweiligen Situation *unabhängig* sind und sich auf beliebige andere Situationen *übertragen* lassen.

Die ersten Äußerungen werden als *Einwortsätze* bezeichnet; die lautliche Substanz besteht häufig aus *Reduplikationen*: die Silbe wird wiederholt, man kann auch sagen, daß die Bewegung der Sprechorgane in der gleichen Weise wiederholt wird. Vom Kind aus betrachtet ist ein solcher Einwortsatz eine vollständige Äußerung. Er bringt einen *vollständigen Gedanken zum Ausdruck*, und er gibt auch vollständige Mitteilung über die Stimmungslage. Artikulatorisch sind die Bewegungen noch sehr unvollkommen und nur wenig differenziert. Es herrschen solche Bewegungen vor, die aus wenig differenzierten Öffnungs- und Schließbewegungen bestehen.

7.4.4.2 Mehrwortsätze als einheitliches Zeichen

Trotz der lautlichen Unvollkommenheit ist damit für das Kind ein entscheidender Schritt in Richtung auf die Kommunikation getan: Es ist damit in der Lage, den *lautsprachlichen Kontakt zum Partner aufzunehmen* und die Strategien der lautsprachlichen Kommunikation anzuwenden.
Die zunächst einfachen, ausrufartigen Einwortsätze werden in der nächsten erkennbaren Stufe zu Zweiwortsätzen erweitert, wobei das Kind richtig die Regeln für den Zusammenschluß von Wörtern zu einheitlichen Äußerungen anwendet: Sie werden als *durchgehender, einheitlicher Bewegungsablauf* realisiert, auf *einen Atemzug* und durch eine übergreifende intonatorische Struktur verbunden.

7.4.5 Angleichung an ein Vorbild mit steigender Differenzierung

Die Fähigkeiten zur Kommunikation werden vom Kind ständig weiter vervollkommnet, ohne die gewonnenen ganzheitlichen Positionen aufzugeben. Das Sprechen dient dazu, die *eigenen Bedürfnisse zu befriedigen*: Mit anderen in Kontakt zu kommen, etwas zu erhalten, gemeinsam etwas zu tun, etwas kundzutun, was erlebt wurde, oder zu fragen, wie etwas heißt. Mit Hilfe der Sprache gewinnt das Kind Zugang zur Welt des gemeinsamen geistiges Besitzes und zum Denken. Das Kind läßt sich dabei überhaupt nicht dadurch stören, daß seine Ausdrucksfähigkeit noch höchst ungenau ist und auch die motorischen Fähigkeiten nicht ausreichen, alles korrekt zu äußern. Diese *Unvollkommenheiten* stören weder das Kind noch dessen Umgebung. Die ungeheure Triebkraft auf dem Weg in eine erschließbare, fast unüberschaubar große geistige Welt, die sich mit der *Sprachanwendung* für das Kind öffnet, läßt Unvollkommenheiten übersehen und zur Nebensächlichkeit werden.
Wenn die Bewegungsabläufe zu schwierig sind, um vom Kind artikulatorisch bewältigt zu werden, aber das Kind dieses Schwierige doch ausdrücken möchte, so läßt es eben die *lautlichen Schwierigkeiten* weg – der Rest reicht für die Kommunikation meist noch aus, zumal die *Situation oft Ergänzungshilfe* bietet: Der *Stuhl* wird zu *tul*, die *Schokolade* zu *lala*. Das Kind lernt, in der Kommunikation auf die *Ergänzungsfähigkeit der Partner zu vertrauen*, eine wichtige Erkenntnis.
Die Sprache, die das Kind in den folgenden Etappen verwendet, wird immer komplizierter, auch weil das Kind immer Komplizierteres zum Ausdruck bringen möchte. Mit der Rückkehr der Sprechorgane in die

Ausgangslage sind die Bewegungen dafür nicht mehr zu bewältigen, und mit undifferenzierten Öffnungs- und Schließbewegungen auch nicht. So müssen jetzt *neue Bewegungsmuster* erlernt und eingeübt werden: Schnelle *Vor- und Rückverlagerungen* der Zunge, schnelle und gezielte Hebungen der Zunge in eine bestimmte Hebungsposition, wie sie für die *Binnendifferenzierung des Vokalfeldes* gebraucht werden, die genaue Koordination zwischen Zungen- und Lippenbewegungen, mit oder ohne Unterstützung durch den Unterkiefer, und auch mehrfache Verschlüsse des Artikulationstraktes hintereinander an verschiedenen Stellen.

Diese Differenzierung setzt sich bis zum Schulalter fort und wird erst durch den Unterricht und die Einführung in den Gebrauch der Schrift abgeschlossen. Nach Untersuchungen von SCHENK/DANZIGER wurden von den 2jährigen 32% der Laute richtig artikuliert, von den 3jährigen 63%, von den 4jährigen 77% und von den 5jährigen 88%. Vor allem werden die Fehler noch bei den komplizierten Konsonanten und Konsonantenverbindungen mit *k* und *s* gemacht (SCHMIDT/SCHNEEWEISS, 1985, S. 147).

8. Störungen der feinmotorischen Verläufe

8.1 Ausgewogenheit und Stetigkeit im Bedingungsgefüge

8.1.1 Individualität des sprachfunktionalen Systems

Die Koordinationen, die sich bei der Entwicklung der kommunikativen Fähigkeiten herausbilden, unterliegen der *Entwicklung*. Sie machen ein komplexes Gefüge von Funktionen aus, die auf vielfältige Weise miteinander verbunden sind. Diese miteinander verbundenen Funktionen wurden im 2. Kapitel als das sprachfunktionale System dargestellt.
Dieses sprachfunktionale System hat *allgemeine Züge*. Daher kann man es in abstrakter Form und allgemeingültig darstellen. Wenn es sich aber bei einem Kind, generell bei einem Menschen, herausbildet und vervollkommnet, so geschieht dies *unter individuellen Bedingungen*, und es entwickelt sich mit einer bestimmten, einmaligen und individuellen Struktur, wenn es auch nicht in jedem Fall möglich sein wird, die Spezifik seiner individuellen Einmaligkeit bis in alle Einzelheiten zu ermitteln und darzustellen.
Wenn wir die Sprechleistungen eines Schulkindes oder auch eines Erwachsenen beurteilen, so bilden wir uns ein Urteil über etwas Gewachsenes, das sich als *Ergebnis* einer langen, *komplizierten* und *widersprüchlichen Entwicklung* herausgebildet hat. Kein Mensch läßt sich von seiner bisherigen Entwicklung trennen; er trägt sie gleichsam mit sich wie die Schnecke ihr Haus. Um die jeweilige individuelle Eigenart zu erkennen, ist es durchaus zweckmäßig, sich Gedanken darüber zu machen, wie sich das individuelle sprachfunktionale System eines Menschen entwickelt hat.

8.1.2 Notwendige Bedingungen für die Herausbildung des sprachfunktionalen Systems

Wenn ein Kind geboren wird, hat es noch kein sprachfunktionales System, aber es sind sowohl in den inneren als auch in den äußeren Bedingungen Triebkräfte vorhanden, die danach drängen, diese für die Gesellschaftsfähigkeit des Menschen so wichtige funktionale Grundlage zu schaffen. In diesem Spannungsfeld zwischen inneren und äuße-

ren Bedingungen bildet sich das sprachfunktionale System heraus. Zu den *inneren Bedingungen* gehören die als *genetische Basis* vorhandenen *Anlagen* und die Bedürfnisse, die das Kind entwickelt. Zu den äußeren Bedingungen gehören die *gesellschaftlich-sozialen Beziehungen*, in denen das Kind aufwächst, die materielle Ausstattung der Umgebung und die Mittel, die für die Kommunikation eingesetzt werden. In diesem Spannungsfeld und in der Abfolge von Bedürfnissen und deren Befriedigung entsteht das sprachfunktionale System in einer unwiederholbaren individuellen Einmaligkeit, wenn auch mit allgemeinen, vergleichbaren und abstrahierbaren Zügen.
Wenn das Kind in die Wirklichkeit unserer Welt hineingeboren wird, ist im allgemeinen für eine erfolgreiche Entwicklung alles vorhanden und drängt nach Ausfüllung der gegebenen Möglichkeiten, die oft als so selbstverständlich angesehen werden, daß man sie nicht weiter beachtet. Für diese Ausfüllung der vorhandenen Möglichkeiten kann man recht gut das Sinnbild eines *Pilzgeflechtes* benutzen, dessen Keime in einen *Nährboden* eingebracht werden. Dann kann man beobachten, wie diese Keime den Nährboden durchdringen und ein vielfach miteinander verbundenes Netz bilden. Das geschieht mit großer Gesetzmäßigkeit; aber wenn man die Einzelheiten dieser Wurzelsysteme betrachtet, so haben sie alle ihre spezifischen Eigenheiten. So ist es auch mit dem sprachfunktionalen System, das sich bei jedem Kind entwickelt, ein System mit allgemeinen Zügen, in seinen Einzelheiten jedoch individuell einmalig.
Damit sich dieses vielfach vermaschte Netz für die sprachliche Kommunikation herausbilden kann, muß eine *gute Wechselwirkung* zwischen inneren und äußeren Bedingungen vorhanden sein. Man kann es auch umgekehrt ausdrücken: In der notwendigen Wechselwirkung von inneren und äußeren Bedingungen darf *keine Mangelsituation* auftreten. Das bedeutet nicht, daß überall nur Überfluß und Fülle vorhanden sein müßten. Aber es ist notwendig, daß *Ausgewogenheit* und *Gleichgewicht* vorhanden sind, gerade so, daß nirgendwo ein Mangel auftritt.
Daher muß das Bedingungsgefüge so beschaffen sein, daß von all den wichtigen Bedingungen genug vorhanden ist.
Die äußeren Bedingungen, die beim Kleinkind die Versorgung sichern, müssen erfüllt sein: Wärme, Nahrung, Pflege, Kontakt, Betreuung. Dazu gehört auch die Gesundheit. Wird das Kind krank, so kann es trotz eines im Prinzip richtigen und guten Nahrungsangebotes doch zu einer Ernährungsstörung kommen, die sich dann wieder auf die Aktivität und die Entwicklung von Bedürfnissen auswirkt.

8.1.3 Unausgewogenheit der Bedingungen als Störungsursache

Man kann davon ausgehen, daß *unter normalen Verhältnissen* von Anfang an ein ausgewogenes Verhältnis zwischen dem Bedürfnis nach Kommunikation und seiner Befriedigung besteht. Von Anfang an ist beim Kind dieses *Bedürfnis* vorhanden. Das Kind sucht ebenso Kontakt zu anderen wie in den meisten Fällen innerhalb der Familie der Kontakt zum Kind gesucht wird. Unter normalen Bedingungen treffen sich diese Ziele der Bedürfnisse, und es stehen auch normalerweise die Mittel zur Verfügung, um die immer wieder neu entstehenden Bedürfnisse zu befriedigen; denn in der Regel verfügt das Kind über normale Sinnes- und normale Sprechorgane, und so kann sich aus der Korrespondenz der Mittel eine spontane *Befriedigung der Bedürfnisse* entwickeln. Mit der Differenzierung der Mittel werden auch die Bedürfnisse immer komplizierter. Zu den normalen Bedingungen gehört auch, daß das, was sich für die Befriedigung des Kommunikationsbedürfnisses als zweckmäßig erwiesen hat, im Gedächtnis bewahrt und vervollkommnet wird; was sich nicht bewährt hat, wird schnell vergessen.

An das Kind kommen viele Anregungen von außen heran. Es lernt schnell zu unterscheiden zwischen Signalen, die es *interessieren* und solchen, die belanglos sind. Die Fähigkeit, das Wichtige vom Unwichtigen zu trennen, entwickelt sich rasch, und damit auch die Fähigkeit, aus dem ankommenden Signalstrom *auszuwählen*, letztlich *subjektiv zu entscheiden*, was beachtet wird, was nicht.

Auch wir Erwachsenen praktizieren ja das Recht, aus dem Angebot von Signalen aus der Umwelt nur das auszuwählen, was uns notwendig erscheint, ja sogar, die Umwelt zu verändern: Aus der Welt für alle eine solche zu machen, die nur für eine ausgewählte Gruppe optimal ausgestattet und eingerichtet ist.

Zu diesen Anregungen von außen gehört für das Kind unbedingt auch die *Zuwendung*. Andererseits ist es nicht förderlich, wenn das Kind immer zum *Mittelpunkt* gemacht wird. Damit würde nur die eigene Aktivität eingeschränkt, auch die Entscheidung, selbst auswählen zu können. Wenn das Kind von verschiedenen Seiten Zuwendung erfährt, dann kann es auswählen und auch entscheiden, wo die *Vorbilder* sind, denen es folgen möchte. Das Streben nach Nachahmung ist bei den Kindern stets vorhanden, aber wo sie ihre Vorbilder suchen und finden, ist der Logik der Erwachsenen oft verschlossen. Bei der Wahl und Akzeptanz der Vorbilder spielen *Sympathie und Antipathie* eine große Rolle.

Damit das Kind auf die Anregungen von außen aktiv reagieren kann, ist *innere Ausgeglichenheit* notwendig. Es wurde bereits dargestellt, daß sich wesentliche Phasen der Entwicklung des Lallens dann vollziehen, wenn sich das Kind selbst überlassen ist, aber es lallt eigentlich nur dann, wenn es, von nichts getrieben, mit sich selbst beschäftigt ist. Hat es Schmerzen, unbefriedigte Bedürfnisse oder fühlt es sich einsam, wenn also das Innere nicht ausgeglichen ist, dann geht das Lallen mehr und mehr, manchmal langsam gleitend, manchmal abrupt, ins Schreien über. Der inneren Ausgeglichenheit sollte auf der äußeren Seite *Stetigkeit* und *Kontinuität* gegenüberstehen. Der häufige Wechsel der Umgebung sowie der Personen in der nächsten Umgebung stören in der Phase der frühen Kindheit dieses Gleichgewicht erheblich.

8.1.4 Normale Analysatoren und Effektoren als Vorbedingungen

Damit sich das sprachfunktionale System entwickeln kann, ist es eigentlich selbstverständlich, daß die Eingangs- und Ausgangsglieder, die *Analysatoren* und *Effektoren* normal funktionieren, damit der Kontakt zur Umwelt hergestellt und aufrechterhalten werden kann. Das Kind muß *hören* können, aber nicht nur das. Das Reagieren auf akustische Signale reicht nicht aus; es muß auch über die Fähigkeit verfügen, zu *differenzieren*, Nutz- und Störschall voneinander zu trennen und, wie oben gesagt, das Wesentliche ins Gedächtnis zu überführen und das Überflüssige zu vergessen. Gerade das Letztere ist wichtig, aber ungeheuer schwierig; denn das Kind weiß noch nicht, was später einmal wichtig sein wird, was nicht. Das Wichtige ist aber wahrscheinlich das, was sich wiederholt. Deshalb sind für eine Einspeicherung auch in der Regel *mehrfache Wiederholungen* nötig.

Auch die feinmotorischen Verläufe müssen in ihren Grundlagen angelegt sein. Organische Mängel wirken sich störend aus, und sie behindern nicht nur das eigentliche Produzieren von Signalen, sondern sie wirken sich auf alle Funktionen des sprachfunktionalen Systems aus, weil nicht nur die Kundgabe betroffen ist, sondern weil auch die eigene Aktivität des Kindes nicht das *erstrebte Ziel* erreicht und weil sich die Rückkopplungskreise zur Stabilisierung der Eigenprodukte in gestörter Weise entwickeln.

Aber es ist wie bei dem schon vorstehend als Beispiel herangezogenen Wurzelgeflecht in einem Nährboden. Enthält er Steine oder *Fremdkörper*, so ist das im Grunde kein Hindernis, daß sich das Wurzelgeflecht nicht doch irgendwie ausbreiten könnte; es wächst um den Stein herum, und oberirdisch kann man kaum erkennen, daß der Boden ein Hindernis birgt. Ja selbst, wenn sich das Wurzelgeflecht durch eine schmale Spalte zwängen muß, bildet es sich aus.

Die Entwicklung der Sprachfähigkeit als Grundlage für den sozialkommunikativen Kontakt ist eine *so große Triebkraft*, daß eine Herausbildung des sprachfunktionalen Systems auch dann erfolgt, wenn in den inneren oder äußeren Bedingungen Unvollkommenheiten, *Mängel* oder gar *Störungen* vorliegen. Dabei ist es nicht immer notwendig, daß sich die Ursachen der Störungen bis in die Gegenwart fortsetzen und auch noch gegenwärtig wirksam sind. Es können auch Mängel sein, die ihre Wurzeln in der Vergangenheit haben, bei denen nur die *Auswirkungen* noch bis in die Gegenwart hineinreichen. Die schwierige Aufgabe des Therapeuten ist es, diese Störungen aufzuspüren, auf ihre Ursachen zurückzuführen und bei der Therapie zu berücksichtigen.
Nur wenn die inneren Bedingungen wie Anlagen, Bedürfnisse, Wünsche, Ziele, Bestrebungen und Fähigkeiten mit den äußeren Bedingungen wie Zuwendung, liebevoller Kontakt, akzeptables Vorbild, Erwartungen, Pflichten oder Sorgen der Eltern in ein *ausgeglichenes Verhältnis* kommen oder gebracht werden können, bildet sich ein harmonisch aufgebautes sprachfunktionales System heraus. Da das Verhältnis von inneren und äußeren Bedingungen sich in der langen Geschichte der Menschheit als zweckmäßig erwiesen hat, verläuft der Aufbau des individuellen sprachfunktionalen Systems in den meisten Fällen ungestört. Der Spielraum des Bedingungsgefüges ist weit genug, daß sich auch unter den Besonderheiten der individuellen und situativen Bedingungen eine normale Sprachfähigkeit entwickeln kann.

8.2 Komplexität der Störungen

8.2.1 Erkennbare und verdeckte Störungen

Wenn Kinder *sprachauffällig* werden, suchen die Eltern Rat; denn es hat sich herausgestellt, daß die Sprachentwicklung ihres Kindes nicht so verlaufen ist, wie sie es von anderen Kindern her kennen. Die Eltern orientieren sich an der *Norm*, wie sie für die meisten Kinder Gültigkeit hat. Diese Norm weist eine erhebliche individuelle Streubreite auf. (SCHMIDT/SCHNEEWEISS, 1985, S. 145).
Eine exakte Diagnose ist schwierig, weil die Verwendung des Sprechens nur ein *Teil der umfassenderen Sprachfunktion* ist. Wenn das Sprechen allein und isoliert betrachtet wird, dann muß beachtet werden, daß es ein Prozeß ist, der sich gleichsam an der Oberfläche abspielt und zwar von außen erfaßt werden kann. Die Störung, die das Sprechen aufweist wird in den Äußerungen erkennbar; sie ist aber nur ein Symptom.

Wenn aber eine Störung von außen erkennbar wird, die von einem System miteinander verbundener Funktionen hervorgebracht wird, so muß zunächst geprüft werden, ob diese eine isolierbare Ursache hat und ob es möglich ist, diese Ursache näher zu bestimmen. Das ist in manchen Fällen, bei einer Schädigung des auditiven Analysators beispielsweise, relativ leicht zu erkennen, bei anderen Ursachen viel schwerer.

Danach kommt aber dann der kompliziertere Teil: Es muß herausgefunden werden, wie die Ursache auf die einzelnen Glieder des sprachfunktionalen Systems gewirkt und wie sie dessen *Teilfunktionen beeinflußt und verändert* hat und letztlich auch deren Zusammenwirken.

Schon früher wurde herausgestellt, daß das Sprechen auf der Grundlage von Automatismen erfolgt, die das zusammenhängende Gefüge der Bewegungen der Sprechorgane ermöglichen, ohne daß jede dieser Bewegungen mit Bewußtsein verfolgt werden muß (Kap. 2.4.). Auch diese Automatismen, wie auch viele andere Teilfunktionen, sind bei der individuellen Entwicklung des sprachfunktionalen Systems herausgebildet worden und liegen der Störung mit zugrunde. Diese Anomalien sind nicht von außen erkennbar; es sind verdeckte Störungen. Auch sie muß der Therapeut erschließen, diagnostizieren und bei seiner Therapie berücksichtigen.

Durch die von außen erkennbaren Merkmale läßt sich die Sprachstörung *beschreiben*. Und in vielen Fällen ist auch die Ursache festzustellen. Der Zusammenhang zwischen Ursache und erkennbarer Störung ist aber viel *komplizierter*, als es durch eine *lineare Verbindung* zwischen Ursache und Störung darstellbar wäre; denn beide Punkte, wenn man ein Bild aus der Geometrie verwenden darf, sind nicht durch eine Linie, sondern durch ein *kompliziertes System von Wirkungsstrukturen*, also durch ein Geflecht von Linien, miteinander verbunden.

Und dieses komplizierte System, eben das sprachfunktionale, hat zwar allgemeine Züge, ist aber unter spezifisch individuellen Bedingungen in einer einmaligen Weise *in der Ausübung der kommunikativen Tätigkeit* bei jedem einzelnen Menschen entstanden.

Wenn an einer äußeren Stelle, dem Sprechen, eine Abweichung von der Norm feststellbar ist, so muß gefolgert werden, daß nicht nur diese eine äußere Funktion, sondern das ganze System von der Störung beeinflußt ist. Die Störung ist nicht auf das äußerlich erkennbare Merkmal, das Symptom, beschränkt, sondern hat dazu geführt, daß das *gesamte sprachfunktionale System verändert* ist.

8.2.2 Kommunikation mit einem unvollkommenen sprachfunktionalen System

Wenn auf normalem Wege ein sprachfunktionales System aufgebaut wird, das die Kommunikationsfähigkeit gewährleistet, ist das allgemeine Ziel erreicht. Weil sich das sprachfunktionale System individuell herausbildet, kann angenommen werden, daß – wenn es gelänge, dieses von verschiedenen Menschen sichtbar zu machen – dieses typisch individuelle Züge tragen würde und daß sich die sprachfunktionalen Systeme ebenso unterschieden wie die Gesichter. Sie hätten mit den Gesichtern sogar noch eine Eigenschaft gemeinsam, daß sie sich unter dem Einfluß des Alters veränderten, ohne ihre individuellen Merkmale zu verlieren.

Wenn nun aber eine Störung das Wesen des sprachfunktionalen Systems so sehr verändert, daß die Sprechleistung nicht mehr der Norm entspricht, dann muß die Normentsprechung hergestellt werden. Das ist richtig.

Die Schwierigkeit ist dabei nur, daß auch ein Kind mit einer Sprachstörung ein sprachfunktionales System entwickelt hat, das ihm bisher die *Kommunikation* mit seinen Partnern *ermöglichte* und sie ihm und während der Therapie auch weiterhin ermöglicht.

Mit diesem nicht der normalen Art entsprechenden sprachfunktionalen System hat das Kind bisher Kontakt mit den Menschen seiner Umgebung gehalten, hat teilgenommen am gesellschaftlichen Leben, hat auf direktem oder indirektem Weg Kenntnisse und Erfahrungen erworben. Es hat gelernt, vielleicht nicht ganz der herrschenden Norm entsprechend, aber in einer *sozial anwendungsfähigen Form*, die Regeln für die Kommunikation anzuwenden, zu beobachten, was andere tun, mit anderen gemeinsam zu handeln, sich auszudrücken, Unbekanntes durch Fragen zu erfahren. Und es hat – mit diesem unvollkommenen sprachfunktionalen System – einen großen *Schatz an Automatismen* aufgebaut, die seine Kommunikationstätigkeit in individuell-spezifischer Weise tragen und ermöglichen.

Diese Automatismen sind in der bisherigen praktischen kommunikativen Tätigkeit dieses Kindes aufgebaut worden und – wie beim ungestörten Aufbau auch – aus dem Bereich der *bewußten Kontrolle entschwunden*. Aber sie *sind vorhanden*; sie haben trotz der störenden Ursache die Kommunikation mit der Umgebung und die Befriedigung des Bedürfnisses nach sozialem Kontakt ermöglicht. Sie sind jetzt Bestandteil eines, wenn auch andersartigen, so doch *funktionsfähigen* sprachfunktionalen Systems geworden und tief unter der Zugriffsschicht des Bewußtseins ins Gedächtnis eingespeichert.

8.2.3 Dynamik des Gedächtnisses im sprachfunktionalen System

Im Kapitel 5.3 wurde bereits ausgeführt, daß das menschliche Gedächtnis ein dynamisches System ist; es funktioniert nicht so wie der Speicher eines Computers, der bei Bedarf vollkommen gelöscht und ohne Beeinträchtigung durch das Vorangegangene neu gefüllt werden kann. Das menschliche Gedächtnis ist anders. Die Gedächtniseindrücke, die lange nicht gebraucht wurden, verblassen, werden undeutlich und nach längerer Zeit *scheinbar vergessen*. Doch in einem bestimmten Zusammenhang können sie wieder aus dem Vergessen auftauchen und werden *wieder aktiviert*, wie zum Beispiel Fremdsprachenkenntnisse in einer dauernd fremdsprachigen Umgebung, oder Kindheitserinnerungen, wenn sie durch ein Erlebnis, beispielsweise einen bestimmten Geruch in der Weihnachtszeit, wieder geweckt werden.

Beim sprachfunktionalen System steckt der Gedächtnisbesitz zu einem Teil in dem, was dem Bewußtsein zugänglich ist. Dieser Teil läßt sich beherrschen, bewußt steuern, und auch *bewußt vermeiden*. Solche Ausschlußmechanismen verwenden wir Erwachsenen bei der Wortwahl und wissen sehr genau, welche Wörter in einer bestimmten gesellschaftlichen Umgebung gebraucht werden dürfen und welche nicht.

8.2.4 Automatismen im Gedächtnisbesitz

Auf der anderen Seite ist ein Teil des Gedächtnisbesitzes dem Bewußtsein nicht zugänglich, nicht von ihm oder nicht mehr von ihm abhängig. Diese Abhängigkeit geht in dem Maße verloren, in dem ein Automatismus voll eingeübt und wirksam ist, was nicht bedeutet, daß nicht in besonderen Situationen doch wieder die bewußte Kontrolle ausgeübt werden kann. Die Ebenen des Bewußtseins sind ja übereinander geschichtet, und normalerweise wirkt das Bewußtsein nur in der *obersten Schicht*; das Darunterliegende wird den Automatismen überlassen.

Solche Automatismen sind *in allen Teilfunktionen* des sprachfunktionalen Systems enthalten. Gewiß bilden sie auch den Unterbau für die Bewegungen der Sprechorgane, die beim Produzieren lautsprachlicher Zeichen zusammenwirken. Aber dieser Unterbau ist viel weitläufiger, viel umfangreicher.

Die Unterbauung mit Automatismen beginnt schon auf der Seite der Perzeption. Das ankommende komplizierte lautsprachliche Zeichen zu zerlegen, die notwendige *Informationsreduktion* durchzuführen

und es nach den Regeln der Muttersprache der phonematischen Analyse zu unterwerfen ist so schwierig, daß es ohne eingespielte, leistungsfähige Automatismen nicht durchführbar ist.
Diese auf Automatismen beruhende notwendige Grundlage setzt sich dann bis zu den Klangbildern fort, die ins Klanggedächtnis übergeleitet werden. Sie bilden dann die Vergleichsmuster und *Leitbilder für die Produktion*.
Wenn aber die Ursache für eine Sprachstörung perzeptiv bedingt ist, dann haben sich Perzeptionsmechanismen für die gestörten Klangbilder, die nicht der Norm entsprechen, aufgebaut; es sind Klangbilder sprachlicher Ganzheiten gemäß diesem unvollkommenen Analyseprozeß ins Gedächtnis eingespeichert worden. Sie wurden dann in dieser Form vielfach *kommunikativ benutzt* und in die sozial erfolgreichen Formen des kommunikativen Kontaktes einbezogen. Sie sind damit in dieser Form vorhanden, wirksam gewesen und durch langen erfolgreichen Gebrauch *gefestigt*.

8.2.5 Verfestigte Normabweichungen im sprachfunktionalen System

Für das Kind war es in der Zeit, in der es sein sprachfunktionales System aufbauen konnte, nicht wesentlich, ob der Aufbau in seinen Teilfunktionen der Norm entsprach. Sein einziges Ziel war es, überhaupt erfolgreichen kommunikativen Kontakt mit seiner Umwelt zu erreichen. Auch eine nicht der allgemeinen Norm entsprechende Kommunikation reicht subjektiv aus, das Bedürfnis nach Kommunikation und sozialem Kontakt zu befriedigen. Nur aus dem Vergleich mit anderen Kindern läßt sich eine *Normabweichung* oder ein *Rückstand* im Kommunikationsverhalten konstatieren. Aber diesen Vergleich hat nur der Außenstehende, nie das Kind selbst. So ist es zu erklären, daß manche Kinder sehr oft erst mühsam zu der Einsicht geführt werden müssen, daß sich ihre eigene Sprechweise von der anderer unterscheidet, daß sie nicht normgemäß sprechen. Und wenn sie überzeugt werden können, bedeutet das noch nicht, daß sie die erworbenen richtigen Automatismen in einen neugestalteten kommunikativen Prozeß übernehmen könnten. Es bedeutet auch nicht, daß mit neuen Perzeptionsautomatismen nun gleich das gesamte Reservoir an Klangbildern umgestellt wäre – im Gegenteil: Die Hörbilder sind zunächst in der alten, verfestigten Weise im Gedächtnis bewahrt und in dieser alten Weise auch wirksam.
Es müßte auch sehr einleuchtend sein, daß die Automatismen für das

Zusammenspiel der Sprechbewegungen fehlerhaft sind, wenn die Kinder Sprechfehler aufweisen. Dabei sind aber nicht nur die Steuerungsautomatismen mit fehlerhaften Bewegungen automatisiert, sondern auch die *Rückmeldekreise*, die die Ausführung der Sprechbewegungen an das Zentrum zurückmelden und über die die Ausführung der Bewegungen kontrolliert wird. In allen diesen Automatismen, die nur dann das Bewußtsein einbeziehen, wenn etwas *abweichend* vom gewohnten Muster geschieht, steckt das Gewohnte, Alte, das sich im Verlauf längerer Zeit der Realisierung herausgebildet und verfestigt hat. Denn die Kontrollmechanismen, vor allem für den kinästhetischmotorischen Kontrollkreis haben ja die Aufgabe, ein einmal produziertes Koordinationsmuster in immer der *gleichen Weise zu reproduzieren* und damit die gewohnte Sprechweise zu stabilisieren.

Auch die Gedächtnisspuren der motorischen Muster unterliegen in gleicher Weise dem Automatisierungsprozeß und sind in das gesamte sprachfunktionale System einbezogen, das seinerseits als Ganzes der Aufrechterhaltung der Kommunikationsfähigkeit mit der Umgebung dient.

Wenn daher an der Beseitigung von Sprechfehlern gearbeitet wird, sollte immer bedacht werden, daß die *ursprünglichen Fehlkoordinationen* im gesamten sprachfunktionalen System ausgebreitet sind, gleichsam alle seine Teilfunktionen unterbauen und in deren Automatismen wirksam sind.

Die Therapie darf sich nicht mit Symptomlösungen zufrieden geben, sondern ihr Ziel muß es sein, das, was an Automatismen *umgestellt* ist und was das Kind unter bewußter Kontrolle richtig macht, auf das ganze System *auszudehnen*. Dazu gehören auch die Automatismen, vielleicht sie ganz besonders. Über die Art, wie dies geschehen kann, wird im 9. Kapitel gesprochen werden.

8.3 Diagnosemöglichkeiten und -grenzen

Bei der Diagnose als der Voraussetzung für die Therapie kommt es darauf an, einmal die *Sprachstörung genau zu bestimmen*, aber auch die *Ursache* zu ergründen, die zu dem augenblicklichen Zustand geführt hat. Wenn eine Aussprachestörung vorliegt, so ist das ein Anzeichen dafür, daß das gesamte sprachfunktionale System nicht normgerecht aufgebaut ist, so daß die *selbstkorrigierenden Kräfte* die Abweichung in der Produktion lautsprachlicher Zeichen nicht auszugleichen vermochten.

8.3.1 Ermittlung des Zustandsbildes

Für die Ermittlung des Zustandsbildes gibt es eine Reihe von Prüfmitteln, die an Lauten oder Lautfolgen orientiert sind und die gute Dienste leisten, um festzustellen, welche Laute nicht korrekt gesprochen werden. Damit ist das *Symptom der Aussprachestörung* genau und zielgerichtet zu charakterisieren. Diese Lautprüfmittel sind bekannt (WEINERT, 1982, S. 50–53) und sollen daher hier nicht weiter dargestellt werden.

Für die Ermittlung der Ursache für die Aussprachestörung sollten die drei großen Bereiche, die die sprachliche Information im sprachfunktionalen System durchläuft, sowohl in der kommunikativen Aktualität, als auch bei der Entwicklung dieses Systems in Betracht gezogen werden: Impression, zentrale Verarbeitung und Expression.

Der Weg, den eine sprachliche Information im sprachfunktionalen System nimmt, beginnt bei der auditiven Auffassung. Daher sollte bei jeder Suche nach einer möglichen Ursache für eine Aussprachestörung bei der *Hörfähigkeit* begonnen werden.

8.3.1.1 Überprüfung der allgemeinen Hörfähigkeit

Mit den gegenwärtig zur Verfügung stehenden Hilfsmitteln ist die Hörfähigkeit sicher und auch bei Kindern einwandfrei zu bestimmen. Allerdings sind die *subjektiven Methoden*, die dabei angewendet werden müssen und die auf der Mitarbeit des Kindes beruhen, diffizil und setzen Erfahrung im Umgang mit den Geräten und auch mit Kindern voraus. Es gibt aber genügend erfahrene Kräfte, die solche Prüfungen durchführen können.

Wenn die subjektiven, relativ einfachen Methoden versagen oder zu widersprüchlichen Ergebnissen führen, stehen auch *objektive* Methoden zur Verfügung (LINDNER, 1992, Kap. 6).

Ist bei einer Hörprüfung mit einem Audiometer festgestellt worden, daß die *Hörschwelle* normal liegt, kann auch angenommen werden, daß die übrigen Hörfunktionen normal sind, die für die Aufnahme und vor allem für die Verarbeitung sprachlicher Informationen die Grundlage bilden. Grundsätzlich sollte bei einer Hörprüfung gefordert werden, daß beide Ohren getrennt überprüft werden. Nur dann, wenn beide Ohren normal sind, besteht auch die Gewähr dafür, daß ihr Zusammenwirken optimal entwickelt und die Grundlage vorhanden ist, die die *Richtungserkennung*, die Zuwendung zur Schallquelle und die *richtungsabhängige Störschallunterdrückung* ermöglicht. Gerade das letztere ist wichtig für die Erkennung und Bewertung sprachlicher Signale; denn in der Realität besteht eine notwendige Aufgabe oft darin, das sprachliche Signal aus dem *Störlärm herauszuhören* und von diesem zu trennen.

Wenn die Hörschwelle normal liegt, ist auch anzunehmen, daß die Differenzierungsfähigkeit für Schallsignale normal ausgebildet ist. Diese ist die Grundlage dafür, daß ähnliche Schallsignale *voneinander unterschieden* werden können. Dies wiederum ist wichtig, um die feinen Unterschiede zwischen den Lauten, vor allem bei Zischlauten und Zischlautverbindungen, zu erfassen.

8.3.1.2 Überprüfung der Hörfähigkeit für Sprache

Eine normale Hörschwelle ist Voraussetzung, aber nicht unbedingt auch die Garantie dafür, daß auch die Fähigkeit zur *phonematischen Differenzierungs- und Identifizierungsfähigkeit* entwickelt ist. Diese beruht auf einem komplizierten Verarbeitungs- und Zuordnungsprozeß und umfaßt die Fähigkeit, aus den kontinuierlichen akustischen Signalen die Stellen auszusondern, die den Phonemen entsprechen; dies ist wegen der großen Unterschiede in der individuellen Ausprägung der Laute an die *Bildung von Invarianten* gebunden. Die Fähigkeit, in einem kontinuierlichen sprachlichen Signal die wesentlichen Bestandteile zu erkennen, wird auch als *Diskriminationsfähigkeit* bezeichnet. Sie wird mit audiometrischen Verfahren, die die Hörprüfung mit standardisiertem sprachlichen Material durchführen, ermittelt (HAHLBROCK, 1957).

Eine normale Hörfähigkeit ist Voraussetzung dafür, daß sich beim Kind ein normales sprachfunktionales System entwickelt. Das normale Gehör ist darin in gleich dreifacher Weise einbezogen, und dies macht seine herausragende Bedeutung deutlich.

Erstens ist das Gehör Voraussetzung dafür, daß die akustischen Signale der Umgebung, zu denen auch die sprachlichen gehören, richtig aufgenommen und *adäquat verarbeitet* werden.

Zweitens ist ein normales Gehör die Voraussetzung dafür, daß die selbsterzeugten sprachlichen Zeichen, die mit einer bestimmten Klangvorstellung verbunden sind, wieder zum gleichen Verarbeitungszentrum *zurückgeführt* werden. Damit ist es möglich, die Qualität der akustischen Eigenprodukte laufend zu überprüfen und einen Automatismus für die Kontrolle aufzubauen, der zwar im Verborgenen, aber effektiv arbeitet und gewöhnlich nur dann anspricht, wenn sich zwischen der akustischen Zielvorstellung und dem erzeugten Ergebnis ein Widerspruch ergibt.

Und drittens ist ein normales Gehör die Voraussetzung dafür, daß sich über den Vergleich von Fremd- und Eigenprodukten eine Entwicklung vollzieht, in deren Verlauf sich die Eigenprodukte an ein Fremdprodukt *annähern oder angleichen* können, wenn diese Fremdprodukte als Vorbild akzeptiert worden sind.

8.3.1.3 Beweglichkeit der Artikulationsorgane

Der Weg einer Information durch das sprachfunktionale System endet bei der Produktion, wobei in diesem Zusammenhang nur die lautsprachliche interessiert; die Bewegungen der schreibenden, der sich mitbewegenden oder gestaltenden Hände wären sicher auch interessant, werden aber hier nicht weiter verfolgt.
Damit eine fehlerfreie Gestaltung oder Nachgestaltung, so wie sie vielfach zur Überprüfung der Sprechleistungen angewendet wird, vollzogen werden kann, muß eine Reihe von Voraussetzungen erfüllt sein.
In erster Linie gehört dazu, daß die Sprechorgane *frei beweglich* sind. Das allein ist aber nicht genug. Die Beweglichkeit als Einzelorgan ist beim Sprechen nicht bedeutsam, obwohl natürlich eine Einschränkung der Beweglichkeit eines einzelnen Organs das gesamte motorische Programm erheblich beeinträchtigt.
Die freie Beweglichkeit jedes Organs muß in die *Koordination der Bewegungen aller Organe* im Rahmen eines motorischen Programms einbezogen werden können. Erst innerhalb dieses Rahmens ist die freie Beweglichkeit eines einzelnen Organs eine Notwendigkeit.
Eine besondere Bedingung kommt noch hinzu: daß die Bewegung jedes einzelnen Organs in einen *genauen zeitlichen Ablauf eingepaßt* sein muß.
Natürlich ließe sich die Bewegungsfähigkeit eines am Sprechprozeß beteiligten Organs am einfachsten überprüfen, wenn der Patient aufgefordert würde, das Organ allein zu bewegen. Erstaunlicherweise geht das aber nicht; viele Bewegungen, die als Teil des Ganzen gut beherrscht und sicher ausgeführt werden können, sind isoliert nicht ausführbar. Wenn sie jedoch als Bestandteil eines Komplexes ausgeführt und in diesen einbezogen sind, vollziehen sie sich völlig korrekt.
Wird beispielsweise die Aufgabe gestellt, eine gewöhnliche Sprechbewegung isoliert auszuführen, stehen die meisten Menschen vor unlösbaren Problemen. Das erscheint zunächst unglaublich, können wir doch Lippen, Kiefer oder Zungenspitze ganz gezielt, isoliert und willkürlich bewegen, können sogar Bewegungen ausführen, die wir weder zum Sprechen noch zur Nahrungsaufnahme verwenden. Es handelt sich aber hierbei um Bewegungen der Organe, die wir *im Spiegel be-*

obachten können; die Bewegungen dieser Organe sind der Kontrolle durch das Bewußtsein zugänglich. Auch wenn wir beim Sprechen deren Bewegungen nicht optisch kontrollieren, so sind sie doch mit visuellen Vorstellungen verbunden, die dem Bewußtsein leichter zugänglich sind.

Verschafft man einer Versuchsperson durch einen Spiegel und durch gute Ausleuchtung der Mundhöhle Einsicht in das Mundinnere und stellt nun die Aufgabe, das *Gaumensegel* zu senken, so wird man beobachten können, daß sie sich müht, auch daß sie allerhand Ersatzbewegungen ausführt und trotzdem nicht die Senkung des Gaumensegels erreicht. Fordert man sie aber auf, das Wort *an* zu sprechen, so erfolgt die gewünschte Gaumensegelsenkung problemlos, nur, daß sie zwar hörbar, aber nicht sichtbar ist; das wäre aber bei *ang* möglich, wenn auch mit gleichzeitiger, koordinierter Zungenrückenhebung.

Daraus ist ersichtlich, daß die Bewegungsfähigkeit jedes einzelnen Organs vorhanden sein muß, damit der zusammenhängende Bewegungsablauf zustandekommen kann, daß aber diese Bewegungsfähigkeit noch keine Garantie dafür ist, daß auch ein *gut koordinierter Bewegungskomplex* ausgeführt werden kann. Sprechen ist an die Koordinationsfähigkeit gebunden.

8.3.1.4 Sprechprüfungen

Wie weit die Koordinationsfähigkeit geht, kann man überprüfen, indem man fordert, einen Testtext (ein Wort, eine Wortgruppe oder einen Satz) mit mehr oder weniger schwierigen Koordinationen zunächst langsam, dann aber mit stetig steigendem Sprechtempo realisieren zu lassen.

Was bei Sprechübungen, vor allem Nachsprechübungen, feststellbar ist, sind zum einen organische Defekte, wie sie sich bei nicht normgerechter Realisierung zeigen. Dazu gehören Anomalien der Zahnstellung. Bei Kindern im *Zahnwechsel* werden durch den Ausfall der Zähne zunächst die eingeübten Bewegungsmuster realisiert, die aber durch Wegfall der Stützen gestört werden; diese ursprünglichen Bewegungsmuster werden wieder sinnvoll, wenn die neuen Zähne nachgewachsen sind.

Schwerwiegend sind die Störungen, die durch Lippen-, Kiefer- und Gaumenspalten bedingt sind. So lange, wie diese organischen Defekte vorhanden waren, haben sich andere, *von der Norm abweichende, Koordinationsmuster* ausgebildet, mit denen sich die Kommunikation erfolgreich vollziehen konnte. Nach einer Operation, die im Grunde die normgemäßen Bewegungen ermöglicht, wirken aber die *alten Ko-*

ordinationsmuster noch nach. Sie müssen durch neue Koordinationen, durch Einbeziehung der neugewonnenen Bewegungen nicht nur in die Übungssprache, sondern in die gesamte Kommunikationshandlung überdeckt werden. Die Ausführung der nun möglichen richtigen Bewegungskoordinationen unter Kontrolle des Bewußtseins ist nur der erste Schritt; die Einbeziehung in das Erfolgserlebnis der Kommunikation ist der zweite und wichtigere.

Störungen als Fehlbildungen einzelner Laute können aber auch dadurch bedingt sein, daß sich die Sprechorgane nicht mit der notwendigen *Geschwindigkeit* in den Bewegungskomplex einordnen können, oder daß sie in ihrem Bewegungsablauf mangelnde Differenzierungsfähigkeit aufweisen. Oft wird von den Sprechorganen, vor allem der Zunge verlangt, daß zu *aktivierende* und zu *entspannende* Organteile sehr *nahe beieinanderliegen*. Ein gutes Beispiel dafür ist das Zungenspitzen-R. Damit die Zungenspitze schwingen kann, muß sie *entspannt* sein. Sie schwingt aber nur in einem gebündelten, starken Luftstrom. Damit die Luft in ihrem Kanal eingeengt und an die Spitze herangeführt wird, müssen die Zungenränder diesen Kanal bilden. Dazu aber müssen sie gespannt sein. Diese unmittelbare Nähe gespannter und entspannter Zungenteile macht die Erlernung des Zungenspitzen-R so schwierig, wenn es bewußt erlernt werden soll, vor allem im späteren Lebensalter, wie bei der Gesangsausbildung.

Zu den Störungen, die erkannt werden müssen und die auf den Bewegungskomplex großen Einfluß haben, gehören die *Stimmstörungen*. Durch die Stimme erhält die Lautsprache Tragweite und Emotionalität. Sie ist daher für die Kommunikation außerordentlich wichtig. Mit einer gestörten, bei Kindern durch Überbeanspruchung beim Schreien heiseren Stimme ist eine ausgewogene Kommunikation nicht mehr möglich.

Auch die Stimme muß sich mit dem Einbeziehen oder Ausblenden des Stimmanteils voll in den artikulatorischen Bewegungskomplex einfügen. Der Übergang von der Stimmhaftigkeit zur Stimmlosigkeit und umgekehrt muß in Bruchteilen von Zehntelsekunden erfolgen, und ohne Hilfsmittel ist eine Sichtkontrolle dieser Vorgänge nicht möglich.

8.3.1.5 Zentralbedingte Störungen

Die dritte große Gruppe von Störungsmöglichkeiten gehören dem zentralen Teil des sprachfunktionalen Systems an. Sie lassen sich am schwersten unmittelbar feststellen oder genau lokalisieren. Es können zentrale Mängel schon bei der Perzeption auftreten, indem die aufgenommenen Signale und Zeichen ungenau aufgefaßt und nicht genügend kategorisiert werden. Dies kann auf individuell ungenügend entwickelter Differenzierungsfähigkeit, aber auch auf schlechten Vorbildern beruhen.

8.3.2 Erfassung der äußeren Bedingungen

Es ist deshalb notwendig, auch die Umgebung, in der das Kind aufgewachsen ist, mit in die Analyse, die Ursache aufzuklären, einzubeziehen. *Schlechte Vorbilder*, vor allem in der Periode, wo sich die grundlegenden Fähigkeiten für die Differenzierung herausbilden, können die Ursache für spätere Fehlleistungen sein, und auch eine Umgebung, die zu wenig exakte Forderungen an die Kommunikation gestellt hat, oder eine, in der das Kind sich selbst überlassen war und überhaupt nicht in die Kommunikation einbezogen wurde.

Eine Möglichkeit, die im zentralen Bereich als isolierte Störung, aber auch in Kombination mit anderen auftreten und die Lautbildung sowie die Koordination der Bewegungen beeinflussen kann, ist eine *Schwäche im Gedächtnisbereich*. Dabei ist es möglich, daß diese die Einspeicherung ins Langzeitgedächtnis betrifft, aber auch die Stabilität der Eindrücke. Solche Kinder fallen dadurch auf, daß sie zwar gut lernen, aber auch schnell wieder vergessen, so daß nichts haften bleibt.

Insgesamt sollte klargelegt werden, daß es nicht genügt, aufzuzeichnen, was das Kind an *richtigen* und *falschen Lauten* produziert, sondern daß es notwendig erscheint, die Ursachen dafür zu ergründen, um von da ausgehend das ganze sprachfunktionale System in die Therapie einzubeziehen.

8.4 Ursachen und Folgen bei Gehörlosen

8.4.1 Kommunikation mit Gebärden

Auch der Gehörlose bildet bei seiner Sprachentwicklung ein sprachfunktionales System aus; aber es ist ganz anders als das der Normalsinnigen. Bei einer spontanen, nichtbeeinflußten Sprachentwicklung ist es an die *Gebärde*, an Mimik, Pantomimik und an die Aktion der Handlungen gebunden. Damit ist die Kommunikation aber nur in einer solchen Gruppe möglich, die diese Zeichen auch als Kommunikationsmittel gebraucht. Seit den Anfängen der Gehörlosenbildung wird um die Verwendung der Gebärde als Kommunikationsmittel ge-

stritten und diskutiert. Auch gegenwärtig ist diese Diskussion aktuell. (JUSSEN/CLAUSSEN, 1991) Aber obwohl man sich intensiv um die Einbeziehung der Gebärde in die Bildungs- und Erziehungsarbeit von Gehörlosen bemüht, ist es bisher nicht gelungen, zwei grundlegende Mängel dieses Kommunikationsmittels zu überwinden:
– sie in Form von *schriftlichen, allgemein lesbaren Zeichen* fixierbar zu machen und damit den Anschluß an die Kulturschätze der Gesellschaft zu erreichen (wie es beispielsweise mit der Punktschrift für Blinde möglich ist) und
– sie zu einem in der Gesellschaft *allgemein gebrauchten* Kommunikationsmittel zu entwickeln.

Mit Hilfe der Gebärde ist die Kommunikation immer nur in einem ausgewählten Personenkreis der Gesellschaft möglich, der diese Art von Gebärde beherrscht; denn wenn wir von Gebärde ganz allgemein sprechen, müssen wir bedenken, daß die Gebärde, ebenso wie die Lautsprache, an die Konvention gebunden ist. Es gibt viele *konkrete Gebärdensprachen*, so wie es auch viele Lautsprachen gibt, unter denen das Deutsche eine ist. Der Weg über die Gebärdensprache führt in die Gruppenisolierung und widerspricht damit dem humanistischen Ziel, Hörgeschädigte zur Kommunikation mit jedem Mitglied der Gesellschaft zu befähigen.

8.4.2 Andersartigkeit des sprachfunktionalen Systems bei Gehörlosen

Um die Isolierung von der Gesellschaft und von deren Geschichte zu überwinden, ist es notwendig, beim Gehörlosen durch Bildung und Erziehung ein an die Lautsprache und deren abgeleitete Zweitform, die Schrift, gebundenes sprachfunktionales System aufzubauen. Das muß als systematischer Lernvorgang geschehen; dieser ist deshalb besonders erschwert, weil das Glied für die Aufnahme, die Kontrolle und die Angleichung der akustischen Form der Lautsprache, der *auditive Analysator*, vollkommen oder in einem so hohen Maße geschädigt ist, daß die normale Entwicklung ausbleibt. Mit der Störung des auditiven Analysators fällt nicht nur das Eingangsglied für die Perzeption aus, sondern auch das Glied für die Kontrolle der selbsterzeugten Klangprodukte und – vielleicht das Wichtigste – das Glied, durch das die *Angleichung* des eigenerzeugten Klangproduktes an ein gesellschaftlich gegebenen Vorbild erfolgt. Man kann weiterhin zeigen, daß sich diese Störungen des Eingangsgliedes durch alle weiteren Glieder des sprachfunktionalen Systems hindurchziehen. Der Gehörlose verfügt nicht über die notwendigen Fertigkeiten, ein lautsprachliches Zeichen *in seine Bestandteile zu zerlegen*, und auch nicht über die Fähigkeit, zu dem Analyseprodukt den mit der Klangstruktur verbundenen Inhalt aus dem Gedächtnis zuzuordnen. Dies erkannt zu haben, ist das große Verdienst BÁRCZIS (1934), der für die zentrale Unentwickeltheit den Ausdruck »*hirntaub*« geprägt hat (KROISS, 1937). Selbst wenn durch eine Hörhilfe die auditive Perzeption lautsprachlicher Signale erstmals möglich wird, ist doch das Sprachverstehen noch nicht möglich, weil die Fertigkeiten zur Zerlegung des Gehörten in seine Bestandteile und die Fähigkeiten zur Sinnentnahme noch nicht ausgebildet sind. Sie müssen über den schmalen Zugang eines – auch mit Gerät – eingeschränkten Frequenzbandes systematisch erlernt werden.

Wenn im Gedächtnis die Klangvorstellungen fehlen, so stehen sie auch nicht als *Leitbilder für die Produktion* zur Verfügung: In der lautsprachlichen Produktion – selbst wenn diese bei einem ausgebildeten Gehörlosen gut entwickelt ist – fehlen weitgehend emotional-expressive Elemente. Auch in den Gliedern für die Koordination und die Kontrolle fehlen alle Merkmale, die eine Steuerung, von Klangmerkmalen ausgehend, bedingen und die damit die Unterordnung einzelner Organbewegungen unter das Gesamtklangprodukt bewirken.

Vor allem aber – und das scheint besonders wichtig – fehlen akustische Merkmale in dem Glied des sprachfunktionalen Systems, das den *emotionalen Gehalt* lautsprachlicher Zeichen aufnimmt, bewertet und das Kommunikationsbedürfnis auslöst; die Anregung, *sich kommunikativ zu verhalten*, ist schon beim normalen Kleinkind sehr stark emotional fundiert. Da unter normalen Bedingungen die Lautsprache immer neben den rationalen auch emotionale Merkmale enthält, entsteht gerade durch die Emotionen viel stärker als durch rationale Überlegung die *Motivation zur Reaktion*. Deshalb erscheint es besonders wichtig, für gehörlose Kinder in der Phase der Sprachentwicklung solche emotional betonten Situationen zu schaffen, in denen auch für sie eine echte Motivation zum Sprechen vorhanden ist.

8.4.3 Mechanismen der Kompensation

Gerade wegen der Bedeutsamkeit des auditiven Analysators, des Eingangs-, Kontroll- und Angleichungsgliedes für die akustische Form sprachlicher Zeichen, ist beim Gehörlosen die Ausnutzung jeder Art von Aktivierungs- und Kompensationsmechanismen notwendig. Unter ihnen steht das *Restgehör* an erster Stelle. Je besser in der Hörerziehung erreicht werden kann, daß Spuren oder Teile auditiver

Eindrücke im sprachfunktionalen System verankert werden, desto mehr wird das sprachfunktionale System des Hörgeschädigten dem der Normalsinnigen angenähert, auch in bezug auf die Möglichkeit, Kontroll- und Angleichungsmechanismen zu entwickeln.
Da aber selbst bei Ausnutzung aller Hörreste und unter Verwendung moderner elektroakustischer Geräte keine dem Normalen entsprechende Entwicklung des sprachfunktionalen Systems erreicht werden kann, müssen *zusätzliche Möglichkeiten* ausgenutzt bzw. geschaffen und eingesetzt werden.
Die erste Möglichkeit bietet die Lautsprache selbst, die nicht nur auditiv, sondern auch *visuell* aufgefaßt werden kann. Dieser zweite Perzeptionsweg ist als *Absehen* bekannt. Die auf Hören und Absehen beruhende *bisensorische Sprachperzeption* wird auch in den Schulen für Hörgeschädigte angewandt, wobei im Prinzip bei den Gehörlosen die visuelle, bei Schwerhörigen die auditive Komponente überwiegt und als die führende eingesetzt wird (LINDNER, 1992, S. 297).
»Die auf bisensorischer Sprachwahrnehmung beruhende Nachahmung gewährleistet jedoch nicht die genaue Wiedergabe der phonetischen, der Laut- und Silbenstruktur der Wörter, wenn auch das natürliche Sprechtempo und die Rhythmik erlernt werden. Das ist besonders der Fall, wenn das Kind nur über geringe Hörreste verfügt.« (RAU, 1978, S. 13) Diese bekannte Tatsache liegt darin begründet, daß nur dort eine ausreichende *Basis für die Nachahmung* vorhanden ist und ausgenutzt werden kann, wo die einzelnen Bestandteile der Lautsprache über den auditiven Kontrollkreis rückgekoppelt und damit an ein Vorbild angeglichen werden können. Da die akustische Struktur der Lautsprache sich in mehrere Ebenen (intonatorisch, silbisch, lautlich) aufgliedern läßt, kann geschlußfolgert werden, daß für die intonatorischen Merkmale der Dynamik, des zeitlichen Verlaufs und die Rhythmik bereits dann eine Rückkopplung zu erreichen ist, wenn die Vollständigkeit für das Gesamtklangbild, vor allem mit seinen differenzierten lautlichen Einzelheiten, durch die die Klangstrukturen charakterisiert werden, fehlt.
Gerade aus dieser Erkenntnis und aus dem Grunde, daß die moderne Technik zwar viel, doch nicht alles vermag (MOOSER, 1986, S. 72), werden zusätzliche Mittel in den Prozeß der Entwicklung von kommunikativen und Sprechfertigkeiten bei Gehörlosen einbezogen. Unter diesen sind *mechanische Hilfsmittel* und der Einsatz des *Spiegels* besonders zu nennen.

8.4.4 Mechanische Hilfsmittel

Bei den mechanischen Hilfsmitteln kann man grundsätzlich zwei Gruppen unterscheiden: Solche, die sich auf die taktile Ausnutzung des beim Sprechen entstehenden *Luftstromes* stützen, der nach Richtung, Stärke, Bündelung und Temperatur differenziert werden kann, aber eben nur begrenzte Reichweite hat. Bei den anderen Hilfsmitteln wird der Luftstrom in einen *sichtbaren Effekt umgesetzt*. Hier soll aber nicht auf die einzelnen Formen eingegangen werden, die vom Papierstreifen über leichtbewegliche Geräte bis zur Ausnutzung der Hand als Perzeptionsorgan reichen. Das ist an anderer Stelle gut, ausführlich, differenziert und lautbezogen geschehen (WEINERT, 1982). Hier soll nur auf das Grundsätzliche zum Einsatz solcher Hilfsmittel hingewiesen werden, die allesamt darauf abzielen, daß der Schüler mit dem Hilfsmittel die Möglichkeit einer *zeitweiligen Kontrolle* des von ihm erzeugten Effektes erhält und durch den Vergleich von Eigen- und Fremdprodukt in die Lage versetzt wird, sein eigenes Produkt an ein gegebenes (wenn auch nicht immer akzeptiertes, weil nicht emotional unterbautes) Vorbild anzupassen.

Grundsätzlich kann auch zu diesen Hilfsmitteln gesagt werden, daß sie nur in einer bestimmten, *zeitlich begrenzten Situation*, hauptsächlich während des Unterrichts, zur Verfügung stehen und dazu verhelfen können, einen stabilen motorisch-taktilen Kontrollkreis aufzubauen, der dann in der Anwendungsphase das Sprechen steuert. Das bedeutet aber, daß in der Anwendungsphase, dort wo das *Bedürfnis zu sprechen* echt motiviert ist, ein solcher Rückkopplungs- und Angleichungsmechanismus *nicht* zur Verfügung steht, weil der Schüler in einer solchen Situation auf anderes achtet als auf die motorisch-taktile Kontrolle. Vom Schüler wird also in der Anwendung des Erlernten eine *Transferleistung* verlangt. Trotzdem kann und darf natürlich auf die Anwendung solcher mechanischen Hilfsmittel nicht verzichtet werden.

8.4.5 Rolle des Spiegels

Zu ähnlichen Konsequenzen führen auch die Anwendungen des Spiegels. Auch bei ihm ist die Anwendung nur zeitweilig möglich; auch bei ihm wird ein zeitweilig vorhandener Rückkopplungs- und Angleichungsmechanismus geschaffen, der die Grundlage zu einer Ergänzung der ständig vorhandenen kinästhetisch-motorischen Rückkopplung darstellt. Nicht alle Sprechbewegungen können im Spiegel beobachtet werden, im Gegenteil, es sind nur wenige: die Bewegungen von Unterkiefer, Lippen, Zungenspitze und eventuell des vorderen Zungenrückens. Die ebenfalls sichtbaren Bewegungen des Mundbodens und des Kehlkopfes sind nicht einprägsam, kaum lautgebunden und werden daher traditionell weniger, allenfalls taktil-vibratorisch genutzt.

Die Beobachtungen der *eigenen Sprechbewegungen* im Spiegel schaffen beim Schüler Beziehungen zum Absehbild. Und da das Absehbild ständig im Unterricht und auch darüber hinaus häufig eingesetzt wird, werden dadurch vielfältige, wenn auch mitunter unvollständige Erinnerungen geweckt und auch Beziehungen zum kinästhetischmotorischen Kontrollkreis wachgerufen. Im Zusammenwirken dieser Kräfte entstehen beim Schüler leicht *Übertreibungen* der sichtbaren Bewegungen, vor allem des Unterkiefers, was dazu führt, daß diese Bewegungen zu groß und mit mehr Aufwand an Kraft und Zeit ausgeführt werden als notwendig ist. In der Vergröberung dieser Tendenzen kann dies zu einer Disproportion des gesamten Sprechbewegungsablaufs führen.

8.4.6 Zielstellung der Sprecherziehung bei Gehörlosen

Ziel der Bildung und Erziehung Gehörloser ist es, sie für die Kommunikation mit jedem Partner zu befähigen, damit sie für ein integriertes und aktives Leben in der Gesellschaft vorbereitet sind. Nur durch die Beherrschung der Lautsprache in Perzeption und Produktion ist dieses Ziel zu erreichen. Deshalb muß die Entwicklung von Sprechfertigkeiten darauf ausgerichtet sein, daß die Gehörlosen nicht nur sprechen, sondern vor allem *eigene Gedanken* entwickeln, formulieren und in einer solchen Form *mitteilen* können, daß sie verstanden werden. Dazu ist es sicher nötig, daß sie die notwendigen sprechtechnischen Fertigkeiten besitzen. Und dies setzt voraus, daß das Sprechen als beherrschter und anwendbarer Automatismus vorhanden ist.
Es ist aber ebenso notwendig, daß wir bei ihnen die geeignete *Motivation zur Mitteilung* eigener Gedanken, Gefühle und Wünsche entwickeln. Das wiederum setzt voraus, daß die Entwicklung von Sprechfertigkeiten, die gewiß viel Übung als Voraussetzung für die Automatisierung verlangt, über die Stufe der Übung hinausgeht und zur *Stufe der Anwendung* gelangt. Dazu ist es notwendig, Situationen zu schaffen, in denen der gesamte produktive Abschnitt des sprachfunktionalen Systems – von der Motivation und der Absicht zur Kommunikation bis zur automatisierten Beherrschung der zur Realisierung notwendigen Vollzüge – aktiv gefordert wird. In diesen Übungen muß erreicht werden, daß die Schüler nicht nur sprechen (gewiß, dies ist

kontrollierbar), sondern auch vor allem, daß sie sprechen *wollen* und daß ihnen dann für eine solche Situation die sprachlichen Mittel (in der Form automatisiert beherrschten Stoffes) zur Verfügung stehen, dieses Wollen *auch zu verwirklichen*. Das bedeutet, sie müssen das Ganze so gut ausdrücken und aussprechen, daß sie auch verstanden werden. Dann kommt aus dem sozial-kommunikativen Rückkopplungskreis die Bestätigung. Nur so können *Erfolgserlebnisse* in der lautsprachlichen Kommunikation geschaffen werden, ob in der Schule oder im Heim oder im Elternhaus, ob im Unterricht oder in der tagtäglich wiederkehrenden Routine des Tagesablaufs. Wichtig ist in erster Linie, daß solche Aufgaben gestellt werden, die für das gehörlose Kind erfüllbar sind und die bei erfolgreicher Bewältigung auch die gebührende Anerkennung finden.

8.5 Erscheinungsbild bei Schwerhörigen

8.5.1 Unvollkommenes Eingangsglied des sprachfunktionalen Systems

Wenn eine Schwerhörigkeit vorliegt, dann empfängt der Patient ein unvollständiges, in der Intensität vermindertes, also leises, teilweise aber auch entstelltes und *klanglich verändertes* Abbild der akustischen Signale. Die Störungsmöglichkeit überspannt einen weiten Spielraum, der auf der einen Seite bis an die Normalität und auf der anderen bis an die Gehörlosigkeit heranreicht. Deshalb ist es dringend erforderlich, auf eine genaue audiologisch-audiometrische Untersuchung zu drängen, damit die Schwerhörigkeit *in ihrer Eigenart* näher bestimmt werden kann und die Auswirkungen in bezug auf Intensitätsminderung und Qualitätsveränderung eingeschätzt werden können.
Je nachdem, wie das Störungsbild im einzelnen beschaffen ist, kann aber festgestellt werden, daß ein schwerhöriges Kind, wenn auch unvollkommen, hört und diese unvollkommen perzipierten akustischen Signale *für die Kommunikation verwendet.*. Es hat auf der Basis dieser unvollkommen widergespiegelten Signale ein sprachfunktionales System aufgebaut, mit dem es die Kommunikation mit seiner Umgebung bewältigt. Es verwendet dazu im wesentlichen die lautsprachlichen Zeichen in der gleichen Struktur, wie es sie wahrnimmt.
Da das gesamte sprachfunktionale System auf dieser unvollkommenen Perzeption aufgebaut ist, finden sich auch im Sprechen die gleichen Unvollkommenheiten wieder. Bei leichter Schwerhörigkeit, mit der weiter keine Klangentstellungen verbunden sind, werden die *End-*

silben, die in der Kommunikation leiser als die betonten gesprochen werden, und die oft im Störlärm untergehen, gestammelt und vielfach nicht richtig angewendet, was zu einem *agrammatischen Sprechen* führt (SEEMAN, 1959, S. 271).
Bei der Diskantschwerhörigkeit, wo Klangentstellungen dominieren, die vor allem auf den Ausfällen im oberen Frequenzbereich beruhen, sind vor allem die *Zischlaute undifferenziert* und klangentstellt.
Wenn die qualitative Veränderung der akustischen Signale, die man auch als *Fehlhörigkeit* bezeichnet, in den Vokalbereich hineinreicht, dann sind vor allem die Klänge der hellen Vokale betroffen und in ihrem Klang verschattet, manchmal sogar mangelhaft differenziert, was sich vor allem auf die Vokale auswirkt, die sich im Absehbild nicht unterscheiden: *u* und *ü* sowie *o* und *ö*. Das Bild der sprachlichen Störungen ist so unterschiedlich, wie auch die Störung unterschiedlich sein kann. In den meisten Fällen ergibt sich jedoch eine recht gute Korrespondenz.
Das Wichtigste aber ist, daß der Schwerhörige, mit welcher Art der Hörstörung auch immer, über ein für die lautsprachliche Kommunikation geeignetes sprachfunktionales System verfügt und dieses *im sozial-kommunikativen Kontakt auch einsetzen* kann. Er besitzt damit auch im Prinzip die wichtigsten Strategien zur Bewältigung der Kommunikation.

8.5.2 Apparative Korrektur der auditiven Perzeption

Mit elektronischen Hörgeräten kann das Hörvermögen des Schwerhörigen verbessert und an das normale Hörvermögen angenähert werden. Damit werden ihm Einzelheiten des akustischen Signals wahrnehmbar.
Die Grundlage für die Therapie sollte also damit beginnen, dem schwerhörigen Kind die *Möglichkeiten einer vollkommeneren Perzeption* zu erschließen, die auch darin besteht, ihm die suprasegmentalen Strukturen lautsprachlicher Zeichen bewußt zu machen, die ihm bisher eventuell auch schon zugänglich waren, die aber oft übersehen werden, weil bei den meisten Erwachsenen, auch den Lehrern, das Blickfeld zu sehr auf die Erkennung allein von klanglich-phonematischen Strukturen eingeschränkt ist. Vielfach wird in der komplizierten, komplexen akustischen Struktur lautsprachlicher Zeichen nur die Lautfolge beachtet. Die akustische Struktur enthält aber viel mehr Merkmale, die für die Entwicklung eines detailreichen sprachfunktionalen Systems verwendet werden können.

8.5.2.1 Hörerziehung

An die erste Stelle der Therapie muß eine Hörerziehung gesetzt werden, durch die die unvollkommenen Höreindrücke mit Einzelheiten ausgefüllt und differenziert werden. Lautsprachliche Zeichen haben nicht nur eine Lautfolge-, sondern auch eine rhythmische Struktur. Mit der Änderung des Rhythmus ist mitunter auch eine Veränderung der Bedeutung verbunden (z. B. *wiederholen – wieder holen*). Durch das Hinlenken auf solche rhythmischen, relativ leicht und für einen Schwerhörigen gut erfaßbaren dynamischen Merkmale lautsprachlicher Zeichen muß die *Sensibilisierung für feinere dynamische Unterschiede* geweckt werden.

Das hat später auch Bedeutung für die Erkennung von Akzenten im Satz oder die Unterscheidung von Haupt- und Nebenakzent. Auch für die Perzeption geringer melodischer Unterschiede und Verläufe reicht die Hörfähigkeit Schwerhöriger oft aus. Damit kann die Aufmerksamkeit auf den durch die *Sprechmelodie* gekennzeichneten Schwerpunkt des Satzes sowie ihre Rolle bei der Formierung syntaktischer Strukturen gelenkt werden.

Erst nachdem Dynamik, zeitlicher Ablauf und Melodie ins Bewußtsein gerückt worden sind, sollte die Klangdifferenzierung einbezogen werden. Dabei ist die Erkennung sprachlicher Strukturen, vor allem in den *unbetonten Silben* und an der Peripherie von Syntagmen und Sätzen, bei Schwerhörigen eingeschränkt, wie übrigens in der Alltagssituation beim Normalhörenden auch oft. Aber der Normalhörende braucht in einer solchen Situation den vollständigen Eindruck auch nicht. Für ihn genügen *Andeutungen*, aus denen er das vollständige Klangbild *rekonstruiert*. Der Unterschied liegt darin, daß der Normalhörende aus Situationen, wo das lautsprachliche Zeichen uneingeschränkt aufzufassen war, über ein *vollständiges Erinnerungsbild* verfügt, der Schwerhörige aber nicht. Das Ziel muß es also sein, ihm auf einem anderen Weg die Vollständigkeit aufzuzeigen und sie mit den erfaßbaren Andeutungen zu verbinden. Dazu wird dann noch mehr zu sagen sein, wenn über die Kompensationsverfahren, die das Absehen und die Schrift einbeziehen, gesprochen wird.

8.5.2.2 Entwicklung der Selbstkontrolle

Wenn der Schwerhörige gelernt hat, neben den klanglichen auch auf dynamische, zeitliche und melodische Nuancen zu achten, ist es Zeit, auch seine *Fähigkeiten zur Selbstkontrolle* zu aktivieren. Für diese ist die audiometrische Aussage aus der Lage der *Knochenleitung* abzuleiten (LINDNER, 1992, Kap. 6.3.5.). Wenn er gelernt hat, die rhythmisch-dynamisch-melodischen Merkmale auch in das eigene Sprechen zu übernehmen, dann ist der weitere Schritt angezeigt, daß nicht alle Varianten eingeübt werden müssen, sondern daß die *Selbstangleichung* an ein Vorbild erfolgt. Das allerdings setzt voraus, daß er solche *Vorbilder* in seiner Umgebung auch *vorfindet*. Die Sprechweise muß dann reich an rhythmischer Differenzierung, gut in der zeitlichen Abstufung, exakt in der Melodieführung, und noch dazu vollständig in der lautlichen Ausprägung sein. Wenn ein ungeschulter Lehrer dies versucht, wird sein Sprechen oft unnatürlich, und der aktuelle Situationsbezug geht verloren. Aber durch ein gutes Vorbild kann in dieser Stufe beim Schwerhörigen viel erreicht werden, vor allem, wenn das Vorbildmaterial in seinem Umfang auf das Wesentliche beschränkt wird. Was der Schwerhörige durch Selbstangleichung im Kommunikationsprozeß erreicht, braucht nicht mühsam angebildet zu werden.

Eine abschließende Aufgabe, die von der Perzeption ausgehend geleistet werden muß, ist die *Einspeicherung* der vollständigen Perzeptionsvarianten ins Gedächtnis. Mit einer Hörerziehung, die ihren Schwerpunkt auf die oft wenig beachteten Details der lautsprachlichen Zeichen lenkt, die für einen Schwerhörigen doch noch wahrnehmbar sind, läßt sich viel auf dem natürlichen Weg, wenn auch nicht alles erreichen; denn die grundlegenden Mängel des Hörens, vor allem bei den *intensitätsschwachen Stellen* der Rede und den nicht ausgleichbaren Entstellungen sprachlicher Klänge lassen sich auf diesem Wege nicht korrigieren.

8.5.3 Kompensationsverfahren durch Absehen

Deshalb besteht die Notwendigkeit, *Kompensationsverfahren* einzubeziehen. Dazu sind das Absehen und die Schrift gut geeignet. Die Sprechbewegungen, auf die sich das Absehen stützen kann, entstehen immer, wenn gesprochen wird. Aber es sind nur wenige Organe, deren Bewegungen verfolgt werden können: Unterkiefer, Lippen, Zungenspitze und der vordere Zungenrücken. Wichtige Merkmale des Sprechens sind visuell nicht zu erfassen: Stimmhaftigkeit, Bewegungen des mittleren oder hinteren Zungenrückens und des Gaumensegels. Für den Schwerhörigen ist es aber von Vorteil, daß sich der unvollständige Höreindruck und das durch das Absehen vermittelte unvollkommene Abbild der Sprechbewegungen *wechselseitig gut ergänzen*. Durch das Absehbild werden Lücken, die der Höreindruck noch läßt, ausgeglichen, und der – noch so unvollkommene – Höreindruck liefert wichtige Zusatzinformationen zum Absehbild, vor allem in bezug auf die

Stimmhaftigkeit und die Vokaldauer. Ob ein Vokal lang oder kurz ist, läßt sich allein aus dem Absehbild wegen der *Koartikulationseffekte* nicht entnehmen.

Ziel der Übungen ist es, zu einer Form der Sprachperzeption zu kommen, wo Hören und Absehen zu einer Einheit verbunden sind. Das ist nur dann möglich, wenn Hören und Absehen auf automatisierten und *miteinander koordinierten* Prozessen beruhen. Diese Form bezeichnet man als *bisensorische Sprachperzeption*.

8.5.4 Nutzung der Schrift

Auch die Schrift muß bei Schwerhörigen systematisch in die sprachlichen Leistungen einbezogen werden. Die wesentlichen Unterschiede zwischen Laut- und Schriftsprache wurden schon dargestellt und auch die Vorteile, die beide Kommunikationsmittel auszeichnen (Kap. 3.2). Bei Schwerhörigen ist die Schrift vor allem dadurch von hohem Nutzen, weil das *Schriftbild stets vollständig* ist und auch die Teile der Rede, die er nur unvollkommen wahrnimmt, die Endsilben, die unbetonten Stellen der Rede und die Zischlaute, immer uneingeschränkt ausweist. Das ist ein Vorteil, der in der Beständigkeit des Schriftbildes liegt und systematisch ausgenutzt werden muß.

Die Nachteile, die auf der anderen Seite das Schriftbild hat, können durch den Höreindruck ergänzt werden: Daß im Schriftbild keine Differenzierung zwischen betonten und unbetonten Silben stattfindet, daß die durch die Intonation ausgedrückten syntaktischen Strukturen nivelliert werden, daß der gesamte emotionale Ausdruck im Schriftbild wegfällt.

Wenn akustischer Eindruck und Schriftbild noch wenig miteinander verbunden sind, sollte bei der Neueinführung von Wörtern und Syntagmen darauf geachtet werden, daß die Schriftbilder mit *Hilfszeichen* versehen sind. Dann prägt sich zusammen mit dem Schriftbild auch dessen rhythmische Struktur, wenigstens versehen mit der dynamischen Komponente, ein.

Leichter ist es, wenn Sprache, die bereits auditiv beherrscht wird, durch das Schriftbild ergänzt und damit *vervollständigt* wird. Aus diesem Grunde sollte im Schriftbild nicht nur das angeboten und verwendet werden, was für den Normalsinnigen eigentlich die Schriftsprache ausmacht: Die Darstellung, der Bericht, die Mitteilung. Vielmehr sollte, abweichend vom normalen Gebrauch, auch die *Aktions- und Alltagssprache* in die Schriftform umgesetzt werden. Es sollten Gespräche, die unter normalen Bedingungen rein lautsprachlich ablaufen, durch die naturgetreue schriftliche Aufzeichnung ergänzt werden. Das erweitert die Möglichkeiten der Einspeicherung und die Vervollkommnung der Gedächtniseindrücke, die dann im aktuellen Gespräch, wenn die schriftliche Komponente nicht mehr vorhanden ist, die Grundlage für die *Ergänzung* des unvollständig Perzipierten bilden können.

8.5.5 Integration der Hilfen

Die drei Repräsentationsformen für die Darstellung sprachlicher Zeichen: Höreindruck, Absehbild und Schriftbild sollten durch eine intensive Übungsphase zu einer *automatisiert beherrschten Ganzheit* verbunden werden, so daß auf jeder Stufe und in jedem Glied des sprachfunktionalen Systems der Übergang von der einen Repräsentationsform zu jeder anderen möglich ist, so wie es beim Normalsinnigen zwischen lautlicher Form und Schriftbild auch der Fall ist.
Mit der Aktivierung natürlicher Perzeptionsleistungen kann bei Schwerhörigen viel erreicht und das sprachfunktionale System weiterentwickelt werden. Doch reicht es nicht aus, um sämtliche Sprechfehler zu beseitigen.
Man kann davon ausgehen, daß die Schwerhörigen durch das Absehen die Bewegungen von Unterkiefer, Lippen und Zungenspitze sicher beherrschen und daß sie auch die Stimmhaftigkeit im rechten Moment hinzufügen bzw. weglassen können. Die Bewegung des Zungenrückens wird davon bestimmt, inwieweit sie in der Lage sind, die erzeugten vokalischen Klänge nachzuahmen. Damit beherrschen sie in den meisten Fällen die *komplizierten Verlagerungen der Zungenmasse* von vorn nach hinten und umgekehrt.
Schwierigkeiten bereiten die Bewegungen des vorderen und mittleren Zungenrückens, die bei hohem und differenziertem Annäherungsgrad an den Gaumen die *Zischlaute* entstehen lassen; zu den für Schwerhörige schwierigsten Bewegungen zählen, weil sie sowohl der visuellen als auch der auditiven Selbstkontrolle entzogen sind, die Bewegungen, durch die die Zischlaute sowohl isoliert als auch besonders in Verbindung mit den Verschlußlauten *t* und *k* produziert werden.
Hierbei ist es notwendig, den *Bewegungsablauf systematisch anzubilden*, zunächst von einfachen Ausgangslagen aus, später von komplizierteren und dies unter Stabilisierung der Bewegungen durch die Kontrollkreise, um sie in das sprachfunktionale System einzufügen. Dazu genügt es nicht, daß die Schüler die Übungen unter Kontrolle einwandfrei ausführen, sondern diese Übungen sind so lange fortzusetzen, bis sie auch in der Spontansprache anwendungsfähig sind.

8.6 Störungen der Sprechfertigkeiten bei geistig Behinderten

8.6.1 Vorhandene Potenzen des sprachfunktionalen Systems

Bei geistig Behinderten wird zumeist die Störung erst dann erkannt, wenn sprachliche Forderungen gestellt werden, die mit hohen *Abstraktionsleistungen* verbunden sind. Und diese sind wiederum mit sprachinhaltlichen Voraussetzungen verbunden, die von den Kindern nicht erbracht werden. Dies ist ein Ausdruck dessen, daß höhere Denkleistungen an die Sprachbeherrschung gebunden sind.

Ganz nebenbei wird dabei aber auch festgestellt, daß die Sprechweise der geistig Behinderten Mängel aufweist, und um diese, mehr im Hintergrund verborgenen Eigenarten soll es hauptsächlich in diesem Kapitel gehen, wobei natürlich die Beziehungen zur inhaltlich-abstrakten Seite des Sprachgebrauchs immer hergestellt werden müssen.

Zunächst aber kann festgestellt werden, daß sich bei geistig Behinderten *auf natürlichem Wege* ein sprachfunktionales System ausbildet. Dadurch sind sie in der Lage, mit ihrer Umgebung in einen kommunikativ-sozialen Kontakt zu treten, und sie verwenden dazu die Lautsprache. Sie beherrschen die *wesentlichen Funktionen*, die dazugehören: Sie können im Prinzip Lautsprache auditiv auffassen, verstehen, verarbeiten und umsetzen; sie können ihre Gedanken konzeptionell fassen, zur Formulierung umsetzen, wenn auch mit Mängeln, und können dieses innersprachliche Konzept sprechmotorisch realisieren; und sie haben sowohl einen für die sprachliche Kommunikation notwendigen Gedächtnisbesitz aufgebaut als auch die zugehörigen Kontrollkreise entwickelt. Das ist viel.

Die Mängel, die dabei im einzelnen auftreten und die eine dem Normalen entsprechende Funktionsweise nicht erreichen lassen, werden oft überbetont. Man sollte aber besser davon ausgehen, daß geistig Behinderte in der Lage sind, mit Hilfe der Lautsprache *Kommunikation zu treiben*, wenn auch manchmal mit Mängeln, daß sie aber die strategischen Regeln der Kommunikation beherrschen: Lautsprache anzuwenden, wenn der andere da ist, die Situation in die Kommunikation einzubeziehen (indem man zeigt, was man nicht bezeichnen kann), daß auch mit abgewendetem Gesicht gesprochen werden kann und daß die Lautsprache über ein reichhaltiges Inventar *an emotionalen Ausdrucksmitteln* verfügt.

Leider werden oft diese vorhandenen Potenzen beiseite gerückt, wenn die Mängel von geistig Behinderten erörtert werden, und das Augenmerk wird zu einseitig auf die Mängel in den Abstraktionsleistungen gelenkt, vielleicht auch, weil der Versuch, auf dem Weg über die Abstraktion eine Verbesserung der Sprechleistungen zu erreichen, nicht immer erfolgreich ist.

8.6.2 Mängel in der Sprechweise geistig Behinderter

Die Mängel, die in der Sprechweise auffallen, sind erst auf den zweiten Blick zu erkennen, weil zunächst die Mängel der Diktion, der ungenügenden Beherrschung grammatischer Regeln und des Wortschatzes im Vordergrund stehen. Wenn aber die Sprechweise gezielt betrachtet wird, so fällt auf, daß die Laute wohl erkennbar gebildet werden, daß aber vor allem den Konsonanten die *Exaktheit* und die *Deutlichkeit* fehlt. Man kann sie als ungenaue, undifferenzierte Ausführung der Sprechbewegungen charakterisieren.

Die gesamte lautsprachliche Kommunikation, so wie sie von den Normalsinnigen gepflegt wird, ist an ein *hohes Tempo* gebunden, das sowohl bei der Produktion, dem sich der Perzipient anpassen muß, als auch bei der Perzeption gefordert wird. Dieses Tempo schöpft die Möglichkeiten der Leistungsfähigkeit der menschlichen Sprechorgane bis an die Grenzen aus.

Wenn jemand, wie der geistig Behinderte, dieses hohe Tempo nicht mitgehen kann, weil er für die geistigen Prozesse, die dahinter stehen und im Verborgenen bleiben, mehr Zeit braucht, dann entstehen solche Auffälligkeiten, die sich manchmal auch darin äußern, daß der geistig Behinderte von sich aus das Sprechtempo reduziert.

Eine ähnliche Form der *unexakten Ausführung der Bewegungen* findet sich auch im Sprechen Nichtbehinderter. Wenn man schnell sprechen möchte, so werden nur einzelne Stellen der Rede exakt ausgeführt, vornehmlich diejenigen, die informationsträchtig sind; es sind die Satz- und Wortakzente. Die anderen Teile der Rede sind aber durch Bewegungen gekennzeichnet, die nur *angedeutet* sind; die artikulatorischen Bewegungen werden angefangen, aber schon auf dem Wege zum Höhepunkt abgebrochen und zu einem neuen Bewegungsziel umgelenkt. Dadurch ergeben sich natürlich Unexaktheiten in der Artikulation, Zusammenziehungen, teilweise auch ungewöhnliche Lautfolgen (*bm*, im Deutschen nicht üblich, wird in *habm* gesprochen, der Kürzungsform von *haben*). Aber weil diese Unexaktheiten nur an ganz bestimmten Stellen der Rede angewendet werden, die vom Gesichtspunkt der Informationsübermittlung her *unwesentlich* sind, haben sie sich im Sprachgebrauch der Umgangssprache etabliert.

8.6.3 Das Tempo als Zentralfaktor der Störungen

Wenn ein geistig Behinderter die normale Umgangssprache auffassen soll, ist er stets mit dem *hohen Sprechtempo konfrontiert.* Die Leistung beim Hören von Sprache ist ja noch dadurch kompliziert, daß nicht nur das hohe Tempo bei der Diskrimination der Lautfolge zu meistern ist, sondern daß die Lauterkennung erst dann möglich wird, wenn der Nutzschall der Sprache auditiv vom *Störschall aus der Umgebung* getrennt worden ist. Im Leben des Alltags ist die Sprachperzeption fast ausschließlich von Störschall begleitet, und die Trennung ist eine Leistung, die das Richtungshören und den entwickelten Automatismus der zentralen richtungsabhängigen Störschallunterdrückung voraussetzt. Es kann angenommen werden, daß diese zentrale Leistung als Voraussetzung für die Zerlegung des Signals und die Lauterkennung bei geistig Behinderten nicht in einem dem normalen Tempo vergleichbaren Maße vorhanden ist und daß deshalb schon die *Lauterkennung ungenau* erfolgt.

Jeder Sprecher erzeugt die Lautsprache mit seinen individuellen Sprechorganen und zwangsläufig auch mit seinen individuellen klanglichen Eigenarten. Deshalb muß bei der Lauterkennung der *Individualanteil abgetrennt* werden. Deshalb ist Lauterkennung eine besondere Form der *Extraktion von Invarianzmerkmalen.* Diese kommt beim geistig Behinderten als eine weitere zentrale Leistung mit besonderer Schwierigkeit noch hinzu.

8.6.4 Aktivierung von Gedächtnisbesitz

Hören und Erkennen von Sprache sind normalerweise an einen sehr großen *Gedächtnisbesitz* gebunden. Beim geistig Behinderten ist ein Gedächtnisbesitz zwar auch vorhanden, aber er ist gering, und vor allem ist seine Aktualisierung für die Deutung der Zeichen verlangsamt.

Für alle zentralen Prozesse des sprachfunktionalen Systems ist eine Gedächtnisleistung notwendig. Gewiß hat das Gedächtnis die Aufgabe, daß ein erworbener Besitz *bewahrt* wird. Bei der Kommunikation besteht aber die Aufgabe des Gedächtnisbesitzes auch oder sogar vorwiegend darin, daß dieser Besitz genau in dem Moment, wo er gebraucht wird, *zur Verfügung steht.* Beim geistig Behinderten hat es den Anschein, daß diese Bereitstellung mit zu viel Zeitverzögerung erfolgt, so daß nicht alle Einzelheiten zur Verfügung sind, wenn sie gebraucht werden.

Auch bei der Einspeicherung scheint das Gedächtnis überfordert, so daß nur allgemeine und nicht spezifische Merkmale die Aufnahme ins

Gedächtnis finden. Interessant erscheint der Umstand, daß *starke Emotionalität* die Überführung von Eindrücken ins Langzeitgedächtnis erheblich *fördern* kann. Da viele Situationen der Kommunikation nicht besonders emotional betont erfolgen, ist dabei die Einspeicherung ins Langzeitgedächtnis von geringer Effizienz.
Auf diese Weise lassen sich im Prinzip auch die vordergründigen Auffälligkeiten der Sprache von geistig Behinderten gut erklären: Geringer Wortschatz, ungenaue Bezeichnung von konkreten Objekten und Handlungen, ungenügende Beherrschung des Umgangs mit abstrakten Begriffen und grammatischen Beziehungen, Mangel an Abstraktion und Transferleistungen.

8.6.5 Mängel der Schriftbeherrschung

Je höhere Abstraktionsleistungen an die Kommunikationsfähigkeit und die Leistungen des sprachfunktionalen Systems gestellt werden, desto größer werden die erkennbaren Defizite beim geistig Behinderten. Das gilt auch im Besonderen für die Verwendung des zweiten Kommunikationsmittels, der *Schrift*, die in unserer Gesellschaft durch bewußtes Lernen und kaum durch den Kommunikationsgebrauch erworben wird. Die Schrift kann im Leben geistig Behinderter eine Rolle spielen, wenn sie zur *Orientierung* oder zur *Befriedigung eigener Bedürfnisse* genutzt wird. Schriftliche Orientierungshilfen sind für geistig Behinderte durchaus nutzbar; denn die Schriftbilder sind festgefügte, visuelle Zeichen, die vor allem ortsgebunden und als *Bestandteil der Umwelt* einen hohen Orientierungswert haben. Man muß nur daran denken, daß die Übertragung schriftlicher Informationen mit Transferleistungen verbunden ist: Übertragung in eine andere Umgebung, in eine andere Schrifttype, von Druck- in Handschrift oder aus dem Fern- in den Nahbereich. Das sind Schwierigkeiten, die zu Hindernissen werden können und über die wir uns oft zu wenig Gedanken machen.

8.6.6 Emotionalität als Brücke zum geistig Behinderten

Je höhere geistige Ansprüche an eine Handlung, auch an die Kommunikationshandlung gestellt werden, vor desto größeren Schwierigkeiten stehen geistig Behinderte. Deshalb ist es gut, sich darauf zu besinnen, daß die Lautsprache eine *doppelte Brücke* zum Partner schlägt, zum einen auf rational-abstrakter, zum andern aber gleichzeitig auf emotionaler Basis; das ist die Brücke, über die auch der erste Kontakt der Mutter zum Kleinkind zustandekommt. Auch wenn wir oft die Absicht haben, nur rational mit der Lautsprache wirken zu wollen, die emotionalen Anteile sind immer dabei; sie sind als untrennbarer Anteil in allen lautsprachlichen Zeichen vorhanden.

Wenn zum geistig Behinderten der Weg über die abstrakt-rationale Brücke der sprachlichen Kommunikation mit Schwierigkeiten belastet ist, sollte der Weg über die *emotionale Zuwendung* um so intensiver genutzt werden. Der geistig Behinderte braucht die emotionale Zuwendung, die auch in der Lautsprache ihren Ausdruck findet, und in ihrer Wirkung ist die Unmittelbarkeit die Basis. Mit den emotionalen Anteilen hat, wie das Kleinkind auch, der geistig Behinderte keine Probleme; die sind unmittelbar verständlich und haben unmittelbare Wirkung.

In der Lautsprache kommen die emotionalen Anteile vor allem in der Sprechmelodie zum Ausdruck; aber sie lassen sich nicht mit Überlegung integrieren. Daher sollten sie in einer echten, herzlichen Zuwendung zum Behinderten ausgedrückt werden, in einer Produktionsform, wo nicht die Sache, die mitgeteilt werden soll, *sondern die Person, zu der gesprochen wird*, im Mittelpunkt der Aufgabe des Sprechers steht. Die Zuwendung sollte ganz persönlich sein, nicht, wie im Vortrag oder oft auch in der Unterhaltung sonst, rein sachbezogen.

8.6.7 Allgemeine Grundsätze für einen Übungsaufbau

Wenn die Vorgänge im sprachfunktionalen System des geistig Behinderten durch ein langsameres Tempo der geistigen Vollzüge gekennzeichnet sind, so lassen sich eine Reihe von Minderleistungen unmittelbar dadurch angehen, daß für ihn, zumindest zeitweise und *speziell für die Erarbeitungsphase* neuer Eindrücke und neuer Fertigkeiten die kommunikative Umwelt diesem *verlangsamten Tempo* angepaßt wird.

Deshalb ist eine Zusprache in verlangsamtem Sprechtempo, zumindest zeitweise und so lange, bis die neuen Grundlagen für die Verarbeitung erarbeitet sind, günstig. Das ist nicht einfach; denn bei verlangsamtem Sprechtempo sind wir geneigt, alle die anderen Merkmale, die die Lautsprache neben der Lautfolge enthält, einzuebnen: Die rhythmisch-dynamische Gliederung wird von den syntagmatischen auf die Silbenstrukturen verlagert, die unbetonten Silben werden zu betonten, die Zahl der Akzente vermehrt. Das Ursprüngliche, Natürliche muß aber bei dieser Verlangsamung *erhalten bleiben*; denn in ihm stecken auch die Emotionen. Es muß alles an der Intonation erhalten bleiben, was die Sinnerfassung des gesamten Ausspruchs er-

möglicht oder erleichtert. Man darf, wenn man verlangsamt spricht, nicht ausschließlich an die Herabsetzung des Sprechtempos, sondern muß an den *Inhalt* denken, der vermittelt werden soll und auch an den Behinderten, dem etwas mitzuteilen ist.
Diese Art der Zusprache zum Behinderten gelingt nicht auf Anhieb. Sie muß vom Pädagogen *erarbeitet* werden. Am geeignetsten sind Übungen, wo sich der Sprecher durch ein Tonbandgerät selbst kontrolliert.
Wenn gleichzeitig damit die Laute, insbesondere die Konsonanten und vor allem die *Konsonantenverbindungen*, deutlich, vielleicht sogar überdeutlich, ausgeformt werden, bestehen wesentlich günstigere Voraussetzungen, daß sie der Behinderte in sein Gedächtnis aufnimmt. Die Bedingungen für die Perzeption können noch wirkungsvoll dadurch verbessert werden, daß die Zusprache unter Bedingungen der *Störschallarmut* stattfindet.
Wie bei Hörgeschädigten auch, sollte die Therapie mit Hörübungen beginnen, ist doch auch beim geistig Behinderten die Sprachperzeption die Basis für den Aufbau und die Weiterentwicklung des sprachfunktionalen Systems mit seinen Rückkopplungskreisen und der Angleichung an das sprachliche Vorbild.

8.7 Störungen der Sprechfertigkeiten bei Stammlern

8.7.1 Differenzierung der Bewegungen beim Sprechen

Die Sprechmotorik wurde bereits als ein sich entwickelnder Differenzierungsprozeß dargestellt. Anfangs, beim Säugling, ist noch nichts von dem Komplex der Feinmotorik vorhanden; es gibt nur die reflektorischen Bewegungen der Sprechorgane, die mit dem Schreien und der Nahrungsaufnahme verbunden sind. Im Laufe der ersten beiden Lebensjahre werden vor allem die arikulatorischen Sprechorgane in komplexe und differenzierte Bewegungskomplexe einbezogen.
Dieser Prozeß der *Differenzierung* zu immer feineren komplexen Bewegungsmustern hört in der Kindheitsperiode eigentlich nie auf, nur daß sich das Tempo seiner Entwicklung abschwächt und den Prozeß verlangsamt. Noch beim Schuleintritt zeigen Kinder manche Ungenauigkeiten im Sprechbewegungsablauf, so daß einzelne Laute, vor allem die mit den schwierigsten Bewegungen, *s* und *sch*, noch mit Fehlern gesprochen werden.
Doch in den meisten Fällen verschwinden diese Fehler im Verlauf des Unterrichts, wenn die Kinder zum *phonematischen Hören* und

zum korrekten Sprechen angehalten werden. Vorbildwirkung und die Plastizität der noch nicht gefestigten Kontrollkreise reichen aus, um den Schritt der noch fehlenden Differenzierung zu vollziehen. Eine solche Beobachtung zeigt, daß die Differenzierung der Feinmotorik des Sprechens ein langwieriger Prozeß ist und zu seiner Vollendung ein ausgewogenes Verhältnis innerer und äußerer Bedingungen bedarf.

8.7.2 Vorhandene Potenzen des sprachfunktionalen Systems

Als Stammler bezeichnet man solche Kinder, die wegen ungenügender Differenzierung der artikulatorischen Sprechbewegungen auch noch im Schulalter einzelne Laute unkorrekt bilden. Die meisten dieser Störungen kommen bei den S-Lauten vor; die Kinder werden als *Sigmatiker* bezeichnet. Es kommen auch andere isolierte Störungen vor, bei *sch* und *k*, und es sind auch Kinder darunter, die nicht nur einen, sondern mehrere Laute unkorrekt sprechen. Alle diese Störungen werden vom Symptom her als *Stammeln* bezeichnet.

Vielfach werden die Stammler nur von ihrer Unkorrektheit beim Sprechen her charakterisiert. Berechtigt ist aber auch die andere Frage, was Stammler können. Betrachtet man die Frage einmal so, dann ist festzustellen, daß die Stammler die *lautsprachliche Kommunikation* mit allen ihren Teilaufgaben *vollkommen beherrschen*: Sie können hören, Sprachschall vom Störschall trennen, Lautsprache auffassen und verstehen; sie beherrschen die Regeln kommunikativer Strategien, können Atmung und Stimme den Bedürfnissen der artikulatorischen Komplexe unterordnen und können sehr wohl rationale Inhalte lautsprachlich formulieren und ihre Wünsche und Bedürfnisse emotional zum Ausdruck bringen. Das ist sehr viel, und es muß bei der Therapie darauf geachtet werden, dieses schon entwickelte und in seiner Art *wirkungsvolle sprachfunktionale System* nicht so zu stören, daß über der Korrektheit der Aussprache einzelner Laute die vielen Fähigkeiten zur Ausübung der lautsprachlichen Kommunikation untergehen. Der Therapeut muß sich im klaren sein, daß er in ein eingeübtes, stabilisiertes und für die lautsprachliche Kommunikation im Prinzip ausreichendes sprachfunktionales System eingreift, das das Kind im Laufe seiner bisherigen Entwicklung aufgebaut, stabilisiert und mit Automatismen unterbaut hat.

8.7.3 Überwindung unvollkommener Bewegungen im Normalfall

Ähnliche oder die gleichen Unkorrektheiten, wie sie sich beim Stammler manifestiert haben, sind auch normalerweise bei Kindern zu beobachten, nur mit dem Unterschied, daß das Kind diese Unkorrektheiten im Differenzierungsprozeß seiner Sprechbewegungen *überwindet* und als eine *Stufe in der normalen Sprachentwicklung durchläuft*. Die Frage ist eigentlich, was im Normalfall zur Überwindung und zur Selbstkorrektur der motorischen Undifferenziertheit führt. Es ist einerseits die *Vorbildwirkung*, die den notwendigen Entwicklungsschub zur Angleichung an ein vom Kind akzeptiertes Vorbild auslöst, und andererseits sind es Mißerfolgserlebnisse im sozialkommunikativen Rückkopplungskreis, die dazu stimulieren, auch bisher nicht beachtete lautsprachliche Feinheiten ins eigene Sprechen einzubeziehen.

Dieser immer feiner differenzierte Vorgang der *Angleichung an die Norm* hat mehrere Voraussetzungen: Erstens muß das Kind in der Lage sein, die Feinheiten differenzierend zu hören, zweitens muß es diese auch phonematisch zuordnen, also kategorisieren können, und drittens muß das eigene Nachahmen noch so plastisch sein, daß eine nachahmende Umgestaltung der eigenen motorischen Komplexe möglich ist.

Etwa in dieser Reihenfolge muß auch die Suche nach der Ursache oder den Ursachen der *nicht endgültig vollzogenen Ausdifferenzierung* der motorischen Fertigkeiten des feinmotorischen Sprechbewegungsvorgangs bei stammelnden Kindern vorgenommen werden.

8.7.4 Vorgehen bei der eingehenden Diagnose

In erster Linie muß durch eine audiometrische Untersuchung *ausgeschlossen* werden, daß eine Hörstörung die Ursache für die stehengebliebene Entwicklung ist. Wie schon bei den Schwerhörigen dargestellt, versucht ein Kind nachzuahmen, was es wahrnimmt. Und wenn das Wahrnehmungsbild unscharf ist oder undifferenziert bleibt, kann auch die Eigenproduktion nicht über diese Unvollkommenheit hinauskommen. Vor allem ist bei Sigmatikern danach zu fahnden, ob *im Bereich der hohen Frequenzen* das Hörvermögen völlig in Ordnung ist. Ein normales Hörvermögen im unteren und im mittleren Frequenzbereich, mit dem zusammenhängendes Sprechen auch in größerer Entfernung aufgefaßt werden kann, reicht zur Eigenkorrektur der S-Laute nicht aus.

Wenn das Hörvermögen für Töne im gesamten Hörfeld und speziell im Bereich von 4000 bis 8000 Hz normal ist, sollte weitergehend das *phonematische Gehör* überprüft werden, indem festgestellt wird, ob das Kind in der Lage ist, den S-Laut in ähnlicher Lautumgebung von anderen Lauten zu unterscheiden. Das kann durch Überprüfung der phonematischen Differenzierung an Wortpaaren geschehen (z. B. *Tasse – Tasche*).

Die dritte Frage gilt dem Vorhandensein von organischen Störungen oder isolierten *motorischen Ungeschicklichkeiten*. Die Lippen-Kiefer-Gaumenspalten, die hierzu gehören, werden ausgeklammert. Sie werden im nächsten Kapitel ausführlicher dargestellt. Nicht alle organischen Störungen müssen aber so offensichtlich und massiv sein; sie können sich auch als verborgene Formen einer Ungeschicklichkeit oder schon einer *Schwerfälligkeit* des *Bewegungsvollzuges* äußern.

Alle diese Fälle können dann dem organisch bedingten Stammeln zugeordnet werden. Wenn aber dort keine Ursache aufgedeckt werden kann, dann muß eine Funktionsstörung angenommen werden. Dann ist von *funktionell bedingtem Stammeln* die Rede.

8.7.5 Verhältnis von Eigenproduktion und Angleichung

Die Vervollkommnung von Fertigkeiten der Sprechmotorik erfolgt dadurch, daß sich *zwei unterschiedliche Kontrollkreise* gegenüberstehen und gleichzeitig wirksam sind. Der eine hat als Eingangsglied den auditiven Analysator, über den zunächst Fremdsignale aufgenommen werden und über den auch das akustische Eigenprodukt wahrgenommen und kontrolliert wird. Dadurch, daß Fremdeindruck und Eigenprodukt miteinander verglichen werden können, lassen sich Unterschiede und Unvollkommenheiten erkennen. Wenn der Fremdeindruck als Vorbild akzeptiert wird, läßt er sich nachahmen und den Eigeneindruck an diesen annähern. Das ist natürlich mit einer Umstellung der bisherigen Bewegungsabläufe und einer Umgestaltung der bisherigen auf Automatismen beruhenden motorischen Muster verbunden.

Der zweite Kontrollkreis hat seinen Ursprung in den beim Sprechen selbsterzeugten Eindrücken, die in Form von Spannungs-, Berührungs- und Vibrationsempfindungen entstehen, wenn gesprochen wird; das Ganze wird über das Gesamtklangprodukt akustisch kontrolliert. Aber die Kontrolle der Bewegungen jedes einzelnen daran beteiligten Organs erfolgt kinästhetisch durch Empfindungen, die erst durch den Bewegungsablauf hervorgerufen werden. Der *kinästhetische Kontrollkreis* dient der Stabilisierung der Eigenprodukte und der

exakten Wiederholung von Bewegungsvollzügen, die schon früher abgelaufen sind.
Zwischen beiden Kontrollkreisen, zwischen Stabilität und Veränderung, muß ein ausgewogenes Verhältnis bestehen. Das ist meist der Fall, so daß sich bei Kindern in einem langsamen Prozeß der Veränderung die Angleichung vollzieht. Es scheint so, als ob bei Kindern mit funktionellem Stammeln die stabilisierende Komponente so stark *überwiegt*, daß die natürliche Angleichung an ein Vorbild nicht mehr gelingt; der Fortschritt stagniert, und undifferenzierte Bewegungsabläufe, wie sie in der kindlichen Sprachentwicklung durchlaufen, aber auch überwunden werden, *bleiben bestehen*, werden sozusagen konserviert. Natürlich entwickeln sich andere Leistungen des sprachfunktionalen Systems weiter: Der Wortschatz wächst, die Anzahl der grammatischen und syntaktischen Muster nimmt zu, die Schriftsprache wird erlernt, und der Übergang von dem einen auf das andere Kommunikationsmittel wird erworben.
In diesem fortgeschrittenen Stadium der Sprachentwicklung werden Unzulänglichkeiten im Sprechablauf, die auf einer niederen Stufe der Entwicklung entschuldbar waren, zum Mangel und werden als *Störung empfunden*. Diese muß nun zu einem Zeitpunkt und in einem Zustand beseitigt werden, wo sich die Automatismen im sprachfunktionalen System schon erheblich stabilisiert haben. Notwendig wird es, in der Therapie neue, richtige, normgerechte Koordinationen für die Sprechbewegungen anzubilden und einzuüben, so daß sie die eingeübten Automatismen ersetzen und überdecken können.

8.7.6 Grundsätze für die Therapie bei Stammlern

Der Weg dahin sollte aus fünf miteinander verbundenen Stufen bestehen, die ineinander verzahnt sind:
1. Das Kind muß es lernen, zwischen richtigem und falschem Lautklang zu *unterscheiden*. Zunächst am Fremdeindruck muß dies geübt werden. Das Erkennen einer falschen Bildung des Eigenproduktes ist sehr schwer, weil in das Hören die Vorstellung, was erzeugt werden soll, mit eingeht. Am besten wird das fehlerhafte Eigenprodukt in einer *Tonbandaufzeichnung* vorgestellt; wird es als falsch erkannt, ist die Grundlage vorhanden, ein *Störungsbewußtsein* zu entwickeln.
2. Der fehlerhafte Bewegungsvorgang wird richtiggestellt. Dafür gibt es in der Literatur viele Beispiele und Anleitungen (WEINERT, 1982). Der richtige Bewegungsablauf führt auch zu neuen Eindrücken in den Kontrollkreisen, vor allem im kinästhetisch-motorischen.

3. Es kommt nun darauf an, mit den richtigen Bewegungen verbundene Eindrücke zu wiederholen und zunächst unter Bewußtseinskontrolle zu *stabilisieren*. Für die gleiche kommunikative Zielstellung stehen aber jetzt zwei Bewegungsmuster zur Verfügung und im Widerstreit: ein falsches mit langer Tradition und vielfältiger Verflechtung mit Aufgaben im sprachfunktionalen System, und ein neues, richtiges, aber ohne diese Verbindungen.
4. Damit sich das neue, richtige Bewegungsmuster durchsetzt, ist es notwendig, auch den sozial-kommunikativen Kontrollkreis einzubeziehen. Lehrer, Eltern, auch Mitschüler sollten in dezenter Form auf den Rückfall in die alten Gewohnheiten hinweisen.
5. Über den auditiven Kontrollkreis lassen sich jetzt die richtige und die fehlerhafte Form des Gesamtklangproduktes auch im Augenblick der Erzeugung unterscheiden. Damit der soziale Kontrollkreis nicht mehr benötigt wird, muß die *Motivation zur Selbstkontrolle* geweckt und stabilisiert werden.

Völlig lassen sich die falschen Bewegungsmuster nie auslöschen; sie bleiben als *verdeckte Automatismen* vorhanden. Aber sie können so weit in den Hintergrund gerückt werden, daß sie sowohl in der offiziellen als auch in der Alltagskommunikation keine Rolle mehr spielen. Und wenn sie in einer außergewöhnlichen, emotional stark gefärbten Situation wieder auftreten, dann werden sie auch von den Partnern als Ausdruck des situativ bedingten Außergewöhnlichen akzeptiert.

8.8 Störungen des Sprechens bei Lippen-Kiefer-Gaumenspalten

8.8.1 Die organische Grundlage der Störung

Bei Kindern mit Lippen-Kiefer- und/oder Gaumenspalten liegt eine organische Störung vor, die so offensichtlich ist, daß nicht weiter nach der Ursache gesucht werden muß. Sie betrifft auch in auffälliger Weise das Sprechen. Vorher, noch ehe sich bei diesen Kindern die Fähigkeit zur Kommunikation entwickeln konnte, mußten sie *Kompensationsleistungen* erlernen, vor allem bei der Nahrungsaufnahme; denn mit den angeborenen Reflexen funktioniert diese bei ihnen nur höchst unvollkommen.

Auch die Entwicklung der Kommunikation geht bei diesen Kindern einen Weg, der vom Normalen abweicht. Zwar sind die Stimme und die Atmung vorhanden und werden im Frühstadium der Entwicklung zur Kontaktaufnahme eingesetzt. Doch schon im Lallstadium müssen

sich Abweichungen ergeben, denn vor allem die Entwicklung der Lippen- und Zungenbeweglichkeit ist eng mit der Nahrungsaufnahme und der von dort erworbenen Beweglichkeit verbunden und bei einer Gaumenspalte muß der Transport des Breies in anderer Weise erfolgen, weil das Widerlager am Gaumendach fehlt.
Trotzdem entwickelt sich das Lallen, ist doch das *akustische Gesamtklangprodukt* erzeugbar, veränderbar und bis auf einen nicht kompensierbaren Rest angleichbar. Auch beim Spaltkind wird das akustische Gesamtklangprodukt zur Kommunikation genutzt, und es baut sich bei ihm im aktiven kommunikativen Kontakt mit seiner Umwelt ein voll funktionsfähiges sprachfunktionales System auf, mit allen Fähigkeiten, die zur lebendigen und aktiven Kommunikation gebraucht werden. Alle notwendigen Teilfunktionen wie Hören, Verstehen, Abstrahieren, Verallgemeinern, Konzipieren eigener Gedanken, Formulieren, Aussprechen und Kontrollieren sind vorhanden, wenn auch auf der Basis eines kompensierten motorischen Verlaufs für die Realisation.

8.8.2 Aneignung von kompensatorischen Bewegungen

Die vom Kind selbst entwickelten *Kompensationsbewegungen*, vor allem der Zunge, bei einer zusätzlich bestehenden Lippenspalte auch für die Lippen, haben ihre Auswirkungen auf die Ausbildung der Kontrollmechanismen; denn die Lage-, Spannungs- und Berührungsempfindungen, die bei den Bewegungen entstehen und die im kommunikativ wirksamen Gesamtklangprodukt ihren Ausdruck finden, werden immer wieder in der gleichen Weise realisiert und durch den *kinästhetischen Kontrollkreis stabilisiert.*
Je länger dieser Kompensationsvorgang andauert, desto stärker schleifen sich diese Automatismen ein, und desto schwerer lassen sie sich später korrigieren. Deshalb verfolgt man heute die Tendenz, die operative Korrektur der Lippen- und etwas später auch der Oberkiefer- und Gaumensegelspalte früh vorzunehmen. Eine frühe Operation hat den Vorteil, schon relativ früh organisch-anatomische Bedingungen herzustellen, die sich nicht mehr vom Normalzustand unterscheiden.

8.8.3 Verfestigung neuer Automatismen

Allerdings muß man sich von dem Gedanken frei machen, daß ein Organ, dessen anatomischer Defekt operativ beseitigt worden ist, nun auch schon physiologisch die normale Funktionsfähigkeit erlangt hätte. Die Organe, vor allem die Lippen und das Gaumensegel, der beweglich Gaumen, sind zwar nach einer Operation *anatomisch vollständig*, aber ihre Innervation, vor allem ihre *Beweglichkeit* muß von den Patienten erst *erworben* werden. Durch intensive Übungen muß er sich die nötigen Funktionen *regelrecht erarbeiten*. Das ist die erste Stufe. Aber dann muß es erreicht werden, daß das operierte Organ *in koordinierte Bewegungsvollzüge* einbezogen wird. Gerade beim Sprechen ist das wichtig. Dort stößt das therapeutische Konzept insofern auf Schwierigkeiten, als das Spaltkind schon vorher mit den anatomisch teilweise unvollständigen Organen gesprochen, sich dabei kompensatorische Bewegungskoordinationen angeeignet und sie in dieser Form in das individuell aufgebaute sprachfunktionale System einbezogen hat. Die als Kompensation eingeübten Koordinationen und das bis zu einem gewissen Grad dem normalen angenäherte Gesamtklangprodukt sind im Verlauf der Kommunikation eingeübt und im sozial-kommunikativen Kontakt bestätigt und verfestigt worden.

Deshalb muß die Therapie auch hierbei zunächst *vom Hören ausgehen*. Der bei einer Gaumenspalte notwendigerweise nasale Klang hat sich im auditiven Rückkopplungskreis stabilisiert, zumal die auditive Rückkopplung vorwiegend über die Knochenleitung erfolgt, die Fremdprodukte aber über die Luftleitung aufgenommen werden; so besteht auch normalerweise ein Klangunterschied zwischen Fremd- und Eigenprodukt, der aber in der Regel nicht mehr bemerkt wird; erst dann, wenn ein Sprecher sich auch über die Luftleitung hört, wird dies zu einem besonderen Erlebnis. Dieses Aha-Erlebnis beim ersten Bekanntwerden mit diesem überraschenden Eindruck ist bekannt.

Die subjektive Entsprechung von Fremd- und Eigenprodukt hat sich auch beim Spaltkind stabilisiert. Deshalb muß die Therapie zunächst dort ansetzen und mit Stimmenvergleich die Nasalität im Klang bewußt machen. Das ist schwierig, weil nach einer erfolgreichen Operation die pathologische Nasalität recht gering ist.

Wenn auch davon ausgegangen werden kann, daß ein Spaltkind über normale geistige Fähigkeiten verfügt und diese einsetzen kann, ist das beim Hören nicht immer ganz sicher; denn durch die Gaumenspalte wird auch die Belüftung des Mittelohres beeinträchtigt, und Mittelohrerkrankungen sind häufiger als im Normalfall. Deshalb sollte zu Beginn einer Therapie immer die Hörfähigkeit überprüft werden, wobei für die auditive Rückkopplung die Knochenleitung außerordentlich wichtig ist und ihrer normalen Lage eine besondere Bedeutung zukommt.

Wenn das Hören normal ist, läßt sich durch Gegenüberstellung von rein oralen und nasalierten Klängen das Störungsbewußtsein demonstrieren und entwickeln, wenn es nicht von allein vorhanden ist, was auch möglich sein kann. Das ist bei 3- bis 5jährigen Kindern aber recht schwierig; deshalb sollten zur Verdeutlichung des nasalen Luftstromes auch visuelle Hilfsmittel zum Einsatz kommen.

8.8.4 Vorgehensweise bei der Therapie

Man kann die Vorgehensweise bei der Therapie in zwei Hauptetappen unterteilen: Übungen, um die *Beweglichkeit* der Organe zu erreichen, was bei den Lippen durch Sichtkontrolle unterstützt und was bei der Gaumensegelbewegung durch nicht sichtbare, aber durch andere Wahrnehmungen (Abtasten, Sichtbarmachen des nasalen Luftstromes) ergänzt werden sollte. Dafür ist jede Übung geeignet, bei der das *Gaumensegel gehoben* werden muß und den Mundraum gegenüber dem Nasenraum fest abschließt. Als Beispiele seien hier nur Blas- und Puste-Übungen genannt; in beiden Fällen kann der Effekt auch leicht sichtbar gemacht werden.
Mit solchen Übungen ist zunächst erreichbar, daß das Gaumensegel gehoben und ein Verschluß gegenüber dem Nasenraum gebildet wird. Aber es sind noch keine Übungen, die die eigentliche Beweglichkeit fördern. Diese wird erreicht, wenn die Luft durch die Nase eingeatmet und durch den Mund geblasen wird. Man kann bei diesen Übungen dann den Rhythmus verkürzen und das Tempo steigern.
Die zweite Etappe ist dann dadurch gekennzeichnet, daß die Beweglichkeit des Gaumensegels (und wenn nötig der Lippen) in Sprachkomplexe einbezogen werden. Hierbei sind dann oftmals *schnelle Gaumensegelbewegungen* erforderlich. Sie aber sollten am Ende der Übungen stehen. Am Anfang der Übungsbehandlung werden die Einzellaute nacheinander in der neuen Koordination erarbeitet, und in Silben, Wörter und Syntagmen einbezogen. Nach der ersten Teilstrecke ist es möglich, die neuen Koordinationen zu festigen, wenn sich das Gaumensegel in Dauerhebung befindet. Das sind dann solche Wörter, Syntagmen oder gar Sätze, in denen kein Nasallaut vorkommt. (Z. B. *Das ist das rote Auto. Ich hole das große Segelschiff.*)
Solche Übungen erfordern manchmal *erhöhte Spannung im Gaumensegel*, die anfangs, um die Funktion einzuüben, angebracht ist, später aber wieder abgebaut werden muß, um eine völlig normale Koordination zu erreichen.
Die Endstufe der Übungen ist dann der Zustand, wo Gaumensegel-Hebungen und -Senkungen in den Sprechbewegungsvorgang einbezogen werden müssen. Hierbei sind schnelle Senkungen und schnelle Hebungen erforderlich, und da die Bewegung des Gaumensegels ohnehin langsamer erfolgt als die anderer Sprechorgane, muß auch die

vorausgreifende Steuerung dieser Bewegungen in die Übungen einbezogen werden. Um die Übungen nicht zu gefährden und dem Kind ständig Erfolgserlebnisse zu verschaffen, ist eine Entflechtung der Schwierigkeiten notwendig.

Aus der Phase der Automatisierung im sprachfunktionalen System vor der Operation sind nicht nur Resteindrücke ungenügender Bewegungen des Gaumensegels vorhanden, die durch neue Koordinationen in komplexe Bewegungsabläufe einbezogen werden müssen, sondern auch kompensatorische Bewegungen der Zunge, besonders in ihrem hinteren Teil. Auch sie müssen in die neuen Bewegungskoordinationen eingeschlossen werden.

So besteht die Aufgabe, alle Teilfunktionen des sprachfunktionalen Systems mit den neuen Bewegungskoordinationen zu unterbauen und für die lautsprachliche Kommunikation verfügbar zu machen. Dabei ist im Grunde die gleiche *Stufenfolge* zweckmäßig, wie sie auch für Stammler günstig ist. Sie bestimmt im wesentlichen den Ablauf in jeder Übungsstunde.

1. Entwicklung eines auditiven Störungsbewußtseins.
2. Entwicklung der motorischen Funktion.
3. Einbeziehung der richtiggestellten motorischen Abläufe in lautsprachliche Komplexe.
4. Einbeziehung des sozial-kommunikativen Kontrollkreises bei Rückfällen in den alten Automatismus.
5. Motivation zur ständigen Selbstkontrolle.

9. Allgemeine Verfahren zur Beseitigung von Sprechstörungen

9.1 Die Lautfolge als Kernstück des Sprechens

Die Lautbildung, in der Fachliteratur auch oft als *Artikulation* bezeichnet, ist zweifellos das Kernstück einer lautsprachlichen Äußerung. Da wir Erwachsenen gelernt haben, die Lautfolge zu benutzen, um mit ihrer Hilfe auch die schriftliche Umsetzung sprachlicher Inhalte zu vollziehen, wird vielfach übersehen, daß Sprechen *mehr* ist, als eine Folge von Lauten zu erzeugen, und daß ein lautsprachliches Zeichen, das einen Inhalt vom Sprecher zum Hörer übermittelt, viel mehr an Ausdrucksmöglichkeiten und -realitäten enthält, als durch die Lautfolge allein dargestellt werden kann.

Beim Sprechen sind zumeist nur die kommunikativen Ziele bewußt, dem Partner einen Inhalt zu übermitteln. Die Sprechbewegungen, die dazu vollzogen werden müssen, damit als erstes eine Lautfolge entsteht, sind dem Bewußtsein vollständig entzogen; sie werden auf der Grundlage von erworbenen, eingeübten Automatismen vollzogen. Dem Bewußtsein entzogen sind auch diejenigen Fertigkeiten, die der Lautbildung *über- und untergeordnet* sind, die aber ebenso automatisiert sein müssen, damit einerseits die Lautbildung und andererseits die Realisierung umfangreicher, zusammenhängender und gut gegliederter lautsprachlicher Zeichen möglich werden. Das ist besonders bedeutsam, wenn die Absicht, einen komplexen Inhalt zu übermitteln, gelingen soll.

Für die Produktion zusammenhängender Lautfolgen sind Bewegungen der Sprechorgane die Voraussetzung. Zu ihrer Bewältigung ist eine gut koordinierte Steuerung notwendig, damit eine Lautfolge entsteht, die ein *inhaltliches sinnvolles Ganzes* repräsentiert, das vom Hörer aufgefaßt und interpretiert werden kann und das auch vom Hörer auditiv kontrollierbar ist. Die für eine solche Lautfolge notwendigen Bewegungen werden nicht Laut für Laut konzipiert und ausgeführt, sondern als *koordinierte Ganzheit*.

Die automatisierten Bewegungen der Artikulationsorgane sind aber nur ein Teil der sprachproduktiven Tätigkeit. Auch die anderen Teilprozesse: die Atmung im Sinne der Sprechatmung und die Stimme, müssen automatisiert sein, damit die Gestaltung des artikulatorischen

Bewegungsablaufs überhaupt partnerwirksam realisiert werden kann. Daher kann man zu Recht feststellen, daß die Fertigkeiten von *Atmung* und *Stimmgebung* unbedingte Voraussetzungen dafür sind, daß eine hörbare und zusammenhängende Lautfolge überhaupt produziert und für die Kommunikation verwendet werden kann. Aber diese Fertigkeiten müssen der Artikulation *untergeordnet* sein und ihr uneingeschränkt zur Verfügung stehen.

9.2 Dem Sprechen untergeordnete Fertigkeiten

9.2.1 Ansatz für die Therapie

Wenn Sprechbewegungen angebildet werden sollen, so geschieht das mit dem Ziel, daß sie zu automatisierten Bestandteilen einer bewußt ausgeführten Handlung werden. Die Bewußtheit liegt in diesem Fall bei der kommunikativen Tätigkeit. Aber diese ist letztlich Fernziel der Therapie. In dem Augenblick, wo neue Bewegungsvollzüge angebildet werden, stehen zunächst diese voll im Zentrum des Bewußtseinsfeldes des Patienten; denn im ersten Schritt müssen sie *angebildet* werden, und das kann nicht ohne volles Bewußtsein geschehen, gleichgültig, ob die Kontrolle nun auditiv, visuell, taktil oder polysensorisch erfolgt.
Dabei darf aber das Ziel des therapeutischen Bemühens nicht aus dem Blickfeld entschwinden, diese Bewegungen zu automatisieren, in einen größeren Komplex unter Einschluß von Atmung und Stimmgebung einzuordnen und später in die lautsprachlich-kommunikative Tätigkeit einzubeziehen. Das setzt zunächst voraus, daß die wesentlichen Bestandteile dieses Komplexes, der die gesamte Artikulation mit umfaßt, bereits automatisiert *sind*.
Normalerweise verläuft die Automatisierung in dieser Abfolge. Wenn das Kind mit Sprechen beginnt, sind, da die Lallstufe als Vorbereitung durchlaufen wurde, Atmung und Stimme bereits so weit entwickelt und automatisiert, daß sie sich ohne weiteres in den Komplex der artikulatorischen Bewältigung sprachlicher Ganzheiten *einbeziehen lassen*.

9.2.2 Die Sprechatmung als Voraussetzung für die Anbildung von Sprechbewegungen

Sicher ist auch beim gehörlosen Kind die Atmung zu dem Zeitpunkt automatisiert, wo es zu lallen beginnt; aber die Art der Automatisierung ist eine *andere*, wenn mit dem systematischen Sprachaufbau

begonnen wird. Dann ist das gehörlose Kind gewöhnt, die Atmung nur im Sinne der *Vitalatmung* zur Befriedigung des Sauerstoffbedarfs seines Organismus zu nutzen. Es beherrscht die Vitalatmung; auch das ist ein Automatismus, aber dieser wird vom Sauerstoffbedarf des Organismus gesteuert. Für das Sprechen sind andere Bedingungen nötig, und das Ziel muß es sein, einen *zweiten* Automatismus im Sinne der Sprechatmung zu entwickeln, der immer dann die Steuerung übernimmt, wenn gesprochen wird. Auch normalerweise bestehen beim Kind, beim Erwachsenen und bei Behinderten, die auf natürliche Weise ein sprachfunktionales System aufgebaut haben, diese *beiden Automatismen nebeneinander.*
Zur Verdeutlichung seien die beiden Arten der Atmung mit ihren wesentlichen Merkmalen stichpunktartig nebeneinandergestellt. Vitalatmung: Intensität von der körperlichen Belastung abhängig, bei Ruhe flach, Dauer für Ein- und Ausatmung fast gleichlang, Druck gering, unabhängig von der Artikulation. Sprechatmung: Tief, Dauer für die Einatmung sehr kurz, für die Ausatmung sehr lang, Druck artikulationsabhängig, bei Bedarf schnell wechselnd.
Es sind also erhebliche Unterschiede vorhanden, und das Ziel der Therapie muß es sein, die von den Gehörlosen gut beherrschte Vitalatmung so zu ergänzen, daß die *Steuerung* der Atmung beim Sprechen *vorausgreifend* geschieht und für einen längeren Ausspruch ausreicht.
Beobachtungen an älteren gehörlosen Schülern zeigen, daß oftmals der Entwicklung einer typischen Sprechatmung zu wenig Beachtung geschenkt worden ist und daß Schüler bis hin zur Oberstufe der Schule die Sprechatmung nicht zu beherrschen gelernt haben: Sie sind nicht in der Lage, so, wie es für das Sprechen notwendig ist, kurz und tief einzuatmen und erst recht nicht, die Ausatmung so zu dosieren, daß sie in der Lage wären, einen längeren Satz (manchmal nicht einmal einen kurzen) auf einen Ausatmungsluftstrom zu sprechen. Sie versuchen, *das Sprechen mit der Vitalatmung zu bewältigen;* aber da beim Sprechen der Körper in Ruhe und der Sauerstoffbedarf demzufolge gering ist, ist auch die Atmung flach.
Eine Umstellung ist daher notwendig, und sie ist damit zu erreichen, daß zunächst die Atmung willkürlich ausgeführt wird (die Tiefe der Atmung kann man recht einfach dadurch intensivieren, daß man etwas Schönes riechen läßt), daß man die Schüler die Dauer der Ausatmung zunächst bewußt erleben läßt und auf einer späteren Stufe die Aufgaben, die auf einen Ausatmungsstrom bewältigt werden müssen (unter ständiger Kontrolle) stetig steigert. Das bedeutet aber, daß absichtlich die *Kontrolle* durch das Bewußtsein des Schülers mehr und mehr auf die *Bewältigung artikulatorischer Abläufe* gelenkt wird. Damit wird er-

reicht, daß die Atmung zu einer Teilhandlung für die artikulatorische Tätigkeit wird, die ihrerseits unter der Kontrolle des Bewußtseins steht. Allerdings erfordert ein solches Vorgehen eine doppelte Kontrolle von seiten des Lehrers. Und das ist schwierig; denn jetzt muß er sowohl auf die Ausführung der Atmung als auch auf die der artikulatorischen Bewegungen achten. Meist aber – so zeigen es Beobachtungen in der Praxis – werden die Atembewegungen unterschätzt, wenn nicht sogar unterbewertet, und nicht mehr in die Kontrolle einbezogen.

9.2.3 Stimmbildung als Voraussetzung für die Automatisierung

Bei gehörlosen Kindern ist zwar in den meisten Fällen auch die Stimmfunktion vorhanden und in ihrem Gebrauch automatisiert. Aber die Stimme ist vielfach direkt mit *emotionalen Regungen* verbunden, und nur in diesen Zusammenhängen wird die Stimme gebraucht: Zum Lachen, zum Weinen, zum Schreien. Die Aufgabe besteht folglich darin, sie aus diesen emotionalen Komplexen zu lösen und sie in einen anderen, eben den des Sprechens, zu integrieren. Es ist die Aufgabe eines Funktionstransfers.

Die Aufgabe des Pädagogen muß zunächst darin bestehen, festzustellen, in welchen emotionalen Zuständen oder welchen Situationen eine für das Sprechen möglichst günstige Stimme (hinsichtlich der Lage, der Stärke, der Dauer und des Reichtums an Obertönen) auftritt; denn manchmal ist die Stimme beim Weinen und bei Wut höher als beim Lachen, und wenn das Kind beim Behagen Stimme verwendet, so ist sie meist tief, in der Nähe der Entspannungslage. Die Aufgabe besteht nun darin, die Stimme als einen Teil dieses Komplexes bewußt zu machen. Dieses Bewußtmachen kann gut mit Hilfe eines Hörgerätes oder eines Sprachsichtgerätes (MEHNERT, 1974) erfolgen. In beiden Fällen muß aber die Voraussetzung erfüllt sein, daß das Kind die Wirkungsweise des Gerätes schon anderweitig erlebt hat; denn beim ersten Kontakt mit dem Gerät verändert sich die emotionale Grundstimmung erheblich. Und damit kann sich auch die Stimme erheblich verändern, zuweilen auch ganz wegbleiben, und der Rückkopplungseffekt, der zum Bewußtmachen führen soll, bleibt aus.

Das Bewußtmachen der Stimme kann auch über die Vibrationsempfindung erfolgen, wobei eine mit den Hände gehaltene Papröhre, durch die hindurchgesprochen wird, hervorragende Dienste leistet, wie auch ein aufgepusteter Luftballon.

Über die Phase der willkürlichen Stimmfunktion muß sie dann in die neuen Komplexe des Sprechens *eingefügt und automatisiert* werden. Das geschieht in Verbindung mit der Atmung in der Weise, daß zunächst ganz einfache artikulatorische Vollzüge realisiert werden, wo der Stimmton gleichmäßig durchgeht. Dabei wird die Stimme – wenn nötig mit dem Hilfsmittel, mit dem sie dem Schüler erstmals bewußt geworden ist – kontrolliert, bis sich die Kinästhetik so weit entwickelt und stabilisiert hat, daß eine Eigenkontrolle erfolgen kann.

Auch hierbei wird die Stimmfunktion automatisiert, indem sie in immer neue und *größere* sprachliche Komplexe eingebunden wird. Die bewußt werdende Kontrolle gilt dann den artikulatorischen Vollzügen, in erster Linie der Lautfolge, während die Stimme mehr und mehr automatisiert gesteuert wird.

9.2.4 *Automatisierung von Atmung und Stimmbildung*

Die Automatisierung erfolgt bei der Atmung leichter als bei der Stimme, weil die Atmung bei jeder Art lautsprachlicher Äußerung notwendig ist. Die Stimme muß bei stimmhaften und stimmlosen Lauten *differenziert eingesetzt* werden. Es genügt nicht, daß Stimme schlechthin vorhanden ist, sondern sie muß den jeweiligen Bedingungen der *lautbezogenen Artikulation untergeordnet* sein. Diese Funktion, die darin besteht, daß die Glottis zur Bildung der stimmlosen Laute geöffnet ist und innerhalb ganz kurzer Zeit in Stimmstellung gebracht werden muß, um an der Bildung stimmhafter Laute beteiligt zu sein, muß eng in die vorausgreifende Steuerung einbezogen sein; denn der Einsatz der Stimme ist letztlich von der beabsichtigten Lautfolge abhängig.

Die Automatisierung der Stimmfunktion ist nur in Verbindung mit der fortschreitenden Fertigkeitsentwicklung bei den artikulatorischen Sprechbewegungen zu erreichen. Im Gegensatz zu der bloßen Funktion der Stimme, wie sie beim Weinen oder beim Schreien gebraucht wird, ist ihre Mitwirkung beim Sprechen an Stimmhaftigkeit bzw. Stimmlosigkeit gebunden. Diese Entwicklung ist eigentlich niemals abgeschlossen, sondern muß in jede Lautfolge als *zugehörige Komponente* neu einbezogen werden. Diese Art der Stimmbeherrschung wird daher auch als spezielle Lehraufgabe im Lehrgang für die Entwicklung von Sprechfertigkeiten mit aufgeführt.

9.3 Dem Sprechen übergeordnete Fertigkeiten

9.3.1 Gestaltung lautsprachlicher Äußerungen

Die Artikulation ist nicht die oberste Ebene des Sprechens; das artikulatorische Produkt wird (im Sinne eines ausdrucksvollen Sprechens) *gestaltet*. Die Mittel, die dazu verwendet werden und die dazu dienen, in dem Ausspruch die Sinnbezüge deutlich zu machen, sind der artikulatorisch entstehenden Lautfolge übergeordnet. Erst wenn sie – ebenso wie die Flüssigkeit der artikulatorischen Bewegungen – gut zum Ausdruck kommen, wird das Sprechen gut verständlich und ein hoher kommunikativer Effekt erreicht. Um nicht nur schlechthin sprechen, sondern *ausdrucksvoll sprechen* zu können, werden die folgenden Mittel für die Gestaltung einer lautsprachlichen Äußerung verwendet: Quantität der Vokale, Akzentuierung und Reduzierung, Rhythmik sowie die Sprechmelodie. (DILLER, 1991, S. 225)

9.3.2 Differenzierung der Vokale in der Quantität

Unter *Quantität* versteht man die für das Deutsche sehr wichtige Unterscheidung langer und kurzer Vokale, hauptsächlich in der betonten Position. Diese Unterscheidung ist für das Verstehen sehr wichtig, da sie oftmals einen *sinnunterscheidenden Wert* hat; gehen doch in der Alltagssituation die intensitätsschwachen unbetonten Silben oftmals im Störlärm unter.

Die Quantität der Vokale wird durch die Schrift, das zweite Kommunikationsmittel, nur *unvollkommen* ausgedrückt. Daher muß die Unterscheidung von langen und kurzen Vokalen artikulatorisch gut eingeübt werden. Gewiß gibt es Regeln, wann ein Vokal lang, wann er kurz ausgesprochen werden muß. Aber diese Regeln sind kompliziert und für Vorschul- oder Unterstufenkinder nicht geeignet, weil sie schwer zu durchschauen sind.

Daher bleibt nur der Weg, die Vokalquantität fest mit der Lautfolge im Wort und dem Sinn zu verbinden und die Quantität als einen Bestandteil des artikulatorischen Ablaufs fest einzuüben (SLESINA, 1978, S. 62). Bei einer *Neueinführung* sollte im *Schriftbild* die Vokalquantität bezeichnet sein. Damit im Schriftbild differenziert werden kann, gibt es in der Praxis vielfältige Formen; die Art der Kennzeichnung ist nicht verbindlich geregelt. Ein Vorschlag, was möglich ist und wie man es machen kann, ist in Abbildung 15 dargestellt. Es sind Zeichen, die dem Schriftbild *hinzugefügt* werden; sie sollen das gewohnte Bild, das der Schüler auch sonst als Schreib- oder Druckschrift vorfindet, nicht be-

Abb. 15 Kennzeichnung von Vokalquantität und Akzentuierung im Schriftbild
Oben: Vollständige Kennzeichnung
Unten: Abgekürzte Kennzeichnung

Die Fáhne / ist gélb / und rót.

Bei Sónnenschein / findet das Spórtfest / auf dem Hóf statt.

einträchtigen oder gar ersetzen, sondern ergänzen. Es sind Zeichen für die Quantität der Vokale, die in einer weiteren Stufe mit Zeichen für die *Akzentuierung* verbunden werden können.
Auf der Stufe für die Fortgeschrittenen könnte ein abgekürztes System für die Kennzeichnung der rhythmisch-dynamischen Besonderheiten Verwendung finden, das nur die Akzente heraushebt und diese bezeichnet. Alles Unbezeichnete ist dann dynamisch schwach und sowohl im Tempo als auch der Präzision des artikulatorischen Ablaufs reduziert.

9.3.3 Einordnung der Vokale in die Sprechdynamik

Da es sich beim Schriftbild um ein sprachliches Abbild handelt, das in seiner Ganzheit bis zum Realisierungsende überblickt werden kann, ist es in hohem Maße dazu geeignet, die *vorausgreifende Steuerung* des Sprechens zu *unterstützen*, die die Voraussetzung für einen gut koordinierten Ablauf artikulatorischer Vollzüge ist. Es sollte in der Entwicklung von Sprechfertigkeiten stärker als bisher eingesetzt werden, allerdings dann auch mit rhythmisch-dynamischen Kennzeichnungen.
Durch die Rhythmik werden Wörter oder auch Wortgruppen zu einer Einheit zusammengefaßt. Das einzelne Wort wird dabei in eine sprachliche Einheit höherer Ordnung einbezogen und geht in ihr auf. Normalerweise umfassen diese *rhythmischen Gruppen*, die in der Grammatik auch als *Syntagma* bezeichnet werden, bis zu etwa einem Dutzend Silben. Das auffälligste Kennzeichen ist, daß innerhalb der Syntagmen der Fluß der artikulatorischen Bewegungen durchgeht und sie selbst durch Atempausen oder Zäsuren voneinander abgetrennt sind. Längere Äußerungen werden nach diesen rhythmischen Gruppen gegliedert, was man sehr gut beobachten kann, wenn eine Rede unter ungünstigen akustischen Bedingungen gehalten werden muß. Dann wird der Inhalt deutlich in diese Sinngruppen unterteilt.

Wenn in den rhythmischen Gruppen der artikulatorische Ablauf durchgeht, bedeutet dies, daß die Atmung ausreichen muß, um eine so lange Gruppe zu sprechen. Eine Zwischenatmung würde die Einheit einer rhythmischen Gruppe zerreißen und ausdrucksvolles Sprechen erheblich stören, wenn nicht unmöglich machen. Die rhythmische Gruppe ist eine kommunikative Einheit.

Daher ist für die Entwicklung von Sprechfertigkeiten zu fordern, daß zumindest die Einheit einer rhythmischen Gruppe auf einen Atemzug und auch in einem durchgehenden artikulatorischen Bewegungsablauf gesprochen werden muß.

9.3.4 Sinnentsprechende Akzentuierung

Unter *Akzentuierung* versteht man die Hervorhebung bestimmter (für die Sinnvermittlung wichtiger) Silben durch größere Dynamik, längere Dauer und exaktere artikulatorische Präzision. Normalerweise wird dieser Komplex noch durch die Melodieführung vervollständigt. Die *Hervorhebung* bedingt auf der anderen Seite, daß das, was nicht hervorgehoben wird, *unauffällig* im Hintergrund bleibt. Wenn alles akzentuiert wird, tritt keine Hervorhebung des Wichtigen mehr auf. Daher muß das für den Sinngehalt der Äußerung nicht unbedingt Wichtige auch nicht-akzentuiert gesprochen werden.

Die *Akzentlosigkeit* kann man durch die folgenden Merkmale kennzeichnen: Die entsprechenden Silben sind in der Dynamik unauffällig, artikulatorisch kurz, manchmal sogar verkürzt, von geringer artikulatorischer Präzision und melodisch vollkommen in größere Zusammenhänge eingeordnet. Die Verkürzung der *artikulatorischen Abläufe*, bei der manchmal Silben oder innerhalb von Silben Laute wegfallen oder *ineinander verschränkt* werden, nennt man *Reduzierung*. Diese folgt eigenen und für jede Nationalsprache spezifischen Gesetzen; nicht jedes Weglassen ist schon Reduzierung.

Für den Behinderten ist es wichtig, daß er das Hervorheben des Sinnwichtigen in der Äußerung beherrscht. Das aber setzt zweierlei voraus: Erstens, daß er die Form der Akzentuierung beherrscht, daß er also bei flüssiger Artikulation zwischen lauter und leiser Stimmgebung, sowie längerer und kürzerer Laut- und Silbendauer unterscheiden kann. Zweitens, daß er vom *Sinnverständnis* her erkannt hat, was in einem Ausspruch wichtig ist und was nicht. Die Ausübung der Akzentuierung ist also nur vom Sprach- und Sinnverständnis her beherrschbar. Nur was *inhaltlich voll verstanden* ist, kann auch *richtig akzentuiert* werden. Das ergibt sich fast von selbst für die Spontansprache im Dialog; es gilt aber auch besonders für das Vorlesen schriftlich vorgelegter Texte.

Bei Gehörlosen und Schwerhörigen kann die Form der Akzentuierung durch Hörerziehung sehr wirkungsvoll unterstützt werden (RAU, 1978, S. 15), da sowohl die Dynamik als auch die Dauer der Laute schon bei geringen Hörresten gut wahrgenommen werden können und auch dann noch wahrnehmbar sind, wenn der Hörschaden so beschaffen ist, daß keine Klangunterschiede mehr erkannt werden können. Auch die elektro-taktile Informationsübermittlung kann bei Gehörlosen wirkungsvoll eingesetzt werden, da die beiden hauptsächlichen Komponenten, auf die es bei der Akzentuierung ankommt (Intensität und Dauer) durch Vibrationen gut differenziert werden können.

Wenn das Hörvermögen dazu ausreichend ist, lassen sich auch die Besonderheiten der *Melodieführung* für die Akzentuierung vermitteln. Das ist bei Schwerhörigen in vielen Fällen und natürlich bei allen Behinderten mit normalem Hörvermögen möglich. In der Regel ist der Akzent durch *Hochlage der Sprechstimme* gekennzeichnet, und in vielen Äußerungen ist er der Gipfelpunkt des melodischen Verlaufs. Eine solche abstrakte Formulierung ist für einen Behinderten nicht verständlich und kann für ihn keine Arbeitsanleitung sein; aber er kann ein vorgegebenes Vorbild nachahmen.

Deshalb muß der Pädagoge auch in der Lage sein, ein Akzentuierungsmuster vorzumachen, und zwar in dem Sprechtempo, in dem es der Schüler detailliert auffassen und nachahmen kann. Das ist aber nicht einfach. Wenn das ganze Sprechen verlangsamt wird, muß der Lehrer darauf achten, daß er die *Komponenten der Akzentuierung nicht verzerrt*. Deshalb ist eine objektive Kontrolle des eigenen Sprechens von Zeit zu Zeit dringend nötig; dazu sollte ein Tonbandgerät benutzt werden.

9.3.5 Pausen als Mittel der Gestaltung von Texten

Pausen sind ein wichtiges Gestaltungsmittel der Rede. Sie haben einerseits eine stark *gliedernde und trennende* Funktion; andererseits fassen sie das zu einer Einheit zusammen, was *zwischen ihnen* liegt. Daher dürfen Pausen nur an denjenigen Stellen der Rede liegen, wo dies vom Sinn her möglich und geboten ist, damit übergreifende Sinneinheiten nicht zerrissen, sondern eng zusammengeschlossen werden.

Pausen entstehen im natürlichen Sprechvorgang immer dann, wenn Atem geholt werden muß. Wenn daher Pausen sinngemäß gesetzt werden sollen, ist es notwendig, daß der Sprecher das, was er sagen will oder muß, bereits vollständig überblickt. Vorausblickend kann er auf diese Weise die Atmung diesem Ganzen gemäß steuern und sie nach

Tiefe und Dauer diesem *unterordnen*. Das bedeutet: Nur der kann Pausen als Gestaltungsmittel verwenden, der den gedanklichen Inhalt überblickt und weiß, was er seinem Partner mitteilen will.

Die dem artikulatorischen Vollzug *übergeordneten Fertigkeiten* können nur dann mit Aussicht auf Erfolg angebildet und in die Sprechfertigkeiten insgesamt einbezogen werden, wenn sie *vom Sinn ausgehen*. Eine solche Gestaltung der Äußerungen ist dann besonders gut möglich, wenn *eigene* Gedanken ausgedrückt werden: Bei eigenen Gedanken ist es dem Sprecher bewußt, was wichtig und was unwichtig ist. Aber eine solche sinnbezogene Gestaltung einer Äußerung setzt auch voraus, daß der Sprecher die Mittel dazu beherrscht.

Die Verfügbarkeit über die Mittel beginnt bereits bei der Atmung, setzt die differenzierte Beherrschung der Stimme voraus und bezieht die gesamten artikulatorischen Bewegungen mit ein. Diese müssen bereits automatisiert *sein* oder sich im Übergang zur Automatisierung befinden, wenn die Akzentuierung als Komplex von Intensität, Dauer und Präzision angebildet werden soll. Andererseits genügt es, um die Akzentuierung zu üben, daß nicht *alle*, sondern nur einige ausgewählte artikulatorische Bewegungsabläufe zu Fertigkeiten entwickelt sind. Wenn sich die Akzentuierungsübungen nur auf diesen ausgewählten Bereich beschränken, ist es durchaus möglich, *beides gleichzeitig* und aufeinander bezogen zu üben.

9.4 Prinzip des stufenweisen Aufsteigens

9.4.1 Sprachformeln im alltäglichen kommunikativen Gebrauch

Da die Merkmale für die Akzentuierung nur vom Sinn her gesetzt werden können und müssen, unterstützt ihre Anwendung die Verwendung der Lautsprache für die Kommunikation. Das kommunikative Sprechen fördert andererseits die Verwendung von *Kurzformen*, wie sie häufig gerade in der normalen Umgangssprache verwendet werden. Langatmige Erörterungen sind dort nicht angebracht, weil sie den Dialog nur aufhalten. Deshalb ist es zweckmäßig, die Grundlagen der Gestaltung der Rede an solchen Sprachformen – ja sogar Sprachformeln – einzuüben, die *ständig wiederkehren* und für die Kommunikation im Alltag gebraucht werden. Das ist schließlich auch der Weg, auf dem das Kind normalerweise die Fähigkeit zur Kommunikation erwirbt; es verwendet Lautsprache, um seine Bedürfnisse und Wünsche zu befriedigen. Die Sprache, die mit den Behinderten aufgebaut und eingeübt wird, muß für die *Befriedigung ihrer Bedürfnisse geeignet* sein.

Da aber Kommunikation mit der sozialen Umwelt stattfindet, muß der gesamte Personenkreis, mit dem der Behinderte Kontakt hat, darüber informiert sein, welche Sprachformeln erlernt worden sind und dem Behinderten die Möglichkeit geben, sie auch anzuwenden. Zu diesen Personen zählen nicht nur die Lehrer und Erzieher, sondern auch die Eltern.
So kann mit dem, was ständig geübt und wiederholt wird, ein Reservoir an *sicher beherrschten sprachlichen Formeln* geschaffen werden, das ständig erweitert wird.
Zwischen der sprachlichen Gestaltung und deren artikulatorischer Bewältigung in den Sprechbewegungen besteht eine doppelte Beziehung. Einerseits sind sprachliche Gestaltung im allgemeinen und sinnbezogene Akzentuierung nur dann möglich, wenn die artikulatorischen Sprechbewegungen bereits als Fertigkeiten ausgebildet sind. Andererseits ist die Anwendung der Akzentuierung in der Kommunikation ein Mittel, um die Sprechbewegungen vollständig zu automatisieren. Indem nämlich die Aufmerksamkeit darauf gelenkt wird, bestimmte Teile hervorzuheben, andere aber unbeachtet zu lassen, wird das Bewußtsein so gelenkt, daß es vom artikulatorischen Ablauf abgezogen wird; der Vorgang, daß die Sprechbewegungen dann ohne Bewußtseinskontrolle ablaufen, wird beschleunigt. So gesehen ist die *Anwendung der Akzentuierung in der kommunikativen Praxis* des Alltags ein Schritt, der dazu dient, die artikulatorischen Abläufe zu automatisieren. Sie ist gleichzeitig eine Vorstufe zu einer echten Gestaltung lautsprachlicher Äußerungen, weil sie vom Sinn ausgeht.

9.4.2 Beispiel für ein stufenweises Aufsteigen

Das Aufsteigen vom Bewegungsablauf für eine Lautfolge zu immer größeren lautsprachlichen Komplexen, die für eine Anwendung in der Kommunikation durch die Akzentuierung gestaltet werden müssen, damit die Kommunikationsabsicht erreicht werden kann, soll an einem Beispiel dargelegt werden.

9.4.2.1 Der ach-Laut als besondere artikulatorische Bewegung

Das »hintere ch«, auch als *ch-2* oder als *ach-Laut* in der Literatur bezeichnet, ist durch seine Bewegung des hinteren Zungenrückens insofern nicht einfach, als diese genau dosierte Bewegung weder gesehen noch als Bewegung gefühlt werden kann. Wenn ein Effekt entsteht, der vibratorisch wahrgenommen werden kann, so ist es ein Schwingen

des weichen Gaumens, das dabei entsteht. Der Zungenrücken wird bekanntlich dabei so stark angehoben, daß zwischen seinem hinteren Teil und dem weichen Gaumen eine Enge entsteht, und der durchströmende Luftstrom den weichen Gaumen in unregelmäßige Schwingungen versetzt.
Die Hauptbewegung ist die genau dosierte Hebung des hinteren Zungenrückens. Die *Toleranz ist gering*; ist die Hebung zu stark, entsteht ein Verschluß, ist die Enge zu weit, entstehen keine Schwingungen des weichen Gaumens. Die notwendige Annäherung ist so diffizil, daß sogar *sprachliche Besonderheiten* damit verknüpft sind. Bekanntlich wird das »hintere ch« nur nach *a* und den (langen oder kurzen) *hinteren Vokalen* gesprochen. Wenn auf die hellen Vokale ein lingualer Engelaut folgt, der mit dem Zungenrücken gebildet werden muß, dann verwendet man im Deutschen (außer dem Schweizerdeutsch) dafür das »vordere ch«, den *ich-Laut*.
In der Sprachentwicklung hat sich die Einfachheit der artikulatorischen Bewegung durchgesetzt. Man *vermeidet die großräumige Verlagerungsbewegung* der Zunge von vorn nach hinten und umgekehrt; bei den Hinterzungenvokalen *o* und *u* ist die Zunge bereits hinten, braucht also zur Bildung eines lingualen Engelautes nicht verlagert, sondern nur gehoben zu werden.

9.4.2.2 Ansteuerung der Enge aus verschiedenen Ausgangslagen

Die Arbeit am Wort ist als der Höhepunkt des Artikulations-Unterrichts bezeichnet worden (SLESINA, 1978, S. 62). Es ist eine wichtige Phase, weil die Bedeutung dabei einbezogen wird. Die Einfügung der neuen Bewegung geschieht deshalb aber zunächst in solche Wörter, wo der Laut und damit die Ansteuerungsbewegung *relativ isoliert* gebraucht wird; das ist dort, wo der Laut am *Ende eines Wortes* steht und wo die Bewegung, wenn die Hebung erreicht ist, nicht weitergeführt zu werden braucht.
Dazu eignen sich Wörter wie: *Dach, Fach, Buch.* Das letztere läßt sich problemlos in kommunikative Übungen einbeziehen: *Mein Buch, dein Buch, wo ist dein Buch?*

9.4.2.3 Einfache Weiterführung der Bewegungen

Die eigentlichen Schwierigkeiten treten dann auf, wenn die Bewegung nach der Engenbildung *weitergeführt* werden muß; denn die Sprechorgane bleiben ja in der Regel dort nicht stehen, sondern die

Enge, die am weichen Gaumen gebildet wird, löst sich wieder auf. Ziel der Bewegungsübungen muß es sein, daß die Hebung des hinteren Zungenrückens ausgeführt, die Enge gebildet und wieder aufgelöst wird.
Die einfachste und häufigste Form dieser Auflösung ist die Rückführung des Zungenrückens in die Entspannung. Das ist der Vokal mit ungespannter Zungenlage, unbetont, und bekannt als Nebensilbenvokal, das schwachtonige *e*. In dem Zusammenhang stellen sich assoziativ Tätigkeiten ein: *machen, suchen, aufwachen, pochen.*
Um die Bewußtheit in der folgenden Phase von der Bewegung abzulenken, wird mit Akzentuierung gesprochen, wobei der kommunikative Schwerpunkt auf das letzte Wort zu liegen kommt, das durch die Akzentuierung hervorgehoben wird: *Wir machen* **auf**. *Wir machen* **zu**.

9.4.2.4 Schwierige Weiterführung der Bewegungen

Wenn hierbei die Weiterführung der Hebungsbewegung der Zunge schon ein wenig automatisiert *ist* und keine Schwierigkeiten mehr bereitet, kann die letzte und wohl schwierigste Etappe der mit dem ach-Laut verbundenen Bewegungen angegangen werden. Bei der Folge von Vokalen mit nachfolgenden Zungenrücken-Engelaut hat man durch kombinatorische Varianten diese Schwierigkeiten bei der Ansteuerung der Enge vermieden; bei den Konsonantenfolgen müssen sie – wie auch sonst in anderen Lautfolgen im Deutschen – bewältigt werden.
Man wird einwenden, der ach-Laut folgt nie auf einen anderen Konsonanten, wird also auch niemals aus der Ausgangslage eines Konsonanten angesteuert. Das ist richtig. Aber die Hebungsbewegung, die zum ach-Laut notwendig ist, wird in Richtung auf Konsonanten aufgelöst, am häufigsten zum *t* hin, sowohl in Haupt-, Eigenschafts-, Zahl- oder Tätigkeitswörtern (Macht, sacht, acht, macht).
Und hierbei ist die mit der Verlagerung der Zungenmasse verbundene *Schwierigkeit voll zu bewältigen.* Es gibt keine Regeln, die hierbei eine Vereinfachung erlaubten wie bei der Ansteuerung. Folglich muß die vom ach-Laut zum *t* notwendige Vorverlagerung geübt und automatisiert werden. Dazu eignen sich Formeln, die in der Kommunikation häufig gebraucht werden können wie: Wer macht das? Das macht nichts!

9.4.2.5 Höchstschwierigkeiten der Bewegungs-Weiterführung

Ehe der nächste und wohl schwierigste Schritt des Bewegungsablaufs, der mit dem ach-Laut verbunden ist, angegangen werden kann, sollte die Einübung und *Automatisierung der Vorverlagerung* der Zunge abgewartet werden. Die schwierigste Form der Weiterführung der Bewegung besteht darin, daß mit der Auflösung der hinteren Zungenhebung sofort die Rinnenbildung mit dem vorderen Zungenrücken verlangt wird. Das ist nur unter extremer Vorverlagerung der Zungenmasse zu bewältigen. Diese Bewegung wird bei der Lautfolge *chs* verlangt, und sie kommt bei Verben in der 2. Person vor, also in der Alltagskommunikation bei direkter Anrede relativ häufig: *Du machst, du suchst, du wachst auf.* Wenn der Bewegungsablauf *störungsfrei* gemeistert wird, eignen sich für die Automatisierung die Formeln: *Das machst du! Das machst du* **gut**! Auch hierbei kann die kommunikative Situation voll genutzt werden, um den höchst komplizierten Bewegungsablauf zu automatisieren.

Aber gerade an einem solchen Beispiel zeigt sich auch der Wert der Automatisierung. Ist nämlich die Automatisierung vollzogen, dann hat der im Prinzip schwierige Bewegungsablauf auch seine Kompliziertheit verloren. Viele Sprechfehler werden einfach dadurch konserviert, daß der *Automatisierungsprozeß nicht bis zu Ende* durchgeführt worden ist.

9.5 Einschluß des gesamten sprachfunktionalen Systems

9.5.1 Unterordnung des Sprechens unter kommunikative Ziele

Bei der Automatisierung ist es wichtig, daß die Teilfunktionen des sprachfunktionalen Systems alle mit einbezogen werden. Wenn eine echte kommunikative Zielstellung besteht, dann ist dies der Fall.

Der Sprecher muß in einer echten Kommunikationssituation eine *Konzeption* entwickeln, was er mitteilen möchte und wie er den Kontakt zum Partner gestaltet. Grundbedingung ist, daß der Sprecher etwas sagen will, und nicht, daß er etwas sagen muß. Die Form, die man im Unterricht häufig antrifft, daß die Kinder aufgefordert werden, etwas zu sagen, ist keine echte Kommunikation. Zur echten Kommunikation gehört das Motiv. Das bedeutet: So oft es möglich ist, sollten Situationen vorhanden sein oder geschaffen werden, die das *Bedürfnis zur Kommunikation* entstehen lassen.

Die anderen Teilfunktionen, daß bestimmte lautsprachliche Formeln für die Kommunikation ausgewählt und realisiert werden, sind in

Übungen schon leichter zu bewältigen. Sie sind mit *reaktivem Sprechen* erreichbar, also in Kommunikationsformen, in denen der Therapeut die Führung innehat und den Schüler zur lautsprachlichen Reaktion auffordern kann. Das ist bei der Beantwortung von Fragen und auch bei der Beschreibung von Bildern der Fall. Natürlich tragen diese reaktiven Formen sprachlicher Aktivität dazu bei, daß sich die Vollzüge und Automatismen im sprachfunktionalen System stabilisieren; vor allem die Reproduktion von Gedächtnisinhalten wirkt dem Vergessen entgegen, und auch die Rückkopplungskreise werden schon allein dadurch stabilisiert, *daß* gesprochen wird. Auch das ist notwendig und schafft eine gute Grundlage für Sprechbewegungsvollzüge, aber es bezieht die Teilfunktion der konzeptionellen Umsetzung eigener Gedanken nicht mit ein.

9.5.2 Möglichkeiten einer Fehlentwicklung

Werden aber über dem ausschließlich reproduktiven und reaktiven Sprechen die Teilfunktionen der *eigenen Konzeption* vergessen, so kann sich ein verhängnisvoller Kreislauf entwickeln: Der Schüler erkennt, daß ihm in einer Situation, wo er die Lautsprache als Kommunikationsmittel braucht, die Wörter oder die notwendigen Formeln fehlen, mit denen er seine Gedanken ausdrücken könnte, und er *verstummt*, oder – wie beim Gehörlosen – er weicht auf eine *andere Form sprachlicher Mitteilung* aus, auf die Gebärde, mit deren Hilfe er eigene Gedanken zum Ausdruck bringen kann. So entwickelt sich der Zustand, daß die Schüler im Unterricht, wo sie gefragt werden und wo sie lautsprachlich reagieren müssen, die Lautsprache gut verwenden, daß sie aber dort, wo häufig eigene Gedanken ausgedrückt werden sollen, dazu nicht in der Lage sind.

9.5.3 Anregungen zur echten Kommunikation

Sicher gibt es nicht für alles, was man ausdrücken möchte, fertige, vorformulierte Formeln. Die Welt der Gedanken ist letztlich unbegrenzt, und wer eigene Gedanken entwickelt, muß immer wieder das Problem lösen, diese neuen Gedanken mit dem überkommenen und begrenzten Wortschatz auszudrücken. Das gilt im Großen wie im Kleinen. Deshalb muß der Sprecher zwei strategische Prinzipien beherrschen: Erstens das zu *erfragen*, was er nicht weiß. Diese Strategie für die Kommunikation eignet sich das Kind normalerweise in den *Frageperioden* an und betreibt sie auch mit Ausdauer und Hingabe – in der ersten

Frageperiode, indem es nach Namen, Bezeichnungen, Dingen und Ereignissen fragt *(is'ndas?)* und in der zweiten, wo es um Ursachen, Folgen und Zusammenhänge geht *(warum?)*.

Das zweite strategische Prinzip bezieht sich auf das Problem, mit dem vorhandenen und in jedem Fall *beschränkten Wortschatz* das auszudrücken, was einen selbst bewegt. Auch das muß erlernt werden, aber wir Erwachsenen haben uns dies angeeignet und können die völlig neuen Erlebnisse, zum Beispiel einer Urlaubsreise, zu Hause erzählen, auch, was es dort zu sehen, zu erleben oder zu essen gab.

Am deutlichsten wird uns Erwachsenen die Notwendigkeit, sich mit einem begrenzten Wortschatz behelfen zu müssen, bewußt, wenn wir im Ausland sind und die Fremdsprache nicht richtig beherrschen; man muß sich mit einem kleinen Wortschatz begnügen. Aber der Erwachsene hat es gelernt, auch in solchen Situationen seine Kommunikationsabsicht zu erreichen.

9.6 Entwicklung des Störungsbewußtseins und der Eigenkontrolle

9.6.1 Alte Automatismen als Störungsursache

Wenn es gelungen ist, ein neues und mit den Normen vereinbares Bewegungsmuster (eine neue Bewegungskoordination) anzubilden, so läuft sie noch unter der Kontrolle durch das Bewußtsein ab. Der Patient muß ständig einen Teil der Aufmerksamkeit für die Kontrolle der richtigen Bewegungsabläufe aufwenden. Der Weg, wie diese Koordinationen immer mehr zum Automatismus werden, indem sie in größere Komplexe eingeordnet werden, wurde im Abschnitt 9.4 beschrieben.

Trotzdem wird es immer wieder, vor allem in der Anfangszeit nach einer gelungenen Korrektur der Bewegungsabläufe, zu Rückfällen in die alten Bewegungsautomatismen kommen; denn nach der Anbildung eines neuen Bewegungsautomatismus *besteht* der alte, der oft lange Zeit verwendet und der in allen kommunikativen Situationen gebraucht wurde und mit diesen verbunden ist, *weiter*. Er ist nicht ausgelöscht; deshalb kann es nur das Ziel sein, ihn zu *überlagern* und durch einen neuen Automatismus zu verdrängen, im günstigsten Fall, ihn zu ersetzen.

Die alten, fehlerhaften Automatismen sind, da sie früher in allen Situationen auch zur Kommunikation gebraucht wurden, *in allen Teilfunktionen* des sprachfunktionalen Systems vorhanden, und die neuen, richtigen müssen sie auch in allen diesen Teilfunktionen ersetzen. Aber alle früher erlebten kommunikativen Situationen lassen sich nicht ein zweites Mal erleben. Deshalb muß der Therapeut immer damit rechnen, daß – auch wenn die neuen, richtigen Bewegungsabläufe schon fast durchgängig und auch teilweise in der Spontansprache verwendet werden – Rückschläge auftreten. Häufig geschieht dies in einer außergewöhnlichen emotionalen Stimmung, weil diese dem Übungsgeschehen weitgehend entzogen ist. Es ist unmöglich, alle Abstufungen emotionaler Zustände in die Übungen einzubeziehen.

9.6.2 Selbsterkennung von Störungen

Deshalb ist es notwendig, daß der Patient mit Bewußtsein sowohl zwischen richtigem und falschem Klang als auch zwischen richtiger und falscher Bewegungskoordination zu unterscheiden lernt und ein *Störungsbewußtsein* entwickelt. Das geschieht vorwiegend über das Hören, durch das Eigenprodukt und Fremdprodukt vergleichbar werden. Allerdings sei hier gleich vermerkt, daß es eine Reihe von Störungen gibt, die es nicht gestatten, richtige und falsche Realisierung über das Gehör zu unterscheiden. Das ist vor allem bei Hörgeschädigten der Fall, kann aber auch für geistig Behinderte zutreffen.
Für die Kontrolle der Sprechbewegungen steht aber nicht nur der Kontrollkreis über das Gehör zur Verfügung; die anderen beiden über die Kinästhetik und über den Partner sind auch vorhanden, wirksam und müssen so einbezogen werden, daß ihre Vorteile *nach einer vollzogenen Korrektur* für die Stabilisierung genutzt werden können.
Über die Kinästhetik werden ja – das wurde bereits im Kapitel 4.7 dargelegt – *die einmal vollzogenen Bewegungen* immer wieder bekräftigt und stabilisiert. Die Gefahr eines allzuschnellen Rückfalls wird beseitigt, wenn bei der grundsätzlichen Erlernung neuer Sprechbewegungen von dem Prinzip ausgegangen wird, Bewegungen und Bewegungskomplexe so *aufzubauen*, daß falsche Bewegungen entweder *völlig vermieden* oder, wenn sie sich ergeben, sofort korrigiert werden. Beides ist bei einem systematischen Aufbau der Bewegungen erreichbar, der vom Einfachen zum immer Schwierigeren und Differenzierteren fortschreitet, so daß der nächste Bewegungskomplex aus dem entwickelt wird, der bereits sicher ausgeführt werden kann.
Bei der Korrektur sind bereits falsche Bewegungen vorhanden; sie müssen richtiggestellt werden. In diesem Fall ist es günstig, wenn die neuen, korrigierten Bewegungen an vielen Anwendungsbeispielen eingeübt und auf diese Weise stabilisiert werden. Das schützt nicht vor Rückfällen, aber es verhilft dem neuen Automatismus, Stabilität zu ge-

winnen. Es ist von Vorteil, wenn diese neuen Bewegungsmuster *mit neuen Wörtern* sowie neuen *häufig gebrauchten* oder anwendbaren *kommunikativen Formeln* verbunden werden, die der Patient früher nicht verwendet hat. Auf diese Weise lassen sich Lernen und Korrektur des Sprechens zweckmäßig miteinander verbinden.

Die Kontrolle des Sprechens erfolgt auch über den sozial-kommunikativen Rückkopplungskreis. Wenn Fehler auftreten, dann ist es zunächst der Lehrer, der nicht zufrieden ist und zur korrekten Wiederholung auffordert. Das kann sachlich, aber auch emotional stimulierend erfolgen. Dabei erscheint es sehr wichtig, die Motivation, korrekt zu sprechen, zu erzeugen und zu erhalten. Diese kann nur über den sozial-kommunikativen Kontrollkreis ausgelöst werden. Es darf aber keinesfalls so sein, daß dadurch das *Motiv, zu sprechen, ausgelöscht* wird.

In den sozial-kommunikativen Kontrollkreis sind viele Personen einbezogen, nicht nur der Therapeut oder der Lehrer. Es ist daher notwendig, zur Stabilisierung der neuen Fertigkeiten auch die Personen einzubeziehen, die im sozialen Umfeld des Patienten wirken: die Eltern, Freunde, andere Lehrer der Schule. Wenn sie immer wieder freundlich auffordernd die erfolgte Korrektur unterstützen, ist der Weg für die Stabilisierung des Automatismus wesentlich verkürzt. Voraussetzung dafür ist aber, daß über die *Fortschritte in den Sprechleistungen* des Kindes in zweckmäßiger Form *informiert* wird.

9.6.3 Motivation zur Eigenkontrolle

Alle Versuche von außen können aber auf die Dauer keine Umstellung bewirken, wenn nicht beim Patienten das Bestreben geweckt wird, den neuerlernten, richtigen Bewegungsablauf zu stabilisieren. Die Motivation dafür muß geweckt und erhalten werden. Ist die Motivation dafür einmal vorhanden, verbunden mit der Fähigkeit, sich selbst zu kontrollieren, dann kann das Vorherrschen des richtigen Automatismus weiter um sich greifen und das ganze sprachfunktionale System durchdringen, und dann werden auch nach und nach die vielen *außergewöhnlichen Situationen*, die in der spontanen Kommunikation auftreten und die nicht vorherzusehen sind, dazu führen, daß das neue Bewegungsmuster in alle diese Funktionen einbezogen wird.

10. Übungen für die Entwicklung, Erhaltung und Korrektur von Sprechfertigkeiten

10.1 Grundlagen und Voraussetzungen

Beim Sprechen sind artikulatorische Fertigkeiten das Kernproblem; sie dürfen aber nicht allein, schon gar nicht isoliert gesehen werden. Sie sind den inhaltlichen und gestalterischen Funktionen des Sprechens *untergeordnet*, so, wie seinerseits das Sprechen der Ausübung kommunikativer zwischenmenschlicher Beziehungen untergeordnet ist. Von diesem Standpunkt aus sind die artikulatorischen Fertigkeiten den Sprechfertigkeiten ganz allgemein untergeordnet. Damit sie aber in der Ausübung untergeordnet werden können, müssen sie *beherrscht* werden.

Das Gefüge der zum Sprechen notwendigen Fertigkeiten, zu denen die der Atmung, der Stimmgebung, der Beherrschung der artikulatorischen Bewegungen sowie der Gestaltung zusammenhängender Rede gehören, müssen beim Gehörlosen systematisch aufgebaut, bei anderen Behinderten erweitert, vervollkommnet und korrigiert werden, aber so, daß sie letztlich als bereitstehende, automatisierte Prozesse beim Sprechen und dem *Ausdrücken eigener Gedanken* zur Verfügung stehen. Diese Sprechfertigkeiten lassen sich, soweit es die Realisierungsphase betrifft, auf Bewegungen zurückführen, die beim Sprechen so weit automatisiert sein müssen, daß sie im wahren Sinne automatisierte Komponenten einer komplizierten, bewußt ausgeführten Handlung sind.

Das Kernstück dieser Bewegungen, die zum Sprechen notwendig sind und die automatisiert werden müssen, sind die artikulatorischen Bewegungen. Auch hierbei handelt es sich wiederum um einen Komplex, dessen Einzelkomponenten, gleichzeitig ausgeführt, gefügeartig ineinandergreifen; sie sind deshalb nicht einfach zu verdeutlichen und verbal darzustellen, weil die *Aktivitätsphasen* der einzelnen Organe *nicht immer zeitgleich zusammenfallen*, weil das Bewegungsgefüge durch *vorbereitende* oder *nachgleitende* Bewegungen modifiziert wird und weil wir normalsinnigen Erwachsenen durch unsere festgefügten Vorstellungen, die von der Lautfolge, die in die Schrift umgesetzt werden kann, ausgehen, gehindert werden, dieses Bewegungsgefüge zu durchschauen.

Die Bewegungen, die als Grundlage für das Sprechen vom gehörlosen Kind erlernt werden müssen, können nicht alle gleichzeitig entwickelt werden, so, wie auch normalerweise in der sprachlichen Entwicklung des Kindes diese Bewegungen nach und nach in das Inventar der beherrschten Bewegungen eingefügt und diese immer weiter differenziert werden. Sie müssen daher auch beim systematischen Sprachaufbau *nacheinander eingeführt* und mit den schon beherrschten koordiniert werden. Diese Orientierung an der normalen Sprachentwicklung des Kindes gilt auch für die anderen Gruppen von Behinderten.

Prinzipiell bestehen zwei Möglichkeiten, die notwendigen artikulatorischen Bewegungen zu entwickeln:

Bei der ersten geht man von den *Lauten* aus, die als Folge von realisierten sprachlichen Einheiten gesprochen werden müssen. Der Vorteil dieser Methode, die um die Wende zum 20. Jahrhundert mit Erfolg praktiziert und seitdem vielfach ausgebaut wurde, liegt darin, daß die Anbildung der *Einzellaute* prinzipiell gar nicht so schwierig ist, zumindest aus heutiger Sicht, weil in dem vergangenen Jahrhundert eine *Fülle von Hilfen* entwickelt worden ist, die die Anbildung oder Korrektur eines einzelnen Lautes sehr gut unterstützen können. (WEINERT, 8. Aufl. 1977) Auch gibt es hervorragende theoretische und praktische Darstellungen für die Physiologie und Bildung der Einzellaute.

Die Schwierigkeiten liegen für den Gehörlosen und für andere Behinderte mit Aussprachestörungen darin, daß diese bei einer Methode, die vom Einzellaut ausgeht, die *Übergänge* von einem Laut zum anderen *selbst finden müssen*. Die Stufe, die ein normales Kind *vor* der Fähigkeit, Laute abstrakt zu erfassen, beherrscht, wird übersprungen. Das, was wir als *Koartikulation* bezeichnen, und was das flüssige, zusammenhängende, gestaltungsfähige Sprechen auszeichnet, wird bei dieser Methode dem Kind überlassen. Alle Probleme, die damit zusammenhängen, bestimmte, für einen Laut notwendige Bewegungen von verschiedenen Ausgangslagen aus zu erreichen, *werden dem Kind aufgebürdet*.

Der zweite Weg stellt die *Bewegungen* in den Mittelpunkt. Er hat vor allem beim Pädagogen theoretisch-gedankliche Hürden zu überwinden, weil dieser Weg nicht die Laute, sondern die zum Erzeugen einer Lautfolge notwendigen Bewegungen zum Schwerpunkt macht. Daher gibt es in den zusammenhängenden theoretischen Darstellungen auch kaum Material zum Nachlesen; die Probleme der Koartikulation werden oft überhaupt nicht behandelt, meist aber nur recht kurz gestreift, ohne auf Einzelheiten einzugehen.

Dieser zweite Weg ist in den eigenen Forschungen seit 1968 systematisch beschritten worden.

10.2 Grundsätzlich-systematischer Aufbau von Sprechfertigkeiten

Um das Ziel zu erreichen, Behinderte und insbesondere Gehörlose zur aktiven Teilnahme am Leben der Gesellschaft zu befähigen, müssen sie so sprechen können, daß sie von den anderen Mitgliedern der Gesellschaft verstanden werden. Die Grundlagen dafür werden in den *einführenden Kursen* gelegt, wobei man in der Regel davon ausgehen kann, daß sie in der *Vorschulzeit* absolviert werden. Diese Kurse haben das Ziel, die Vorschulkinder die grundlegenden und am häufigsten vorkommenden Bewegungen der Sprechorgane so zu lehren, daß sie beim Übergang in die Regel- oder Sonderschule in der Lage sind, *alle Laute der deutschen Sprache in den am häufigsten vorkommenden Lautfolgen* zu sprechen.

Da es ein Ziel für die Bildung auch der Behinderten ist, sie zu befähigen, ihre Gedanken lautsprachlich und verständlich auszudrücken, ist es notwendig, die Übungen so zu gestalten, daß die Bewegungen *aller* am Sprechen beteiligten Organe einbezogen werden. In erster Linie sind das die Organe für Atmung, Stimmgebung und die Organe zum Ausführen der Sprechbewegungen; darüber hinaus sind es aber auch die Organe zum Perzipieren, Konzipieren, Koordinieren, Kontrollieren, Speichern und Bewahren sprachlichen Geschehens. Daher müssen die Übungen zur Entwicklung von Sprechfertigkeiten voll in die *gesamte sprachlich-kommunikative Tätigkeit* einbezogen und eng mit dem muttersprachlichen Unterricht und dem Erwerb des zweiten Kommunikationsmittels, der Schrift, verbunden werden. Sie sind außerdem eng mit der Hörerziehung, der rhythmischen Erziehung und mit der praktisch-gegenständlichen Tätigkeit zu verbinden.

Übungen der Artikulationsorgane dürfen weiterhin nicht auf Geläufigkeits- und Nachsprechübungen beschränkt werden, obwohl das natürlich ein Bestandteil der Übungsprogramme ist. Vielmehr ist es notwendig, die *Atmungs- und Stimmfunktion* systematisch von *Anfang an einzubeziehen* und deren integrative Entwicklung systematisch zu betreiben.

Obwohl die Artikulationsübungen darauf abzielen, daß die Vorschulkinder einen Sprachschatz für die aktive Sprachanwendung auch sprechtechnisch beherrschen und sich mit seiner Hilfe lautsprachlich ausdrücken können, stehen für die Einübung grundlegender sprechtechnischer Fertigkeiten zunächst solche Übungen im Vordergrund, die *koordinierte Bewegungsabläufe* der artikulatorischen Sprechorgane zum Inhalt haben. Solche nach Bewegungsabläufen systematisierten Übungen treten in den Phasen der beginnenden oder bereits vollzogenen Automatisierung zurück; dann tritt die *lautsprachliche Sprachanwendung* mehr und mehr in den Vordergrund. Eine solche lautsprachliche Anwendung in der Kommunikation kann nicht mehr auf Geläufigkeits- oder Artikulationsübungen beschränkt sein, sondern muß das Leben im gesamten Tagesablauf, auch im Heim, im Internat und vor allem im Elternhaus, einbeziehen.

Da sinnerfülltes Sprechen ein rhythmisch-dynamisches Geschehen ist, sind vor allem Vorschulkinder von Anfang an daran zu gewöhnen, innerhalb der Lautsprache mit Hilfe von Dauer- und Stärkevariationen *rhythmische Strukturen* (die einerseits grammatischen Strukturen und andererseits einer gedanklich-logischen Gliederung des Sprachinhaltes entsprechen) zu realisieren. Dabei ist darauf zu achten, daß solche Strukturmerkmale mit Hilfe der Hörerziehung, durch den Einsatz technischer Geräte, durch Gesichtsausdruck, Mimik und Aktion, sowie im Schriftbild, vor allem aber auch ein mustergültiges, lebendiges und ausdrucksstarkes Vorbild Verdeutlichung erfahren. Es ist wichtig, zu wissen und sich beim Unterricht und in der freien Kommunikation immer wieder zu vergegenwärtigen, daß das Kind normalerweise durch eine solche Strukturierung, die es in der Sprachperzeption erlebt, auf die sinnvolle Anwendung grammatischer Strukturen vorbereitet wird.

Die drei aufeinander aufbauenden Kurse enthalten solche Lautfolgen in den Wörtern, die in der *Kommunikation häufig vorkommen*. Die Kurse gliedern sich in 10 Phasen, die weiter in Übungskomplexe unterteilt sind. Jeder Übungskomplex umfaßt die inhaltliche Zielstellung *bestimmter Bewegungsabläufe*, Geläufigkeitsübungen und den zum Übungsschwerpunkt gehörenden Wortschatz sowie methodische Hinweise für die Erarbeitung und auf Hilfsmittel.

Die Inhalte der Geläufigkeitsübungen werden in einer vereinfachten phonetischen Umschrift dargestellt. Dabei werden die Konsonanten durch die üblichen phonetischen Zeichen gekennzeichnet. Weil bei der Entwicklung von Sprechfertigkeiten auf eine klangliche Differenzierung offener und geschlossener Vokale verzichtet werden kann, wird deren Schreibweise vereinfacht. So werden die zu einem Vokal gehörenden offenen und geschlossenen Vokale durch jeweils ein Zeichen dargestellt, das dem gewohnten Vokalbuchstaben entspricht. Die Differenzierung in der Dauer, die für die artikulatorische Differenzierung und das rhythmische Sprechen wichtig ist, wird durch einen nachgestellten Doppelpunkt (:) vorgenommen. *Alle nicht besonders gekennzeichneten Vokale sind kurz*; sie dominieren ohnehin im normalen, zusammenhängenden Sprechen. Da es für die schwachtonigen Vokale keine Buchstaben gibt, werden die phonetischen Zeichen ə und ɐ verwendet.

Die Kurse sind unter der Bedingung konzipiert, daß täglich eine Stunde mit einer Kleingruppe an der Entwicklung der Sprechfertigkeiten gearbeitet wird, und der Pädagoge sollte die Möglichkeit haben, zu entscheiden, ob er Gruppen- oder Einzelübungen für zweckmäßig hält. Der Raum für die Übungen sollte zweckmäßig eingerichtet und mit den notwendigen Hilfs- und Anschauungsmitteln ausgestattet sein.
Bei starken Hörschäden reicht das Tragen eines individuellen Hörgerätes nicht aus. Deshalb sollte auch ein *Einzeltrainer* mit zur Ausstattung gehören. Die rhythmisch-dynamische Komponente der Lautsprache wird nämlich vorwiegend durch den *Grundton* der Stimme getragen. Dieser liegt bei einer normalen Männerstimme bei einer Frequenz zwischen 100 und 200 Hz. Das aber ist ein Frequenzgebiet, in dem eine individuelle Hörhilfe die Schallsignale nur mit Intensitätsminderung überträgt (LINDNER, 1992, S. 250). Die dynamisch-rhythmische Komponente des Sprechens wird dabei nur mit ihren Sekundärmerkmalen übermittelt.

10.2.1 Grundkurs

Der Kurs soll die Grundlagen für die Bewältigung der artikulatorischen Bewegungen schaffen. Das sind im einzelnen:
- Hervorlocken und Festigen der Stimme.
  Das bedeutet, daß Atmung und Stimme in einem ausgewogenen und miteinander gut koordinierten Verhältnis stehen.
- Umstellung der Atmung vom Rhythmus der Vitalatmung auf den der Sprechatmung.
  Das bedeutet, daß die Sprechatmung durch kurze, tiefe Einatmung und langsame artikulationsabhängige Ausatmung gekennzeichnet ist.
- Ausdehnung der Atemleistung auf die Bewältigung von 6 Lallsilben pro Atemzug.
- Schaffung elementarer, aber leistungsfähiger Kontrollmechanismen zur willkürlichen Beherrschung der Sprechorgane. Dies umfaßt:
  – Ausnutzung aller, selbst der geringsten, Hörreste im Vollzug der Hörerziehung,
  – optische Kontrolle der Sprechbewegungen mit Hilfe des Spiegels,
  – taktile Kontrolle der von den Sprechorganen bewirkten Effekte (Luftstromrichtung, -temperatur, -stärke) mit der Hand,
  – Schulung des Vibrationsgefühls zum Verwerten vibratorischer Effekte an den Sprechorganen oder einem elektro-taktilen Gerät.

- Herstellen von stabilen Verbindungen zu anderen Situationen im Unterricht, dem Tagesablauf und praktischer Tätigkeit, vor allem zu
  - sprachperzeptiven Leistungen,
  - motorischen Übungen der nachahmenden Grob- und Feinmotorik sowie der rhythmischen Gymnastik,
  - allen Formen des selbständigen sprachlichen Ausdrucks, auch dann, wenn die artikulatorische Teilkomponente nur als akzessorisches Glied für den emotionalen Anteil (Lachen, Freude, Staunen) eingesetzt werden kann.

Schwerpunkt für die Übungen sind die *Geläufigkeitsübungen*. Dabei ist darauf zu achten, daß die Kinder befähigt werden, leichte, lockere und schnelle Bewegungen auszuführen. Das Ziel ist die Bewältigung von etwa 4 Lallsilben pro Sekunde. Das ist nur mit kurzen Vokalen zu erreichen, die aber ohnehin Übungsschwerpunkt sind, da sie in der deutschen Sprache dominieren.

Das Vorschulkind soll das Sprechen als rhythmisch-dynamisches Geschehen erleben. Der Sprechrhythmus soll dabei durch Hilfsmittel natürlicher Art, sowie Mitbewegungen und technische Hilfsmittel unterstützt werden. Dazu werden die Hörerziehung und Geräte zur optischen und taktilen Signalwandlung eingesetzt. Eine gut differenzierte, lebendige und *natürliche Zusprache* zum Kind ist Voraussetzung. Die rhythmisch-dynamischen Übungen werden durch die rhythmische Gymnastik und durch Mitbewegungen der Arme und Hände unterstützt. Im Schriftbild wird die rhythmisch-dynamische Komponente vermerkt, indem alle unbetonten kurzen Silben unbezeichnet bleiben, die betonten langen und kurzen dagegen herausgehoben werden.

Phase 1: Einübung der Rahmenorgane

a) Orale Öffnungs- und Schließbewegungen

Übungsinhalt: Gemeinsame Öffnungs- und Schließbewegungen von Lippen und Unterkiefer, verbunden mit Atmungs- und Stimmübungen. Alle Zungenteile bleiben dabei in Ruhe – keine aktiven Zungenbewegungen. Die Übungen verlaufen ohne Bewegungen im Gaumensegel- und Glottisbereich. Lallsilbenreihen mit kurzen Vokalen.

Geläufigkeitsübungen:
bababa ...   ... ba:
vavava ...   ... va:

a: (langgezogen, Tonhaltedauer steigern)

Methodische Hinweise: Bei der Stimmatmung müssen die Unterschiede zwischen ihr und der Vitalatmung verdeutlicht werden (Sichtbarmachung der Ausatmung durch Hilfsmittel wie Rollschlange, Hexenbällchen, Blasen mit Trinkröhrchen in Wasser usw.).
Festigung der Stimme (Anzeigen mit elektro-akustischen Geräten) und der Stimmlage in der Bruststimme (an der Brust abtasten). Verwendung kurzer Vokale in den Silbenreihen, dabei auf lockere, leichte, unverkrampfte Bewegungen achten. Eventuell Lockerungsübungen der Körpermotorik. Alle Übungen auch vor dem Spiegel.
Es ist nicht erforderlich, daß ein reiner a-Klang erzielt wird, aber das Gaumensegel muß gehoben sein und darf sich nicht bewegen. Bei Gaumensegelsenkung (Nasalklang) die Intensität des Verschlußlautes erhöhen.

b) Einbeziehung der Stimmbeteiligung

Übungsinhalt: Schwerpunkt ist die aus- und wiedereinsetzende Stimmbeteiligung. Dazu Hilfsmittel einsetzen und den grundsätzlichen Unterschied an der Opposition v–f klarmachen. Stimmbeteiligung in die oralen Öffnungs- und Schließbewegungen einordnen, auch und vor allem im Tempo.

Geläufigkeitsübungen:
fafafa ...   ... fa:
papapa ...   ... pa:

Wortschatz: Papa, ab

Methodische Hinweise: Zum Bewußtmachen des grundsätzlichen artikulatorischen Unterschiedes, der mit den Bezeichnungen stimmhaft – stimmlos charakterisiert ist, müssen Rückkopplungskreise zur Eigenkontrolle aufgebaut werden. Dazu dienen Hörerziehung (eventuell mit Verstärkung), elektro-optische Wandlung (dazu muß der Übungsraum störschall- und nachhallarm sein), elektro-taktile Wandlung, Entwicklung der taktilen Sensibilität (Abtasten am Kehlkopf, am Kinn-Hals-Wirbel), Unterschied unterstützen durch laute (stimmhafte, an Luftballon oder Papp röhre gut tastbare) und stumme Ausatmung.
Der Unterschied b–p beruht auf einer doppelten Opposition: b stimmhaft, unbehaucht – p stimmlos, behaucht. Es reicht aus, wenn zunächst die Stimmopposition beherrscht (also das p unbehaucht gesprochen) wird. Es ist darauf zu achten, daß das Gaumensegel stets gehoben bleibt.

c) Einbeziehung der Hebung und Senkung des Gaumensegels

Übungsinhalt: Schwerpunkt ist die mit der oralen Bewegung koordinierte Senkung und Hebung des Gaumensegels. Die Wirkung der Beteiligung des Nasenraumes soll, wenn sie nicht gehört wird, durch Abtasten oder den Einsatz von Hilfsmitteln bewußt gemacht werden. Alle anderen Organe außer dem Unterkiefer machen keine aktiven Bewegungen, auch nicht die Zunge; sie werden bei der Kieferbewegung mitbewegt.

Geläufigkeitsübung:

mamama ...   ... ma:

Wortschatz: Mama, am

Methodische Hinweise: Weder die Bewegung noch die Stellung des Gaumensegels sind sichtbar; deshalb ist es notwendig, daß Rückkopplungskreise zur Eigenkontrolle aufgebaut werden. Die auditive Rückkopplung ist nur bei großen Hörresten und guter auditiver Differenzierung wirksam. Der einfachste Weg ist die taktil-vibratorische Rückkopplung über Nasenrücken und Nasenflügel. Die lockere, leichte Kieferbewegung kann einfach am Spiegel kontrolliert werden.
Als typische Fehler treten auf: Gaumensegel ist dauernd gesenkt (Abhilfe durch Vorschalten eines p vor dem Vokal); Gaumensegel senkt sich zu spät (es entsteht mba – Bewegung stark verlangsamen, Rückkopplung bewußt werden lassen und unter ständiger Kontrolle des Effektes das Tempo beschleunigen).
Bei diesen Übungen auf Stimmstärke und Stimmlage achten; mögliche Kopplungen zwischen Stimmlage und Gaumensegelbewegung rechtzeitig abbauen (Kontrolle der Brustresonanz).
Es ist gleichgültig, ob der Vokal ein a- oder ä-Klang ist; die Zunge muß aber ruhig bleiben und sich nur passiv mitbewegen.

Phase 2: Grobdifferenzierung der artikulatorischen Gestaltung

a) Differenzierung der Länge und Kürze der Vokale

Übungsinhalt: Differenzierung im Bewegungsablauf, vor allem in der Dauer; Unterscheiden von langem und kurzem Vokal a. Einführung von stark rhythmischen Lautfolgen.

Geläufigkeitsübungen:
ba:ba:ba: ...
va:va:va: ...
pa:pa:pa: ...
ma:ma:ma: ...

Rhythmische Übungen mit allen vorstehenden Lautfolgen in der Art:
baba:baba: ...   (.-.-)
bababa:bababa: ...   (..-..-)
baba:bababa:ba ...   (.-..-.)
ba:baba:ba ...   (-.-.)

Methodische Hinweise: Langziehen des Vokals erfolgt zunächst in der Endstellung einer Lallsilbenreihe mit kurzen Vokalen. Dann wird der lange Vokal daraus isoliert. Unterstützung durch Hörerziehung; auch der Vibrator und taktile Körpervibrationen sind einsetzbar. Wichtig ist das Bewußtmachen der – für das Deutsche wichtigen und typischen – Differenzierung der *Dauer* der Vokale, die im Schriftbild nicht geschieht.
Die Differenzierung der Vokale wird in die rhythmische Gestaltung des Sprechens einbezogen und mit der Körpermotorik verbunden. Es ist wichtig, eine feste (transferierbare) Verbindung zwischen Grob- (Körper-) und Fein- (Sprech-) motorik herzustellen. Das Ziel bleibt die Erreichung von 4 Lallsilben pro Sekunde.

b) Differenzierung der Unterkieferbewegung

Übungsinhalt: Differenzierung der Kieferbewegung in eine weite, mittlere und enge (geschlossene) Position. Während der Kieferbewegung kann die Zungenposition beibehalten werden. Die Lippenbewegung muß eine von der Kieferöffnung unabhängige Bewegung werden.

Geläufigkeitsübungen:
bəbəbə ...
vəvəvə ...
fəfəfə ...
pəpəpə ...
məməmə ...

Übungen auch mit Auslautwechsel:
ba:bə, va:və (unter Beachtung der rhythmischen Differenzierung:
a: betont und lang, ə unbetont und kurz)
babə, vavə (alle Vokale kurz, aber ə unbetont).

Wortschatz: Mappe, Pappe, Affe

Methodische Hinweise: Die Kinder müssen lernen, daß die Zungenposition beibehalten werden kann, wenn sich die äußeren Sprechorgane (Lippen, Kiefer) und auch die inneren (Gaumensegel, dessen Wirkung an der Nase abtastbar ist) bewegen. Es braucht nicht jeder neue Laut einen neuen Bewegungsimpuls zu bekommen.
Die Differenzierung zwischen a und ə (dem schwachtonigen e oder Murmelvokal) ist eine dreifache Opposition: Hier wird in erster Linie die Lautstärkedifferenzierung ausgenutzt (ə ist immer unbetont, a ist betont – Hörerziehung, Vibrator). Der zweite Unterschied liegt (meist) in der Dauer; das ist in vielen zweisilbigen Wörtern der Fall. Der dritte Unterschied, der Klang, ist nur bei gutem, differenziertem Sprachgehör erfaßbar. Die leichte Mittenhebung der Zunge bei ə ist im Spiegel sichtbar, auch der Unterschied im Kieferwinkel. Es ist wichtig, die Kinder an eine solche Differenzierung zu gewöhnen. Jetzt muß auch darauf geachtet werden, daß das a (flache Zungenlage) seinen typischen Klang bekommt; das ist nur bei guter Atem- und Stimmtechnik zu erreichen.
Das Unabhängigwerden der Lippen- von der Kiefer- und Zungenbewegung ist in Abbildung 6 (S. 167) zu sehen. Die Lösung der Lippenbewegung von der des Unterkiefers und der Zunge wird bereits hier begonnen und später weitergeführt.

c) Differenzierung der mediodorsalen Zungenbewegung

Übungsinhalt: Etwas stärkere mittlere Zungenhebung, wobei der Zungenrücken breit bleibt. Eine klangliche Differenzierung braucht gegenüber dem Murmelvokal (ə) nicht erreicht zu werden; eine ausreichende Differenzierung erfolgt über die Dynamik; insofern verfolgt diese Übung auch die Festigung der dynamischen Differenzierung.

Geläufigkeitsübungen:

fefefe ...   ... fɛ:
bebebe ...   ... bɛ:
mememe ...   ... mɛ:
pepepe ...   ... pɛ:
fefəfefə ...   (alle Vokale kurz, aber dynamisch differenziert)
bebəbebə ...   usw.

Methodische Hinweise: Die Übungen haben den Wechsel von der mittleren in die enge Kieferwinkelstellung mit Beibehaltung der Zungeneinstellung zum Inhalt. Es dürfen *keine überflüssigen* Bewegungen, kein Neuansatz in der Zungenbewegung erfolgen.
Die notwendige Differenzierung wird über die auditive Wahrnehmung unterstützt (Erkennungsübungen). Die Differenzierung ist auch taktil (Kehlkopf, Kinn-Hals-Winkel) und vibratorisch (Vibrator) gut zu erreichen.
Auf alle Fälle ist auf eine enge, nicht übertriebene, natürliche Kieferwinkelöffnung hinzuarbeiten. (Auch beim Vormachen nicht übertreiben! Das Kind sieht immer zu, nicht nur am Spiegel.)
Der Lehrer muß wissen, daß der e-Kurzvokal noch nicht die große präpalatale Zungenhebung hat. Die beiden e-Vokale (langes und kurzes e) unterscheiden sich klanglich und artikulatorisch so stark wie zwei gesonderte Vokale – trotz gleichem Schriftbild.

Phase 3: Differenzierte Einbeziehung der Zungenspitzenbewegung

a) Verschlußbildung und -lösung durch die Zungenspitze

Übungsinhalt: Zungenhebung mit oberem Zungenspitzenkontakt als undifferenziertes Ganzes; Ausbildung eines vollständigen Verschlusses. Die Bewegungen werden als Parallelbewegungen von Zungenspitze, -rand und -rücken ausgeführt und von der Kieferbewegung unterstützt.

Geläufigkeitsübungen:

tatata ...　... ta: 　... tat
dadada ...　... da: 　... dat
ta:ta:ta: ...
da:da:da: ...

Rhythmische Übungen:

dada:dada: ...
dadada:dadada: ...
da:dada:da ...　(auch mit t)

Übungen mit konsonantischem Auslautwechsel:

dadada ...　... af,　... am,　... ap
tatata ...　... af,　... am,　... ap

Wortschatz: da, Dame, Tat, Bad, tata: (Musikspiel)

Methodische Hinweise: Der Zungenspitzen-Zahndamm-Verschluß kann hier noch mit der Bewegung der gesamten Zunge kombiniert und von der Kieferbewegung unterstützt werden. Dieser Kontakt ist gut sichtbar; deshalb werden alle Übungen vor dem Spiegel ausgeführt. Die Lippen bleiben inaktiv; deren Bewegung ist nur eine passive, auf die Vermeidung von (überflüssigen und unzweckmäßigen) Lippenbewegungen ist zu achten. Die notwendige Gaumensegelhebung ist nur bei guter Staubildung des Atems gewährleistet; daher Luftstrom, der bei der Verschlußlösung entsteht, ausnutzen. Luftstau ist nur bei guter Atemtechnik vorhanden, vor allem bei Wiederholung der Silben in der Reihe. Ziel: 6 Silben auf einen Atemzug. Bei Fehlern zurückgehen auf Phase 1b (b/p-Verschluß).
In den Grundübungen zur Verschlußbildung ausschließlich mit kurzen Vokalen üben, dann rhythmische Übungen einbeziehen. Der Auslautwechsel dient der Festigung der Automatisierung (die Aufmerksamkeit wird abgelenkt).

b) Zungenspitzenbewegung ohne unterstützende Kieferbewegung

Übungsinhalt: Gesamtbewegung der Zunge zur Verschlußbildung bei mittelweitem Kieferwinkel. Bei der Verschlußlösung kann die notwendige Zungenbewegung nur mehr geringgradig von der Kieferbewegung unterstützt werden.

Geläufigkeitsübungen:

dədədə …	… da:			
tətətə …	… ta:			
dedede …	… det,	… def,	… dem,	… dep
tetete …	… tet,	… tef,	… tem,	… tep

Wortschatz: Bett, Bad, bade, Watte, fett, Matte, matt

Methodische Hinweise: Die automatisierte Unterstützung der Verschlußbewegung der Zunge, die Lösung des Verschlusses durch die unterstützende aktive Bewegung des Unterkiefers und die dadurch bewirkte Mitbewegung der Zunge werden abgebaut und für eine selbständige Bewegung der Zungenspitze, verbunden mit einer gleichsinnig ausgeführten Zungenbewegung, genutzt. Die Nutzung ist möglich, da die aufgebauten Kontrollkreise für die auditive, visuelle und taktile Kontrolle, die auf dem bewirkten Effekt beruhen, ihre Wirksamkeit behalten.

Die Verminderung der Kieferbewegung wird über den Spiegel kontrolliert. Bei dem langen Vokal im Auslaut sind Stimmatmung und Stimmlage zu kontrollieren.

Das Unabhängigwerden der Zungenspitzenbewegung, vor allem von der unterstützenden Bewegung des Unterkiefers, wird durch die Abbildung 7 (S. 171) verdeutlicht.

c) Koordination von Zungenspitzen- und Gaumensegelbewegung

Übungsinhalt: Gesamtbewegung der Zunge zum Zungenspitzen-Zahndamm-Verschluß bei weiter und mittlerer Kieferbewegung, koordiniert mit der Gaumensegelsenkung in der Verschlußphase.

Geläufigkeitsübungen:

nanana...	... na:	... an,	... am,	... at,	... af
na:na:na:...	... nə	... a:n,	... a:m,	... a:t,	... a:f
nənənə...		... ən,	... əm,	... ət,	... əf
nenene...	... nɛ:	... en,	... em,	... et,	... ef

Wortschatz: Bahn, an, dann, wann, wenn, nah, baden, Wanne, Fahne, Faden, Mann, na, Name, Namen, Anna, Anne, Anette, nett, Banane

Methodische Hinweise: Schwerpunkt ist die Einbeziehung der Gaumensegelbewegung in den artikulatorischen Ablauf; sie ist nicht sichtbar. Bei Schwierigkeiten sollte man zunächst die Übungen der Phase 1c) wiederholen und die Einbeziehung der Gaumensegelbewegung festigen, somit auch die dort eingeübten Kontrollmechanismen. Es ist wichtig, daß zur Kontrolle der Gaumensegelbewegung genau und individuell bezogen die gleichen Mittel zur Bewußtmachung verwendet werden.

Unmittelbar vor der ersten Übung sollte auch die Phase 3a) wiederholt werden. Beginn der Übungen mit großem (im Spiegel sichtbaren) Bewegungsablauf im Kieferwinkel und damit großer Unterstützung der Verschlußbewegung der Zunge durch diesen. Die Übungen mit Langvokal im Auslaut dienen der Rhythmisierung und können wirksam durch Hörerziehung unterstützt werden. Die Einbeziehung der Gaumensegelbewegung in unterschiedliche Bewegungskomplexe veranschaulicht die Abbildung 8 (S. 173).

d) Zungenspitzenbewegung in Konsonantenfolgen

Übungsinhalt: Anwendung der erlernten Bewegungsabläufe zur Bildung von Konsonanten in neuen Verbindungen. Festigung des bereits Erlernten. Es sind keine prinzipiell neuen Bewegungen enthalten. Da die Konsonantenverbindungen im Deutschen entweder nur als Anlaut- oder Auslautstrukturen vorkommen, sind sie auch nur im An- oder Auslaut zu üben, auch in Silbenreihen, aber nie im Inlaut.

Geläufigkeitsübungen:

nananapf, bababant, tatatante, pfafafa:

Wortschatz: Pfanne, Amt, Wand, Band, Napf, Ende, Ente, Abend, Tante

Methodische Hinweise: Für die Geläufigkeitsübungen sind solche Silbenreihen auszuwählen, die zum Wort hinführen; die Silbenbewegungen vorher sollen zum Gewinnen der nötigen Lockerheit der Sprechbewegungen führen. Die Führung der Kinder kann durch die Aufgabenstellung, aber auch zur Entlastung des Gedächtnisses durch das Schriftbild erfolgen. Die Bewegungen werden erst langsamer, dann bis zum normalen Sprechtempo ansteigend ausgeführt. Bei der Tempogsteigerung ist eine undifferenzierte Führung anzuwenden, die nur die Silben angibt, um die Eigensteuerung der Sprechbewegung zu erhöhen.

e) Gegensätzliche Bewegung von Zungenspitze und Zungenrand

Übungsinhalt: Gegensätzliche Bewegung von Zungenspitze und Zungenrändern bei der Hebungs- und Senkungsbewegung. Da diese Bewegung nicht im Profil darstellbar ist, wurde die bei der Medianfläche übliche Einsichtsrichtung für die Abbildung 14 (S. 187) gewählt, die den Bewegungsvorgang der Zungenränder veranschaulichen soll.

Geläufigkeitsübungen:

lalala ...	... la:	... am,	... af,	... at,	... ap
la:la:la: ...		... a:m,	... a:f,	... a:t,	... a:p
lələlə ...					
leləlelə ...	(mit dynamischem Rhythmus und				
ləleləle ...	Kurzvokalen)				

Wortschatz: mal, male, malen, Ball, Lappen, Apfel, Fall, fallen, Fell, Lamm, Lampe, Tafel, bellen, Laden, laden, Nadel, alle, Tal

Methodische Hinweise: Die Gegenbewegung von (gut sichtbarer) Zungenspitze und (kaum sichtbaren) Zungenrändern ist schwierig. Daher sollten unbedingt Lockerungsübungen der Zungenspitze vorangehen, die sich im Spiegel gut kontrollieren lassen, weil der Mund weiter geöffnet werden kann. Die Leichtigkeit der Bewegungen muß auch im Vorbild des Pädagogen erkennbar sein.
Der Effekt der Zungenbewegung ist auditiv schwer kontrollierbar; daher muß vor allem die visuelle Kontrolle bis zur Automatisierung aufgebaut und stabilisiert werden.
Die Zungenbewegungen werden anfangs mit großen (vor allem die Sichtbarkeit unterstützenden) Kieferbewegungen verbunden, dann auf kleinere Kieferbewegungen, bei denen die Kontrolle vom Visuellen auf das Taktil-Motorische übergehen muß, übertragen. Es ist daher notwendig, ein gutes Muskelgefühl zu entwickeln. Dazu dienen die Beschleunigung der Bewegungsabläufe in den Geläufigkeitsübungen und die Übungen mit Auslautwechsel.

f) Konsonantenfolgen mit gegensätzlicher Bewegung

Übungsinhalt: Konsonantenfolgen mit gegensätzlicher Bewegung von Zungenspitze und Zungenrändern

Geläufigkeitsübungen mit:
bl ..., pl ..., fl ...
        ... lt, ... lf   (Die Konsonantenfolgen stehen am Anfang oder am Ende von Silbenreihen.)

Wortschatz: elf, bald, Wald, Welt, bellt, Feld, Blatt, alt, falten, Falte

Methodische Hinweise: Alle Silbenübungen werden mit gehobenem Gaumensegel durchgeführt. Das Gaumensegel darf sich nicht mitbewegen. Die Beharrung, die sich durch p oder b in der Anfangsstellung ergibt, ist auszunutzen.
Im weiteren dient die Übung dem Festigen (und Automatisieren) der Beherrschung des Lautes l. Es ist wichtig, daß die beim l erforderliche Zungenspitzenbewegung ohne überflüssige Mitbewegungen ausgeführt wird. Da die Kontrolle auditiv schwierig ist, ist vor allem die visuelle einzusetzen, bis das notwendige Muskelgefühlt entwickelt ist.

Bei der Lautfolge lt muß der Zungenspitzenkontakt am Zahndamm übernommen werden: Es darf keine Zwischenbewegung der Zungenspitze mit einer erneuten Berührung stattfinden. Diese notwendige Nicht-Bewegung ist sichtbar, und das sollte ausgenutzt werden.

10.2.2 Erweiterungskurs

Der Erweiterungskurs soll die Grundlagen für die Bewältigung der artikulatorischen Bewegungen festigen. Schwerpunkt für die Übungen, in die als selbstverständliche Voraussetzungen für die Lautbildung die Atmung und die Stimmfunktion einbezogen sind, sind gleichermaßen Geläufigkeitsübungen und das Wortmaterial, wobei der Schwerpunkt im Verlauf des Kurses allmählich *von den Geläufigkeitsübungen auf den Wortschatz übergeht*.

Das Ziel ist es, von allgemeinen und wenig differenzierten Bewegungen der Zunge zu schwierigeren, in sich *differenzierten Zungenbewegungen* überzugehen und damit deren Bewegungsinventar zu erweitern. Schwierigere Positionen werden dabei zunächst von unproblematischen Ausgangslagen aus angesteuert, von denen aus die Zunge wieder in die entspannte Lage zurückgeht. Kern der Übungen sind solche Bewegungsabläufe mit isolierten oder isolierbaren Schwierigkeiten im Bewegungsablauf.

Bei der Ausführung der Bewegungen ist darauf zu achten, daß diese trotz der zu fordernden Schwierigkeiten *leicht, locker und ohne überflüssige Mitbewegungen* ausgeführt werden. Auch bei schwierigeren Lautfolgen ist in den Geläufigkeitsübungen ein Tempo von etwa 4 Silben pro Sekunde das Ziel. Ein Atemzug sollte für 6 bis 8 Silben ausreichen. Damit ist die Grundlage vorhanden, daß die Atmung für sinnvolle lautsprachliche Äußerungen, die jeweils eine rhythmisch-dynamische Gruppe zusammengehöriger Wörter umfassen, ausreicht.

Phase 4: Einfache postdorsale Zungenhebungen
a) Kurzzeitige postdorsale Zungenhebungen

Übungsinhalt: Postdorsale Zungenhebung unter gleichzeitiger Muldenbildung. Diese Zungenhebung kann während der Konsonantenbildung koartikulatorisch beibehalten werden.

Geläufigkeitsübungen:

popopo ...   ... pə   ... t
fofofo ...   ... f   ... l
vovovo ...   ... və

```
momomo ...      ... mə    ... m
tototo ...      ... tə    ... l
nonono ...
lololo ...      ... tə
```

Wortschatz: voll, wollen, Topf, Tomate, von, vom, oft, toll, Lotte, Motte, Wolle, oval

Methodische Hinweise: Das kurze (offene) o besitzt eine erkennbare klangliche Verschiedenheit vom langen o-Vokal. Gerade deshalb ist auf sprechtechnische Kürze zu achten. Die Schrift gibt für diesen Unterschied keinen eindeutigen Hinweis. Der Laut ist bei mittlerem Kieferöffnungsgrad und angedeuteter Lippenrundung zu sprechen. Das wichtigste ist die hintere Zungenrückenhebung. Man kann sie, wenn die auditive Perzeption nicht ausreicht, zunächst bei weitem Kieferwinkel unter Sichtkontrolle als Vorübung gestalten. Eine ausschließliche auditive Eigenkontrolle versagt oft, weil ein akzeptabler o-Klang auch ohne hintere Zungenhebung durch übertriebene, kompensatorische Lippenbewegungen erreicht werden kann. Deren Folgen zeigen sich später bei komplizierteren Bewegungsabläufen.
Bei den labialen Konsonanten (p, f, v, m) kann (und sollte auch!) die Zunge ihre hintere Hebungsposition beibehalten.
Bei den Zungenspitzenkonsonanten (d, t, n, l) muß die Zungenspitzenbewegung von der hinteren Hebung unabhängig werden. Die Hebungsposition kann von außen durch vibrierendes Anheben des hinteren Zungenrückens unterstützt werden.
Da die hintere Hebung des Zungenrückens in manchen Fällen den Kehlkopf an dessen äußerer Muskulatur hochzieht, ist bei diesen Übungen auf stete *Kontrolle der Stimmlage* zu achten. Die Haltemuskulatur des Kehlkopfes darf nicht von der Zungenmuskulatur abhängig sein.

b) Postdorsale Gleitbewegung der Zunge

Übungsinhalt: Die postdorsale Hebung wird bis zur präzisen Bewegung weitergeführt. Damit wird die Rundung der Lippen fest koordiniert. Der unterschiedlich große Weg der Artikulationsorgane wird in Abbildung 9 (S. 179) verdeutlicht.

Geläufigkeitsübungen:

```
bababao     bao     ... t     ... m
fafafao     fao     ... l
```

dadadao   dao
tatatao   tao
lalalao   lao   ... t

Wortschatz: Baum, auf, lauf, laufen, laut, Wauwau, blau, Taube, Tau, Bau, bau!, baut, Laub, faul, Maul, Paul, Apfelbaum, Pflaume, Pflaumenbaum

Methodische Hinweise: Die Übungen dienen zur vollen Hebung der hinteren Zunge; diese Position wird aus der Bewegung heraus gewonnen, die sich im Diphthong (Abb. 9) vollzieht. Hier ist die Bewegung voll mit Stimmklang ausgefüllt, damit als Klangveränderung gut erkennbar und auditiv zu kontrollieren. Es kommt darauf an, eine fest miteinander koordinierte Bewegung von Zungenrücken, Kiefer und Lippen einzuüben, die sich bei Beibehaltung der Gaumensegelhebung und Fortdauern des Stimmklanges vollzieht. Der klangliche Effekt kann durch übertriebene Lippenbewegungen kompensiert werden.
Die Gleitbewegung ist am Ende der Silbenreihen, nicht aber im Inneren von Silbenreihen einzuüben, weil Wiederholungen gleicher Diphthonge im Deutschen nicht üblich sind.
Die Eigenkontrolle erfolgt auditiv über Hörerziehung, visuell mit dem Spiegel und taktil durch Abtasten am Kinn-Hals-Winkel. Ständige Stimmkontrolle ist nötig.
Die Darstellung des au im Schriftbild ist hier noch unproblematisch, da artikulatorisch noch keine Differenzierung zwischen o (Ende des Diphthongs) und u erfolgt.

c) Postdorsale Hebung in der Haltephase

Übungsinhalt: Hebung der hinteren Zunge bis zur präzisen Bildung eines Kanals. Mit der postdorsalen Zungenhebung ist eine fest koordinierte Rundung der Lippen verbunden, die bei Konsonanten ohne Lippenbeteiligung koartikulatorisch auch auf diese übergreift.

Geläufigkeitsübungen:
bo:bo:bo: ...   ... t
mo:mo:mo: ...   ... m
fo:fo:fo: ...   ... f
lo:lo:lo: ...   ... n
to:to:to: ...   ... t
no:no:no: ...   ... t

Rhythmische Übungen (auch mit anderen Konsonanten):
bo:bobo:bo ...
bobo:bobo: ...

Wortschatz: Boot, Boote, Oma, Opa, Ofen, Popo, wo, tot, Bote, Not, oben, doof, Note, Ton, Pfote, Otto, Toto, Bohne, wohnen, wohnt

Methodische Hinweise: Die Hinterzungenhebung wird stabilisiert und muß für die Dauer eines Lautes die gespannte Hebung beibehalten. Die Vorbereitung erfolgt mit Aufstellbewegungen. Die Verlängerung des Vokals am Ende unter Hör-, Sicht- oder vibratorischer Kontrolle trägt zur Stabilisierung bei.
Der sofortigen Einnahme der Zungenposition dienen die Silbenreihen, der Automatisierung die Einbeziehung in die rhythmische Gruppierung; sie werden bis zum Murmelvokal weitergeführt.
Die Eigenkontrolle erfolgt auditiv (wenn wenigstens der 1. Formant bis 500 Hz hörbar ist), mit dem Spiegel und taktil durch Abtasten. Auf ständige Stimmkontrolle ist zu achten.

d) Einstellung der Glottis in die Hauchstellung

Übungsinhalt: Bewegung der Glottis von der Hauch- in die Stimmstellung

Geläufigkeitsübungen:

bababaph-
dadadath-
hahaha ...
hehehe ...
hahahao
hahaha:
haha:haha: ...

Wortschatz: habe, hat, haben, Hof, Heft, halt, Hand, hält, Hemd, holen, hohl, hallo, halb, Hahn, hell, anhalten

Methodische Hinweise: Der Lehrer muß sich darüber klar sein, daß der Luftverbrauch beim h enorm groß ist (10- bis 20mal so groß wie bei Vokalen). Das h darf deshalb nur kurz, aber niemals als (beabsichtigter) Dauerlaut realisiert werden.

Jetzt ist auch die Zeit gekommen, wo (wie auch in der Folgezeit) auf eine konsequente Unterscheidung zwischen b (unbehaucht) und p (behaucht) (wie auch bei d/t) geachtet werden muß. Informationen darüber an die Miterzieher, auch die Eltern, geben!

Das h ist im täglichen Leben der Kinder meist vorhanden: beim natürlichen Lachen, und zwar so, wie es gebraucht wird, kurz zwischen Vokalen. Diese natürliche Fähigkeit gilt es bewußt zu machen und für das Sprechen zu nutzen.

Die Kinder müssen lernen, daß das h zwar ein eigenes Schriftzeichen hat, aber keine eigene Mundstellung, keine spezifische Lippen- und Zungenstellung, auch kein typisches Absehbild. Es wird immer in der Mundstellung des nachfolgenden Vokals gesprochen. Während des Hauchs verändern sich weder die Lippen-, Kiefer- noch die Zungenstellung. Es müssen Hinweise gegeben werden, daß es im Schriftbild h gibt, die nicht gesprochen werden (z. B. lebe wohl!)

e) Reduzierte postdorsale Hebung am Wortende

Übungsinhalt: Weitere Differenzierung der postdorsalen Zungenhebung, verbunden mit leichter Rückverlagerung der Zunge, weiter Kieferöffnung und ungespannten Lippen. Der vokalische r-Laut entspricht in der Schrift der Endsilbe -er.

Geläufigkeitsübungen:

bɐbɐbɐ ...   baba:bɐ
dɐdɐdɐ ...   fafa:fɐ
tɐtɐtɐ ...   vava:tɐ
nɐnɐnɐ ...
fɐfɐfɐ ...

Wortschatz: Vater, Hafer, Hammer, Falter, oder, Teller, ver- (z. B. verboten)

Methodische Hinweise: Zunächst ist klarzumachen, daß *zwei* Buchstaben (die bereits bekannt sind) als *ein* Laut gesprochen werden. (Das wird später bei den ch-Lauten wieder vorkommen.)

Der vokalische r-Laut ist eine Form, die in älteren Systemen der deutschen Phonetik noch nicht angeführt ist. Es ist ein a-ähnlicher Laut mit hinterer Zungenhebung, der in der flüssigen Redeweise viel zur Verständlichkeit beiträgt (Abb. 11, S. 180).

In der zusammenhängenden Rede kommt der vokalische r-Laut nur in der Endposition von Wörtern oder Wortbestandteilen (z. B. Vater-

haus) in unbetonter Stellung vor; daher ist nach der Einübung des Bewegungsablaufs seine Einordnung in rhythmische Gruppen notwendig.
Die Sprechrhythmik wird unterstützt durch auditive Selbstkontrolle und Vibrationsverwendung. Abtasten der Zungenrückverlagerung ist am Kinn-Hals-Winkel möglich.

Phase 5: Einfache prädorsale Zungenhebungen
a) Prädorsale Zungenhebung als Gleitbewegung

Übungsinhalt: Prädorsale Zungenhebung bis zur Bildung eines Kanals. Die Zungenhebung ist mit der Kieferverengung synchron, erfolgt aber als aktive Bewegung und ist schneller als die Kieferbewegung. Der unterschiedlich große Weg der Artikulationsorgane wird durch die Abbildung 10 (S. 179) verdeutlicht.

Geläufigkeitsübungen:

bababae	... aet	... aedə
dadadae	... aef	
vavavae	... ael	
fafafae	... aen	
tatatae		
nananae	ae	

Wortschatz: Ei, ei ei, fein, Bein, weinen, einmal, ein, eine, mein, nein, dein, Wein, meinen, weit, Teil, teilen, verteilen, beide, Leim, Heim, bleiben, Pfeife, Leiter

Methodische Hinweise: Da die prädorsale Zungenhebung mehrfache Funktion hat, kann und darf sie nicht kompensiert werden. Sie ist wegen der Nähe zur Zungenspitze, die gesenkt bleiben muß, besonders problematisch. Das Ziel besteht darin, daß Vorderzungen- und Zungenspitzenbewegung unabhängig voneinander werden. In Vorübungen unter Sichtkontrolle wird die notwendige Zungenbiegung als Anstemmen der Zungenspitze unter Aufwölbung des vorderen Zungenrückens geübt. Diese Bewegung muß schnell und leicht erfolgen.
Die Hebungsbewegung wird zunächst am Ende von Silbenreihen, die die Lockerheit der Artikulationsorgane gewährleisten, realisiert. Die Zungenbewegung erfolgt am Ende der Silbenreihen unter Stimmbeteiligung und auditiver Kontrolle, während die Kieferbewegung visuell kontrolliert werden kann. Die auditive Kontrolle ist auch dann noch

möglich, wenn nur die Bewegung des unteren Formanten kontrolliert werden kann.
Die Stimme muß von der Kieferbewegung unabhängig und in der Bruststimmlage bleiben; daher ständige Stimmkontrolle.
Auf vielfältige Anwendung des Wortschatzes achten (Wörter gleich mit dem unbestimmten Artikel einüben – dabei auf die gute rhythmische Gestaltung der Wortgruppe achten; der Artikel ist immer unbetont, im Gegensatz zum Zahlwort.)

b) Prädorsale Zungenhebung in der Haltephase

Übungsinhalt: Prädorsale Zungenhebung bis zur exakten Kanalbildung. Die Lippen sind unbeteiligt und werden nur mit der verengten Kieferstellung mitbewegt.

Geläufigkeitsübungen:

be:be:be: …	… t	be:bebe:be: …
fe:fe:fe: …	… f	be:bəbe:bə …
ve:ve:ve: …	… m/n	bəbe:bəbe: …
de:de:de: …		
te:te:te: …		
ne:ne:ne: …		
le:le:le: …		

Wortschatz: Tee, heb' auf, hebe auf, wehweh, den, dem, Beet, wen, wem, leben, nehmen, Feder, aufheben

Methodische Hinweise: Die exakte prädorsale Hebung ist notwendig; sie muß von der Zungenspitzen- und Kieferbewegung unabhängig werden. Daher werden die Aufstellbewegungen unter Sichtkontrolle bei unterschiedlichem Kieferöffnungsgrad wiederholt. Die Hebungsbewegung wird bei engem Kieferwinkel fixiert und soll auch bei Lippenaktivität gehoben bleiben (b, f, v). Bei diesen Übungen bleibt die Zungenspannung und -hebung erhalten, während die Lippen sehr aktiv sind.
Bei den Übungen mit t, n, l muß die Zungenspitze unabhängig vom vorderen Zungenrücken bewegt werden. Fehler entstehen durch Neuansatz der Bewegung, auch durch Versuche, die Zungenspitzendurch eine Kieferbewegung zu ersetzen.
Die Kontrolle wird auditiv vorgenommen, sofern mindestens der untere Formant wahrgenommen wird. Ständige Stimmkontrolle ist erforderlich.

c) Prädorsale Hebung bis zur Kanalbildung

Übungsinhalt: Prädorsale Zungenhebung bis zur Bildung eines exakten Kanals, in dem die Luftströmung als Geräusch hörbar wird. Die Lippen sind unbeteiligt und werden mit der Kieferbewegung mitbewegt.

Geläufigkeitsübungen:
eçeçeç ...
jejeje ...
jajaja ...
jajajaç   ... aeç

Wortschatz: weich, Eiche, Eichel, Mädchen

Methodische Hinweise: Die Vorderzungenhebung wird aus der bisherigen Hebung weiterentwickelt, daß ein Reibegeräusch entsteht. Es ist möglich, daß im Verlauf der Übungen 5a) oder 5b) oder bei den Vorübungen individuell bereits das Reibegeräusch erzeugt wird; dann ist eine solche zufällige Bildung sofort zu nutzen, bewußt zu machen und zu sichern.
Als Vorübungen dienen bei gesenkter Zungenspitze starke prädorsale Aufwölbungen, bei denen seitlich die oben anliegenden Zungenränder bei mittlerem Kieferwinkel sichtbar werden.
Der Bewegungsablauf wird aus der Lautfolge aeç entwickelt; als Kontrolle dient der bei Verengung stärker werdende Luftstrom, der mit dem Handrücken abgetastet werden kann. Unterstützung durch Hören, auch durch elektro-taktile bzw. -optische Wandler, weil die Dynamik fallend ist. Aus dieser Lautfolge das ç isolieren, mit dem Schriftbild (die zwei Buchstaben mit einer Umfassungslinie zusammengefaßt) verbinden und weiterhin durch Ansteuerung der Hebungsposition aus unterschiedlichen Ausgangslagen die Bewegung automatisieren.

Phase 6: Postdorsale Übungen mit starker und präziser Hebung
a) Postdorsale kurzzeitige Hebungen

Übungsinhalt: Postdorsale Hebung (ohne Rückverlagerung) bis zur Mulde bei gleichzeitiger enger Kieferwinkeleinstellung. Mit der Zungen- und Kieferbewegung ist ein Vorstülpen der Lippen koordiniert, das bei Konsonanten ohne Lippenbeteiligung (n, t, l) auf diese koartikulatorisch übergreift.

Geläufigkeitsübungen:

mumumu ...	... t(ɐ)	
pupupu ...	... p(ə)	... f
bububu ...	... m	... tɐ
dududu ...	... m	... l
tututu ...	... n	

Wortschatz: Puppe, Puppenwagen, Puppenbett, Butter, Tulpe, Pullover, Hund, bunt, um, Mutter, dumm, Futter

Methodische Hinweise: Es wird eine stärkere postdorsale Hebung als in Phase 4 gefordert, die zudem nicht mehr kompensatorisch ausgleichbar ist. Es wird empfohlen, die Aufstellübungen der Hinterzunge und die Gleitbewegung zum *au* zu wiederholen.
Durch die enge Kieferwinkeleinstellung und die Lippenrundung wird eine Sichtkontrolle der hinteren Zungenhebung unmöglich. Im wesentlichen muß das Muskelgefühl die Kontrolle übernehmen.
Die Geläufigkeitsübungen beginnen mit solchen Reihen, bei denen die Zungenstellung beibehalten werden sollte (m, b, p). Die schwierigeren sind die, die mit Zungenspitzenbewegung und stark gehobener Hinterzunge ausgeführt werden müssen (t, d, n, l). Es ist darauf zu achten, daß gerade bei letzteren kein Neuansatz der Bewegung aus dem Kiefergelenk erfolgt (Spiegelkontrolle: Der Unterkiefer bleibt ruhig.)
Die Einübung wird bei stimmlosen Konsonanten durch auditive Selbstkontrolle und durch Abtasten unterstützt.

b) Postdorsale Zungenhebung mit Haltephase

Übungsinhalt: Postdorsale präzise Hebung des Zungenrückens (ohne pharyngeale Rückverlagerung – auf Zungenspitzen-Zahnkontakt achten) bis zur Mulde bei gleichzeitiger enger Kieferwinkeleinstellung und mit koordinierter Vorstülpung der Lippen.

Geläufigkeitsübungen:

mu:mu:mu: ...	... t
tu:tu:tu: ...	... t(ə)
du:du:du: ...	
lu:lu:lu: ...	
nu:nu:nu: ...	

Wortschatz: Blume, Tute, tut, tun, Mut, du, Hut, Huhn, wehtun

Methodische Hinweise: Die postdorsale Hebung wird langgezogen und in der postdorsalen Hebungsposition für die Dauer des Lautes fixiert. Diese Fixierung erfolgt zunächst am Ende der Silbenreihe, um Lockerheit zu erreichen. Bei der m-Reihe (auch bei b, p) bleiben Zunge und Kiefer in der gleichen Stellung. Bei den Reihen mit n, t, l bleiben Kiefer, Lippen (vorgestülpt) sowie die hintere Zungenrückenhebung unverändert (siehe Abb. 6, S. 167, und 7, S. 171). Es ist darauf zu achten, daß kein Neuansatz der Bewegung erfolgt, in der ersten Reihe nur die Lippen aktiv sind, in den letzteren die Zungenspitze.
Die besonderen Schwierigkeiten liegen darin, daß die hintere Zungenrückenhebung nicht sichtbar ist und nicht in ihrer Bewegung kompensierbar. Auditiv kann nur bei gutem Differenzierungsvermögen der Klang zur Eigenkorrektur verwendet werden. Am Kinn-Hals-Winkel ist die Bewegung der Hinterzunge abzutasten; der Effekt ist aber schwach, so daß auf Vorbereitungen viel Wert gelegt werden muß. Allerdings kann das Abtasten sehr gut das notwendige Verharren der Stimme in der Brustresonanz unterstützen. Der Spiegel liefert eine Kontrolle der Lippen- und Kieferbewegung und verhindert überflüssige Bewegungen durch Neuansatz. Bei rhythmischen Reihen mit kurzem (unbetontem) und langem (betontem) u können elektronische Geräte mit Nutzen eingesetzt werden.

10.2.3. Differenzierungskurs

Der Kurs soll die Grundlagen für die Bewältigung der Artikulationsbewegungen durch differenzierte Zungenbewegungen vervollständigen, vor allem in bezug auf
– die differenzierte Anhebung des Zungenrückens in allen Positionen,
– die Einübung von Positionen mit hohem Schwierigkeitsgrad,
– präzise Übergänge von einer Position mit hohem Schwierigkeitsgrad zu anderen mit ebenfalls hohem Schwierigkeitsgrad.
Die Geläufigkeitsübungen dienen nur noch als Vorstufe für den *Schwerpunkt*, der *mit dem Wortmaterial erarbeitet* wird. In die Übungen werden auch solche Wörter einbezogen, die zum passiven Wortschatz der Kinder gehören, aber bisher sprechtechnisch noch nicht bewältigt werden konnten.
Bei den Übungen ist weiterhin auf gute Atem- und Stimmtechnik zu achten. Die Atmung soll der Sprechrhythmik angepaßt sein und ausreichen, eine rhythmische Gruppe auszusprechen. Das bedeutet, daß etwa 8 verschiedene Silben pro Atemzug gesprochen werden müssen. Oftmals sind aber die rhythmischen Gruppen ohnehin kürzer.

Auf Einhaltung des rhythmischen Sprechens ist ständig zu achten. Es ist dadurch gekennzeichnet, daß in betonter Stellung die Vokale eindeutig nach der Quantität (Länge bzw. Kürze) differenziert, in unbetonter Stellung angeglichen sind.
Die Sprechfertigkeiten sind der *Sprachanwendung untergeordnet*. Das bedeutet: Alles, was lautsprachlich bewältigt werden kann, ist auch lautsprachlich zu produzieren, und zwar in allen Situationen des Tagesablaufs (nicht nur im Unterricht, sondern bei allen Tätigkeiten: beim Spielen, beim Spaziergang, bei der Körperpflege, beim Aufstehen und beim Schlafengehen).

Phase 7: Differenzierung der postdorsalen Zungenhebung
a) Bildung und Lösung eines postdorsalen Verschlusses

Übungsinhalt: Postdorsale Zungenhebung bis zur Verschlußbildung und -lösung durch aktive Senkungsbewegung, anfangs koordiniert mit unterstützender Kieferbewegung. (Abb. 13, S. 184)

Geläufigkeitsübungen:

ka:ka:ka: ...	ga:ga:ga: ...	... ao
kakaka ...	gagaga ...	... t
kekeke ...		... f
kekəkekə ...	gegəgegə ...	... m
kokoko ...		... n
kukuku ...		... p
ke:ke:ke:	ge:ge:ge: ...	... l
	gɐgɐgɐ ...	

Wortschatz: Kamm, Kakao, Tag, kaufen, Kaffee, Wagen, kaputt, Kanne, kommen, Kopf, kalt, geben, gelb, Vogel, gut, Auge, Guten Tag, Kaufladen, kann, Waage, einkaufen, Koffer, bekommen, Kohl, Paket, Geld, Wolke, Gabel, Hagel, Decke

Methodische Hinweise: Das k als Einzellaut und vor allem in der Bewegung ist nur zu erreichen, wenn die t-Artikulation vollkommen beherrscht wird. Daher überprüfen, ob die Phasen 3a) und 3b) beherrscht werden.
Das k wird zunächst in der stimmlosen Variante entwickelt, indem die Zungenspitze fixiert und weiter t gesprochen wird. Es empfiehlt sich folgende Reihenfolge: Einzellaut, Auslaut nach a, Anlaut vor a, Silbenreihe.

Bei den Silbenreihen, die zur Geläufigkeit führen sollen, ist die folgende Reihenfolge vorzusehen:
- Verschlußbildung und -lösung mit unterstützender Kieferbewegung,
- Unabhängigwerden der Zungenrückenhebung und -senkung, wobei eine leichte Hebung in der Mitte bestehen bleibt,
- unvollständiger Abbau der hinteren Hebung, indem diese in eine bestehende Hebung übergeführt wird,
- Verlagerung der Zungenaktivität mit der Verschlußlösung nach vorn zur dortigen Hebung und umgekehrt.

Durch den beabsichtigten Auslautwechsel wird die Automatisierung der Bewegungsabläufe gefestigt; der Auslautwechsel muß dem Kind bereits vor Beginn der Silbenreihe klar sein.

Zur Eigenkontrolle dient in erster Linie der Luftstoß bei der Lösung des k-Verschlusses; auch das Abtasten am Kinn-Hals-Winkel gibt einen deutlichen Effekt. Technische Geräte haben in diesem Übungsabschnitt nur untergeordnete Bedeutung, sind aber von hohem Nutzen bei der Stimmkontrolle und der Rhythmisierung.

b) Verschlußbildung mit unterschiedlicher Ansteuerung

Übungsinhalt: Konsonantenfolgen mit postdorsaler Verschlußbildung.

Geläufigkeitsübungen:

klalala ...   ... aen
glalala ...   ... t
vovovo ...   ... lkə
le:le:le:kt

Wortschatz: klein, Kleid, Doktor (gesprochen in der reduzierten Sprechweise: Dokter), glatt, Wolke

Methodische Hinweise: Der Laut k in Verbindung mit anderen Konsonanten kommt – außer an der Silben- oder Wortgrenze – vorwiegend in An- oder Auslautfolgen vor, die in den Geläufigkeitsübungen auch nur in der Anfangs- oder Endposition zu üben sind. Alle hier zusammengestellten sind dadurch gekennzeichnet, daß die Zungenaktivität schnell nach vorn oder nach hinten verlagert wird. Diese Verlagerung muß schnell und ohne Neuansatz der Bewegung erfolgen, vor allem ohne Neuansatz der Bewegung vom Unterkiefer aus. Die Silbenreihen dienen zum Abbau überflüssiger Spannungen und zum Finden der normalen Artikulationsbasis. Für die Steuerung des Sprechens läßt sich das Schriftbild gut verwenden, da hierbei Laute und Buchstaben gut übereinstimmen. Es ist gut, die Bewegungen langsam zu beginnen und dann das Tempo durch Führungsbewegungen von Hand oder Unterarm zu beschleunigen.

c) Verschlußbildung bei Gaumensegelsenkung

Übungsinhalt: Postdorsale Verschlußbildung, verbunden mit Gaumensegelsenkung

Geläufigkeitsübungen:
uŋuŋuŋ ...
aŋaŋaŋ ...   ...ŋk(ə)
eŋeŋeŋ ...
oŋoŋoŋ ...

Wortschatz: Bank, Dank, Danke, danken, fangen, anfangen, lange, Bonbon, dunkel, Junge

Methodische Hinweise: Als Vorübungen unbedingt die Silbenreihen mit den einfacheren Nasallauten m (1c) und n (3c) wiederholen, um auch die eingeübten individuellen Korrekturmechanismen, die verwendet worden sind, zu reaktivieren. Es müssen – da die gleichen Schwierigkeiten in der Gaumensegelbewegung zu erwarten sind – auch, individuell bezogen, die gleichen Korrekturhilfen angewendet werden.
Ausgang vom Einzellaut, der bei weit geöffnetem Mund (a-Stellung) und gezielter »Innenbeleuchtung« etwas in seinen wesentlichen Merkmalen (hintere Zungenrückenhebung – Auflegen des Gaumensegels) erkennbar wird. Festigung der Rückkopplungskreise in dieser Position (Stimmklang: Brustresonanz, nasale Vibrationen). Übertragung der Kontrollmechanismen auf die enge Kieferwinkelposition.
Bei den Silbenübungen geht der Stimmton durch; das kann mit Hörgerät, auch mit Abtasten am Kinn-Hals-Winkel gut erfaßt werden.

d) Postdorsale Engenbildung mit Zäpfchenschwingung

Übungsinhalt: In der postdorsal zum Kanal gehobenen Enge wird das Zäpfchen zum Schwingen gebracht (gerolltes R nur im Wort- und Silbenanlaut sprechen lassen). In der Abbildung 11 (S. 180) sind die drei gebräuchlichsten Varianten für das r-Phonem dargestellt. Die Position mit schwingendem Zäpfchen verdeutlicht den hier erörterten Sachverhalt.

Geläufigkeitsübungen:

RA:RA:RA: ...	(die Silben durch Zäsur ohne Zwischenatmung absetzen)
RO:RO:RO: ...	auch Anlautwechsel:
RA:RAO	bRA:	pRA:
RE:RE:RE: ...	... Rae	fRA:	kRA:
RARARA ...	tRA:	gRA:
RORORO ...
RERERE ...

Wortschatz: rot, Rad, froh, Frau, Brot, Regen, brav, Roller, Haare, Kraut, reif, Raum, Gruppenraum, fahren, treten, grau, krank, rodeln, braun, Traktor, trinken

Methodische Hinweise: Das R als Schwinglaut wird vielfach nur im Wort- und Silbenanlaut gebraucht, und man sollte diesen üblichen Gebrauch auch für die Entwicklung von Sprechfertigkeiten übernehmen, wenn er den regionalen Sprechgewohnheiten entspricht, damit das Sprechen einen natürlich Klang bekommt.
Als Einzellaut kann das R als Zäpfchen-Schwinglaut (Abb. 11) aus dem Gurgeln entwickelt werden, indem man zuerst mit reichlich Wasser, dann mit wenig Wasser, mit Speichel und zuletzt mit dem Zäpfchen gurgeln läßt. Diese Schwingbewegung des Zäpfchens läßt sich gut taktil, aber auch auditiv erfassen.
Die Schwingbewegung wird zunächst mit weiter Kieferstellung, dann mit unterstützender großer Kieferbewegung erarbeitet (wobei die Kieferbewegung locker ausgeführt werden muß) und dann auf Lautfolgen mit enger Kieferstellung und großräumigen Hinterzungenbewegungen übertragen. Die Zungenbewegung muß von der Kieferbewegung unabhängig werden. Das R hat nur beim Einzellaut, nicht aber beim zusammenhängenden Sprechen eine ihm eigentümliche Kieferstellung.

e) Postdorsale Zungenhebung bis zur Kanalbildung

Übungsinhalt: Hebung des Zungenrückens postdorsal, fast, als sollte das Zäpfchen zum Schwingen gebracht werden, doch nicht für eine Schwingung ausreichend, so daß nur ein Reibegeräusch entsteht.

Geläufigkeitsübungen:

bababa ...	... baʀ	auch mit konsonantischem
be:be:be: ...	... be:ʀ	Auslautwechsel
tetete ...	... te:ʀ	
pe:pe:pe: ...	... pe:ʀ	
va:va:va: ...	... va:ʀ	
to:to:to: ...	... to:ʀ	

Wortschatz: Uhr, Ohr, war, leer, Haar, warm, hart, fährt, darf, Tierpark, Garten, Marmelade, Kartoffel, harken, Korb, Pferd

Methodische Hinweise: Sicher ist es mit großen Schwierigkeiten verbunden, für ein und denselben Buchstaben zwei Lautvarianten einzuführen, die stellungsbedingte Varianten sind. Aber die deutsche Sprache kennt eine Parallele, die allerdings für die Anbildung von Sprechfertigkeiten kaum Bedeutung hat: stimmhaftes und stimmloses s. Wenn schnell und flüssig gesprochen wird und die Anspannung der Artikulationsorgane am Ende eines Wortes geringer wird, dann tritt ohnehin eine Verminderung der Schwingungsintensität beim R ein. Es ist also auf ein natürliches Spannungsgefälle im Wort hinzuarbeiten. Der Wegfall der Zäpfchen-Schwingungen am Wortende (später auch am Silbenende im Wortinnern) ist gut kontrollierbar: auditiv, auch mit Hörgerät, mit dem Vibrator und körpertaktil.

Übungsschwerpunkt sind die Wörter, da hierbei die feste Verbindung zwischen Wortinhalt, Lautfolge und Sprechweise stabil ist. Die hier für den Lehrer formulierte Anwendungsregel ist für Schüler nicht praktizierbar.

f) Postdorsale Zungenhebung bis zur velaren Berührung

Übungsinhalt: Postdorsale Zungenhebung bis zur Berührung des weichen Gaumens und zur Erzeugung eines rauhen Reibegeräusches

Geläufigkeitsübungen:

nananax	... xt
mamamax	... xt
na:na:na:x	
dododox	
bababax	

Wortschatz: auch, Bauch, mach, machen, abmachen, Nacht, acht, aufmachen, Tuch, Buch, Kuchen, brauchen, Nachthemd, lachen, pochen, Wochentag

Methodische Hinweise: das hintere ch wird in der Schrift mit der gleichen Zeichenfolge symbolisiert wie das vordere ch; es ist im Schriftbild eine Differenzierung vorzunehmen, die einerseits die Zusammengehörigkeit und andererseits die Rauhigkeit erkennen läßt (z. B. WEINERT, 1982, S. 149).
Bei weitem Kieferwinkel und guter »Innenbeleuchtung« läßt sich die hintere Zungenhebung im Spiegel beobachten (Handspiegel!). Die Hebung wird unter Hör- und Tastkontrolle bei Erzeugung eines Reibegeräusches auf die kleinere Kieferöffnung übertragen. In den Silbenreihen ist das Reibegeräusch tast- und hörbar. Schwerpunkt sind die Wörter; eine Verbindung der positionsbedingten Verwendung von vorderem und hinterem ch wird nicht über Regeln, sondern weit eher über den Zusammenhang von Wort und Bewegungsablauf erreicht.

Phase 8: Differenzierung der prädorsalen Zungenhebung
a) Starke und kurze prädorsale Zungenhebungen

Übungsinhalt: Hebung des vorderen Zungenrückens bis zur Mulde unter gleichzeitiger enger Kieferwinkeleinstellung und leichter Breitspannung der Lippen.

Geläufigkeitsübungen:

bibibi …	… tə
mimimi …	… iç
pipipi …	
fififi …	
vivivi …	… il
dididi …	… iç
ninini …	… içt
lilili …	… içt

Wortschatz: ich, mich, dich, bitte, bitten, bild, will, in, im, Himmel, Wind, Honig, nimm, Licht, ordentlich, Milch, Film

Methodische Hinweise: Zur Vorbereitung die Anstemmübungen der Zungenspitze an die unteren Schneidezähne und die Aufwölbung des vorderen Zungenrückens wiederholen (5a, 5c); dabei auf schnelle, lockere Bewegungen achten (Sichtkontrolle im Spiegel). Die Übungen werden bei immer kleiner werdendem Kieferwinkel weitergeführt. Die Stimmfunktion ist ständig zu kontrollieren. (Der Klang der Stimme des Schülers muß obertonreich sein – sonst kann trotz richtiger oraler Artikulation kein i-Klang entstehen, da die Mundhöhle grundsätzlich keine neuen Obertöne bildet, sondern nur vorhandene resonatorisch verstärkt.) Die Hebung des vorderen Zungenrückens muß von der Kehlkopfmuskulatur unabhängig sein; auditive und vibratorische Kontrolle der Brustresonanz.

Der i-Klang wird zunächst in solche Silbenreihen einbezogen, wo die Zungenhebung bleiben kann; die notwendige Lippenbewegung (b, p, m, f, v) kann gut im Spiegel unter auditiver und vibratorischer (Brustresonanz) Kontrolle verfolgt werden. Die zweite Stufe ist durch schnelle Zungenspitzenbewegungen gekennzeichnet, wobei die vordere Zungenhebung erhalten bleiben soll. Ein Neuansatz der Hebungsbewegung aus dem Kiefergelenk ist zu vermeiden; der Kieferwinkel bleibt eng (Kontrolle im Spiegel – es ist auch gut, wenn sich der Lehrer selbst mitkontrolliert; bei überdeutlichem Vorsprechen treten oft doch Kieferbewegungen auf, die das Kind dann nachahmt).

Da es sich hier um sprachlich sehr häufige Bewegungen handelt, ist die Steigerung zu lockeren, schnellen Bewegungen unumgänglich.

b) Starke prädorsale Zungenhebungen in der Haltephase

Übungsinhalt: Hebung des vorderen Zungenrückens bis zum Kanal bei gleichzeitiger enger Kieferwinkeleinstellung und Breitspannung der Lippen.

Geläufigkeitsübungen:

bi:bi:bi: ...   ... t
vi:vi:vi: ...   ... f
pi:pi:pi: ...   ... n
di:di:di: ...   ... p
ni:ni:ni: ...
li:li:li: ...   ... kt

Wortschatz: lieb, Biene, Mutti, gratulieren, liegt, liegen, Liege

Methodische Hinweise: Die gleichen Vorübungen wie beim vorstehenden Übungsschwerpunkt anwenden. Auf gute Stimmlage und Atmung achten.

Langziehen des i-Vokals zuerst am Ende von Silbenreihen; eventuell Unterstützung der vorderen Zungenhebung am Mundboden durch

vibrierenden Finger unmittelbar hinter dem Unterkieferknochen. Eigenkontrolle durch Abtasten am Kinn-Hals-Winkel oder gleichzeitig an der Brust und am Scheitel. Auditive Kontrolle ist nur möglich, wenn der obere Formant (Prüffrequenzen von 3000 und 4000 Hz) gehört werden kann.
Zur Rhythmisierung sind auditive, vibratorische und taktile Kontrolle gut geeignet.
Das Einüben der Bewegungen erfolgt wieder in zwei Abschnitten: mit Lippenkonsonanten mit möglicher Beibehaltung der exakten oder angenäherten Zungenhebung (siehe Abb. 6, S. 167); erst dann die Zungenspitzenbewegung (siehe Abb. 7, S. 171) einüben. Als dritte Stufe ist dann Auslautwechsel einzubeziehen.

c) Prädorsale Zungenhebung nach postdorsalem Verschluß

Übungsinhalt: Überführung der starken bis zum Kanal geführten Zungenhebung in eine hintere Zungenrückenhebung und umgekehrt.

Geläufigkeitsübungen:

ki:ki:ki: ...   kikiki ...
gi:gi:gi: ...   gigigi ...
ʀi:ʀi:ʀi: ...   ʀiʀiʀi ...

Wortschatz: liegen, fliegen, Fliege, Igel, Tiger, Kino, Kind, Ring, ringen, ihr, ihre

Methodische Hinweise: Die Überführung der Hebungsaktivität von vorn nach hinten und umgekehrt ist mit einer weiträumigen Verlagerung der Zungenmasse verbunden; diese muß schnell und ohne grundsätzlichen Neuansatz der Hebung geschehen. Die Verlagerung der Zungenmasse kann gut am Kinn-Hals-Winkel abgetastet werden. Die notwendigen Bewegungen werden erst mit langsamen, vom Schriftbild unterstützten Bewegungen ausgeführt (lange Vokale), dann wird das Tempo unter Verwendung unspezifischer Unterarm- oder Handbewegungen gesteigert. Dabei auf Beibehaltung der Bruststimme achten; auditive Selbstkontrolle (Stimmlage und Stimmklang) ist in jedem Fall wichtig (auch wenn der i-Formant nicht gehört werden kann).

d) Prä-postdorsale Gleitbewegung in einfacher Form

Übungsinhalt: Bildung des Diphthongs eu und dessen koartikulatorischer Bewegungen

Geläufigkeitsübungen:
lololɔy   ... ɔytə
nononɔy
dodod ɔy
hohohɔy   ... ɔytə

Wortschatz: heute, neu, Feuer, läuft, räumen, abräumen, aufräumen, Leute

Methodische Hinweise: Es genügt, den im Deutschen relativ selten vorkommenden Diphthong am Ende von Silbenreihen mit verschiedenen Konsonanten, d. h. mit verschiedenen artikulatorischen Ausgangspositionen, einzuüben. Dazu dienen Silbenreihen mit dem ersten Glied des Diphthongs, dem kurzen o, zur Einstellung der Artikulationsbasis.
Als Hilfe für das richtige Sprechen kann es sich als nützlich erweisen, bei der Einübung in der Schrift die Form oi zu verwenden, wobei stets der Unterschied (wir sprechen oi – wir schreiben eu) betont wird.
Das eu wird nicht inmitten von Silbenreihen geübt, weil es im Deutschen (außer in seltenen Ausnahmen) keine silbisch wiederkehrende Folge des Diphthongs eu gibt.

Phase 9: Prädorsale Rinnen- und Kanalbildung

a) Kleinräumige Ansteuerung zur lingualen Rinnenbildung

Übungsinhalt: Prädorsale Zungenhebung bis zur Ausbildung einer Rinne, zunächst als Einzellaut, dann als Ansteuerung aus kleinräumigen Bewegungen.

Geläufigkeitsübungen:
sesese ...
sisisi ...   (zizizi ...)
səsəsə ...   (zəzəzə ...)   (zezeze ...)

Wortschatz: Semmel, sich, iß, Messer, Sessel

Methodische Hinweise: Von den beiden im Deutschen möglichen s-Formen mit gesenkter und gehobener Zungenspitze erhält die mit gesenkter eindeutig den Vorzug, weil sie mit dem Kontakt der Zungenspitze mit den unteren Schneidezähnen einen stabilen taktil-motorischen Rückkopplungskreis schafft, der auch unbewußt funktioniert. Die Vorübungen mit Anstemmbewegungen der Zungenspitze an den unteren Schneidezähnen werden (unter Sichtkontrolle und Verkleinerung des Kieferwinkels bis zur engen Stellung) wiederholt.

Alle Übungen werden zunächst ausschließlich mit stimmlosem s durchgeführt; ein stimmhaftes s wird angestrebt und ist auch bei manchen Kindern erreichbar. Die Sprechweise ist jedoch auch mit stimmlosem s allein voll verständlich.

Das s ist ein Laut mit wenig Sichtkontrolle (bei Verengung des Kieferwinkels geht die Kontrolle vom Sehen auf das Muskelgefühlt über). Die auditive Kontrolle ist nur dann möglich, wenn die hochfrequenten Eindrücke (Prüffrequenzen 6000 und 8000 Hz) bewußt verarbeitet werden können.

Zum Erreichen des Einknickens der Zunge in der Mittellinie eignen sich ein Streichholz oder eine Sonde. Das Abtasten des scharf gebündelten Luftstromes erfolgt auf dem Handrücken unmittelbar an der Unterlippe.

Der einmal erzielte Effekt im Einzellaut muß durch zuerst langsame, später beschleunigte Bewegungen sicher ansteuerbar gemacht werden. Dazu dienen die Silbenreihen.

b) Weiträumige Ansteuerung der lingualen Rinnenbildung

Übungsinhalt: Ansteuern der prädorsalen Zungenrückenhebung mit Rinnenbildung treffsicher aus der weiträumigen Hebungsbewegung der Zunge.

Geläufigkeitsübungen:

sa:sa:sa: ...
sasasa ...   (zazaza ...)
su:su:su: ...
sususu ...   (zuzuzu ...)
sososo ...   (zozozo ...)
aos   aes   sao (zao)   sae (zae)

Wortschatz: aufpassen, paß auf, Nase, naß, leise, was, anfassen, Eis, weiß, fleißig, heiß, beißen, Reise, Eisenbahn, aus, Maus, Haus, Saft, Bluse, groß

Methodische Hinweise: Die spezielle Aufgabe besteht darin, die notwendige Zungenbewegung aus der weiträumigen Bewegung schnell und treffsicher auszuführen. Dabei muß die Rinnenbildung bei den

a-Vokalen (lang und kurz) mit der Kieferbewegung koordiniert werden. Bei den u- und o-Vokalen muß die treffsichere Bewegung mit der Vorverlagerung der Zungenmasse koordiniert werden. Diese Vorverlagerung kann am Mundboden gut erfaßt werden, wenn die Hand den Mundboden so abtastet, daß die Kleinfingerkante an der Kinnspitze, Daumen und Zeigefinger am Kinn-Hals-Winkel anliegen.
Schwerpunkt der Übungen ist der Wortschatz.

c) Koordination von Kanalbildung und Lippenvorstülpung

Übungsinhalt: Prädorsale Kanalbildung unter gleichzeitiger Vorstülpung der Lippen.

Geläufigkeitsübungen:
ʃaʃaʃa ...
ʃəʃəʃə ...
ʃiʃiʃi ...
ʃu:ʃu:ʃu: ...

Wortschatz: Schaf, Schal, schau, schaut, Schaufel, waschen, Tasche, Tisch, abwischen, Fleisch, Fisch, Schuh, scheinen, Schere

Methodische Hinweise: Die Vorübungen festigen die sichtbare Aufwölbung der Vorderzunge. Bei sich verengendem Kieferwinkel löst sich die Zungenspitze von den unteren Schneidezähnen, verlagert sich die ganze Zunge etwas nach hinten. Die Lage der Zunge kann durch den Zahnspalt mit einem flachen Spatel korrigiert werden. Ist der Klang zu spitz (zu hochformantig), dann die Zunge etwas nach hinten dirigieren (nicht schieben – sie »reißt aus«). Die leichte Beweglichkeit der Lippen, die vor allem bei Lippenkonsonanten und angrenzenden labialisierten Vokalen (i, u, o) erforderlich ist, kann leicht unter Spiegelkontrolle erreicht werden. Aber es ist notwendig, erst die Zungenstellung bewußt zu machen und zu fixieren, da die Lippenbeteiligung die Sichtkontrolle unmöglich macht. Durch Abtasten des Luftstromes ist dafür zu sorgen, daß der Luftstrom immer in der Mitte herauskommt.
Nach dem isolierten Laut Erarbeitung der weiträumigen Bewegung mit den a-Vokalen; die Verbindung mit den i-Vokalen ist mit einer geringen, die mit den u-Vokalen mit einer großräumigen Massenverlagerung (siehe Abb. 12, S. 182) verbunden. Nach der Festigung der sch-Position kann für die Kontrolle und Automatisierung dieser letzteren Bewegung Hörerziehung eingesetzt werden.

d) Differenzierung der Ansteuerung zur prädorsalen Kanalbildung

Übungsinhalt: Konsonantenfolgen mit sch und s.
Anlautverbindungen: ʃt, ʃp, ʃn, ʃR, ʃl, ʃv, ʃm
Auslautverbindungen: tʃ, nʃ, ɐʃ

Wortschatz zu konsonantischen s-Verbindungen:

st – fest, Post, ißt, Baukasten, pusten, Bürste
ts – Zahl, Zahn, zu, zeigen, Zimmer, anziehen, zumachen, putzen, Katze, setzen, Zucker, kurz
tst – Arzt, Zahnarzt, putzt, sitzt

Wortschatz zu konsonantischen sch-Verbindungen:

ʃt – Stein, Baustein, Stab, stehen, Stift, aufstehen, stellen, Stock, Stuhl
tʃ – deutsch, klatschen Handschuh
ʃR – Schrank, schreien, Schrippe
ɐʃ – Kirsche
ʃl – schlafen, Schlafraum, Schlitten, Waschlappen
lʃ – falsch
ʃp – Spaten, spielen, Spinat, springen
ʃn – Schnee, Schneeball, Schneemann, schnell, schneiden
ʃv – Schwein
ʃm – schmecken, schmeckt, schmutzig, Schmetterling

Methodische Hinweise: Die Erarbeitung der Sprechfertigkeiten erfolgt anhand des Wortschatzes. Die Aussprache des Buchstabens s vor Konsonanten im Anlaut als sch dürfte vom Absehbild und von der Kenntnis perzeptiv verstandener Wörter klar sein.

Phase 10: Verlagerung der Zungenhebung

a) Differenzierung der Zungenhebung in der Haltephase

Geläufigkeitsübungen:

kʏkʏkʏ ...   ky:ky:ky: ...   ty: ...
ʀyʀyʀy...
kœkœkœ ...   hø:

Wortschatz: Tür, hören, müde, Würfel, hüpfen, schön, Löwe, blüht, böse, Löffel, können, Möbel, Söhne

Methodische Hinweise: Das Wesentliche der Umlaute liegt in der Gestaltung des oberen Formanten, der im Frequenzbereich von 3000 Hz liegt. Der untere Formant kann aber zur Gestaltung rhythmischer Übungen ausgenutzt werden.
Zur Ausbildung des ö bzw. ü empfiehlt es sich, von den Vokalen e bzw. i auszugehen und die Lippen unter Sichtkontrolle und dem Hinweis auf die Grundvokale im Schriftbild vorstülpen zu lassen. Diese Einstellung ist zu fixieren und in den Geläufigkeitsübungen und im Wortschatz zu festigen und zu automatisieren.
Infolge der gleichen Lippen- und Kieferstellung bei u und ü einerseits sowie bei o und ö andererseits werden sich Vertauschungen wiederholen, bis die Zungestellung fest mit dem Wortgebrauch verbunden ist.

b) Gleiten der Zungenhebung bei Konsonantenfolgen

Übungsinhalt: Konsonantenfolgen mit mehreren präzisen Zungenbewegungen in unterschiedlichen Abschnitten.

Lautfolgen: ls, ns, ks, ʀs, kʃ, sl, ʃk

Wortschatz: Keks, Wurst, malst, wachsen, Gans

Methodische Hinweise: Die schwierigen und relativ seltenen Konsonantenfolgen sind anhand des Wortschatzes zu üben. Die schwierigen Stellen isolieren (auch im Schriftbild durch Abdecken), die Bewegungen zunächst langsam sprechen lassen, dann das Tempo beschleunigen und die Lautfolge in den rhythmischen Ablauf der sprachlichen Einheit einfügen.

c) Gleiten der Zungenhebung bei Vokalfolgen

Übungsinhalt: Vokalfolgen mit mehreren präzisen Zungenbewegungen in unterschiedlichen Abschnitten.

Lautfolgen: e:a, aoə, io, aeə

Wortschatz: schauen, drehen, umdrehen, blühen, Feier

Methodische Hinweise: Es gelten analoge Hinweise wie zu Übung 10b). Bei den Vokalen kann die auditive Kontrolle, da alles mit Stimmton gesprochen wird, stärker wirksam eingesetzt werden. In den Vokalfolgen, vor allem mit Diphthongen, ist die dynamische Komponente ganz wesentlich.

10.3 Weiterentwicklung von Sprechfertigkeiten im Schulalter

10.3.1 Sprechphysiologische Ausgangspositionen

Wenn in den Kursen nach dem aufgeführten Plan die Sprechfertigkeiten aufgebaut worden sind, besteht für die unteren Klassen der Sonderschule oder die *begleitenden Kurse* neben der Regelschule in erster Linie die Aufgabe, die angebildeten Sprechfertigkeiten zu automatisieren, um dem wegen der ungenügend vorhandenen Kontroll- und Angleichungsmöglichkeiten zu erwartenden *Verfall entgegenzuwirken* und vor allem den Gebrauch der lautsprachlichen Kommunikation zu fördern.

Zu diesem Zweck muß das Ausgehen vom *Sprachinhalt* der übergeordnete, führende Gesichtspunkt sein; denn sowohl die Entwicklung artikulatorischer Fertigkeiten und ihre Automatisierung als auch die Einführung und Einübung neuen Sprachmaterials erfolgen im Unterricht, aber auch durch Kontakte in der unterrichtsfreien Zeit.

Wenn man Pläne für den Unterricht als Ausgangspunkt wählt, und somit eine Vorgabe für Auswahl und Abfolge der sprachlichen Inhalte zur Verfügung hat, muß als ein zweiter leitender Gesichtspunkt die Erhaltung und weitere Vervollkommnung der Bewegungsabläufe berücksichtigt werden. Der dritte Gesichtspunkt, seinerseits dem artikulatorischen untergeordnet, ist die Gestaltung der Aussprache durch richtige Akzentuierung, durch zusammenhängendes Sprechen von Wortgruppen, die inhaltlich zusammengehören.

Auch in der Schulzeit leben die Kinder im Kontakt mit ihrer Umwelt und bringen von dort eine Menge von Sprachinhalten und sprachlichen Formen mit. Je besser die Pläne für den Unterricht auf diese Praxis des *täglichen kommunikativen Geschehens* zugeschnitten sind und dieses berücksichtigen, desto besser; denn dadurch wird eine Parallelität der Entwicklung vermieden. Wenn die Pläne flexibel genug sind, können aktuelle Neuerwerbungen, die die Schüler aus dem Kontakt mit der kommunikativen Praxis mitbringen, sofort integriert werden. Eine ständige Beobachtung der sprachlichen Entwicklung der Schüler ist daher notwendig.

Für den artikulatorischen Gesichtspunkt wurden hier solche Sprechbewegungen einbezogen, die *häufig vorkommen* und erfahrungsgemäß mit *erheblichen Schwierigkeiten* verbunden sind, so daß sich an diesen Stellen zuerst Artikulationsfehler einstellen und durch wiederholten Gebrauch als Fehler stabilisieren. Diejenigen Organe, die durch einen verhältnismäßig einfachen und sich ständig wiederholenden Bewegungsablauf gekennzeichnet sind, wurden dabei nicht berücksichtigt. Diese nicht berücksichtigten Organe sind: Unterkiefer, Zungenspitze, Zungenrand, Gaumensegel und Glottis. Wenn sie hier nicht berücksichtigt worden sind, so deshalb, weil sich (bei Unterkiefer und Zungenspitze) ihre Bewegung *visuell gut kontrollieren* läßt und bei der Stimmfunktion die Kontrolle auditiv gut erhalten werden kann. Die exakte Funktion der Bewegungen dieser Organe ist aber durch den Lehrer ständig zu kontrollieren und zu *überwachen*. Auch pädagogische Kräfte für die Betreuung und die Eltern lassen sich relativ leicht zur Überwachung der einwandfreien artikulatorischen Beteiligung dieser Organe befähigen.

Die größten artikulatorischen Schwierigkeiten entstehen durch die komplizierten Bewegungen derjenigen Organe, die sich in *mehr als einer Richtung* bewegen können, die diese Bewegung beim Sprechen in unterschiedlichem Grade ausführen müssen und bei denen es zwischen den differenzierten Positionen *verschiedenartige Übergänge* gibt, so daß die Ansteuerung einer bestimmten Position *von verschiedenen Ausgangslagen aus* vorgenommen werden muß. Gerade darin liegt der wesentliche Unterschied in den Bewegungen beider Organgruppen, der allerdings auch durch die abstrakte Modellierung vergröbert wird.

Bei den Organen mit einfachstem Bewegungsablauf, Zungenspitze, Zungenrand, Gaumensegel und Glottis, gibt es für die Bewegung im Prinzip nur *zwei Möglichkeiten*: den Übergang in die andere mögliche Position oder das Beibehalten der bereits eingenommenen. Das bedeutet: Die Ausgangslage für die Ausführung einer Bewegung ist immer *die gleiche*. In der Praxis tritt dabei allerdings doch eine Differenzierung auf, die sich auf die Unbedingtheit oder Variabilität der Ausführung einer Bewegung bezieht und die den Spannungszustand des Organs sowie das Tempo, mit dem die Bewegung ausgeführt werden muß, mit beeinflußt. Diese Unterschiede werden im Modell durch die Unterscheidung von wesentlichen oder wahrscheinlich einzunehmenden Positionen berücksichtigt.

Bei den Organen mit kompliziertem Bewegungsablauf: Kiefer, Lippen, Zungenrücken und Medianfläche werden – sieht man auch hier von den differenzierenden Unterschieden im Spannungszustand der Organe, von der Bedingtheit, mit der eine Bewegung ausgeführt werden muß und von deren Zeitverlauf ab – Bewegungen notwendig, die von *unterschiedlichen Ausgangslagen* ausgehen, aber das gleiche Ziel haben und die gleiche Position erreichen müssen. Gerade in der Beherrschung solcher Bewegungen liegen die großen Schwierigkeiten. Dort entstehen dann auch die meisten Fehler, die bezogen auf den artikulatorischen Ablauf, die Sprechweise Behinderter schwer verständlich machen und kommunikationshindernd wirken. Daher ist das Übungsprogramm darauf gerichtet, sich vorrangig mit solchen Bewegungsabläufen zu befassen.

10.3.2 Methodische Ausgangspositionen

Um die Festigung durch immerwährende Wiederholung zu sichern, wurden diejenigen Bewegungen als Übungsschwerpunkte ausgewählt, die am häufigsten ausgeführt werden müssen, die sich also beim Gebrauch der Lautsprache als Kommunikationsmittel und als Lernstoff *ständig wiederholen*. Für die Übungen werden also innere Strukturgesetzmäßigkeiten der Sprache ausgenutzt.
Für die Übungen und die Auswahl des Übungsstoffes wurde weiterhin das Prinzip der *Isolierung der Schwierigkeiten* angewendet: Das be-

Abb. 16 Schematisierte Übersicht zur Auswahl der wichtigsten Lippenbewegungen

Lippen

b, p, v, f, m	Berührung / Verschluß	O	O	Berührung / Verschluß	b, p, v, f, m
		X	X		
I, i:, e:	Breit- spannung	O	O	Breit- spannung	I, i:, e:
ae, z, s, ç, j		X	X		z, s, ç, j
o:, ø:, ao, ɔø	gerundet	O	O	gerundet	o:, ø:
ɔ, œ		X	X		ɔ, œ, ɔø
ʊ, ɣ, u:, y:, ʃ, ʒ	vorgestülpt	O	O	vorgestülpt	ʊ, ɣ, u:, y:, ʃ, ʒ
		X	X		
	unbeteiligt	O	O	unbeteiligt	
a, ɛ, ə, ɑ:, ɛ:, ɐ, d, t, g, k, x, h, n, ŋ, l, R, γ		X	X		a, ɛ, ə, ɑ:, ɛ:, ao, ae, ɐ d, t, g, k, x, h, n, ŋ, n, l, R, γ

deutet: Die Schwierigkeiten treten an *einer* Stelle des artikulatorischen Ablaufs nur bei *einem* Organ auf, während die anderen Organe, die natürlich am Sprechbewegungsablauf mit beteiligt sind, an dieser Stelle solche Bewegungsabläufe, wo Anfangs- und Endposition mit hoher Präzision eingenommen werden müssen und die Bewegung mit hohem Tempo ausgeführt werden muß, nicht haben. Die Schwierigkeiten liegen dann nur bei dem Organ, das als Übungsschwerpunkt ausgewählt wurde.

Dabei wurde das folgende Prinzip angewendet, das durch die graphischen Darstellungen (Abb. 16, 17, 18) erläutert ist.

Abb. 17 Schematisierte Übersicht zur Auswahl der wichtigsten Bewegungen des Zungenrückens

Zungenrücken

eː, iː, ae, s, z	prädorsal gehoben	O			prädorsal gehoben	eː, iː, s, z
d, t, n		X		X		d, t, n
ɛ, ɪ, œ, y, ə, ɛː, øː, yː ɔø, ç, j, ʃ, ʒ	mediodorsal gehoben	O			mediodorsal gehoben	ɛ, ɪ, œ, y, ə, ɛː, øː, yː ɐ, c, j, ʃ, ʒ
l		X		X		l
ɔ, ʊ, oː, uː, ao, g, k, x, ŋ, R, ɣ	postdorsal gehoben	O			postdorsal gehoben	ɔ, ʊ, oː, uː, ɔø g, k, x, ŋ, R, ɣ
		X		X		
a, ɑː, ɐ	flach	O			flach	a, ɑː, ao, ae
b, p, f, v, h, m		X		X		b, p, f, v, h, m

Auf eine gesonderte Übung der Kieferwinkeleinstellungen wurde verzichtet, weil viele der notwendigen Lippenbewegungen mit einer vorgegebenen Kieferbewegung notwendigerweise gekoppelt sind und weil sich die Kieferbewegungen gut am Spiegel kontrollieren lassen. Bei der Kontrolle der Lippenbewegungen kann die Kieferbewegung durch den Lehrer mit kontrolliert werden, wobei vor allem darauf zu

		Medianfläche				
d,t,g,k,x,ŋ,n,l	Berührung/ Verschluß	O			Berührung/ Verschluß	d,t,g,k,x,ŋ,n,l
		X		X		
s,z	Rinne	O		O	Rinne	s,z
		X		X		
e:,i:,o:,u:,ø:,y:,ao ae,ɔø,ç,j,ʃ,ʒ,R	Kanal	O		O	Kanal	e:,i:,o:,u:,ø:,y:, ç,j,ʃ,ʒ,R
		X		X		
γ	Mulde	O		O	Mulde	γ
ɛ,ɪ,ɔ,ʊ,œ,ɣ,a:,ɛ:, ɐ		X		X		ɛ,ɪ,ɔ,ʊ,œ,ɣ,a:,ɛ:, ɐ,ɔø
	flach	O		O	flach	
a,ə, p,b,f,v,h,m		X		X		a,ə,ao,ae, b,p,f,v,m,h

Abb. 18 Schematisierte Übersicht zur Auswahl der wichtigsten Bewegungen der Medianfläche

achten ist, daß diese relativ klein, leicht und locker bleibt. Die Wörter wurden so ausgewählt, daß bei Übungen zur Lippenbewegung an der gleichen Stelle keine Bewegungsabläufe mit hohem Schwierigkeitsgrad im Zungenrücken auftreten. (siehe Abb. 16).
Beim Zungenrücken wurde die Auswahl (Abb. 17) so getroffen, daß gleichzeitig keine komplizierten Bewegungsabläufe bei den Lippen und der Medianfläche stattfinden. Bei der Auswahl der Bewegungen für die Übungen wurden diejenigen Bewegungen ausgesucht, die am *häufigsten ausgeführt* werden müssen. Dann ist es möglich, mit einem geringen Aufwand an Zeit die notwendigen Bewegungen zu üben und zu kontrollieren. Mit 10 ausgewählten Bewegungsabläufen von 64 möglichen wird die Hälfte der beim zusammenhängenden Sprechen gebrauchten Bewegungsabläufe erfaßt. Da jede Position, zumeist in der unbedingt notwendigen Einstellung, in diesem Übungsprogramm

enthalten ist, werden die Voraussetzungen dafür geschaffen, daß diese Positionen auch bei *anderen Bewegungen*, wo sie nicht mit der gleichen Unbedingtheit eingenommen werden müssen, mit geübt werden. Allein bei der Flachlage der Zunge wurde auf die unbedingt einzunehmende Position verzichtet, weil diese mit einer deutlichen Kieferbewegung verbunden ist und sich dort erfahrungsgemäß kaum Artikulationsfehler – abgesehen von einer zu intensiven Kieferbewegung – einstellen.

Bei der Medianfläche wurde bei der Auswahl des Übungsmaterials darauf geachtet, daß in den Übungswörtern an der gleichen Stelle keine präzisen Bewegungen der Lippen und beim Zungenrücken auftreten. Auch bei dieser Auswahl wurde das Prinzip verfolgt, alle häufig vorkommenden Positionen in die Übungen einzubeziehen (Abb. 18). Sie werden jeweils in ihren häufigsten Bewegungen – also vollständig, nach der Häufigkeit ausgewählt – miteinander kombiniert. Auf diese Weise werden fast zwei Drittel aller möglichen Bewegungen der Medianfläche erfaßt, wobei ein Sechstel ohnehin aus Übernahmen der einmal eingenommenen Positionen auf den nächsten Laut besteht und die s-Laute bewußt ausgeschlossen werden. Bei der Medianfläche ist also mit einem Minimum an zu betreibendem Aufwand ein Optimum an Wirkung zu erreichen. Die für die Übungen ausgewählten Bewegungen sind in Abb. 18 dargestellt.

Die Übungen zu den S-Lauten sind in einem besonderen Übungsabschnitt enthalten.

10.3.3 Übungsmaterial für die Lippen-, Zungen- und Medianflächenbewegung

Klasse 1

- Verhalten in der Schule/auf dem Schulweg
- L Raum, Räume, Pause, aufräumen, Lappen, neben, Buch, Buchzeichen, Mappe, Fenster, wischen, abwischen, wisch ab, aufstellen, anstellen, anfassen, zu zweit, anklopfen, aufheben, heb auf, Besen, Papierkorb, einsteigen, fahren, Fahrschein,
- Z danke, Mappe, Lappen, klingeln, anstellen, unter, hinter, bitte, Füller, Bücher, stören, aufräumen, Schrank, Internat, Schuhe, Turnhalle, Waschraum, melden, bringen, schauen, Motorrad, Moped, Haltestelle,
- M gehen, anstellen, Buch, Bücher, unten, unter, Füller, bitte, Lineal, hilft, hinten, untereinander, Füllfederhalter, anklopfen, stehenbleiben, Moped, Krankenauto, einsteigen, Haltestelle, hinter,

- Feiern
L feiern, Fenster, Farbe, Menschen, Fahne, Fähnchen, Platz, Wiese, Freunde, spielen, Bude, Ball, werfen, formen,
Z Menschen, schmücken, geschmückt, winken, glücklich, traurig, Freund, Kinder, lernen, verbinden,
M Menschen, Leute, Fahnen, tragen, winken, Buch, Sieger, Kinder, Kleider, glücklich, wandern, Theater, danke, klettern, bekommen, Bonbon,
- Gesundheit
L Beine, Kopf, Kopftuch, Obst, Weißkohl, Blumenkohl, Apfel, warm, Tablette, Spritze, Medizin, Wasser, Umschlag, sprechen, Mütze, Schuhe,
Z Anorak, waschen, warm, Arm, Tablette, hüpfen, kauen, Schuhe, Äpfel, Hände, Finger, gähnen, trinken, bekommen,
M turnen, Beine, kauen, hüpfen, Rotkohl, Kleider, Finger, Hände, trinken, nicken, kleiden, Kopftuch, Tablette, Krankenauto,
- Arbeitsleben
L Lokomotive, Maschine, Betrieb,
Z baut,
M gebaut, Maschine,
- im Herbst
L Baum, Bäume, bunt, Laub, Blätter, Obst, Pflaumen, Äpfel, abfallen, pflücken, schütteln, Korb, Spankorb, Zwiebel, nebelig,
Z Keller, Anorak, abfallen, warm, Pflaumen, schütteln, Apfelbaum, bunt, braun, Drachen, pflücken, ernten, geerntet,
M reif, Apfel, bunt, braun, abfallen, Keller, Leiter, kahl, scheinen, Drachen, pflücken,
- im Winter
L weiß, Winter, Schnee, schneit, Futter, streuen, formen, Nadelbaum, schneiden, fressen, werfen, brechen, einbrechen, Eisblumen, Eiszapfen,
Z tauen, bauen, Winter, Futter, Futternapf, Bäume, Boden, beobachten,
M kahl, schneien, Winter, Futter, Vogel, Futternapf, Schneeflocke,
- im Frühling
L Beet, warm, Samen, Pflanze, pflanzen, messen, Blumen, Murmel, Blüte, Stiel, Zwiebel, wachsen, Schlüsselblume,
Z tauen, Garten, Vögel, Murmel, Gerät, Geräteraum,
M Beet, tauen, Unkraut, Blüte, lockern, pflegen, Schneeglöckchen,
- im Sommer
L warm, baden, wandern, schwimmen, Lamm, Wasser, Schmetterling, Blitz, blitzen,

Z wandern, dunkle, Gewitter, donnern, Käfer, pflücken, ernten, Schmetterling, warm, schwimmen,
M Lamm, kräht, Küken, Hühner, Hähne, Flügel, Fliege, scheinen, Gewitter, donnern, baden

Klasse 2

– Personalien/Familie
L Namen, Vorname, Mutter, Familie, Familienname, Heimatort, Wohnort, wohnen, Absender, Anschrift, Geburtstag, Oktober, November, Dezember, Februar, März, April,
Z wohnt, Mutter, Anschrift, April, Wohnort, November,
M Vorname, Familienname, Wohnort, Oktober, November,
– Gesundheit
L Fieber, fehlen, Zähne, putzen, bürsten, duschen, Brust, abends, Zahnbürste,
Z Luft, Woche, duschen, hüpfen,
M Fieber, impfen, Woche, Telefon,
– auf der Straße
L Unfall, Polizei, Polizeiauto, Polizeihund,
Z Abstand, Unfall, bewacht, beachten,
M Abstand, Unfall, Geschenk,
– im Herbst
L benennen, Grubber, pressen, beregnen,
Z Laub, Kartoffeln, Kartoffelernte,
M kühl, beregnen,
– im Winter
L Fell, Stall, Amsel, Schnabel, Spitz, frißt, fressen, Nullpunkt,
Z Fell, Stall, glatt, Wachhund, Knochen, picken, mithelfen, hingefallen,
M bewacht, Grad, Schnabel, glatt, Nullpunkt, hinfallen,
– im Frühling
L benennen, schmal, Beete, Anemone, Pflanzloch, Schwalbe, bevor, beginnen, Bohnen, Bohnensamen,
Z Hacke, hacken, Schwalbe, Möhren, Geräte, bedecken, halbbedeckt, beginnen, Anemone,
M hacken, Grubber, Geräte, Beete, Kohlrabi,
– im Sommer
L oft, Schnittsalat,
Z singen, oft,
M beregnen, beginnen

Klasse 3

- Schule/Schulweg
L Bücher, höflich, Papier, Gruppe, wir, Schüler, verboten, neben, wichtig, Luftpumpe, mehrspurig, einspurig, zwischen, überholen,
Z Eltern, Internat, Kinder, Unterricht, lernen, durchführen, pünktlich, Wohnung, Lenker, Klingel, Luftpumpe, Rückstrahler, Rücktritt,
M Familie, Schüler, Kinder, Internat, Lenker, Klingel, Luftpumpe, hintereinander, Pedalrückstrahler, Vorfahrt,
- Arbeitsleben/Post/Feuerwehr
L Betrieb, Betriebsleiter, Vorsitzender, Beifall, Automat, Päckchen, Brief, Absender, einwerfen, Briefkasten, Zeitschrift, Stempel, Anschrift, Blaulicht, Hilfe, Feuerlöscher, Feuerwehr, löschen,
Z anwenden, wichtig, Anwendung, Schalter, Stempel, Anschrift, Welt, Porto, Postauto, aufschreiben, Kindergarten, Feuer, löschen, Gerät, Übung, brennen, durchführen,
M Leiter, Schließfach, Stempel, Postauto, Päckchen, Schlauch, Feuerlöscher, Blaulicht, Feuermelder, Hilfe,
- Karten- und Heimatkunde
L Spaß, Spielwiese, Spielplatz, Sportplatz, Gruppe, spielen, Kompaß, Stadtplan, Grundfläche, Wochentag, Monat, Heimat, Rübe, Schweinestall, Borsten, Hühnerfarm, Hühnerstall, Schmetterling, Pflanzenteil, Frühblüher,
Z Dichter, Gedenkstätte, Ehre, ehren, singen, Norden, Stadtplan, Draufsicht, Euter, melken, Hühner, Eichhörnchen, Ferkel, Rübe, Speck, Nadelwald, Mischwald, Laubwald, Laubfall, Farben, Birke, Fruchtreife, Fruchtknoten, Licht, Honig, Gartenweg, beschädigen,
M Theater, Theaterstück, klatschen, Gedenkstätte, gedenken, beschäftigen, Bach, Land, Stadtplan, Tal, Kreis, Monat, Datum, Kalender, Wochentag, Haut, Feder, Leder, Weide, Kalb, Kuhstall, melken, Kiefer, Fichte, Frühling, Bienen, Honig, Dahlien, Stengel

10.3.4 Übungsmaterial für Sigmatiker

- s am Wortende nach a
was, das, Spaß,
- s bei leichter Ansteuerung und Weiterführung der Bewegung
Hase, Nase, Vase, Rasen, Wasser, Klasse, langsam, Sabine, Samen, Sand, sammeln, Saat, Sahne, Salat,

- s bei Ansteuerung ohne Zungenverlagerung
  essen, fressen, messen, besser, Messer, weshalb, Durchmesser, Besen, lesen, ansehen, sehen, Erbsen, Spielsachen,
- s in Verbindung mit Vorverlagerung der Zungenmasse
  aus, Haus, Pause, zu Hause, los, wolkenlos, groß, Stoß, stoßen, gestoßen, Bus, Busfahrer, Fuß, Fußweg, Schlüssel, Schlüsselblume, links, wachsen, Vorsicht, vorsichtig, untersuchen, Bonbons,
- s in Verbindung mit kleinräumiger Verlagerung
  Eis, heiß, heißen, ich heiße, leise, Eisblumen, weiß, Kreis, beißen, Eisen, Eisbahn, Eisenbahn, Mais, ausreißen, anreißen, zerreißen, Ameise, unser, einsetzen, ansetzen, Bohnensamen, fleißig,
- s in Verbindung mit präziser kleinräumiger Verlagerung
  gießen, fließen, zuschließen, Fließpapier, Schließfach, Gießkanne, Radieschen,
- s mit nachfolgendem alveolar-coronalem Verschluß
  Obst, Osten, Westen, Ostern, Fenster, Kleister, Meister, Hausmeister, Verkehrsposten, Bürste, Herbst,
- s nach alveolar-coronalem Verschluß
  Satz, Platz, Spielplatz, Holz, nichts, Katze, putzen, Spitze, Spritze, Mütze, Medizin, Pflanze, Eiszapfen, Zeichen, Zähne, zwei, zwischen, Zweig, Zwiebel, Kranz, Tanz, Grenze, Herz,
- s zwischen Verschlüssen
  Arzt, Schularzt, Zahnarzt, beherzt, geheizt, gereizt, gekürzt, gewürzt, jetzt, der letzte, verletzt, vorletzter, zuletzt, besetzt, gesetzt, entsetzt, geputzt, geschützt, benutzt, Axt, Text, verflixt,

10.4 Erhaltung entwickelter Sprechfertigkeiten

10.4.1 Bewegungsanalytische und methodische Voraussetzungen

Wenn man von der Bewegungsanalyse des Wortschatzes ausgeht, der im Vorschulteil und in der Unterstufe der Gehörlosenschule lautsprachlich realisiert werden muß, und diesen mit dem Bewegungsinventar eines zufällig ausgewählten hochdeutschen Textes vergleicht, kann man die folgenden Schlüsse ziehen, die für das Sprechen von grundsätzlicher Bedeutung sind:
Die Sprechbewegungen, die ein Schüler am Ende der Unterstufe erlernt hat, unterscheiden sich weder qualitativ noch proportional von den Sprechbewegungen, die er ausführen muß, um *einen beliebigen deutschen Text* zu sprechen.
Bei einem beliebigen deutschen Text – er muß nur lang genug sein – kommen also keine neuen Schwierigkeiten in bezug auf die Sprech-

bewegungen hinzu. Im Prinzip verändern sich auch die Anteile zwischen den einzelnen Bewegungen nicht. Da aber die Bewegungen an den Wortschatz gebunden sind, können sich bei einer bestimmten Themengruppe, vor allem hervorgerufen durch den häufigen Gebrauch eines *Fachbegriffes* oder dessen häufiges Auftreten in Wortzusammensetzungen, Verschiebungen der Anteile ergeben.

Der aufbauende Lehrgang, in dem die artikulatorischen Fertigkeiten entwickelt, eingeübt und automatisiert werden sollen, ist mit der Unterstufe abgeschlossen. Voraussetzung ist allerdings, daß der in diesem Lehrgang enthaltene Wortschatz nicht nur rein sprechtechnisch, sondern auch in der automatisierten *Anwendung* bewältigt wird. Die beste Voraussetzung dafür ist die Anwendung des Wortschatzes in der natürlichen Kommunikation, also im Gebrauch, um, situativ angeregt, *eigene Gedanken lautsprachlich* zum Ausdruck zu bringen. Dazu müssen die Bewegungen streng systematisch Schritt für Schritt entwickelt, erweitert und automatisiert werden.

Da hinsichtlich des Bewegungsgehaltes im Wortschatz der oberen Klassen keine prinzipiell neuen Schwierigkeiten auftreten, müssen die Übungen und Anwendungen so ausgerichtet sein, daß die einmal erworbenen Fertigkeiten *erhalten* und auf den neuen Wortschatz übertragen werden. Das geschieht nicht im Selbstlauf; jedes Wort, jede Wortgruppe, jede Satzstruktur, von der abzusehen ist, daß sie zum *Bestandteil des aktiven Wortschatzes* der Schüler werden wird, muß in ihrem Bewegungsablauf intensiv eingeübt und automatisiert werden. Ohne Übung oder ständige Wiederholung ist keine Automatisierung zu erreichen, die wiederum die Voraussetzung für die Sprachanwendung in der Kommunikation ist. Was bewältigt werden muß, ist der Transfer des Beherrschten auf den neu zu erwerbenden und zu automatisierenden Besitz. Daher muß bei jedem neuen Wort, bei jedem neuen Fachbegriff, sorgfältig überlegt werden, ob sie später zum *aktiven Sprechschatz* der Schüler gehören müssen. Bei Wörtern, die zum Auffassen komplizierterer Gedankenkomplexe nötig sind und Bestandteil des *passiven* Wortschatzes werden sollen, ist eine Einübung bis zur Automatisierung nicht nötig.

Da der Schüler prinzipiell die Fertigkeiten beherrscht, um den neuen Wortschatz, der im Sprach- und Fachunterricht erarbeitet wird, artikulatorisch zu bewältigen, ist darauf zu achten, daß eine *feste Verbindung* zwischen Sprachinhalt, Bedeutungserfassung und artikulatorischer Realisierung in diesen Wörtern und Wendungen hergestellt wird, die zum aktiven Wortschatz werden sollen.

Die Übungen, die der Erhaltung der erworbenen Sprechfertigkeiten dienen, können sich voll dem *Unterrichtsstoff*, der die Vermittlung von sprachlichen und Sachinhalten vornimmt, *unterordnen*. Eine eigene

Systematik, die von Bedingungen der Sprechfertigkeiten ausgeht, ist dabei nicht mehr nötig.

Bei der sprechtechnischen Einübung des auf der Oberstufe gebrauchten Wortschatzes kann man davon ausgehen, daß der Allgemeinwortschatz, ohne den Fachtexte nicht gestaltet werden können, und ohne den weder die Sprache der Dichtkunst, der Wissenschaft noch des Alltags auskommen, von den Schülern bereits automatisiert beherrscht wird. Daher liegen die Besonderheiten der Sprechfertigkeiten der Oberstufe im *Fachwortschatz*, der später einmal aktiv beherrscht werden soll.

10.4.2 Lautsprachliche Besonderheiten des Fachwortschatzes

Die Hauptbesonderheit des Fachwortschatzes liegt in der *Wortlänge*. In der Oberstufe müssen mit Hilfe des Fachwortschatzes kompliziertere Sachverhalte ausgedrückt werden. Dazu werden häufig *Wortzusammensetzungen* gebraucht. (Es heißt dann nicht mehr *Tiere*, sondern *Haustiere, Säugetiere, Raubtiere, Huftiere* usw.)

Der Allgemeinwortschatz, der zur kommunikativen Realisierung der inhaltlich komplizierteren Fachtexte gebraucht wird, muß in bezug auf seine sprecherische Realisierung automatisiert sein. Es muß vorausgesetzt werden, daß die Schüler mit ihm umgehen können. Durch den auch in Fachtexten wiederholten Gebrauch wird der *Allgemeinwortschatz ständig wiederholt* und reproduziert.

Da beim Fachwortschatz die Wortlänge steigt, enthalten die Wörter im statistischen Durchschnitt mehr Silben als im Allgemeinwortschatz, wo gerade unter den am häufigsten gebrauchten Wörter (z. B. Artikel, Präpositionen, Pronomen) viele einsilbige vorkommen. Jedes Wort, für sich genommen, hat eine (und nur eine) *betonte Silbe*. Wenn beim Fachwortschatz der Oberstufe die Wortlänge und damit die Silbenzahl im Wort anwächst, so betrifft das in erster Linie die Zahl der unbetonten Silben in den Wörtern.

Soll daher der Wortschatz des Fachunterrichts sprechtechnisch bewältigt werden, muß man davon ausgehen, daß die Schüler die *Unterscheidung betonter* und *unbetonter* Silben einwandfrei realisieren können. Damit die Schüler bei der Anwendung des Fachwortschatzes, den sie aktiv verwenden, eine gute Sprechverständlichkeit erreichen, ist es notwendig, daß sie diese längeren Wörter ohne Zwischenatmung und mit *richtiger Wortbetonung* aussprechen können.

Es kann nicht Aufgabe der Oberstufe sein, die Betonung zu *entwickeln*, aber es ist eine unumgängliche Notwendigkeit, diese bereits in der Unterstufe entwickelte Fähigkeit intensiv *einzusetzen, auszu-*

nutzen und mit den Neuerwerbungen des Fachwortschatzes intensiv zu verbinden. Auch das ist eine expansive Transferleistung beherrschter Fertigkeiten.

Damit eine hohe Verständlichkeit bei längeren Wörtern erreicht wird, ist es notwendig, die *betonte Silbe als Kern für die Sinnerfassung* besonders sorgfältig und mit höherer respiratorischer und phonatorischer Anspannung zu artikulieren. Dann können und müssen sich die unbetonten Silben diesem durch die betonte Silbe markierten Zentrum des Wortes unterordnen.

10.4.3 Bedeutung des Wortakzents für die Aussprache des Fachwortschatzes

Damit die Schüler erkennen und sich gedächtnismäßig einprägen können, an welcher Stelle der Wortakzent liegt, muß dieser deutlich hervorgehoben werden. Das kann und muß auch durch *Kennzeichnung im Schriftbild* geschehen. Wenn im Fachunterricht neue Fachbezeichnungen eingeführt werden, sollten diese mit deutlicher, wenn nicht gar *überdeutlicher Akzentuierung* vom Lehrer gesprochen werden. Vor allem dann, wenn die Schüler Hörgeräte benutzen, ist eine solche deutlich akzentuierte Sprechweise nötig, damit sich beim Schüler ein differenziert strukturierter Gedächtniseindruck bilden kann.

Aus den unterschiedlichen Bewegungsabläufen, die in betonten (akzentuierten) und unbetonten (nicht-akzentuierten) Silben vorhanden sind, können für die Anwendung der Sprechfertigkeiten in der Oberstufe einige Schlußfolgerungen gezogen werden, die vor allem darauf beruhen, daß im Fachwortschatz die relative Häufigkeit der unbetonten Silben zunimmt.

Die betonten und die unbetonten Silben sind durch einen unterschiedlichen Lautbestand gekennzeichnet (siehe Kap. 6, Tabelle 10), in dem sich auch ein etwas *unterschiedliches Bewegungsverhalten der Sprechorgane* widerspiegelt. Bei den unbetonten Silben überwiegen die leichteren Bewegungsabläufe; sie werden auch mit geringerem artikulatorischem Spannungsaufwand und mit geringerer artikulatorischer Präzision ausgeführt. Damit sich aber diese unbestreitbaren Vorteile auch umsetzen lassen, ist es notwendig, die betonte Silbe des Wortes gut zu kennzeichnen und für Reproduktion und Anwendung gut im Gedächtnis einzuprägen.

Wenn die unbetonten Silben mit der gleichen artikulatorischen Präzision wie die betonten gesprochen werden, lassen sich diese Vorteile, die der leichtere Bewegungsablauf in den unbetonten Silben bietet, nicht ausnutzen.

Der Bewegungsablauf in den unbetonten Silben (Vor- und Nachsilben) ist vor allem durch die unterschiedliche Qualität des Silbenkernes bedingt. Während im Kern betonter Silben vollrealisierte Vokale stehen, bilden in den unbetonten Silben meist *reduzierte Vokale* den Kern. Der Bewegungsablauf in den unbetonten Silben ist weiterhin dadurch gekennzeichnet, daß manche *artikulatorischen Bewegungen* auch wegen des hohen Tempos, mit dem sie durchgeführt werden, nur *angedeutet*, aber nicht voll ausgeführt werden. Diese Besonderheit trifft vor allem auf die Dynamik zu, in der sich der allgemeine für die Artikulation eingesetzte Kraftaufwand widerspiegelt.

Vor- und Nachsilben werden nicht betont; sie dürfen auch nicht betont werden, einerseits um nicht die Sprachperzeption des Partners zu stören, andererseits um nicht die Vorteile, die mit der Nicht-Betonung bei der Realisierung eines flüssigen Sprechbewegungsablaufs verbunden sind, aufzugeben.

Der unterschiedliche Bewegungsablauf in betonten und unbetonten Silben muß dadurch unterstützt werden, daß dem Schüler die *Lage des Wortakzents* bewußt ist und ihm bei der Einführung neuer mehrsilbiger Wörter immer wieder bewußt gemacht wird. Dazu müssen alle verfügbaren Mittel (Kennzeichnung im Schriftbild, deutliche Differenzierung bei der Einspeicherung des Höreindrucks oder eines taktilen Musters) spezifisch ausgenutzt werden. Bei der Hörerziehung muß berücksichtigt werden, daß die Melodie als Mittel der Akzentuierung nur bei genügend guter auditiver Differenzierung ausgenutzt werden kann. Die Sprechweise des Lehrers muß in erster Linie die *Dynamikunterschiede* vermitteln. Die Schrift muß leicht erfaßbare Betonungszeichen tragen; denn solche Kennzeichen sind auch dann noch im Schülerheft vorhanden, wenn das Gedächtnis versagt. Betonungszeichen in der Schrift sollten so lange beibehalten werden, bis die Lage des Akzents im Wort, in der Wortgruppe oder in der grammatischen Struktur gefestigt und automatisiert ist.

Innerhalb von Wörtern des Fachwortschatzes muß der Bewegungsablauf so eingeübt und automatisiert werden, daß der Schüler deutlich zwischen betonten und unbetonten Silben zu unterscheiden vermag. Dabei ist zu berücksichtigen, daß der Bewegungsablauf in den unbetonten Silben *niemals isoliert* geübt werden kann, sondern stets nur in Verbindung und im Gegensatz zu betonten Silben. Eine isoliert gesprochene unbetonte Silbe wird zwangsläufig zu einer betonten.

Bei der Entwicklung von Sprechfertigkeiten in der Oberstufe stehen die Anwendungsprobleme im Vordergrund. Deshalb muß der Fachwortschatz dahingehend überprüft werden, welche Wörter zum lautsprachlich aktiven, welche zum schriftsprachlich aktiven und welche nur zum passiv beherrschten Wortschatz gehören. Ein Wort braucht dann nicht zum lautsprachlich aktiven Wortschatz zu werden, wenn vom Schüler nicht erwartet werden kann, daß er damit *eigene Gedanken* zum Ausdruck bringen soll. Allein für das Sprachverstehen reichen die Kenntnis des Schriftbildes und das auditive Wiedererkennen aus.

10.5 Korrektur und Beseitigung typischer Sprechfehler

10.5.1 Ursachen von Verfallserscheinungen

Sind die Sprechfertigkeiten entwickelt, treten bei Hörgeschädigten auch *Verfallserscheinungen* auf, da bei diesen das Hauptglied, das zugleich Kontrolle und Angleichung an ein gesellschaftlich existierendes Vorbild bewirkt, der auditive Analysator, entweder völlig ausfällt oder in seiner exakten Funktionsfähigkeit beeinträchtigt ist. Ähnliche Verfallserscheinungen sind auch bei geistig Behinderten zu beobachten, da die Fähigkeiten, alle Einzelheiten des sprachlichen Vorbildes nutzbar zu machen, gering sind. Und auch bei Sprachbehinderten treten solche Erscheinungen auf, wenn die Eigenprodukte gegenüber Fremdeindrücken überbewertet werden. Durch die motorisch-taktile Kontrolle wird zwar auch eine stabilisierende Wirkung erzielt; sie dient aber ausschließlich der *Reproduktion* des bereits Erreichten. Dabei ist es nicht ausgeschlossen, daß sich zunächst kleine, dann immer größere Abweichungen ergeben, die dann über den kinästhetisch-motorischen Kontrollkreis stabilisiert werden. Eine Angleichung an ein gesellschaftlich relevantes Vorbild, wie es im Normalfall über einen allseitig leistungsfähigen auditiven Analysator ständig erreicht und – solange das System der Sprechbewegungen noch entwicklungs- und erweiterungsfähig ist – auch vollzogen wird, ist auf dem Weg über den kinästhetisch-motorischen Analysator nicht möglich. Die ihm zugeführten Reize entstehen im Vollzug der eigenen Sprechbewegungen.
Deshalb muß die Angleichung an einen erreichten Optimalzustand bei den aufgeführten Gruppen von Behinderten immer wieder von außen, *durch Korrekturhilfen* vom Lehrer vollzogen werden. Das aber macht eine *ständige Überwachung und Kontrolle* der Sprechleistungen notwendig.
Die auf Grund des fehlenden oder mangelhaften Selbstvergleichs eintretenden Verfallserscheinungen der Sprechfertigkeiten sind vom Grad der erreichten Automatisierung abhängig. Je größer der Grad der Automatisierung der stabilisierten Sprechfertigkeiten ist, desto langsamer wird der Verfall wirksam, weil die durch den Automatismus bewirkte Stabilisierung groß ist. Bei einem nur geringen Grad der

Automatisierung ist auch die innere Stabilisierung gering, und das Tempo der Verfallserscheinungen ist hoch. Daher ist es möglich, durch eine gute Automatisierung in einem gewissen Grade den einsetzenden *Verfallserscheinungen vorzubeugen* oder sie gänzlich zu vermeiden, wie bei den Kindern mit Lippen-Kiefer-Gaumenspalten, wo nur geringe Veränderungen zu erwarten sind, wenn die Gaumensegelbewegung voll automatisiert ist.
Die Verfallserscheinungen können auf eine Reihe von Ursachen zurückgeführt werden.

10.5.1.1 Ursachen der spezifischen sprechmotorischen Ungeschicklichkeit

Die peripheren Sprechorgane werden nicht nur für das Sprechen eingesetzt; sie dienen auch zur Nahrungsaufnahme und zur Atmung.
Auch bei diesen *biologischen Grundfunktionen* führen diese Organe Bewegungen aus, die über den kinästhetisch-motorischen Kontrollkreis zu Erinnerungen führen und im Gedächtnis Bewegungsspuren hinterlassen. Es sind Bewegungsmuster für die gleichen Organe, die auch die komplizierten und differenzierten Sprechbewegungen ausführen.
Wenn die für das Sprechen typischen und notwendigen Bewegungen nicht genügend stabilisiert, spezialisiert und in den Komplex der *lautsprachlichen Kommunikation einbezogen* sind, dann treten die Bewegungsmuster für biologische, lebenserhaltende Bewegungen, und die für die Sprechbewegungen miteinander in Wechselwirkung, und die für das Sprechen entwickelten Bewegungsmuster werden denen für die biologische Grundfunktion untergeordnet und später durch sie ersetzt. Diese Dominanz *biologisch wichtiger Bewegungsmuster* ist auch deshalb wirksam, weil diese, da sie zur Lebenserhaltung notwendig sind, *ständig ausgeführt* und durch die Tätigkeit bekräftigt, die Sprechbewegungen aber nur zeitweise ausgeführt werden.
Die Dominanz biologisch wichtiger Bewegungen ist an dem Bewegungsablauf der Atmung deutlich zu beobachten und wird durch die Tatsache untermauert, daß es Schüler in Oberklassen der Gehörlosenschule gibt, die nicht in der Lage sind, einen kurzen Satz oder ein Syntagma auf einen Atemzug zu sprechen.
Die Bewegungen der Organe des Ansatzraumes werden in ihrer biologischen Grundfunktion für die Aufnahme und Zerkleinerung der Nahrung verwendet. Auch dort läßt sich die Dominanz biologischer Bewegungen gegenüber Sprechbewegungen an einem typischen Bei-

spiel belegen. Bei der *Nahrungsaufnahme* vollführt der Unterkiefer *langsame*, aber *kraftvolle* Bewegungen. Beim Sprechen werden zwar auch Bewegungen des Unterkiefers gefordert; diese sind aber leicht, locker und ohne Kraftaufwand, werden dafür aber mit höherem Tempo ausgeführt. Vielfach kann man beobachten, daß Schüler höherer Klassen unter dem Einfluß der Kaubewegungen zu deren Dominanz gelangen und versuchen, die nicht bewältigten artikulatorischen Bewegungen mit *erhöhtem Kraftaufwand* zu bewältigen. Kraftaufwand ist aber beim Sprechen verfehlt.

Ähnliche Verlagerungen der Aktivität im Sinne einer Dominanz der zur Nahrungsaufnahme notwendigen Bewegungen können auch bei der Zunge beobachtet werden, obwohl sich solche Bewegungen mehr erschließen und weniger direkt sehen lassen.

Bei der Nahrungsaufnahme wirkt die Zunge in ihrem Bewegungsablauf als ungeteiltes Ganzes, eine spezielle Aktivität der Zungenspitze ist nur beim Lecken notwendig. Beim Sprechen handelt es sich um sehr *differenzierte Bewegungen* der einzelnen Zungenteile; und gerade diese notwendige Differenzierung kann unter dem Einfluß der Nahrungsaufnahme verlorengehen.

10.5.1.2 Ursachen fehlender Rückkopplungskreise

Der auditive Analysator ist sowohl das Glied für die Angleichung an ein gesellschaftliches Vorbild für das Sprechen als auch das Eingangsglied des auditiven Kontrollkreises im sprachfunktionalen System. Damit ist im Normalfall eine wesentliche Bedingung für die spontane Sprachentwicklung erfüllt.

Durch den auditiven Analysator wird im auditiven Kontrollkreis das im Vollzug der Sprechbewegungen erzeugte *Gesamtklangprodukt* kontrolliert, nicht aber die Bewegungen der einzelnen am Sprechen beteiligten Organe. Deren Kontrolle erfolgt durch die beim Sprechen entstehenden kinästhetisch-motorischen Effekte. Darunter versteht man die Berührungs-, Lage- und Spannungsempfindungen sowie die durch das Sprechen ausgelösten Vibrationen.

Die Kontrollmechanismen des kinästhetisch-motorischen Kontrollkreises stehen für die Erhaltung und Stabilisierung der Sprechfertigkeiten auch beim Hörgeschädigten voll zur Verfügung und werden auch ausgenutzt. Die Besonderheit besteht darin, daß erstens die *Empfindungen* für den kinästhetisch-motorischen Kontrollkreis erst durch das Sprechen *ausgelöst* werden und daß zweitens die Effekte jedes einzelnen am Sprechbewegungsablauf beteiligten Organs isoliert kontrolliert werden.

Der erste Grund setzt voraus, daß die Sprechbewegungen schon ausgeführt werden, ehe der kinästhetisch-motorische Kontrollkreis seine Funktion überhaupt ausüben kann. Die Ersteinübung *neuer Bewegungen* und differenzierter Koordinationen muß *ohne Kontrolle* erfolgen.
Der zweite Grund hat zum Inhalt, daß gerade die für das Sprechen notwendige Koordination der Bewegungen nicht primär mit kontrolliert werden kann. Vielfach ist zum Erzielen eines bestimmten Lautes oder einer Lautfolge gerade die *gute Koordination* der Bewegungen erforderlich, um einen Bewegungsablauf optimal zu steuern, um eine Dauerbelastung einzelner Organe zu vermeiden und um beim Sprechen den Wechsel von Belastung und Entlastung zu gewährleisten. Aber gerade die Koordination der Bewegungen kann durch den kinästhetisch-motorischen Kontrollkreis allein nicht *herbeigeführt*, sondern nur *erhalten* und stabilisiert werden.
Deshalb ist es eine zwangsläufige Folgerung, bei Hörgeschädigten alle verfügbaren Restpotenzen des auditiven Analysators auszunutzen und alle Behinderten mit Sprechfehlern zu einer *kritischen Einstellung gegenüber ihren Eigenprodukten* zu führen. Eine kritiklose Anwendung eines Hörgerätes reicht zum Aufbau der auditiven Kontrolle der eigenen Sprechleistungen nicht aus. Nicht das Gerät schafft die Selbstkontrolle, es bietet dazu nur bessere Möglichkeiten; die Fähigkeiten zur auditiven Selbstkontrolle müssen anerzogen werden.

10.5.1.3 Dominanz anderer Kommunikationsmittel

Wenn auch der kinästhetisch-motorische Kontrollkreis seine stabilisierende Funktion hat, so kann er doch bei der Angleichung der Sprechbewegungen an ein Vorbild keinen Beitrag leisten. Weil aber damit für Hörgeschädigte und andere Behinderte Möglichkeiten, über die das Kind normalerweise verfügt, nicht ausgenutzt werden können, suchen sie nach Möglichkeiten für eine Selbstbestätigung. Dabei spielen andere Kommunikationsmittel eine Rolle, vor allem das *Mundbild* und die *Schrift*.
Mit diesen Mitteln wird zwar die Lautsprache widergespiegelt, und mit ihrer Hilfe ist es auch möglich, unter Zuhilfenahme der Ergänzung zur sprachlichen Kommunikation zu gelangen. Aber durch jedes dieser Mittel wird die Lautsprache nur *unvollständig* abgebildet; sie wird durch diese Mittel nur teilweise repräsentiert.
Bekanntlich lassen sich beim Absehen nur *einige* der am Sprechen beteiligten Organe unmittelbar beobachten: vor allem der Unterkiefer, die Lippen und unter eingeschränkten Bedingungen die Bewegungen

der Zungenspitze und des vorderen Zungenrückens. Dagegen können einige Organe, die für das Sprechen ganz wesentlich sind, nicht gesehen werden: die Bewegungen des mittleren und hinteren Zungenrückens, des Gaumensegels, die Öffnung und Schließung der Glottis oder die Schwingungen der Stimmlippen.

Die Einflüsse des Absehens führen dazu, daß die beim Sprechen perzipierbaren Bewegungen erfaßt und übersteigert werden, manchmal auch die Vorwärtsbewegungen der Zungenspitze. Das führt dazu, daß das Sprechen mit zu großen Kieferbewegungen vorgenommen wird. Da der Unterkiefer ein Organ ist, dessen Bewegungen ohnehin langsamer als die der Zungenspitze erfolgen, wird durch übersteigerte Kieferbewegungen das Sprechen schwerfällig und verlangsamt. Die *übergroßen Kieferbewegungen* führen überdies auch dazu, daß die notwendigen Zungenbewegungen mit zu weiten Wegen verbunden sind und dadurch auch verlangsamt werden oder nun durch zusätzliche Kieferbewegungen unterstützt werden müssen. Die Übersteigerung der Kieferbewegungen beim Schüler mag bisweilen auch durch das Vorbild des Lehrers oder anderer Personen der Umgebung angeregt sein. Daher sind übertriebene Kieferbewegungen beim Vorsprechen und der Kommunikation zu vermeiden.

Die Schrift wählt unter den verschiedenen Merkmalen, die das lautsprachliche Zeichen hat, ausschließlich die *Lautfolge* aus und stellt sie dar. Das reicht zum *Wiedererkennen* und zur Reproduktion vollkommen aus. Aber die Lautfolge ist eben nicht die einzige Ebene lautsprachlicher Zeichen. Das führt dazu, daß die einzelnen Bestandteile eines Ausspruchs völlig gleichwertig repräsentiert werden, weil ja jeder Teil seine Lautfolge hat. Dadurch aber wird die Wertigkeit der Teile in ihren Beziehungen zueinander im Schriftbild nicht mit dargestellt. Im Ausspruch wird die Wertigkeit der Teile zueinander durch die *Akzentuierung* ausgedrückt, die im unbezeichneten Schriftbild vollkommen fehlt.

Andererseits hat das Schriftbild bei der Entwicklung von Sprechfertigkeiten einen hohen Wert, weil bei diesem der ganze Ausspruch *bis zum Ende überblickbar* ist und eine vorausschauende Eigensteuerung des Sprechbewegungsablaufs, einschließlich der Sprechatmung, ermöglicht.

Durch das *unbezeichnete* und undifferenzierte Schriftbild wird der Schüler zur Unterlassung der Sprechrhythmik und zur Monotonie verleitet, weil dieses keine diesbezügliche Differenzierung aufweist.

Die Unterscheidung in sprachlich und *kommunikativ Wesentliches* und Unwesentliches, die in der Lautsprache durch Akzentuierung und Rhythmisierung erfolgt, wird im Schriftbild nicht mitgegeben. Normalerweise wird diese Unterscheidung vom Kind *im Sprachverwenden* erworben und *in das Schriftbild hineinprojiziert*; ein behindertes Kind, das sich auf das Schriftbild stützen möchte, muß diese Unterscheidungen erst *selbst finden*. Das ist aber viel schwieriger; denn dieses Finden setzt das *volle Sprachverständnis* des durch den Text vermittelten Inhalts *voraus*. Das bedeutet: Wir setzen oftmals Fähigkeiten voraus, die wir erst entwickeln wollen.

10.5.1.4 Ursachen in der nicht genügend automatisierten Sprachaneignung

Im Verlauf der Schulzeit muß sich ein Schüler einen großen Schatz an neuen Wörtern, Wortfolgen und grammatischen Formen aneignen. Der Fachwortschatz ist sehr groß. Die Wege, auf denen die notwendige Aneignung vollzogen werden kann, sind verschieden. Bei der Fülle des immer wieder neuen Stoffes bleibt jedoch kaum Zeit für die Schüler, den neuen Sprachstoff auch *sprechtechnisch aktiv* zu bewältigen. Doch nur durch das wiederholte eigene Sprechen könnte die kinästhetisch-motorische Kontrolle einbezogen werden. Deshalb wird der neuerarbeitete Wortschatz oft auch nur von der Eindrucksseite her getragen: vom Höreindruck, vom Absehbild, vom Schriftbild.
Es ist daher nicht verwunderlich, daß die Qualität des Sprechens vor allem in den Schulen für Gehörlose in den oberen Klassen erschreckend abnimmt; denn das Verhältnis der Sprachformen, die automatisiert sind, als anwendungsbereite Formen lautsprachlich zur Verfügung stehen und *in der Kommunikation eingesetzt werden können*, zu dem Sprachschatz, der ausschließlich *von der Eindrucksseite her getragen* wird, verschiebt sich immer mehr zu dem ständig wachsenden, lautsprachlich aber nicht automatisierten Sprachschatz. Damit aber ergeben sich innerhalb des bereits stabilisierten kinästhetisch-motorischen Kontrollkreises Muster, die von der Automatisierung getragen werden, in Konkurrenz mit solchen, die von der Lautsprache abgeleitet sind, sie aber nur unvollständig repräsentieren. Dies wiederum führt auch zum Abbau der Präzision der bereits automatisierten Sprechfertigkeiten.
Um diesem leidigen Zustand entgegenzuwirken, kommt es darauf an, die *Anwendungssituationen* für neuerlernte lautsprachliche Formen wesentlich zu vermehren. Wenn Sprachformen ausgewählt sind, daß sie in den aktiven Sprachschatz der Schüler einbezogen werden sollen, so müssen sie auch oft *motorisch realisiert* werden. Anderenfalls, wenn sie nur zum passiven Wortschatz gehören sollen, ist es nicht nur Zeitverschwendung, sie im aktiven Sprechen zu fordern, sondern sie leisten dem Sprachverfall Vorschub.

10.5.2 Fehler des komplexen Bewegungsablaufs

Fehler der lautsprachlichen Tätigkeit können nur dann korrigiert und richtiggestellt werden, wenn sie vom Pädagogen als solche erkannt worden sind. Was als Fehler in diesem Sinn betrachtet wird, hängt von der Wertung und Bewertung ab, mit der der Pädagoge die Überwachung, mit der er ständig betraut ist, erfüllt. Von der Betrachtungsweise der Fehler hängen auch die Verfahren ab, mit deren Hilfe es möglich ist, sie entweder überhaupt zu vermeiden oder sie zu beseitigen.

10.5.2.1 Fehlende Gesamtbetrachtung des Sprechens

Wenn man von der meistgebrauchten und üblichen Literatur ausgeht, wie sie beispielsweise in dem ausgezeichneten Buch von WEINERT »Die Bekämpfung von Sprechfehlern« in einem umfassenden Überblick zusammengestellt ist, könnte man meinen, die Fehler, die beim Sprechen gemacht werden, bezögen sich nur auf die Bildung der Laute.
In einer solchen Betrachtungsweise wird das Sprechen nur als die Aneinanderreihung einzelner Laute gesehen, und es werden schon im Ansatz alle die Fehlhaltungen und fehlerhaften Bewegungsabläufe ausgeklammert, die in der Verbindung der Laute zu einem *einheitlichen Ganzen* und dessen *Strukturierung* liegen. Eine solche auf die Fehler in der Bildung einzelner Laute ausgerichtete Betrachtungsweise ist aber zu eng.
Vom Ansatz einer Fehleranalyse aus muß das Sprechen als *komplexes Geschehen* aufgefaßt werden, in dem natürlich die Bildung der Laute und der Lautfolgen eine wichtige Ebene darstellt. Es ist aber darüber hinaus dadurch gekennzeichnet, daß die Produktion lautsprachlicher Zeichen in hohem Grade ein rhythmisch-dynamischer Ablauf ist, der die Lautfolge gliedert und ihr eine Struktur gibt, die einen sprachlichen Inhalt zum Partner übermittelt.
Von diesem Ansatz ist es durchaus möglich, daß in bezug auf die rhythmisch-dynamische Struktur des Sprechens Fehler gemacht werden können. Die Einstellung des Pädagogen auf die Sprechweise der Schüler erfordert, auch die sich auf diesem Gebiet zeigenden Mängel als Fehler zu erkennen und zu akzeptieren, um sie überhaupt korrigieren zu können.
Eine vergleichende *Gegenüberstellung* beispielsweise der Sprechweise *schwerhöriger* und *gehörloser* Schüler zeigt, daß die Verständlichkeit schwerhöriger oft weitaus besser ist als die der gehörlosen, obwohl die Bildung der einzelnen Laute nicht besser, sondern manchmal sogar er-

heblich schlechter ist. Eine solche Gegenüberstellung zeigt auch, daß von Schwerhörigen die rhythmisch-dynamischen Merkmale beim Sprechen viel besser zum Ausdruck gebracht werden. Ein solcher Vergleich verdeutlicht, daß die Verständlichkeit des Sprechens zwar auch von der Korrektheit der Bildung der einzelnen Laute, in weit höherem Maße jedoch von deren *Einordnung in den rhythmisch-dynamischen Rahmen* des sprachlichen Ganzen und von deren Unterordnung unter den Sinn der gesamten Mitteilung abhängig ist.

Deshalb ist es notwendig, bei der Beseitigung von Sprechfehlern von dem rhythmisch-dynamischen Geschehen der Lautsprache auszugehen.

Dazu müssen die Schüler das lautsprachliche Vorbild des Pädagogen zunächst einmal als rhythmisch-dynamisches Ganzes *erleben*. Das bedeutet zweierlei: Erstens muß der Pädagoge beim Sprechen stets die rhythmisch-dynamische Struktur eines Ausspruchs herausarbeiten und realisieren. Er muß so sprechen, daß die Akzente tatsächlich auf dem liegen, was *kommunikativ das Wesentliche* ist; er muß auch die Variabilität der Akzentuierung kennen und beherrschen.

Zweitens muß er das Sprechen als sinnhaftes rhythmisch-dynamisches Geschehen an die Schüler *heranbringen*. Das wesentlichste Mittel dazu sind zweifellos Hörgeräte; denn mit ihrer Hilfe können gerade die rhythmisch-dynamischen Strukturen des lautsprachlichen Ganzen gut wahrnehmbar gemacht werden. Bei starken Hörverlusten ist der Einsatz von Hörgeräten auch dann noch sinnvoll, wenn mit ihrer Hilfe keine Laut- und Klangunterscheidung mehr möglich ist. Die Unterscheidung der Merkmale, die im sprachlichen Rhythmus enthalten sind, lassen sich auf jeden Fall wahrnehmbar machen; es sind die Merkmalspaare laut–leise sowie lang–kurz. Bei Volltauben ist die Vermittlung über den Tastsinn möglich.

Bei fehlerhafter Sprechweise des Schülers ist es dann aber nötig, daß der Pädagoge auch auf solche Fehler *eingeht*. Da sich Fehler der rhythmisch-dynamischen Sprechweise nur im sprachlichen Ganzen äußern, zwingt das zu der Konsequenz, den Schüler auch *sprachliche Ganze kommunikativ gebrauchen* zu lassen.

10.5.2.2 Fehler im rhythmisch-dynamischen Sprechen

Spezielle Fehler im rhythmisch-dynamischen Sprechen treten auf, wenn *monoton* oder *monodynamisch* gesprochen wird. Eine solche Sprechweise ist daran zu erkennen, daß in einer sprachlichen Ganzheit keine Hervorhebungen gemacht werden. Meist ist eine solche Sprechweise durch das Bestreben der Schüler gekennzeichnet, *möglichst gut*

zu sprechen. Sie *wollen* gut sprechen. Deshalb wird von ihnen jede einzelne Silbe betont. Dadurch wird ein möglicher Sinngipfel in den auf das gleiche Niveau gehobenen unwichtigen Silben nicht mehr erkennbar. Das Betonen jeder Silbe führt zu Monotonie und Monodynamik. Es tritt ganz allgemein auf, wenn Schüler etwas sprechen sollen, was sie vom Sinn her nicht durchschauen. Diese Sprechweise ist bei *Leseanfängern* ebenso anzutreffen, wie auch bei geistig Behinderten, wenn sie zwar einen Text lautsprachlich umsetzen, aber dessen Sinngehalt nicht verstehen.
Das Auftreten dieser Art von Monotonie und Monodynamik verrät die Willigkeit der Schüler, zugleich aber ihre Unfähigkeit, ihr Sprechen vom Inhalt aus selbst zu steuern. Manchmal haben solche Fehler auch ihre Ursachen darin, daß im Vorbild des Pädagogen und in Übungen, die der Automatisierung dienen sollen (z. B. gemeinsames Lesen eines Tafeltextes) zu wenig Wert auf deutlich erkennbare *differenzierte Gestaltung* geachtet worden ist.
Die Fehler, die bei Monotonie und Monodynamik gemacht werden, können in der Nachgestaltungsübung dadurch beseitigt werden, daß ein sinnvolles sprachliches Ganzes als dynamisch-rhythmisches Muster nachgeahmt wird. Dabei lassen sich vorteilhaft sowohl Hörgeräte als auch Sichtzeichen nutzen. Damit ist es möglich, gerade für vielfach anzuwendende sprachliche Einheiten der Kommunikation des Alltags *anwendungsfähige Muster zu speichern*, die immer in der gleichen Weise verwendet werden können. Sind einmal solche rhythmisch-dynamischen Muster anwendungsbereit, dann können sie analog auch auf andere sprachliche Einheiten übertragen werden. Damit wird die Grundlage für den Übergang zur freien Anwendung geschaffen.
In der lautsprachlichen Kommunikation wird die Steuerung der dynamisch-rhythmischen *Strukturierung vom Inhalt aus* vollzogen. Das ist ein Grundsatz, der für jede Form der lautsprachlichen Kommunikation gilt. Sie hat Bedeutung für die Vorbildwirkung des Lehrers. Sie hat ebenso Bedeutung für die Verwendung der Lautsprache als Kommunikationsmittel beim Schüler.
Die Fehler in der rhythmisch-dynamischen Differenzierung können nur überwunden werden, wenn die Übungsprogramme zwar vom Wort, der kleinsten bedeutungstragenden Einheit, ausgehen, von dort jedoch zum sinnvollen Ganzen, zur gefügten, kommunikativ vollständigen Einheit weitergeführt werden. Diese grundlegenden Fehler werden folglich nur dann überwunden, wenn der Schüler von der Lautsprache als Unterrichtsgegenstand zur *Lautsprache als Kommunikationsmittel* gelangt; denn die Beherrschung und Anwendung der rhythmisch-dynamischen Sprechweise geht vom Inhalt und der Absicht aus, die kommunikativ mit der lautsprachlichen Äußerung verfolgt wird.

Die fehlende vom Sinn ausgehende Eigensteuerung des Sprechens läßt sich auch darin erkennen, daß solche Einheiten, die ein sprachliches Ganzes darstellen, sowohl von der Atmung als auch von der melodischen Gestaltung her zerrissen werden. Solche Zerstückelungen eines Ganzen kommen schon bei Wörtern, vor allem aber bei zusammenhängenden Äußerungen vor.

Die Perzeptionsweise der möglichen Kontaktpersonen, mit denen Behinderte im späteren Leben in kommunikativen Kontakt treten werden, ist darauf eingestellt, das, was lautsprachlich in einem artikulatorischen Ablauf ohne Pause realisiert wird, als sprachliche Einheit aufzufassen. Diese Einheiten sind in der Äußerung meist *Wortgruppen*; sie werden auch als rhythmische Gruppen oder als Syntagmen bezeichnet. Wenn der artikulatorische Ablauf in diesen Gruppen unterbrochen wird, entsteht beim Partner eine Desorientierung, weil die Rekonstruktion der gedanklichen Einheiten nicht unmittelbar nachvollzogen werden kann, sondern aus dem *Gesamtzusammenhang* des Inhalts *erschlossen* werden muß. Eine solche Rekonstruktion des gedanklichen Inhalts durch die Perzipienten setzt hohe Aktivität und Gutwilligkeit voraus. Diese sind aber nicht immer gegeben.

Deshalb sollte das, was als gedankliche Einheit zusammengehört, auch zusammenhängend als *durchgehender artikulatorischer Ablauf* gesprochen werden. Dies aber setzt die Erkenntnis und die Gewohnheit voraus, daß die grundlegende artikulatorische Einheit bei einer Äußerung nicht das Wort, sondern die Wortgruppe ist, die natürlich ihren Akzent hat. Das Prinzip der innerhalb der Wortgruppe durchlaufenden Artikulation unterstreicht in besonderer Weise das Prinzip der rhythmisch-dynamischen Gestaltung des Sprechens. Es erleichtert sogar in gewisser Weise die Anwendung des letzteren; denn die Wortgruppe ist, falls sie nicht bei kurzen Sätzen mit dem Satz identisch ist, auf alle Fälle *leichter überschaubar* als ein Satz; für die Wortgruppe läßt sich, da sie kürzer als ein Satz ist, auch die *vorausgreifende koartikulatorische Steuerung* des Sprechbewegungsablaufs leichter realisieren.

Die Fähigkeit, die Wortgruppe als durchgehenden artikulatorischen Ablauf zu realisieren, setzt beim Schüler die Grunderkenntnis voraus, daß das Wort wohl die kleinste Einheit der Bedeutung, der Grammatik und der Schrift ist, nicht aber die kleinste Einheit der artikulatorischen Realisierung.

Natürlich ist eine solche Einsicht nicht als *Lern*ergebnis des Unterrichts, wohl aber auf dem Weg über die Gewohnheit zu erreichen. Schon im Vorschulteil sollte damit begonnen werden, indem eben nicht einfach Wörter (z. B. *Ball*), sondern *kommunikativ verwendbare* Wortgruppen (z. B. *ein Ball, mein/dein Ball*) gesprochen und geübt

werden. Allein durch die Gewöhnung, daß der artikulatorische Ablauf die Wortgrenzen (auch im Schriftbild) überschreitet, wird die Einsicht vorbereitet, daß die lautsprachlichen Einheiten meist mehrere Wörter umfassen. Zu dieser Erkenntnis kommt das Kind normalerweise schon im zweiten Lebensjahr, wenn es Zweiwortsätze bildet.
Eine solche Einsicht hat auch zum Inhalt, daß innerhalb einer *artikulatorischen Einheit*, einer kommunikativ gebrauchten Wortgruppe, kein Zerreißen, keine Trennung stattfinden darf. Wie diese Einheiten zu gestalten sind, geht vom Sinn aus. Daher sei hier nur unterstrichen, daß die Schüler auch im Unterricht dahin gelangen müssen, die Lautsprache als Kommunikationsmittel zu gebrauchen.
Um dieses Ziel zu erreichen, ist es aber ebenso notwendig, daß der Lehrer das Zerreißen zusammengehörender gedanklicher Einheiten als Fehler erkennt, bewertet und in entsprechender Weise korrigiert.
Es ist aber ebenso notwendig, daß die Schüler ein gut gegliedertes rhythmisch-dynamisches Sprechen als Vorbild geboten bekommen und erleben.

10.5.2.3 Fehler der Atmung

Untersucht man die Ursachen, warum Schüler gedankliche Einheiten zerreißen, so findet man als eine davon, daß sie mit ihrer Atmung nicht zurechtkommen. Es steht ihnen einfach zu wenig Luft zur Verfügung, und sie müssen *zwischenatmen*.
Das lenkt die Aufmerksamkeit auf die Sprechatmung, die auch von Schülern in den oberen Klassen nicht beherrscht wird. Der Unterschied zwischen Vital- und Sprechatmung wurde schon dargestellt. Die Rede war auch von dem starken Einfluß, der von der dauernden Ausführung der Vitalatmung auf die noch unvollkommen automatisierte Sprechatmung ausgeht.
Deshalb ist die Spezifik der Sprechatmung schon mit der Einübung längerer Silbenketten einzuführen, später aber mit der vorausgreifenden und vorausschauenden Steuerung komplexer Bewegungsabläufe zu verbinden. Dabei besteht die Besonderheit der Atmung darin, daß der Luftvorrat mit der *gedanklich vorbereiteten* und zu realisierenden sprachlichen Einheit in Verbindung gebracht und schon die Einatmung von ihr abhängig wird.
Eine Korrektur solcher Fehler ist nur dann möglich, wenn der Pädagoge erstens auf das *mögliche Zerreißen gedanklicher Einheiten* achtet und zweitens die Ursache für diese Unterbrechungen der Atmung kennt. Wiederholtes Unterlassen von Korrekturen führt zum Einschleifen eines neuen Automatismus, der darin besteht, daß eben die

alltäglich verwendete Vitalatmung die Grundlage auch für das Sprechen bildet und daß *Zwischenatmungen* dann erfolgen, wenn der *Luftvorrat erschöpft* ist. So schleift sich mit der Zeit eine Fehlsteuerung ein, die gar nicht selten zu beobachten ist. Analysiert man die Ursachen dieser Fehlsteuerung, so muß man erkennen, daß es sich hierbei um eine Widerspiegelung der Praxis handelt, in der der Schüler agiert. Fehler in der Atmung sind manchmal Ergebnis des eigenen Unterrichts, das Resultat wiederholten Unterlassens notwendiger Korrekturen.

10.5.3 Sprechfehler des artikulatorischen Ablaufs

In diesem Abschnitt werden solche Sprechfehler zusammengefaßt, die sich aus einem ungenügend ausgeprägten Bewegungsablauf spezieller Artikulationsorgane herleiten lassen. Sie können einzelne Laute betreffen, sind aber meist auf eine ganze Gruppe von Lauten bezogen, die mit dem gleichen Bewegungsablauf gebildet werden. Oder es sind Fehler, wo der gleiche, falsch angesetzte Bewegungsablauf sich auf eine ganze Gruppe von Lauten auswirkt.

10.5.3.1 Übertriebene Kieferbewegungen

Es wurde schon darauf hingewiesen, daß die Kieferbewegungen beim Sprechen leicht, locker und mit geringem Kraftaufwand erfolgen müssen. Beobachten wir behinderte Kinder, insbesondere gehörlose, beim Sprechen, so finden wir vielfach, daß die Bewegungen des Unterkiefers mit *zu viel Kraftaufwand* und mit großräumigen Lageveränderungen vollzogen werden. Ein solcher Kraftaufwand ist bei der Nahrungsaufnahme nötig; denn sie muß zerkleinert werden. Beim Sprechen aber braucht nur die Lage des Unterkiefers verändert zu werden; dazu ist keine besondere Kraft erforderlich, wenn nicht *Gegenspannungen* überwunden werden müssen. Sie entstehen dadurch, daß gleichzeitig die Öffnungs- und Schließmuskulatur am Unterkiefer angespannt wird. Solche *Verspannungen* sind entweder zu vermeiden oder abzubauen, indem vor dem Spiegel kleinräumige, schnelle Bewegungen des Unterkiefers ausgeführt werden, wobei auch das Gesicht vollkommen entspannt sein muß. Eventuell kann durch Streicheln der Wangen die Entspannung verstärkt werden. Meist treten Verspannungen bei solchen Kindern auf, die auch sonst in ihrer Gesamthaltung verspannt sind; oft sind es Kinder, die alles ganz gut machen wollen und sehr ehrgeizig sind.

Normalerweise kann man beim Sprechen beobachten, daß mittlere Öffnungsgrade des Kiefers vorherrschen, daß aber auch mit völlig geschlossenem Kieferwinkel gesprochen werden kann. Die Kieferbewegungen bei Sprachgestörten sind oft zu großräumig. Solche übergroßen Bewegungen entstehen dadurch, daß der Behinderte diese *Bewegungen im Absehbild* sieht und aus dem Bestreben, besser verstanden zu werden, diese Bewegungen *übertreibt*. Solche Bewegungen werden ihm auch manchmal von seinen Partnern vorgemacht. Vielfach, vor allem wenn das Absehen als unterstützende Komponente einbezogen werden muß, wird versucht, das Absehen durch übertriebene Kieferbewegungen zu erleichtern. Der Effekt ist aber gering, da damit auch die Mitbewegungen der Lippen, auf die sich das Absehen in erster Linie stützt, vergrößert werden; die *aktiven Bewegungen der Lippen* werden dadurch nur *undeutlicher*.
Durch die übertriebenen Bewegungen des Unterkiefers werden auch die der Lippen und der Zunge, vor allem der Zungenspitze, ungünstig beeinflußt; denn dabei haben diese beiden Organe *größere Wege* beim Sprechen zurückzulegen als bei normalen Bewegungen des Kiefers. Diese größeren Wege wirken sich wiederum auf das Sprechtempo ungünstig aus und auch auf den notwendigen Bewegungsaufwand.
Um übertriebene Kieferbewegungen zu vermeiden, ist es vor allem notwendig, daß man darauf achtet; denn solche Fehler sind bei Beachtung *relativ leicht abzubauen*. Diese Beachtung sollte zunächst beim eigenen Vorbild durch den Pädagogen beginnen und auch die Personen der kommunikativen Umgebung des Kindes einbeziehen. Auch im Fachunterricht der Oberstufe ist diese Vorbildwirkung wichtig.
Wenn aber vom Kind selbst, eben aus dem Bestreben heraus, gut und wirkungsvoll zu sprechen, übertriebene Kieferbewegungen gemacht werden, ist es notwendig, viel vor dem *Spiegel* zu sprechen. Das bezieht sich nicht nur unmittelbar auf Übungen, sondern auch auf die Anwendung des Sprechens im Unterricht. Was hindert uns eigentlich, auf dem Platz des Schülers, der wiederholt diesen Fehler gemacht hat, einen kleinen Handspiegel aufzustellen, der ihm die Kontrolle ermöglicht? Eine solche Maßnahme kann in der Phase des Abbaus der übertriebenen Bewegungen auch die Rolle einer Gedankenstütze übernehmen.
Die übertriebenen Kieferbewegungen entstehen teilweise auch dadurch, daß manche schwierig zu erreichenden Zungenbewegungen leichter angebildet werden können, wenn sie in der *ersten Einübungsphase* durch Kieferbewegungen unterstützt werden (z. B. beim Laut k, siehe Abb. 13, S. 184). Da es sich aber um eine Zungenbewegung handelt, durch die der Laut gebildet wird, muß die Einübung der Zungenbewegung so weit geführt werden, daß sie von der Kieferbewegung

unabhängig wird. Übertriebene Kieferbewegungen können daher auch Reste *nicht bis zu Ende geführter Prozesse der Automatisierung* sein. In einem solchen Fall muß geklärt werden, mit welchen Bewegungen anderer Organe die Kieferbewegungen verbunden sind.

10.5.3.2 Ungenügende Zungenbewegungen

Die Zunge muß sich beim Sprechen sehr differenziert bewegen. Diese Bewegungen sind mit dem jeweiligen Laut unmittelbar verbunden. Die besonderen Schwierigkeiten liegen darin, daß diese Bewegungen nur zu einem geringen Teil sichtbar sind und sich gerade die wesentlichen Bewegungen *ohne mögliche Sichtkontrolle* vollziehen müssen. Eine differenzierte akustische Kontrolle des Gesamteffektes ist also nötig. Das bedeutet: Wo ausreichende Hörfähigkeiten vorhanden sind, müssen sie in die Entwicklung und Kontrolle der Zungenbewegungen einbezogen werden. Es kommt aber nicht nur darauf an, überhaupt zu hören, sondern auditiv *die feinen Unterschiede* zu erfassen, die durch unterschiedliche Zungenstellungen bewirkt werden. Manchmal ist es dazu notwendig, die Produktion von Sprechbewegungen von deren Perzeption zu trennen, vom unmittelbaren Mithören zum Hören vom *Protokolltonband* überzugehen. Dann läßt sich nämlich die gesamte Aufmerksamkeit auf die Perzeption konzentrieren. Bei geringen Hörresten kann auditiv in manchen Fällen, wenn auch nicht der spezifische Klang eines Lautes, so doch wenigstens die Veränderung des Klanges gegenüber den angrenzenden Lauten wahrgenommen werden. Auch das kann schon eine Hilfe sein, um eine Verbesserung der Sprechleistung zu bewirken.
Wenn die auditive Differenzierung nicht ausreicht, muß die Kinästhetik ausgenutzt werden. Auch die nicht sichtbaren Bewegungen der Zunge, vor allem in ihrem hinteren Abschnitt, werden an Mitbewegungen des Mundbodens und am Kinn-Hals-Winkel abtastbar. Diese Effekte innerer Bewegungen sind eine wertvolle Hilfe; aber es ist notwendig, das *Tastvermögen* der Hand des Schülers *systematisch zu kultivieren*. Das Abtasten am Kinn-Hals-Winkel ist auch deshalb besonders effektvoll, weil gleichzeitig die Vibrationen der Stimme mit erfaßt werden und die Koordination von Zungenbewegungen und Stimme wahrnehmbar wird.
Da die Zungenbewegungen schwer zu erkennen, zu kontrollieren und von außen nur ungenügend zu überwachen sind, ist es notwendig, diese Bewegungen in starkem Maße zu automatisieren. Gerade bei den Zungenbewegungen sollte auf *vielfältige Wiederholungen* und *ständige Kontrolle* geachtet werden.

Beim Erkennen falscher oder ungenügender Zungenbewegungen spielt das *funktionelle Hören des Lehrers* eine große Rolle. Darunter versteht man die Fähigkeit, aus dem falschen Sprachklang, den der Schüler produziert, unmittelbar auf die falsche Bewegung zu schließen, durch die der Sprechfehler verursacht wird (LINDNER, 1977, S. 166). Damit der Lehrer zu dieser Fähigkeit gelangt, muß er detaillierte Kenntnisse über die Physiologie der Lautbildung in anwendungsbereiter und sofort umsetzbarer Form besitzen.

10.5.3.3 Ungenügende Koordination

Viele Sprechfehler entstehen dadurch, daß die Bewegungen der einzelnen Sprechorgane, die an einem wirkungsvollen Zusammenspiel der Bewegungen beteiligt sein müssen, *nicht in genügendem Maße koordiniert* sind. Beim zusammenhängenden, flüssigen Sprechen genügt es nicht, daß sich die Sprechorgane bewegen; diese Bewegungen müssen mit einer Genauigkeit von Sekundenbruchteilen *ineinandergreifen*.
Vielfach kann beobachtet werden, daß vor allem gehörlose Schüler die für einen Laut notwendigen Bewegungen gesondert ansetzen. Dadurch entstehen *Zwischenbewegungen*, die auch einen hörbaren Effekt verursachen. Sie werden als Zwischenlaute hörbar und lenken die Perzeption des Partners in eine falsche Richtung.
Die fehlende Koordination der Bewegungen der Sprechorgane liegt nicht in einer Nichtbeherrschung des Bewegungsablaufs, sondern im *Mangel einer vorausgreifenden Steuerung* der Bewegungen. Dieser Mangel kann nicht grundsätzlich beseitigt werden, wenn das Sprechen des Schülers von außen gesteuert wird. Es ist also notwendig, das Sprechen in der Form zu üben, daß sich der Schüler das *Ganze*, was er sprechen soll, vorstellen kann und es auch als Ganzes realisiert. In der letzten Phase ist dabei möglichst wenig Führung von seiten des Lehrers zu leisten. Je selbständiger der Schüler spricht, desto besser.
Die Koordination der Bewegungen beim Sprechen verlangt, daß die Organe, die am Zustandekommen eines bestimmten Effektes beteiligt sind, gleichzeitig die entsprechende Position einnehmen. Da sich aber die einzelnen Sprechorgane mit unterschiedlichem Tempo bewegen, bedeutet dies, daß die Impulse zu unterschiedlichen Zeitpunkten an die Organe gelangen, damit sie *zum gleichen Zeitpunkt den beabsichtigten Effekt* auslösen können.
Dieser nicht ganz einfache Sachverhalt soll an einem Beispiel erläutert werden: In dem Wort *an* müssen die Bewegungen von Zungenspitze und Gaumensegel miteinander koordiniert werden. Die Zungenspitze be-

wegt sich schnell, das Gaumensegel relativ langsam. Beim Übergang vom *a* zum *n* müssen zum gleichen Zeitpunkt die Zungenspitze gehoben und das Gaumensegel gesenkt sein. Da aber die Gaumensegelbewegung langsamer als die der Zungenspitze erfolgt, muß die Bewegung des Gaumensegels früher eingeleitet werden als die der Zungenspitze. Wird dieser Vorlauf nicht beachtet, entsteht ein Zwischenlaut als das Ergebnis der schon vollzogenen Hebung der Zungenspitze und der noch nicht erfolgten Senkung des Gaumensegels. Es wird ein *Zwischenlaut hörbar*, der wie ein *d* zwischen *a* und *n* erklingt.

Das bedeutet aber: Selbst bei einer so einfachen Lautfolge muß die Steuerung des Bewegungsablaufs von dem zu realisierenden Ganzen ausgehen.

Dieses Beispiel zeigt auch, wie wichtig es ist, daß die Steuerung des Gesamtbewegungsablaufs beherrscht wird, also auch geübt werden muß. *Die Steuerung gehört als notwendiger Bestandteil mit zum Sprechen.*

10.5.3.4 Ungenügende Quantitätsdifferenzierung der Vokale

Die deutsche Sprache besitzt ein kompliziertes Vokalsystem, das neben der Differenzierung der Vokale mittels des Klanges auch die *Unterscheidung mittels der Dauer* benutzt. Diese doppelte Art der Differenzierung ist in unserem Schriftbild nicht berücksichtigt, weil wir das Schriftsystem aus Sprachen übernommen haben, die diese spezielle Art der Vokalunterscheidung nicht kennen. Da auch im Absehbild keine wesentlichen Hilfen für die Differenzierung der Vokale in bezug auf die Quantität (Dauer) enthalten sind, hat insbesondere der Gehörlose große Probleme, zu erkennen, wo ein langer und wo ein kurzer Vokal zu sprechen ist.

Die Unterscheidung der Vokale ist aber für die Verständlichkeit des Sprechens sehr wichtig. Wenn es dafür keine äußeren Stützen gibt (sicher ist es möglich, im Schriftbild solche äußeren Stützen zu schaffen), ist es um so notwendiger, innere Stützen zu erarbeiten, die mit dem Bewegungsmuster für ein Wort auf der Basis von Gedächtniseindrücken fest verbunden sind.

Die Differenzierung der Vokale hinsichtlich ihrer Quantität verlangt die unmittelbare Verbindung des Wortes mit seiner Bewegungs- und Klangstruktur.

Wenn die Vokalquantität weder aus dem Schrift- noch aus dem Absehbild ersichtlich ist, so wird sie doch durch elektronische Kommunikationsmittel gut und sicher übermittelt. Voraussetzung ist allerdings, daß die Vokale im Vorbild der Lehrersprache deutlich dieses differenzierende Merkmal aufweisen; und da die Kinder zu der Fähigkeit, die Vokale zu differenzieren, erst geführt werden müssen, ist es günstig, anfangs diese Differenzierung zu übertreiben, d. h. die kurzen Vokale sehr kurz, die langen überlang zu sprechen.

Da das Mikrophon allen Schall aufnimmt, der im Raum vorhanden ist, können durch *Störschall* oder durch den *Nachhall* unliebsame Effekte auftreten, die die Kürze von Vokalen verwischen. Zur Vermeidung der Nachhallwirkung gibt es keine allgemeinen Regeln. Nicht alle Schulen verfügen über akustische Kabinette, die, mit schallschluckenden Wänden versehen, solche Nachhallwirkungen verhindern. Deshalb kann man hierfür nur die allgemeine Regel aufstellen, daß sich der Lehrer beim Einsatz elektronischer Geräte von deren Eignung *überzeugen* und sicher sein muß, daß der differenzierende Effekt, den er verdeutlichen möchte, vom Gerät auch übermittelt wird. Für akustisch nicht speziell präparierte Räume ist es auf jeden Fall günstig, die *Entfernung zwischen Mund und Mikrophon klein* zu halten.

10.5.3.5 Ungenügende Kraftdifferenzierung

Normalerweise wird beim Sprechen der Kraftaufwand differenziert. An den Stellen, wo durch Akzentuierung besondere Redeteile hervorgehoben werden, ist er größer, an den Stellen, wo ohne besondere Betonung gesprochen wird, ist er geringer. Dieser Kraftaufwand bezieht sich nicht allein auf die Artikulation, sondern auch auf Atmung und Stimme. Deshalb sind die betonten Stellen der Rede nicht nur von besonderer *artikulatorischer Präzision*, sondern auch in bezug auf die Stimme stärker und werden schon allein dadurch hervorgehoben.
Wenn man das Sprechen Behinderter, vor allem beim Vorlesen, analysiert, fällt auf, daß der Kraftaufwand undifferenziert eingesetzt wird, und zwar nach der Richtung verschoben, daß jede Silbe, jeder Redeteil mit einem hohen Kraftaufwand realisiert wird. Entspannung, so wie wir sie beim Sprechen gebrauchen, tritt nicht auf. Damit aber befinden sich die Sprechorgane in *Dauerspannung*; diese Art zu sprechen ist anstrengend und kann nicht lange durchgehalten werden. Da aber Behinderte ohnehin keine Dauerredner sind, wäre dies kein Grund, auf Differenzierung zu drängen.
Die Differenzierung im Kraftaufwand wirkt sich jedoch auf die artikulatorische Präzision aus. Die sichere Erkennung des für das Sprachverstehen Wesentlichen und die mit Hilfe der *Ergänzung* arbeitende *Erkennung des Unwesentlichen* ist das Übliche bei der Sprachperzeption. Diese vertraut darauf, daß bereits beim Sprechen Wesentliches und Unwesentliches geschieden wird. Gerade diese Unterscheidung

von Wichtigem und Unwichtigem ist für die Kommunikation außerordentlich bedeutungsvoll. Wenn aber ein Behinderter mit arikulatorischer Dauerspannung spricht, geht diese Differenzierung vollständig verloren, und seine Sprechweise wird schwer verständlich.

Die Kenntnis dessen, was wichtig, und was unwichtig ist, setzt Kenntnis des Sprachinhalts, und das Sprechen mit differenziertem artikulatorischem Kraftaufwand die *Inhaltskenntnis* voraus. In diesem Sinne sind Fehler im undifferenzierten Krafteinsatz letztlich keine Fehler, die ihre Ursache im artikulatorischen Unvermögen haben, sondern es sind Fehler, die aus einer *ungenügenden Sprachanwendung* resultieren.

Allerdings wirkt sich ein undifferenzierter Kraftaufwand doch wieder auf die Artikulation aus, weil in den Redeteilen, die mit vermindertem Kraftaufwand gesprochen werden müßten, auch Vereinfachungen vorgenommen werden, die dadurch gekennzeichnet sind, daß Bewegungen einzelner Artikulationsorgane gar nicht mehr voll ausgeführt, sondern nur angedeutet werden. Beim schnellen und flüssigen Sprechen werden sogar Vokale und ganze Silben weggelassen. Solche Vereinfachungen dürfen aber nicht nach Gutdünken vorgenommen werden, sondern orientieren sich an der ortsüblichen Norm.

Die Differenzierung des Kraftaufwandes beim Sprechen muß *vom Inhalt ausgehen*. Das unterstreicht von einer anderen Sicht aus die These, daß die Erziehung zum Sprechen niemals Selbstzweck sein darf, sondern der Aufgabe untergeordnet ist, die Lautsprache als Mittel zur Kommunikation zu verwenden.

Literatur

ANANJEW, B. B.: Psychologie der sinnlichen Erkenntnis. Deutscher Verlag der Wissenschaften, Berlin 1963.
ANOCHIN, P. K.: Philosophische Aspekte eines funktionellen Systems in der Neurophyiologie. In: Dialektik in der modernen Naturwissenschaft, Berlin 1973, S. 19–38.
AYRES, A. J.: Bausteine der kindlichen Entwicklung. Springer, Berlin/Heidelberg/New York/Tokio 1984.
ARNOLD, A.: Unterbewußtes und Unbewußtes im Denken und Handeln. Deutscher Verlag der Wissenschaften, Berlin 1985.
BECKER, K.-P., und M. SOVÁK: Lehrbuch der Logopädie. Volk und Gesundheit, Berlin, 3. Aufl. 1983.
BECKER, R.: Wechselwirkung von Tätigsein, Sprache und Denken. Die Sonderschule, 22. Jg. (1977), S. 74–78.
BRAUN, A.: Wahrnehmungspsychologische Grundlagen der Hörerziehung. Arbeitstagung für Hörerziehung, Burg Feuerstein 1966, S. 19–36.
BREINER, H. L.: Möglichkeiten zur Beeinflussung des Wahrnehmungsgeschehens bei Hörsprachbehinderten. Arbeitstagung f. Hörerziehung, Burg Feuerstein 1987, S. 38–47.
DATHE, G.: Zum Problem des phonematischen Unterscheidungs- und sprechmotorischen Gliederungsvermögens. Die Unterstufe (1966), H. 4, S. 16–20.
DILLER, G.: Hörgerichtete Spracherziehung in der Frühförderung gehörloser bzw. hochgradig hörgeschädigter Kinder unter Berücksichtigung neurologischer Erkenntnisse. In: JUSSEN/CLAUSSEN: Chancen für Hörgeschädigte. E. Reinhardt, München/Basel 1991, S. 250 bis 264.
ESSEN, O. v.: Allgemeine und angewandte Phonetik. Akademie-Verlag, Berlin, 4. Aufl. 1966.
FANT, G.: Phonetik und Sprachforschung. In: LUCHSINGER/ARNOLD: Handbuch der Stimm- und Sprachheilkunde. Springer, Wien/New York 1970, Band 2, S. 249–282.

FELDTKELLER, R.: Akustik und Nachrichtentechnik. Proc. 3. Int. Congr. on Acoustics, Stuttgart 1959, S. 608–613.
FISCHBACH, G. D.: Gehirn und Geist. Spektrum der Wissenschaft, November 1992, S. 30–41.
FISCHEL, W.: Systeme der Erregung und Speicherung im Gehirn. In: Probleme und Ergebnisse der Psychologie, Heft 35 (1970), S. 7–21.
FIUKOWSKI, H.: Sprecherzieherisches Elementarbuch. Bibliograph. Institut, Leipzig 1967.
GABKA, K.: Die russische Sprache der Gegenwart. Band 1: Phonetik und Phonologie. Verlag Enzyklopädie, Leipzig 1974.
GALPERIN, P. J.: Die geistigen Handlungen als Grundlage für die Bildung von Gedanken und Vorstellungen. In: Probleme der Lerntheorie. Volk und Wissen, Berlin 1967.
GUSKI, R.: Wahrnehmung. W. Kohlhammer, Stuttgart/Berlin/Köln 1989.
HAHLBROCK, K.-H.: Sprachaudiometrie. Grundlagen und praktische Anwendung einer Sprachaudiometrie für das deutsche Sprachgebiet. G. Thieme, Stuttgart 1957.
HARTUNG, W. (Leiter d. Autorenkoll.): Sprachliche Kommunikation und Gesellschaft. Akademie-Verlag, Berlin 1974.
HOFFMANN, J.: Zur Charakteristik der menschlichen Gedächtnistätigkeit. Probleme und Ergebnisse der Psychologie, Heft 69 (1979), S. 23–41.
HOFFMANN, L.: Zum Forschungsstand der statistischen Linguistik. In: Fachsprachen und Sprachstatistik. Akademie-Verlag, Berlin 1975.
HÖRMANN, H.: Psychologie der Sprache. Springer-Verlag, Berlin/Heidelberg/New York 1977.
JUSSEN, H., und H. CLAUSSEN: Chancen für Hörgeschädigte. Hilfen aus internationaler Perspektive. Ernst Reinhardt Verlag, München/Basel 1991.
KAINZ, F.: Psychologie der Sprache. In: LUCHSINGER/ARNOLD: Lehrbuch der Stimm- und Sprachheilkunde. Springer, Wien 1959, S. 273–306.
KALLENBACH, W.: Die Sprache als technisches Nachrichtenmittel. Zschr. f. Hörgeräte-Akustik, 3. Jg. (1964), S. 103ff.
KEIDEL, W. D.: Neuere Ergebnisse und Probleme der Physiologie des Hörens. In: JAKOBI, H. (Hrsg.): Gegenwärtiger Stand der Cochlea-Forschung. J. A. Barth, Leipzig 1968, S. 9–27.
KEIDEL, W. D.: Grundprinzipien der akustischen und taktilen Informationsverarbeitung. Erg. d. Biologie, 24. Jg. (1961), S. 213–246.
KEIDEL, W. D.: Geklärtes und Ungeklärtes in der Physiologie des Hörens. Audiologische Akustik, 24. Jg. (1985), S. 34–51 und 78–91.

KLAUS, G.: Spezielle Erkenntnistheorie. Deutscher Verlag der Wissenschaften, Berlin 1965.
KLAUS, G.: Kybernetik und Erkenntnistheorie. Deutscher Verlag der Wissenschaften, Berlin 1966.
KLAUS, G., und H. LIEBSCHER: Systeme – Informationen – Strategien. Verlag Technik, Berlin 1974.
KLINKE, R.: Physiologische Grundlagen des Hörvorgangs. Arbeitstagung f. Hörerziehung, Burg Feuerstein 1987, S. 6–37.
KLIX, F.: Information und Verhalten. Deutscher Verlag der Wissenschaften, Berlin 1971.
KLIX, F.: Erwachsendes Denken. Eine Entwicklungsgeschichte der menschlichen Intelligenz. Deutscher Verlag der Wissenschaften, Berlin 1980, 3. Aufl. 1985.
KRETSCHMER, E.: Medizinische Psychologie. Georg Thieme Verlag, Leipzig 1945.
KRUTEZKI, W. A.: Psychologie. Volk und Wissen, Berlin, 1979.
KORNILOW, K. N., A. A. SMIRNOW und B. M. TEPLOW: Psychologie. Volk und Wissen, Berlin/Leipzig 1951.
KOSSEL, I.: Untersuchungen des Sprechbewegungsablaufs durch RBV-Kinematographie im Hinblick auf Koartikulationsvorgänge. (Dissertation) Humboldt-Universität zu Berlin, 1972.
KROISS, K.: Zur Methodik des Hörunterrichts. Beiträge zur Psychologie der Wortvorstellung. Bergmann, Wiesbaden 1903.
KROISS, K.: Ohrtaub – Hirntaub. Eine Studie aus dem Grenzgebiet zwischen Heilwissenschaft und Erziehungswissenschaft. Die Deutsche Sonderschule, 4. Jg. (1937), S. 389–412 u. 503–532.
KURKA, E.: Wirksam reden – besser überzeugen. Dietz, Berlin 1970.
KUSMITSCHEWA, E. P.: Hörerziehung unter neuen Bedingungen. Die Sonderschule, 23. Jg. (1978), 2. Beiheft, S. 53–56.
LEONGARD, E. I.: Bisensorisches Vorgehen bei hörgeschädigten Vorschulkindern. Die Sonderschule, 23. Jg. (1978), 2. Beiheft, S. 30 bis 35.
LEONTJEW, A. A.: Das Problem der Sprachentstehung in der heutigen Wissenschaft. In: Probleme der Psycholinguistik. Akademie-Verlag, Berlin 1975, S. 17–38.
LEONTJEW, A. A.: Psycholinguistische Einheiten und die Erzeugung sprachlicher Äußerungen. Akademie-Verlag, Berlin 1975.
LEONTJEW, A. N.: Probleme der Entwicklung des Psychischen. Volk und Wissen, Berlin 1964.
LJUBLINSKAJA, A. A.: Kinderpsychologie. Volk und Wissen, Berlin 1975.
LINDNER, G.: Reduziertes Lautsystem im Gehörlosen-Vorschulteil? Die Sonderschule, 13. Jg. (1968), S. 139–146.

LINDNER, G.: Bewegungsanalyse des frühkindlichen Sprechens. Die Sonderschule, 14. Jg. (1969), S. 204–215 u. 241.
LINDNER, G.: Artikulationsunterricht nach dem Bewegungsprinzip. Die Sonderschule, 15. Jg. (1970), S. 321–334.
LINDNER, G.: Der Sprechbewegungsablauf. Eine phonetische Studie des Deutschen. Akademie-Verlag, Berlin 1975.
LINDNER, G.: Hören und Verstehen. Phonetische Grundlagen der auditiven Lautsprachperzeption. Akademie-Verlag, Berlin 1977.
LINDNER, G.: Leistungsfähigkeit und Grenzen der Kanalkombination bei der Kommunikation Hörgeschädigter. Bericht über den Kongreß des WFD, Varna 1979, S. 106.
LINDNER, G.: Grundlagen und Anwendung der Phonetik. Akademie-Verlag, Berlin 1981.
LINDNER, G.: Pädagogische Audiologie. 4. Aufl. Ullstein/Mosby, Berlin 1992.
LINDNER, G., und J. KINSZKY: Analyse der Sprechbewegungen in verschiedenen Silbenarten. Wiss. Zschr. d. Humboldt-Universität zu Berlin, Ges.-Sprachwiss. Reihe, 27. Jg. (1978), H. 3, S. 321–325.
LOMPSCHER, J.: Theoretisch-methodologische Probleme der psychologischen Tätigkeitsanalyse. Probleme und Ergebnisse der Psychologie, Heft 68 (1979), S. 7–19.
LURIJA, A. R.: Die höheren kortikalen Funktionen des Menschen und ihre Störungen bei örtlichen Hirnschädigungen. Deutscher Verlag der Wissenschaften, Berlin 1970.
MEHNERT, D.: Der Dynamikindikator – eine visuelle Hilfe zur Sprachkorrektur Hörgeschädigter. Wiss. Zschr. d. Humboldt-Universität zu Berlin, Ges.-Sprachwiss. Reihe, 23. Jg. (1974), H. 5, S. 611–614.
MEHNERT, D.: Dynamikindikator 2 für Hörgeschädigte. Die Sonderschule. 27. Jg. (1982), S. 27–34.
MEIER, G. F.: Das Zero-Problem in der Linguistik. Akademie-Verlag, Berlin 1961.
MEINHOLD, G.: Deutsche Standardaussprache – Lautschwächungen und Formstufen. Jena 1973.
MENZERATH, P.: Die phonetische Struktur – Eine grundsätzliche Betrachtung. Acta psychologica, 1. Jg. (1936), S. 241–260.
MENZERATH, P., und A. DE LACERDA: Koartikulation, Steuerung und Lautabgrenzung. Dümmler, Bonn 1933.
MEYER-EPPLER, W.: Automatische Spracherkennung. In: Taschenbuch der Nachrichtenverarbeitung. Springer, Berlin/Göttingen/Heidelberg 1962, S. 831–842.
MOOSER, B.: Kritische Anmerkungen zur Hörerziehung. Arbeitstagung für Hörerziehung, Burg Feuerstein 1986, S. 72–92.

Neimann, N. W.: Klassifizierung Hörgeschädigter. Die Sonderschule, 23. Jg. (1978), 2. Beiheft, S. 18–23.

Pétursson, M., und J. Neppert: Elementarbuch der Phonetik. H. Buske, Hamburg 1991.

Philosophisches Wörterbuch (Herausg. G. Klaus und M. Buhr). Bibliograph. Institut, Leipzig 1969.

Pöhle, K.-H.: Hörerziehung. Die Sonderschule, 17. Jg. (1972), S. 199–207 u. 281–293.

Rau, F. F.: Psychologische Grundlagen der auditiven Sprachperzeption Gehörloser. Die Sonderschule, 23. Jg. (1978), 2. Beiheft, S. 2–9.

Rau, F. F.: Psychologische Fragen zur Nutzung des Restgehörs im Artikulationsunterricht Gehörloser. Die Sonderschule, 23. Jg. (1978), 2. Beiheft, S. 9–17.

Rau, F. F.: Sprachentwicklung im Vorschulalter. Die Sonderschule 25. Jg. (1980), S. 223–226 und 275–279.

Rauber, A., und F. Kopsch: Lehrbuch und Atlas der Anatomie des Menschen. Band I (1952): Allgemeines – Skelettsystem – Muskelsystem, Band III (1943): Nervensystem – Sinnesorgane. Georg Thieme, Leipzig.

Rubinstein, S. L.: Grundlagen der allgemeinen Psychologie. Volk und Wissen, Berlin 1958.

Rubinstein, S. L.: Sein und Bewußtsein. Akademie-Verlag, Berlin 1962.

Rubinstein, S. L.: Probleme der allgemeinen Psychologie. Deutscher Verlag der Wissenschaften, Berlin 1979.

Schaljutin, S. M.: Über die Kybernetik und ihren Anwendungsbereich. In: Kybernetik und Praxis. Deutscher Verlag der Wissenschaften, Berlin 1963, S. 47–123.

Schmidt, H.-D., und E. Richter: Entwicklungswunder Mensch. Urania-Verlag, Leipzig/Jena/Berlin 1989.

Schmidt, H.-D., und B. Schneeweiss: Schritt um Schritt. Die Entwicklung des Kindes bis ins 7. Lebensjahr. Volk und Gesundheit, Berlin 1985.

Schmidt, W.: Deutsche Sprachkunde. Volk und Wissen, Berlin 1967.

Schmidt-Kolmer, E.: Frühe Kindheit. Beiträge zur Psychologie, Bd. 18, Volk und Wissen, Berlin 1986.

Schoschin, P. B.: Hörerziehung bei schwerhörigen Schülern. Die Sonderschule, 23. Jg. (1978), 2. Beiheft, S. 36–49.

Sedláčková, E.: Development of acoustic pattern of the voice and speech in the newborn and infant. Akademie-Verlag, Praha 1967.

Seeman, M.: Sprachstörungen bei Kindern. C. Marhold, Halle 1959.

Siebs, Th.: Deutsche Bühnenaussprache. Albert Ahn, Bonn 1898.

SIMONOV, P. V.: Höhere Nerventätigkeit des Menschen – motivationelle und emotionale Aspekte. Volk und Gesundheit, Berlin 1982.
SINZ, R.: Lernen und Gedächtnis. Volk und Gesundheit, Berlin 1976.
SINZ, R.: Gehirn und Gedächtnis. Volk und Gesundheit, Berlin 1978.
SINZ, R.: Neurobiologie und Gedächtnis. Volk und Gesundheit, Berlin 1979.
SLESINA, W. F.: Der Artikulationsunterricht für gehörlose Schüler unter neuen Bedingungen. Die Sonderschule, 23. Jg. (1978), 2. Beiheft, S. 57–63.
SLESINA, W. F.: Individuelle Stunden in der Gehörlosenschule. Artikulationsunterricht und Hörerziehung. Ergebnisse eines zweijährigen Schulversuchs. Die Sonderschule, 26. Jg. (1981), S. 27–38.
SYKOW, S. A.: Die Sprache als Unterrichtsgegenstand in der Gehörlosenschule. Die Sonderschule, 24. Jg. (1979), S. 31–39 und 92–102.
SYKOW, S. A.: Gegenständlich-praktische Tätigkeit. Die Sonderschule, 24. Jg. (1979), 1. Beiheft.
TEMBROCK, G.: Verhaltensbiologie. Fischer, Jena 1987.
WEIGL, E.: Zur Schriftsprache und ihrem Erwerb – neuropsychologische und psycholinguistische Betrachtungen. Probleme und Ergebnisse der Psychologie, Heft 43 (1972), S. 45–105.
WEINERT, H.: Die Bekämpfung von Sprechfehlern. Volk und Gesundheit, 9. Auflage, Berlin 1982.
WENDLANDT, W., u. a.: Sprachstörungen im Kindesalter – Materialien zur Früherkennung und Beratung. G. Thieme, Stuttgart 1992
ZLATOUSTOVA, L. W., R. K. POTAPOWA und B. N. TRUNIN-DONSKOI: Allgemeine und angewandte Phonetik (russ.), Moskau 1986.
Wörterbuch der Psychologie. Bibliographisches Institut, 3. Aufl. Leipzig 1981.
Wörterbuch der deutschen Aussprache. Bibliographisches Institut, Leipzig 1964.
Großes Wörterbuch der deutschen Aussprache. Bibliographisches Institut, Leipzig 1982.

Die Forschungsergebnisse wurden in folgenden Forschungsberichten zunächst intern dokumentiert:

Sprechbewegungsanalyse des Wortschatzes der Gruppen 1–3 des Vorschulteils sowie der ersten 3 Klassen der Gehörlosenschule mit Hilfe der elektronischen Datenverarbeitung. 1976/1977.
Hinweise zur Artikulation in den oberen Klassenstufen der Gehörlosenschule auf der Grundlage von Wortschatzuntersuchungen. 1980.

Methodische Hinweise zum Artikulationsunterricht in den Klassen 1–3 der Gehörlosenschule. 1980.

Zur Gewinnung neuer Erkenntnisse wurden die folgenden Diplomarbeiten an der Sektion Rehabilitationspädagogik und Kommunikationswissenschaft der Humboldt-Universität zu Berlin geschrieben und ausgewertet:

KRAMER, K.-H., und R. LABINSKI: Die Stellung der Artikulation nach dem Bewegungsprinzip im Bildungs- und Erziehungsprozeß des Vorschulteils der Gehörlosenschule. 1972.
WAGNER, L., und W. MELCHER: Sprechbewegungen im lehrplangebundenen Wortschatz der Klassen 1–3 der zehnklassigen allgemeinbildenden polytechnichen Gehörlosenschule und ihre Berücksichtigung im Artikulationsunterricht. 1974.
BLOHM, M., J. HOFMANN, J. KINSZKY, A. KRÄMER und M. WITTEN: Untersuchung des Sprechbewegungsablaufs des lehrplangebundenen Wortschatzes des Vorschulteils und der ersten drei Schuljahre der Gehörlosenschule mit Hilfe der EDV. 1976.
HACKENSCHMIDT, H.: Untersuchungen zur phonetischen Struktur des Wortschatzes bei Vorschulkindern der allgemeinbildenden polytechnischen Hilfsschule. 1976.
HEERDEGEN, I.: Untersuchungen zur phonetischen Struktur des freien und lehrplangebundenen Wortschatzes der Klasse 1 (Abt. II) der allgemeinbildenden Hilfsschule. 1976.
SCHENKER, H.: Untersuchungen zur phonetischen Struktur des lehrplangebundenen Wortschatzes der Klasse 2 der allgemeinbildenden polytechnischen Hilfsschule. 1976.
VOGELER, A.: Die phonetische Struktur des lehrplangebundenen und freien Wortschatzes in einer dritten Klasse der Abt. II der allgemeinbildenden polytechnischen Hilfsschule. 1976.
FRENZEL, B.: Untersuchungen zur phonetischen Struktur des lehrplangebundenen Wortschatzes der Klasse 4 der allgemeinbildenden polytechnischen Hilfsschule. 1976.
GÄTCKE, A., und CH. HARTMANN: Ordnung des Wortschatzes der Klassen 1–3 der Gehörlosenschule nach organverwandten Bewegungsabläufen mittels der EDV und Vorschläge für die Artikulationskomplexe. 1978.
WITTHUHN, J., und H. WITTHUHN: Ermittlung typischer Artikulationsfehler gehörloser Schüler der Klasse 6. 1978.
FUBEL, H., J. GRUNERT und I. MÜHLMANN: Untersuchung des Sprechbewegungsablaufs in den Silben des lehrplangebundenen Wort-

schatzes des Vorschulteils und der ersten drei Schuljahre der Gehörlosenschule mit Hilfe der EDV. 1978.

SEIFERT, K.-H.: Untersuchung des Sprechbewegungsablaufs in den Silben des lehrplangebundenen Wortschatzes der Schuljahre 1–5 der Hilfsschule mit Hilfe der EDV. 1978.

SAIDL, H.: Untersuchungen über den Sprechbewegungsablauf im lehrplangebundenen Wortschatz der allgemeinbildenden polytechnischen Hilfsschule bis Klasse 4. 1978.

RUPP, G., und CH. LAMM: Untersuchungen des Sprechbewegungsablaufs in den Silben zusammenhängenden Textes mit Hilfe der EDV. 1980.

HARTMANN, E., und M.-L. MALAIKA: Analyse des Sprechbewegungsablaufs im zusammenhängenden Text mit Hilfe der EDV. 1980.

FECHTER, I., und G. RICHTER: Untersuchungen der Silben- und Wortstrukturen im zusammenhängenden deutschen Text. 1980.

SECKINGER, R.: Die Häufigkeit ausgewählter gemeinsamer Bewegungen der Sprechorgane in betonten und unbetonten Silben und ihre Bedeutung für die künstlich gelenkte Sprachentwicklung. 1982.

HERRMANN, R., und K. KAROLCZAK: Untersuchungen des lehrplangebundenen Wortschatzes des Vorschulteils und der Klassen 1–3 der Gehörlosenschule in bezug auf das Verteilungsverhältnis von Spannung und Entspannung der am Sprechen beteiligten Organe. 1982.

PIOCH, E., und P. PREMKE: Die Sprechbewegungshäufigkeit ausgewählter Organkombinationen und ihre Bedeutung für die künstlich gelenkte Sprachentwicklung. 1982.

MEYER, K., A. PLONZYNSKI und H. POHL: Der Zusammenhang zwischen rhythmischen und grammatischen Strukturen und deren Bedeutung für die Ausdrucksgestaltung beim Sprechen. 1982.